十三五
规划教材

临床医学专业"十三五"规划教材/多媒体融合创新教材

供临床医学类、护理学类、相关医学技术类等专业使用

医学心理学

YIXUE XINLIXUE

主编⊙贺　斌

郑州大学出版社

郑　州

图书在版编目(CIP)数据

医学心理学/贺斌主编. —郑州:郑州大学出版社,
2019.5(2025.1重印)
ISBN 978-7-5645-5950-2

Ⅰ.①医… Ⅱ.①贺… Ⅲ.①医学心理学-高等
职业教育-教材 Ⅳ.①R395.1

中国版本图书馆 CIP 数据核字(2018)第 295045 号

郑州大学出版社出版发行
河南省郑州市高新技术开发区长椿路 11 号　　　　邮政编码:450001
出版人:卢纪富　　　　　　　　　　　　　　　　发行电话:0371-66966070
全国新华书店经销
辉县市伟业印务有限公司印制
开本:850 mm×1 168 mm　1/16
印张:20.25
字数:492 千字
版次:2019 年 5 月第 1 版　　　　　　　　　　　印次:2025 年 1 月第 3 次印刷

书号:ISBN 978-7-5645-5950-2　　　　　　定价:49.00 元

作者名单

主　编　贺　斌

副主编　冯淑曼　蔡春燕　李　可

编　委　(按姓氏笔画排序)

　　　　　冯淑曼(河南省人民医院)

　　　　　向静芳(信阳职业技术学院)

　　　　　李　可(南阳医学高等专科学校)

　　　　　姜　波(商丘医学高等专科学校)

　　　　　贺　斌(漯河医学高等专科学校)

　　　　　顾红霞(南阳医学高等专科学校)

　　　　　蔡春燕(信阳职业技术学院)

　　　　　潘　博(漯河医学高等专科学校)

临床医学专业"十三五"规划教材/多媒体融合创新教材

建设单位

（以单位名称首字拼音排序）

安徽医学高等专科学校　　　　　　洛阳职业技术学院

安徽中医药高等专科学校　　　　　南阳医学高等专科学校

安阳职业技术学院　　　　　　　　平顶山学院

达州职业技术学院　　　　　　　　濮阳医学高等专科学校

汉中职业技术学院　　　　　　　　三门峡职业技术学院

河南大学　　　　　　　　　　　　山东医学高等专科学校

河南护理职业学院　　　　　　　　商丘医学高等专科学校

河南科技大学　　　　　　　　　　邵阳学院

河南医学高等专科学校　　　　　　襄阳职业技术学院

湖南医药学院　　　　　　　　　　新乡医学院

黄河科技学院　　　　　　　　　　新乡医学院三全学院

嘉应学院　　　　　　　　　　　　信阳职业技术学院

金华职业技术学院　　　　　　　　邢台医学高等专科学校

开封大学　　　　　　　　　　　　永州职业技术学院

临汾职业技术学院　　　　　　　　郑州大学

漯河医学高等专科学校　　　　　　郑州澍青医学高等专科学校

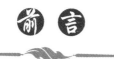

前 言

　　为对接《"健康中国2030"规划纲要》中医学"预防、保健、诊断、治疗、康复、健康教育"的六大职能和三年制医学人才的培养目标,把医学心理学的科学原理应用到健康中国的具体实践,为基层培养应用型、技能型全科医药卫生人才,加快推进健康中国建设,为实现"两个一百年"奋斗目标、实现中华民族伟大复兴的中国梦打下坚实的健康基础,我们组织编写了具有案例特色的这本《医学心理学》教材。

　　教材是课程内容的重要载体和教学方法选择的基点,是把课程理念与课程标准转化为具体教学实践的重要媒介,是实现专业培养目标和培养模式选用的必备工具。因此,本教材在编写过程中,以医学生的基本能力培养为本位,以经典案例为切入点,根据医疗工作岗位任务及工作过程对医学生在认知、技能和情感态度方面的实际需要,理论要素的选取以必需、够用为度,重在培养医学生的专业岗位技能,突出任务驱动和项目导向,体现内容创新与医教协同,结合医学生的认知结构,精心设计案例版的教材架构,旨在体现精准医学、人文素养和创新思维培养理念,增加医学生可持续发展所必需的知识技能,同时兼顾相关执业考试的需要。

　　本教材以医学心理学基础与心理健康、医学心理诊断与测评、异常心理与心身疾病、患者心理与医患关系、心理咨询与心理治疗常用技术五大部分为主线,遵循"三基六性"的编写原则,以三年制医学生的认知状况为设计基点,通过案例进行导入,以必需和适用为原则,择优筛选教材的构架要素,寓医学心理学相关理论于心理干预技术的应用之中,旨在突出心理干预的实践特色和干预技能的形成过程。本教材共十一章,分别为绪论、医学心理学的心理学基础、心理发展与心理健康、心理诊断与心理测验、心理应激、异常心理、心身疾病、患者心理、医患关系、心理咨询、心理治疗。本教材中的"精准医学""神经性厌食""神经性贪食""叙事疗法""心理剧"等内容,在其他医学心理学教材中均很少有论述。为提高医学生学习的自主性,实现本教材的认知目标、技能目标和情感态度等培养目标,本教材每章前均设有学习要点和学习要求,每章末尾均设有思考题。

　　本教材由多年从事医学心理学教学的教师编写而成,编者均为活跃在本学科教研领域的专家学者。具体编写分工如下：贺斌编写第一章和第七章,李可编写第二章,蔡春燕编写第三章,冯淑曼编写第四章和第八章,姜波编写第五章,潘博编写第六章和第十章,顾红霞编写第九章,向静芳编写第十一章。全书由贺斌同志负责编写框架的制订、统稿与定稿。

由于时间仓促和编者知识水平等方面的限制,虽然编写组付出了很大的努力,但难免有不尽如人意之处,真诚地希望广大师生提出宝贵意见,使之更加完善,以便再版时加以修订。

在本教材的编写过程中,我们参考了一些医学心理学研究专家与学者的相关著述,同时在本教材的编写过程中,得到了郑州大学出版社相关领导和编辑的大力支持与帮助,在此一并表示最诚挚的感谢。

本教材不仅可用于高职高专临床医学、医学检验等医学和医学相关专业,而且对临床医务工作者也有较为重要的参考价值。

编者
2018 年 11 月

目 录

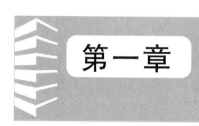

第一章

绪论

学习目标

学习要点：

- 医学心理学的研究任务。
- 医学心理学的学科性质与学科特点。
- 医学模式的转变与医学心理学的实践价值。
- 医学心理学的相关学科。
- 医学心理学的研究方法。

学习要求：

- 认知目标：掌握医学心理学的概念及其研究任务、医学心理学的学科性质。
- 技能目标：了解并掌握应用医学心理学的一些简单的研究方法。
- 情感态度：通过对医学模式历史演变的知识学习，学生能实现从生物医学模式到生物-心理-社会医学模式的转变，培养学生对医学心理学课程的学习兴趣。

案例引入

在美国堪萨斯州的某地，有一个开朗活泼的年轻女性经受着反复发作的偏头痛的折磨。她的生活变得混乱不堪。她不再参加任何社会活动，因为她无法预料她那突发的头痛何时会再发作。她的家庭生活也崩溃了，她感到自己失去了丈夫和孩子。她觉得仿佛正走在易碎的鸡蛋上。医院相关检查显示她没有任何器质性疾病，药物只能为她提供短暂的缓解。她的心情是如此绝望，因为当头痛再次发作时，医学似乎不能为她提供更多的帮助。

问题：传统医学手段为什么治不好她的病？她的病因可能是什么？

第一节　医学心理学概述

一、医学心理学的概念与学科性质

(一)医学心理学的概念与研究任务

1.医学心理学的概念　医学心理学(medical psychology)是医学和心理学相结合的一门交叉学科,是自然科学和社会科学相结合的边缘学科。从学科定义上而言,医学是以保护和增进人类健康、预防和治疗疾病及促进患者康复为研究内容的学科;心理学是研究心理现象及其规律的学科。因此,医学心理学就形成了两种研究路径与研究取向:一种是从心理学的视角研究医学心理学,另一种是从医学的视角研究医学心理学。医学心理学是医学和心理学两个学科发展到一定阶段,基于人类医学实践的需要必然相结合的产物,它主要研究心理社会因素对健康的影响及在疾病预防、发生、发展、诊断、治疗和护理过程中相互作用的规律。从这个意义上我们可对医学心理学进行如下界定:医学心理学是研究心理行为变量与健康或疾病变量之间的关系,研究解决医学领域中有关健康和疾病的心理行为问题的学科。

医学心理学的研究范围比较广泛,几乎所有的医学领域都涉及医学心理学的研究内容。概括来讲,医学心理学的研究范围大致有以下几个方面:①研究心理行为的生物学和社会学基础及其在健康和疾病中的意义;②研究心身相互作用的规律和机制;③研究心理行为因素在疾病过程中的作用规律;④研究各种疾病过程中的心理行为变化规律;⑤研究如何将心理行为的知识和技术应用于人类健康的维护和疾病的防治。

2.医学心理学的研究任务

(1)研究疾病发生、发展过程中心理因素的作用规律　在某些疾病中,心理因素有时是主要的致病因素,有时则成为诱发因素。比如,在神经症、应激相关障碍中,心理因素有时是主要的致病因素;而在器质性精神障碍中,心理因素则可能是诱发因素。心理因素的作用不仅表现在致病因素上,也表现在疾病症状上,患这类疾病的患者或多或少地表现出某种程度的心理障碍。因此,不但物理、化学因素可以致病,心理、社会应激,不良的行为模式等同样可以致病。这种观点有助于拓宽医务工作者的视野,克服"只见病不见人"的局限性。

(2)研究心理因素对身体生理、生物化学功能的影响　个体为了与外界刺激保持动态的平衡,其内部的生理、生物化学活动必须随外界刺激的变化而变化,并伴随一定程度的情绪反应。情绪反应的程度,受到个体的认知评价、人格特征和应对方式等因素的制约。这种情绪反应反过来又调节着个体生理功能、生物化学功能的强弱。长期的负性情绪往往预示着心身疾病发生的可能性增加。

(3)研究个体心理特征或行为模式在疾病发生和康复中的意义　很多疾病的发生要综合考虑基因、心理和生理发育、行为学习及环境因素。在心理生理疾病中,心理因素的致病作用也体现在患者的气质和行为特征上。研究表明,不同性格特征的个体对不同应激源(stressor)产生各不相同的相对固定的生理、心理反应形式,这就是个性心理特征的表现。早年的生活事件、药物和环境因素对大脑的综合作用,当前的生活环境、人际关系、学习所得的认知评价模式、应对方式等个体心理特征,对疾病的发生和康复有着重要的意义。比如,饮食行为异常与糖尿病、肥胖症均有着密切关系。另一方面,个性心理特征或行为模式也影响疾病或伤残的康复,如何使患者的个性心理特征在疾病或伤残的康复中起促进作用,也是医学心理学所要研究的重要课题之一。

(4)研究运用医学心理学的原理达到防病治病的目的 人的心理活动不仅伴有生理功能的变化,而且还能调节后者使之受控于自己的意识。因此,可运用积极的认知行为练习,通过大脑对人的生理功能发挥积极影响。如放松训练、心理治疗、生物反馈等都是通过改善人的心理状态,调动大脑的自我调节机制,促进疾病的好转,增强社会适应能力,提高生命质量。

(二)医学心理学的学科性质

1. 交叉学科属性 医学心理学是医学和心理学相结合的交叉学科,着重研究心理行为变量与健康或疾病变量之间的关系,解决医学领域中有关健康和疾病的心理行为问题。

作为医学的交叉学科,医学心理学涉及基础医学、临床医学、预防医学和康复医学等许多医学课程中的有关知识。例如,医学心理学的有关行为神经学基础和心身中介机制等内容,涉及生理学和生物化学等基础医学知识;医学心理学有关理论与方法在医学中的应用,需要内科、外科、儿科、妇产科等临床医学知识,以及预防医学和康复医学的基础知识。作为与心理行为科学的交叉学科,医学心理学涉及普通心理学、实验心理学、发展心理学、教育心理学、社会心理学以及人类学、社会学等广泛学科领域的相关知识。

从医学的角度来看,医学心理学研究医学中的心理行为问题,包括各种疾病的心理行为变化等;从心理学角度来看,医学心理学研究如何把心理学的系统知识和技术应用于医学各个方面,包括在疾病过程中应该如何应用有关心理科学知识和技术问题等。

2. 医学基础课程属性 医学心理学解释行为的生物学和社会学基础,心理活动和生物活动的相互作用,以及它们对健康和疾病的发生、发展、转归、预防的作用规律,寻求人类战胜疾病、保持健康的基本心理学途径,为整个医学事业提出心身相关的辩证观点和科学方法,因而它是一门医学基础课程。

医学生掌握医学心理学知识,能扩大自己的知识面,从心理学和生物学两个视角全面地认识健康和疾病、认识患者,在以后医学本职工作中,不论是临床医学工作,还是基础医学、预防医学、康复医学工作,都能自觉地遵循心理行为科学规律,更好地为患者服务,取得更好的工作成果。

3. 临床应用医学属性 医学心理学同时也是一门临床应用课程。这里的"应用"包括两个方面。一方面,掌握医学心理学基本知识、理论和技能的医学生,在将来的临床工作中,包括在医院、疗养院、康复中心、防疫机构、健康服务中心、学校的保健部门及某些特殊职业岗位上,能够将心理行为科学知识、理论和技术,结合到实践之中,成为生物医学防治手段的补充,就像临床医学专业学生必须掌握生物医学课程中的医学影像学、病理学、药理学、急诊医学等临床应用课程知识和技能一样。另一方面,医学心理学的系统知识、理论和方法,可以解决社会人群广泛存在并且已经越来越引起关注的各种心理行为问题或社会适应问题。

二、医学模式的转变与医学心理学的实践价值

(一)医学模式的概念

医学模式是指医学工作者从事医学活动的主导思想,是人们考虑和研究医学问题时所遵循的总的原则和总的出发点,是某一时代的各种医学思想的集中反映,它包括疾病观、健康观、诊断观、治疗观等。医学模式影响医学工作者的思维及行为方式,使其带有一定的倾向性和行为风格,从而也会影响医学工作的结果。

(二)医学模式的转变

医学模式的转变经历了一个漫长而曲折的过程,包括神灵主义医学模式、自然哲学医学模式、机械论医学模式、生物医学模式、生物-心理-社会医学模式及日渐成型的精准医学医学模式。

医学模式的转变与医学心理学有着内在的联系,医学心理学的发展对促进医学模式从生物医学模式向生物-心理-社会医学模式转变起到重要作用。医学生学习医学心理学,是适应现代医学模式从生物医学模式向生物-心理-社会医学模式转变的需要。

1. 神灵主义医学模式　远古时代,由于社会生产力水平较为低下,科学思维尚未确立,人类的认识和实践能力也极为有限,对人体结构、生命活动、疾病现象和本质的认识非常肤浅。因此不能对人的生长与发育、衰老与死亡、疾病与健康等现象做出科学合理的解释。于是人类根据直观的医疗经验和想象,用神话、宗教和巫术予以解释,把疾病看成是鬼神作祟、天谴神罚,对疾病的治疗则是有限的药物与祈祷神灵的巫术交错混杂。在这种基础上,逐渐形成了神灵主义医学模式。

神灵主义医学模式虽然原始、粗糙,甚至荒谬,但它毕竟是人类早期艰难探索和智慧的结晶,体现了人类的探索精神及与疾病做斗争的理念。它在实践中对医者的思想和行为都产生了重要的指导作用,指引医者从不同的角度、用不同的方法,去探求人体生命活动与疾病的原因及本质的知识,其对医学发展的重要性和积极意义不容忽视。

2. 自然哲学医学模式　原始社会后期,随着社会生产力的发展和科学技术水平的提高,人类对自然界的规律和社会的认知能力提高,逐步开始比较客观地认识自我和环境,对健康和疾病产生了粗浅的理性概括。在西方的古希腊和东方的中国,受自然哲学思想和学术传统的影响,相继产生了朴素的、辩证的整体医学观。古希腊的医学认为"土、气、火、水"4 种元素与"冷、热、干、湿"4 种物质形成 4 种体液,即"血液、黄胆汁、黑胆汁、黏液",4 种体液的协调和平衡决定人体的体质和健康。中医学则认为世间万物都是由"金、木、水、火、土"5 种元素构成的,人体各个器官与这 5 种元素对应,相互制约协调,保证健康。中医有关情志的论著《三因极——病证方论》将"喜、怒、忧、思、悲、恐、惊"正式列为致病的内因,《金匮要略方论》将"风、寒、暑、湿、燥、火"称作"六淫",并认为这 6 种邪毒侵入人体易引发疾病。自然哲学医学模式以朴素的唯物论和辩证法的医学思想来解释疾病和防治疾病,以"唯物论""整体论""心身一元论"为指导,使"巫""医"分离。

但在社会生产力和科学技术都不太发达,人类的认识和实践能力也受到局限的情

况下,自然哲学医学模式所提供的只能是笼统的、模糊的观点。正因如此,医学在欧洲中世纪被宗教神学歪曲利用,客观上妨碍了医学的发展和进步。但自然哲学医学模式对于指导当时的医疗实践和医学研究都是必要的,并发挥了积极的作用。

3.机械论医学模式　16—17世纪,欧洲文艺复兴推动了自然科学技术的进步,带来了工业革命的高潮和实验科学的兴起,机械论有了长足的发展,出现了用"力"和"机械运动"解释一切自然现象的形而上学的机械唯物主义自然观。机械论医学模式认为生命活动是机械运动,把健康的机体比作协调运转加足了油的机械,而疾病是机器出现故障和失灵,因此需要修补和完善。一方面,机械论的医学思想把机体认定为纯机械的,把治疗比喻成维修机器,忽视了生物、心理和社会等因素对健康的影响;但是另一方面,它又使解剖学、生物学获得进展,大大推动了医学科学的发展。

4.生物医学模式

(1)生物医学模式的产生及概念　现代西方医学是在自然科学冲破中世纪宗教黑暗统治以后迅速发展起来的。18—19世纪,自然科学和医学高速发展,解剖学、组织学、病理学、生理学、遗传学、免疫学等基础医学逐步形成体系,医学家广泛地采用物理学、化学等学科的先进知识和技术,对人体进行深入的研究。生物医学科学诸如哈维的实验生理学和魏尔啸的细胞病理学出现。细胞学说、微生物学说等使人类对自身认识从整体深入到系统、器官,直至现在的亚细胞和分子水平。在这一时期,自然科学的认识论和方法论在医学界盛行,医疗活动也往往反映出明显的生物科学属性,故将其称为生物医学模式。

生物医学模式是建立在经典的西方医学的基础上,尤其是细菌论基础上的医学模式。该模式认为任何疾病都必须而且可以在器官、细胞和生物大分子上找到可测量的形态或理化的变化及特定的原因。该理论利用了自然科学的实证加推理的认识论和方法论来认识疾病和健康。

(2)生物医学模式的贡献　生物医学模式为现代医学的发展和人类健康事业带来历史性的变化。特别是针对急性、慢性传染病的疫苗预防和寄生虫的防治、外科手术治疗、器官移植、基因工程等方面。20世纪初世界上大多数国家人口的主要死亡原因是传染病,死亡率高达580/10万;此后由于抗生素的使用,传染病的死亡率逐渐下降至30/10万以下。目前,随着基因工程等现代最前沿的生物科学技术的出现,医学科学研究正在向更深层次发展,人类对自身健康的生物学认识也在不断深入。近年来艾滋病、严重急性呼吸综合征和甲型H_1N_1流感等对人类的新威胁的解决也有赖于生物医学的发展。毋庸置疑的是生物医学模式还将继续给人类健康带来更多更新的研究成果。

(3)生物医学模式的不足　生物医学模式受心身二元论和自然科学的分析还原论的影响,在认识论上往往倾向于将人看成是生物的人,人由细胞、组织、器官、系统构成,而忽视了人的心理和社会属性。在临床诊断工作中,生物医学模式导致医生重视躯体疾病因素而不重视心理和社会因素,也就是所谓的"见得到细胞,见不到人";在科学研究中较多地着眼于躯体生物活动过程,较少注意行为和心理过程,忽视后者对健康的作用。正如美国精神病学家、内科学教授恩格尔(G. L. Engel)所指出的,经典的西方医学将人体看成一架机器,疾病被看成机器的故障,医生的工作则是对机器的维修。近几十年来,由于生存环境的变化,心理问题逐渐增多,生物医学模式受到挑战。

5.生物-心理-社会医学模式　20世纪70年代,国内外医学界曾掀起有关生物医学模式转变的大讨论。一种新的生物-心理-社会医学模式因此被提出。

(1)医学模式转变的动因

1)疾病谱和死亡谱的顺位变化　与20世纪初相比,随着明显由生物因素引起的疾病如传染病的逐渐被控制,人类死亡谱的结构发生了显著的变化:心脏病、恶性肿瘤、脑血管疾病、意外死亡等已经取代传染病,成为人类的主要死亡原因。

2)心理社会因素对健康和疾病的作用增强　根据研究,这些导致人类死亡的主要原因的疾病直接或间接与包括吸烟、酗酒、滥用药物、过量饮食、运动不足和对社会压力的不良反应等现代生活方式有关。这就是所谓的行为危险因子。心理社会因素则是各种行为危险因子的直接或间接原因。

3)生活节奏的加快与人的适应能力的不协调　现代社会的发展,导致生活节奏明显加快,社会竞争加剧,这些都对人类的适应能力提出了挑战,对个体心理健康的保持和情绪的平衡提出更高的要求。结果是个体遭受到的心理社会压力呈逐步增加的趋势,并且被证明是近代某些疾病包括心理疾病发病率升高的另一重要原因。

4)实验与临床研究证明心理调适对健康维护有积极作用　通过大量生物行为科学研究,人们对心理社会紧张刺激造成躯体疾病的中介机制有了比较深入的了解和认识。诸如生物反馈、自我放松训练、认知行为矫正等行为技术的发展,从实验和临床应用角度证明,心理活动的操作和调节对维持健康具有不可忽视的作用。

5)人们对健康水平的期待提高　随着人类物质文明的发展,人们对心身舒适的要求也不断提高,迫切要求医生在解决其身体疾病造成的直接痛苦的同时,帮助他们减轻精神上的痛苦。人们追求生活质量的提高,其中也包括要求心理上的舒适和健康,这样就给医学提出了新的研究课题。

上述种种,使人们逐步认识到以往的生物医学模式已经不足以阐明人类健康和疾病的全部本质;疾病的治疗也不能单凭药物或手术;人们对于健康的要求已经不再停留在身体上无病的水平,更追求心身的舒适和协调。因此,医学模式的转变已不可避免。

1977年,恩格尔在《科学》杂志上发表了《需要一种新的医学模式——对生物医学的挑战》一文,对生物-心理-社会医学模式的特点做了全面的分析和说明。与传统的生物医学模式不同,新的生物-心理-社会医学模式是一种系统论和整体观的医学模式,它要求医学把人看作一个多层次、完整的连续体,在健康和疾病问题上,要同时考虑生物的、心理和行为的及社会的各种因素的综合作用。

(2)生物-心理-社会医学模式对健康和疾病的认识　生物-心理-社会医学模式对健康和疾病的认识论和方法论包含以下几个特点。

1)人是一个完整的系统,通过神经系统保持全身各个系统、器官、组织、细胞活动的统一。因而任何在健康和疾病上只重视被分解了的各个器官或系统,忽视作为一个整体的人,或者只将各个器官、系统割裂开来看待,忽视它们之间的整体联系,都被看成是医学指导思想上的失误。

2)人同时有生理活动和心理活动,心、身是互相联系的。心理行为活动通过心身中介机制,影响生理功能的完整,同样生理活动也影响个体的心理功能,因此在健康和疾病问题上,应同时注意心身两方面因素的影响。

3)人与环境是密切联系的,人不仅是自然的人,也是社会的人。环境因素包括社会环境因素,如成长的文化背景、职业、家庭、人际关系;自然环境因素,如气候、污染、瘟疫,也对人的心身健康产生影响。

4)心理因素在人类调节和适应的功能活动中有一定的能动作用。人作为一个整体要对包括社会环境、自然环境和个体的内环境随时做出适应性调整,以保持健康水平。在这种适应性调整中,人不能总是被动的,而是可以通过认识和行为操作做出一些主动的适应性努力。

上述关于健康和疾病的4个方面认识表明,医学心理学等学科的发展促进了生物-心理-社会医学模式的出现,同时生物-心理-社会医学模式也对医学心理学的发展有重要指导意义。

(3)生物-心理-社会医学模式带来的影响

1)对医学目的的影响　引发人们对医学目的的重新审阅。心理的医学目的不仅是解除疾病引起的疼痛和痛苦,也包括预防疾病和损伤、促进和维持健康、对不治之症的照料等。

2)对卫生服务的影响　主要表现为:从治疗服务扩大到预防服务,强调三级预防;从技术服务扩大到社会服务;从院内服务扩大到院外服务;从生理服务扩大到心理服务。

3)对医学教育的影响　现代医学教育培养的人才,要在知识、态度、能力3个方面适应医学模式的转变。

4)对预防医学的影响　以往的社会公共卫生措施主要依靠群体预防,而目前医院也要参与到慢性疾病的管理中。

5)对健康理念的影响　既往认为不生病就是健康,然而随着医学模式的转变,普遍认为健康内涵丰富,包括躯体健康、心理健康和社会适应能力3个维度。

6.精准医学医学模式　精准医学(precision medicine)作为日渐成型的医学模式,是个体化医疗结合基因组测序技术及大数据科学交互发展起来的,一种以个人为单位进行治疗或药物开发的医学模式。通过环境、生活习惯、健康状态、基因等变量,建立各种人群亚型,在交互比对后用于提升诊断与治疗的精确性,采取有效的疾病预防措施,以及确定药物研发的投入方向。

(1)精准医学的4个要素　精准医学的4个要素:①精确,合适的患者在合适的时间给予合适的治疗;②准时,所有的检查与治疗只有在恰当的时间才是真正合适的,体现预测医学与预防医学的价值;③共享,所有人有权享有医疗卫生服务;④个体化,每个患者具有其特殊性,医生用药要做到因人而异。

(2)精准医学的相关技术

1)各种疾病亚型分组技术　通过疾病亚型分组技术,可以利用患者诊断、治疗和健康结果的大数据来识别疾病诊断和预后相似的患者,然后根据相似患者的现有信息和数据预测每名新患者的治疗及用药计划,以此达到精准医学的个体化目的。

2)基于组学数据的临床决策支持系统　精准医学需要依赖计算机驱动的临床决策支持系统来满足相关知识迅速及时的传递和使用。这一环节的构建涉及很多类型的医疗数据收集、基因型-表型-药物等多重数据对应关系的构建、用于真实情境的临

笔记栏
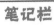

床决策工具的开发等,为诊疗过程提供了相应的信息。

3)电子病历的扩展更新　扩展更新已有的电子病历系统及其架构,适当整合和更新多层次数据类型,可提供基于基因组的风险预测、预后评估,为特定临床部分的药物剂量提供建议,为精准医学临床部署铺平道路。

4)全表型组关联分析技术　全表型组关联分析技术旨在研究哪些表型可能与给定的遗传变异相关联。将收集的大量表型数据与基因数据进行融合分析,利用高效、详细的全表型组关联分析技术,进一步促进精准医学的发展。

(三)医学心理学在现代医学中的实践价值

1. 医学模式的转变促进了医学心理学的发展　由于医学模式的转变改变了医务工作者的观念,医务工作者更加关心心理、社会因素在健康与疾病问题上的作用;医学模式的转变也让人们从更高水平上考虑分析所有与健康有关的问题,摆脱了以往单一"生物"或"心理"因素的模式,更加全面地看待和分析问题;医学模式的转变,也拓展了医学心理学的研究范围,不再局限于心身疾病范畴,而是把眼光放在健康与疾病相互转化的全过程,放在全面健康的层面上。

医学心理学被认为是现代医学理论的三大支柱之一,它是集医学理论与临床实践于一体的一门独立学科。目前,世界上许多国家都在完成新旧医学模式的更替中普及了医学心理学。开设医学心理学课程,对我国的医学模式转变也具有重要的意义。

2. 医学心理学的发展促进了医学模式的转变　由于医学心理学的发展,人们重视了对心理、社会因素的致病作用,以及对影响疾病康复过程中各种因素的研究,加上疾病与死亡谱的变化,促进人们开始反思生活方式、环境因素等非生物学因素在人类健康问题上发挥的作用,最终促进了医学模式的转化。医学生和医务工作者系统学习医学心理学等有关知识,是促进医学模式转变的重要步骤。这将促进各种心理行为技术在临床上广泛应用,大大拓宽医学科学研究范围,转变我国的医学管理模式。

3. 医学心理学的充分发展是实现医学模式根本转变的基础　医学心理学在医学模式的转变中始终扮演着一个重要的角色,但医学心理学尚不可能做到像生物学那样直观、数据化。此外,医学心理学仍然在相当多的领域内存在空白,这也在很大程度上影响了新的医学模式实现真正的转变,影响了长期接受生物医学模式教育的医务工作者对心理及社会因素致病作用的理解和判断。因此,只有医学心理学充分发展,并在疾病的预防与治疗上发挥更大的作用,让广大医务工作者普遍接受医学心理学思想,才能实现向生物-心理-社会医学模式的根本转变。

4. 医学心理学的发展促进防治疾病战略转变　从疾病谱的变化来看,过去人类的疾病是以传染病为主,预防的措施主要靠搞好环境卫生和个人卫生;而现在则以慢性非传染性疾病为主,心身疾病越来越突出,预防的措施主要通过增强心理健康和行为卫生,将不良生活方式、不良行为习惯改变为健康生活方式、健康行为习惯来预防各种疾病,对疾病的治疗也有更多的心理干预策略介入。

5. 医学心理学的运用有助于改善医患关系　医患关系是医生与患者进行沟通的重要桥梁,现代医学中的核心问题之一就是医患关系。医生如果不掌握人际交往技巧,不了解患者的心理特点,不重视心理、行为、社会因素对健康和疾病的影响,而仅对病灶进行治疗,就可能会导致医患关系矛盾,阻碍治疗的正常进行。

三、医学心理学研究的历史与现状

医学心理学是在心理学与医学发展到一定阶段相结合发展起来的新兴交叉学科，但是关于心、身之间互相作用的问题，在人类科学还处于极端落后的远古时代就已经开始被探索，只是某些认识尚未被科学研究所证明。

（一）国外医学心理学发展简况

随着近代自然科学的发展，1879 年威廉·冯特（Wilhelm Wundt）在德国建立了世界上第 1 个心理学实验室，开始用实验的方法研究心理学。此后，心理学开始成为一门独立的现代科学。

心理学（psychology）的定义随学科的发展不断变化，19 世纪末至 20 世纪初被定义为研究心理活动的科学，20 世纪中期被定义为研究行为的科学，20 世纪末被界定为对行为和心理历程进行科学研究的科学。

心理学在 100 多年时间里得到飞速发展，形成许多心理学派，同时也派生出许多分支学科。在 19 世纪末至 20 世纪初与心理学有关的部分历史事件有：1852 年，德国的洛采（R. H. Lotze）首先以医学心理学概念命名自己的著作；1890 年美国心理学家卡特尔（J. M. Cattell）首先提出心理测验的概念；1896 年美国的威特默（L. Witmer）第 1 次提出临床心理学概念，并建立了第 1 个临床心理门诊；1908 年在美国出现了世界上第 1 个心理卫生协会；20 世纪 30 年代，美国成立了心身医学会，并创办了《心身医学》杂志。

在这一时期，奥地利医生西格蒙德·弗洛伊德（Sigmund Freud）提出潜意识心理冲突与某些疾病的发生（特别是精神病）有关，并采用精神分析法治疗疾病，创建了心理动力学派。与此同时，一些生理学家如坎农（W. B. Cannon）、塞里（H. Selye）等开始研究情绪的心理生理学问题、皮质内脏相关和心理应激机制。他们的这些心理生物学研究结果为心、身联系提供了不少证据，也为临床患者的治疗增添了新的方法。此外，华生（J. B. Waston）创立并由斯金钠（B. F. Skinner）发展的行为主义心理学派通过对外显行为的实验研究，促成了以后许多关于外部奖励和惩罚对人类行为影响的重要发现，成为行为治疗的重要理论起点。

第二次世界大战期间，由于战争需要，西方出现了许多从事临床心理测验和心理治疗的专业人员。战后，临床心理学工作因而得到了比较快的发展，涌现出许多临床心理学家。自此以后至今，临床心理学工作在西方某些国家已经达到家喻户晓的程度，其主要工作是心理治疗和心理测验。卡尔·罗杰斯（Carl Rogers）于 1942 年以人本主义理论为基础提出来访者中心疗法，此后成为重要的"第三种"心理治疗方法。这是一种以人为中心的治疗，对医学心理学的发展影响深远。

20 世纪 70 年代中期以后，随着认知心理学的发展，出现了贝克（A. T. Beck）的认知疗法。此后，认知理论与行为理论的进一步结合形成了认知行为治疗模式，认知行为治疗方法是具有重要影响力的新型心理治疗方法。

这一时期重要的事件还有：1976 年在美国耶鲁大学举行的一次由著名行为学家和生物医学家共同参加的行为医学会议上提出了行为医学的定义；1978 年出版《行为医学杂志》；同时在 1978 年，出现了另外一门新的学科——健康心理学。这一时期从事医学心理学有关工作的人越来越多,各项基础研究取得了很大的发展,共同推动学科向纵深发展。在实际应用方面,不少国家的综合性医院设有临床心理医生的工作岗位。许多国家在医学院校开设医学心理学专业或与之相关的课程。有的国家还规定,医学毕业生应持有医学心理学相关课程的学分才准予毕业。

(二)国内医学心理学简况

我国在 1949 年以前曾经开展过少量的医学心理学工作。在 20 世纪 50 年代末也曾有部分医学家和心理学家结合,开展对神经症为主的综合快速心理疗法的研究,并逐渐提出"人性主义"论(即认为人性由生物、社会和精神即心理这 3 种彼此依存和制约的属性所组成,并对病因、诊断和治疗起指导作用)。此后,由于历史的原因,整个心理科学的发展处于停顿状态。我国医学心理学的兴起和发展则是改革开放以后的事情。

中国心理学会在 1979 年成立医学心理学专业委员会。1985 年,中国心理卫生协会成立。1990 年,中华医学会行为医学分会成立。1993 年,中华医学会心身医学分会成立。20 世纪 80 年代初主要由国内《医学与哲学》等几家心理学杂志刊登有关医学心理学论文;1987 年,《中国心理卫生杂志》创刊;1992 年,《中国行为医学科学》创刊;1993 年,《中国临床心理学杂志》创刊。截至 2008 年底,全国相应的专业刊物已经有 20 多种,标志着我国医学心理学科研工作的局面已经初步打开。

近些年来,我国的医学心理学工作已经逐渐扩大到基础医学和内科、外科、妇产科、儿科各个临床学科及老年医学和康复医学各个领域。在各类学术年会及有关刊物发表的论文中,心身医学和临床应用性论文所占的比例越来越大,反映我国医学心理学开始向广阔的应用领域发展。同时,各地正在建立更多的医学心理咨询门诊。

目前活跃在我国医学心理学工作一线的成员大多来自相应的各种学科,包括公共卫生学、心理学、精神病学、神经病学和社会科学等,这符合医学心理学作为多学科交叉的学科性质。由于医学心理学学科内容具有广泛的交叉性和参与本学科工作的人员结构的多样性,国内目前各个高校的医学心理学工作也形成了多种方向和不同特色:有的偏重理论,有的偏重应用;有的偏重临床,有的偏重社区;有的偏重实验室,有的偏重学科和教材建设;有的偏重研究和论文撰写,有的偏重临床基地的建立等。上述格局对于我国医学心理学的初期发展和壮大是有利的。近年来,国内部分医学院校已经招收和培养医学心理学方向的专业本科生和硕士研究生,这对我国未来医学心理学的发展将会产生划时代的作用。目前,中华人民共和国人力资源和社会保障部已经详细规定并开展了心理咨询师执业资格认证工作,其报考条件如下。

心理咨询师(三级)报考条件:①具有心理学、教育学、医学专业本科及以上学历者;②具有心理学、教育学、医学专业大专学历,经心理咨询师三级正规培训达到规定标准学时数,并取得结业证书者;③具有其他专业本科以上学历,经心理咨询师三级正规培训达到规定标准学时数,并取得结业证书者。

心理咨询师(二级)报考条件:①具有心理学、教育学、医学专业博士学位者;②具有心理学、教育学、医学专业硕士学位,经心理咨询师二级正规培训达到规定标准学时数,并取得结业证书者;③取得心理咨询师三级职业资格证书,连续从事心理咨询满 3 年,经心理咨询师级二级正规培训达到规定标准学时数,并取得结业证书者;④具有心理学、教育学、医学中级及以上专业技术职业任职资格,经心理咨询师二级正规培训达到规定标准学时数,并取得结业证书,连续从事心理咨询满3年者。

第二节　医学心理学的相关学科

一、基础类相关学科

(一)神经心理学

1.定义　神经心理学是研究大脑与心理活动之间相互关系的科学,属于心理学的一个分支学科,它是从神经科学的角度研究心理学问题。神经心理学综合神经生物学、实验心理学及临床心理学的研究成果解释心理现象或行为发生的脑的相关结构、生理生化机制。

2.研究范围　神经心理学分为实验神经心理学和临床神经心理学。神经心理学为医学心理学提供了许多基础理论知识,其任务是应用心理学方法为诊断大脑功能的改变提供客观依据,这对于判定局灶性病变具有重要价值。

神经心理学把脑当作心理活动的物质本体来研究脑和心理或脑和行为的关系。它把人的感知、记忆、言语、思维、智力、行为和脑的功能结构之间建立了量的关系,用标志脑功能结构的解剖、生理、生化的术语来解释心理现象或行为。它综合神经解剖学、神经生理学、神经药理学、神经化学和实验心理学及临床心理学的研究成果,采用独特的研究方法,是心理学与神经科学交叉的一门学科。

(二)生理心理学

1.定义　生理心理学是研究心理现象的生理机制,主要内容包括神经系统的结构和功能,内分泌系统的作用,以及本能、动机、情绪、睡眠、学习和记忆等心理和行为活动的生理机制等。英国汤普生提出,生理心理学是理解行为和经验的生物学规律的科学,也可以叫作生物心理学。由于心理的脑机制也是一种生理机制。生理心理学的部分知识构成医学心理学的基础知识,两者存在内容上的部分交叉。但一般认为生理心理学是独立于医学心理学的一门心理学分支学科。

2.研究范围　生理心理学是心理学研究的重要组成部分,它探讨的是心理活动的生理基础和脑的机制。它的研究包括脑与行为的演化,脑的解剖与发展及其和行为的关系,认知、运动控制、动机行为、情绪、精神障碍等心理现象与行为的神经过程和神经机制。

(三)心理生理学

1.定义　心理生理学是主要研究心理变化或行为活动如何影响生理活动及其作用机制的一门学科。心理生理学研究的刺激变量是心理和行为活动,因变量是生理或生物学变化过程,因而不同于神经心理学和生理心理学。心理生理学研究成果为医学心理学的心身中介机制提供了许多基础知识,是医学心理学的重要基础分支学科之一。

2.研究范围　心理生理学研究心理或行为如何与生理学的变化相互作用。例如研究心理刺激条件下人体生理功能的改变过程,研究放松训练对生理功能的影响。心

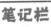

理生理学研究成果为医学心理学的心身中介机制提供了许多基本理论依据。

(四)变态心理学

1. 定义　变态心理学又称为病理心理学或异常心理学,是研究异常心理活动与病态行为的发生、发展、变化的原因、发病机制及演变规律的学科。本学科研究行为的不正常偏离,揭示异常心理现象的种类、原因、规律及机制。变态心理学与精神病学密切相关,其主要区别是后者属于临床医学的分支,服务对象是各种具体患者,主要工作是对其进行诊断、治疗和护理。

2. 研究范围　变态心理学的研究成果是医学心理学某些理论和证据的重要来源,变态心理学研究的多种异常心理又是医学心理咨询、诊断、治疗等服务内容,因此一般认为它是医学心理学的基础分支学科。但是从一些变态心理学专著内容来看,其范围几乎遍及或超出医学心理学的许多领域。因此,变态心理学与医学心理学也可以看成是有交叉的两门独立学科。

二、临床类相关学科

(一)临床心理学

1. 定义　临床心理学是运用心理学的知识和原理,帮助患者纠正自己的精神和行为障碍,通过心理咨询指导和培养健全的人,以便使其有效地适应环境和更有创造力。临床心理学是根据心理学的知识和技术解决人们心理问题的心理学科。研究重点是借助心理测验对患者的心理和行为进行评估,并通过心理咨询和心理治疗等手段调整和解决个体的心理问题,改变和改善个体的行为方式,促使其最大限度地发挥潜能。

2. 研究范围　临床心理学属于应用心理学的范畴,主要是了解、预防及舒缓心理上的困扰和心理疾病。从临床心理学早期或目前的工作性质来看,它以帮助有行为障碍和精神病的人尽快康复为目的。因此,人们自然认为,临床心理学是运用心理学知识帮助患者康复的应用学科。然而,临床心理学的任务并非仅限于此,它还经常帮助正常人,用心理学知识缓解人们的心理压力,解决人们的心理问题,培养和训练人们良好的个性,使其达到最有成效的水平并具有良好的适应能力,使正常人的精神活动更具有创造力。

(二)咨询心理学

1. 定义　咨询心理学是研究心理咨询理论、咨询过程、咨询方法等的学科。主要对普通人处理婚姻、家庭、教育、职业及生活习惯等方面的心理学问题进行帮助,也对心身疾病、神经症和恢复期精神病患者及其亲属就疾病的诊断、护理、康复问题进行指导。临床心理学和咨询心理学的工作有许多共同之处,主要区别是后者更倾向于解决个人的烦恼和职业咨询。咨询心理学与医学心理学有很多的重叠和交叉,可将其看作医学心理学的应用分支学科或者交叉学科。

2. 研究范围　咨询心理学是研究心理咨询的过程、原则、技巧和方法的心理学分支,是运用心理学的理论指导生活实践的一个重要领域,具有明显的实用性和多学科交叉性,属于应用科学。咨询心理学的业务范围与基本职能的内容广泛,它不仅与教育心理学、社会心理学、发展心理学和医学心理学关系密切,而且与教育学、社会学、文化人类学、医学相互交叉。

（三）护理心理学

1.定义　护理心理学是指从护理情境与个体相互作用的观点出发,研究在护理情境这个特定的社会生活条件下,个体心理活动发生、发展及其变化规律的学科。此定义中所指的"个体",即护理心理学的研究对象,包括护士与患者两个方面。护理心理学既要研究在护理情境下患者个体心理活动的规律,又要研究护士个体心理活动的规律,二者不可偏废。

2.研究范围　护理心理学主要研究在护理患者过程中的心理学问题,指导护士应用生物-心理-社会医学模式,并根据患者的心理需要和在疾病状态下的心理活动特点,做好心理护理工作。可将其看作医学心理学的应用分支学科,或将二者看作交叉学科。

（四）精神病学

1.定义　精神病学是研究各种精神病的病因、发病机制、临床表现、疾病的发生发展规律、治疗、预防及康复的一门临床医学。

2.研究范围　医学心理学偏重于相对正常行为的研究,对于医学中严重异常行为的研究则主要归入精神病学的研究范围。有学者认为二者相关性强,统称为"精神医学";也有学者认为虽然二者有某些重叠或交叉,但工作侧重点不同,故二者基本上是相互独立的学科。

现代精神病学不仅仅涉及各种精神病、神经症、心身疾病或伴随躯体疾病的精神障碍的诊治,还涉及适应障碍、人格障碍、性心理偏异,以及诸多类别的儿童智力、能力或品德上发育障碍的防止、矫正和处置问题。现代精神病学在理论上涉及自然科学、心理科学和社会科学的若干分支,在实践上已发展到与社会心理卫生相结合的阶段。

三、预防与康复类相关学科

（一）心理卫生学

1.定义　心理卫生学是把心理学的知识应用于预防医学,研究维护身心健康的原则和措施,保持和促进心身健康,从而达到预防疾病的目的的学科。

2.研究范围　心理卫生学研究和促进人们的心理健康,包括采取适当的措施来培养健全的人格,提高对环境的适应能力,消除各种不良影响,预防精神方面的各种疾病和问题的发生,提高和改进一般医疗服务的质量,改善和增强学习和工作的效能等。由于心理卫生和健康心理学都涉及良好心理状态的保持和心理疾病的预防等问题,因而是医学心理学在预防医学中的分支,是大公共卫生的重要组成部分。但在一些心理卫生或健康心理学专著中,同样存在扩展内容范围的趋势,其中包括治疗、康复和预防等方面的行为问题,以及许多心身疾病、行为医学和心理生理学等学科的内容,这给人的印象是其与医学心理学属于相似学科。心理卫生学的研究重点:①全面认识健康的含义;②着眼预防,培养健康行为的观点;③针对高危人群,加强应急处理;④重视病因学和健康、疾病、功能障碍相关因素的研究。

（二）康复心理学

1.定义　康复心理学研究残疾人或患者在康复过程中的心理规律,解决康复者存在的心理行为问题,促使他们适应工作、适应生活和适应社会,从而尽可能降低其残疾程度。

2.研究范围　主要研究康复者心理变化的规律性,心理因素在疾病的发生、发展、变化中的作用,以及如何使康复者重新保持其心理与环境、社会之间的平衡等内容。按照这些心理规律,使其克服消极心理因素,发挥心理活动中的积极因素,唤起他们的乐观积极情绪,调动其主观能动性,发挥机体的代偿能力,使其丧失的功能获得恢复或改善、心理创伤获得愈合、社会再适应获得恢复,且能享受人应该享受的权利。

(三)缺陷心理学

1.定义　缺陷心理学是以躯体有某种缺陷的儿童或成人中出现的心理问题为研究对象,研究如何通过行为补偿和心理训练,使有缺陷者提高其适应能力,尽可能实现自理生活,从事力所能及的活动,并解决好社会适应和家庭生活等问题的一门学科。

2.研究范围　缺陷心理学是研究身心发展中有严重残疾或障碍,包括盲、聋、哑、伤残、畸形、智力落后等人群的特殊心理活动规律和特点的医学心理学分支。西方多称作残疾心理学。

根据研究对象的不同,缺陷心理学可分为盲人心理学、聋哑人心理学、智力落后者心理学等。研究内容涉及各类缺陷儿童和成人的认识活动及个性形成的过程、特点和发展规律。缺陷心理学既与发展心理学、变态心理学、教育心理学等心理学分支有密切联系,也与生理学、病理学、精神病学、教育学、社会学等紧密相关。研究方法基本上是观察法和实验法,但较多地应用比较法,即把缺陷者与正常人进行对照研究。同时,也使用测验、调查及追踪研究等方法。

四、综合类相关学科

(一)心身医学

1.定义　心身医学是研究心身疾病,即心理生理疾病的病因、发病机制、临床表现、诊断、治疗和预防的学科,涉及医学、生物学、心理学、教育学、社会学等多门学科。

2.研究范围　心身医学被广泛认为是心理生理医学。它研究心身疾病的发生、发病机制、诊断、治疗和预防,研究生物、心理和社会因素相互作用对人类健康和疾病的影响,坚持整体观和疾病的多因论。随着信息化时代的到来,高新技术的飞速发展及其在社会各个领域的广泛应用,给人们造成的心理应激越来越广泛,心身疾病的发生率越来越高,因而这一学科的研究领域不断扩大。此前的学者将心身医学看成医学心理学的综合性分支。目前,某些心身医学专著扩大其范围,涵盖心理生理学的研究内容,几乎涉及目前整个医学心理学领域,二者成为相似学科。

(二)行为医学

1.定义　行为医学主要研究有关健康和疾病的行为科学和生物医学科学的知识与技术,研究行为与疾病的关系,研究行为障碍与行为有关疾病的预防、诊断、治疗和康复。行为医学是综合行为科学和生物医学科学知识与技术应用于疾病的预防、诊断、治疗和康复的学科。

2.研究范围　行为医学研究行为科学中与健康相关的知识和技术,并把这些知识和技术应用于疾病的预防、诊断、治疗和康复。行为医学关注的重点是与人的健康关系密切的行为,从而指导人们树立健康行为,矫正异常行为,改变不合理的生活方式和不良习惯。

第三节　医学心理学的研究方法

一、医学心理学研究的主要特点与量化方法

(一)医学心理学研究的主要特点

作为新兴学科,从临床医学视角而言,医学心理学有以下几个方面的特点。

1. 宏观与微观并重　医学心理学与现有的某些医学课程不同,它强调生物、心理和社会诸因素在医学中的整体意义,是一门兼顾生物、心理和社会几个方面,以及宏观和微观并重的新兴学科。因此,医学心理学涉及的基础知识容量大、范围广。

对于医学生而言,医学心理学所涉及的大量心理行为科学知识和基本概念多是陌生的,掌握这些最基本的知识是学好医学心理学的前提,但却给本来就需要掌握大量知识的医学生带来学习记忆的困难。医学心理学还要求医学生将心理行为知识与医学知识整合起来,能认识心理和社会因素与生物因素一起在疾病病因中的综合作用及其临床意义;要认识临床症状既有心理方面也有身体方面;要认识疾病的诊断也有心理学诊断手段;更要全面地了解患者的心理状态和采取有效的心理干预对策;要更好地指导患者进行心、身两方面的康复和疾病的预防;还要求根据心理科学原理优化语言、改善服务态度等。

在医学心理学的视野中,人是被作为一个整体来认识的,而整体认识人的心身关系,还需要掌握许多有关心身的微观方面的知识。例如心身作用的神经、内分泌和免疫中介机制,心理活动的神经分子生物学机制,以及某些心理功能的中枢神经系统定位与功能联系等。

2. 以理论服务于临床实践为特色　人的心理现象和心理问题,并不都能以一般的现象学知识和通常的认识逻辑加以解释。例如许多心理咨询来访者(如失眠、情境焦虑)的知识层次高,通过查阅文献掌握的相关信息数量也大,但越是利用其知识克服痛苦,痛苦却越大;又如许多来访者(如心境恶劣、洁癖)的是非观念清晰,逻辑推理严密,但却会把事情越办越复杂,心情越来越糟糕,或者无法说服自己克服多余的动作。

可见,需要有一些超越常规的"说法"(即理论或学说、学派)来解释并解决这些用通常知识和逻辑不能解释及解决的心理行为问题。从心理学诞生以来,国外许多学者以自身的特定历史或文化背景,用不同的研究和思考方法,提出了众多的心理行为科学理论,其中一些理论对健康和疾病中的有关心理行为问题有独到的见解和独特的解决方法,是医学心理学很重要的构成内容。医学生在学习过程中,必须对有关的理论进行准确的理解和把握,要重视各种理论在临床医学工作中的实际意义。当然,作为理论观点往往有不足之处,一些理论并不能完全解释清楚心身的联系,随着科学的不断发展,有些理论观点还会被逐渐修正或扬弃。

3. 研究方法比较抽象　医学心理学是一门年轻的学科,还处于科学和常识交融的

初始发展阶段,以常识代替科学,以常识心理学代替科学心理学的现象时有发生。其中的一个原因与医学心理学的思维方式和操作方法相对抽象、医学工作的习惯存在差异有关。医学心理学虽然有自然科学的属性,但更有社会科学的属性。大部分心理活动具有主观属性,许多心理现象定量方法的制订和结果分析,以及心理干预技术的掌握和实施过程都比较抽象。掌握这些理论与方法需要有比较强的抽象思维能力。医学心理学的研究和工作方法具有明显的抽象属性,这对于已习惯于生物科学思维方式的医学生来说,在学习过程中应该格外地加以注意。

4. 研究内容与服务对象较为广泛 医学心理学的研究和服务对象涉及面很广。就临床医学而言,医学心理学研究和试图解决所有临床各类疾病和患者中的心理社会共性问题,而不像传统临床医学往往局限于某一类疾病或患者。例如,个性因素与多种临床疾病的病因有关,各种不同临床科室的患者可以表现相同的心理行为反应,一种心理干预方法可以适用于不同临床科室的患者等。同时,医学心理学工作还涉及临床医学以外的各有关医学领域,例如,作为公共卫生概念的重要部分,医学心理学基本知识、理论和方法是社区心理卫生工作的基础。

(二)医学心理学的量化方法

现代科学的成就在于对研究对象作量化的分析,物理、化学等学科量化非常精确,但心理现象非常复杂,因此在医学心理学领域,对研究对象心理特征的量化工作,有时还显得粗糙,医学生在学习时应予以客观分析。为便于理解,可将医学心理学的量化方法分为4类。

1. 特征描述 特征描述是对研究对象之间的差别和特征进行言语的记载,以便读者理解。例如咨询门诊个案的症状报告,有关鉴定语或评语等。临床病程记录主要也是采用描述的形式。描述的科学性不在于方法的本身,而取决于描述的水平。描述实际上不是真正的量化,描述的结果也不便于进行统计分析。

2. 等级排序 等级排序是在现象学观察的基础上,由被试者或主试者对某些心理行为现象做等级评估。常分为3、4、5、7或10级予以记录。目前许多心理变量可以采用这种等级量化的方式。例如让被试者对自己的疼痛程度分10级做出评估,从无疼痛0级到极度疼痛10级。这种方式只能给予粗略的估计,其信度和效度较难把握,可能会影响研究的准确性。

3. 间接定量 间接定量是指采用各类心理调查问卷和评定量表对某些心理现象做定量的分析。这是一类间接的定量方法。例如,"抑郁"无法直接定量,需要采用抑郁量表进行量化,但不能随意使用抑郁量表。合格的抑郁量表的编制需要经过一定的心理测量学的检验和分析,如定义什么是抑郁、应包括哪些症状条目、有哪些因素、量化等级确定等,以确保该量表的有效性和可靠性,即效度和信度符合心理测量学要求。故使用这类定量方法时必须特别重视其心理测量学分析结果。

4. 直接量化 直接量化是指对某些心理物理变量做直接测定。心理物理学中的声、光、电、机械等刺激或反应,如感觉阈限、反应时、皮肤电阻等,以及动物实验时的行为活动次数和强度,某些心理治疗手段的实施时限和频率等,都可以直接测量。但在医学心理学工作中,能使用直接定量的并不多。

二、医学心理学的主要研究途径

医学心理学的研究途径,也就是研究的技术、路径、策略,包含研究问题的内容、所依据的理论等。其研究途径主要有心理学、生物学和社会学途径等。

1.心理学途径　主要指从不同的心理学理论出发观察和研究医学心理学问题。个体心理发展过程长,心理障碍、心身疾病的心理学解释往往因理论不同而不同,其观点、立场有比较大的差异。比如精神分析强调潜意识的心理冲突,认知学派强调评价的作用,行为主义理论强调行为习得的重要性。总之,重视个人成长经历、个性基础、智能状况、行为特征、生活事件、心理防御机制及水平,这些构成医学心理学研究的重要途径。

2.生物学途径　主要指从各种生物学角度研究和探讨医学心理学问题。人的心理不论如何复杂,都是以生物学为基础的,因此,在医学心理学的研究中,从生理学、生物化学、内分泌学、免疫学甚至分子生物学角度探讨病因,实施干预,不仅是对人心理现象本质的把握,同时也是心理问题防治的一条重要路径。

3.社会学途径　主要指从社会学角度来看,社会环境的变化对心理的影响是明显的。如某些心身疾病(糖尿病、高血压等)与社会化程度有密切的关系,社会化程度越高,发病率也越高。因此,对家庭环境与结构、社会环境与结构、人际交往、社会文化与价值观、流行病学等方面的研究是探讨、研究医学心理学问题的重要途径。

三、医学心理学的常用研究方法

根据医学心理学研究的手段、对象、实践、场所等,可以大致把医学心理学的研究方法做一些划分和归类。根据所使用的手段,可分为观察法、调查法、实验法和测验法。此外,个案研究也是医学心理学研究中的一种常用方法。

(一)观察法

观察法(observational method)是指研究者直接观察、记录个体或团体的行为活动,从而分析、研究两个或多个变量间关系的一种方法。这种方法是科学研究史上最原始、应用最广泛的一种方法,从事任何活动都离不开观察法。根据是否预先设置情境,观察法可以分为以下两种。

1.自然观察法(naturalistic observation)　即在不加控制的自然环境中对研究对象的行为进行直接或间接的观察、记录,而后分析解释,从而获得行为变化的规律。

2.控制观察法(control observational method)　即在预先设置的情境中对个体行为做直接或间接观察。

(二)调查法

调查法(survey method)是指通过访谈、座谈、问卷等方式获得资料并加以分析的一系列研究方法的总称。

1.访谈法(interview method)和座谈法(discussion method)　访谈法是通过与被试者访谈,了解其心理活动,同时观察其访谈时的行为反应,以其非语言信息补充、验证所获得的语言信息,经记录、分析得到研究成果。访谈法通常采用一对一的访谈方式,其效果取决于主试者的访谈技巧。座谈法则是以少数主试者同时面对多个被试者的

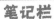

笔记栏

访谈形式。座谈法相对于访谈法范围更大,便于一次获得较多同类资料或信息,满足分析、研究的需要。

2.问卷法(questionnaire) 指采用事先设计的调查问卷,当场或通过函件交由被试者填写,然后对回收的问卷分门别类地分析研究。适用于短时间内书面收集大范围人群的相关资料,问卷法的研究质量取决于研究者的思路(研究的目的、内容、要求等)、问卷设计的技巧及被试者的合作程度等。

(三)实验法

实验法(experimental method)是指在控制的情境下,研究者有系统地操纵自变量,使之系统地改变,观察因变量随自变量改变所受到的影响,以探究自变量与因变量的因果关系。实验法被公认为科学方法中最严谨的方法,也只有实验法能完整体现陈述、解释、预测、控制这4个层次的科学研究目的。

(四)测验法

测验法(test method)也称心理测验法,指以心理测验(psychological test)作为个体心理反应、行为特征等变量的定量评估手段,根据其测验结果揭示研究对象的心理活动规律。心理测验作为一种有效的定量手段在医学心理学工作中得到普遍使用。

(五)个案研究

1.定义 个案研究(case study)有时也称为档案研究(archive study),指采用观察、访谈、测评、实验等方法,以单一典型案例(一个人、一个家庭或一个团队)为研究对象的一种方式。

2.个案研究的优缺点 个案研究的优点在于研究对象少,便于进行全面系统及深入的研究,个案研究重视从一个个案结果推出有关现象的普遍意义,因此在临床研究中对典型病例的个案研究意义重大,有时则作为大规模抽样研究的准备阶段。

个案研究的缺点:第一,个案研究缺乏代表性,总体推论时要特别慎重;第二,研究是非控制性观察,结果属于描述性的,比较粗糙;第三,主观偏见降低了个案研究的效度;第四,个案研究结论容易被错误应用于仅仅是有联系但不是因果关系的事件。

 思考题

1.简述医学心理学的研究对象与研究任务。

2.试述医学模式的历史演变与医学发展之间的关系。

3.简要分析医学心理学的学科性质与相关学科。

4.简述医学心理学的主要研究方法。

(贺 斌)

第二章
医学心理学的心理学基础

📚 学习目标

学习要点：

- 心理现象的内容与心理的本质。
- 感觉、知觉、记忆、思维、想象、注意的概念和特征。
- 情绪、情感的分类及情绪对健康的影响。
- 意志概念、特征、作用和品质。
- 需要、动机的概念与马斯洛的需要层次理论。
- 人格的概念、特征、结构和人格形成的影响因素。
- 气质的概念、生理机制、类型和实践意义。

学习要求：

- 认知目标：掌握感觉、知觉、记忆、思维、人格、需要、动机、能力、气质、性格的基本概念；熟悉情绪、情感的分类及情绪对健康的影响；了解性格形成与发展的影响因素。
- 技能目标：学会气质类型问卷调查及分析；能在实际工作中进行基本的心理测量，具有基本的心理分析能力。
- 情感态度：培养学生学习医学心理学的兴趣及将理论知识与实际相结合的自觉性，关注学生的心理健康教育，让其健康地学习与生活。

🐢 案例引入

　　某女,43 岁,出生在辽宁省的一个山村,母亲因早年患脑炎而导致痴呆,属中度残疾;父亲是聋哑人。家中只有一间半土房,独居村外,房前有 3 个大猪圈,人和猪几乎生活在一起。她饿了、渴了,就偷吃猪食、吸吮猪奶;她浑身发痒,就到水坑里打滚,墙上蹭痒;她冷了、困了,就偎依在老母猪怀里取暖、睡觉,终日与猪为伍。

11 年关键的生长发育期都是在与猪为伴的极为特殊的环境里度过,造成了她心理的严重畸形。没有大小、长短、多少、上下、颜色的概念,几乎没有记忆力、注意力、想象力、意志力和思维能力,甚至表现的情绪也极为原始简单,只有怨、惧、乐,没有悲伤。按中国修订的斯坦福-比奈智力量表测量结果表明,她的智商只相当于 3 岁半的小孩。

在鞍山市社会福利部门、鞍山市心理测量研究所的治疗和教育下,7 年后,她的智商从 39 的重度智残上升到了 69,接近于正常人的最低水准 70;她的社会交往能力也基本达到了正常人水平。

问题:分析该女士智力低下的原因。

第一节　心理的概述

一、心理学基础

(一)心理现象

心理学(psychology)是研究心理现象发生规律的科学。人的心理现象是最复杂、最奇妙的现象,恩格斯曾把它誉为"地球上最美的花朵"。人可以看到五彩缤纷的世界、倾听优美的音乐、运用思维去探索自然和社会的奥秘,这都与人的心理存在与发展分不开。

心理现象(mental phenomenon)是心理活动的表现形式,是一个复杂的、完整的统一体,通常把心理现象分为两大部分。

1.心理过程(mental process)　心理过程是指人的心理活动的动态过程,即人脑对客观现实的反映过程。它包括认知过程、情绪情感过程和意志过程。它们三者之间相互联系、相互制约、相互促进。当个体用感觉、知觉、记忆、思维等心理过程认识和改造客观世界时,产生情绪情感的体验,并引发相应的意志过程。与此同时,个体的认知过程也将进一步得到深化。

2.人格(personality)　现实生活中每个人都有自己独特的心理面貌,即心理现象中的人格。由于个体的先天素质不同,生活环境、接受的文化和教育不同,所从事的实践活动不同,心理过程在每个人身上产生时都有其个体特征,这样就形成了不同的人格,正所谓"人心不同,各如其面"。人格既包括与先天遗传素质密切相关的、相对稳定的人格心理特征,又包括与后天环境及实践活动有关并随环境变化而变化的人格倾向性,以及自我的调控系统——自我意识。

心理现象的结构如图 2-1 所示。

$$
心理现象
\begin{cases}
心理过程
\begin{cases}
认知过程（感觉、知觉、记忆、思维、想象等）\\
情绪情感过程（喜、怒、哀、惧）\\
意志过程（采取决定、执行决定）
\end{cases}\\
人格
\begin{cases}
人格心理特征（能力、气质、性格）\\
人格倾向性（需要、动机、信念、理想、兴趣等）\\
自我意识（自我认知、自我体验、自我控制）
\end{cases}
\end{cases}
$$

图 2-1　心理现象的结构

（二）心理学的发展

德国著名心理学家艾宾浩斯（H. Ebbinghaus）说过："心理学有一个漫长的过去，却只有一个短暂的历史。"这句话正确地概括了心理学发展的历史事实。

心理学可以追溯到古代的哲学思想，哲学和宗教很早就讨论了身和心的关系及人的认识是怎样产生的问题。古希腊哲学家如柏拉图、亚里士多德等，中国古代思想家荀子、王充等都有不少关于心灵的论述。

在西方，从文艺复兴时期到 19 世纪中叶，人的心理特性一直是哲学家研究的对象，心理学是哲学的一部分。这段时期，英国的培根、霍布斯、洛克等人，都试图纠正中古时代被神学歪曲了的心理学思想，并给予符合科学的解释。现代心理学是在 1879 年建立的。这一年，德国心理学家冯特在莱比锡大学建立了世界上第 1 个心理学实验室，心理学从此宣告脱离哲学而成为独立的学科。

19 世纪末至 20 世纪初，人们对心理现象的认识还不够全面，心理学处于一个学派林立、相互纷争的时代。这个时期比较有影响的学派有构造心理学、行为主义、格式塔心理学、机能心理学和弗洛伊德的精神分析。20 世纪 30 年代后，人们逐渐把主要精力转移到对心理现象规律的探讨上，加强了心理学研究的整合趋势。其中最具影响的包括人本主义心理学、认知心理学和生理心理学研究。

在中国，现代心理学开始于清代末年，1917 年北京大学建立心理学实验室，1920 年南京高等师范学校建立中国第 1 个心理学系，1951 年成立中国科学院心理研究所，后在几所大学和各师范院校都设立了心理学专业。

二、心理的本质

人类对心理的本质问题经历了相当长的探索历史，只有到了近代，辩证唯物主义才对心理的本质问题做出了科学的解释。科学的心理观认为，脑是产生心理的器官，心理是脑的功能，是脑对客观现实主观的、能动的反映。

（一）心理是脑的功能

在相当长一段时间里，人们认为心理活动的器官是心脏。但随着科学的发展，人们逐渐认识到人的心理活动的器官不是心脏而是脑。

1. 从种系脑进化的角度看，心理的发展以脑的进化为物质基础　从动物进化过程中可以看到，有了神经系统才有了心理活动，脑越发达，心理活动也越复杂，种系脑的进化与心理发展水平有密切关系。脑指数是脑重与体重的比值，它比脑重更能客观地反映脑与心理发展水平的关系。研究结果表明,人类的脑指数远远大于其他动物(表2-1),人类脑的进化比其他种系脑的进化都要高级,因此人类才体现出"万物之灵"的智慧。

表2-1 不同物种脑指数比较

物种	脑指数
鼠	0.40
猫	1.01
罗猴	2.09
猩猩	2.48
人	6.30

2.从个体脑的成熟角度看,心理的发生、发展与脑的发育完善紧密相连 刚出生的婴儿脑重平均为390 g,相应的心理活动水平较低,只有感觉;9 个月的婴儿平均脑重达 660 g,此时的婴儿与父母之间已开始建立起语言、情绪、行为等较复杂的心理联系;2.5～3 岁的幼儿脑重为 900～1 000 g,此时心理活动发展迅速,幼儿的行动有了随意性,开始产生较为复杂的情感体验;7 岁时脑重达 1 280 g,此时心理发展趋于成熟,自我意识得到发展,形象思维开始向逻辑思维发展,想象力丰富,情绪体验深刻;12 岁时儿童脑重已达到成年人的平均脑重,约 1 400 g,此时心理发展已经成熟,逻辑思维占主导地位,能运用道德观念来评价事物的是非与好坏。由此可见,人类心理的发生、发展与脑的发育完善是紧密相连的。

3.从生理心理学的研究角度看,脑的特定部位与相应的心理功能密切相关 多年的脑科学研究表明,脑的结构与生理功能对心理和行为活动产生重要影响。动物实验证明,切除或破坏脑的特定部位会引起动物的某些正常行为丧失或发生变化。如切除边缘系统的一部分,可以使猴子变得驯服;损害隔区可以使大白鼠产生暴怒态度,称为隔怒。当人脑由于外伤或疾病遭受破坏时,他的心理活动会部分或完全丧失。例如,运动语言中枢损伤时,人易患失语症;听觉语言中枢受损时,患者听不懂别人说话的含义。由此可见,脑特定部位的损伤会引起相应的心理功能的丧失。

(二)心理是对客观现实的主观反映

1.客观现实是人的心理活动产生和发展的源泉 人的感觉和知觉是由于客观事物直接作用于人的感觉器官而产生的反映,记忆是对过去经历过的客观事物的反映,思维反映的是客观事物的本质属性和内部规律,情感是对客观事物是否符合主观需要而产生的态度体验。因此,如果没有客观事物作为心理活动产生和发展的源泉,人的心理活动就不会发生和发展。心理活动的内容来源于客观现实。

2.心理是对客观现实主观的、能动的反映 尽管人的心理活动的内容来源于客观现实,但人并不是消极、被动地反映所接触到的客观现实,而是在实践中积极、能动地反映客观现实。人在反映客观现实的过程中,会因个人兴趣、需要、情感的不同而对现实的反映不同,形成的心理活动也不相同。例如,"一千个观众就有一千个哈姆雷特",充分说明心理反应带有主观性。同时,人不像动物那样被动地去适应环境,而是能够积极主动地改造世界。在反映现实的过程中,根据实践的经验不断调整自己的行动,使反映符合客观规律,并随时纠正错误的反映。这些都表现出心理反应的能动性。

3.社会生活实践对人的心理起制约作用　人不仅生活在自然环境中,更重要的是生活在一定的社会环境和社会关系中。个体心理活动的形成和发展与其所在的社会环境有密切的关系。心理的产生离不开人的实践活动,正如世界上所发现的"狼孩""豹孩"等,他们生来具有人的健全大脑,但生活在纯粹的自然环境中,远离了人类社会,脱离了人类的种种实践活动,就失去了产生心理的现实基础。可见,没有人的社会实践就没有人的心理,社会实践促进心理活动的发展与完善。

总之,我们从心理与脑、心理与客观现实、心理与实践3个方面对人的心理的本质进行了分析,从辩证唯物主义角度阐明了科学心理观,最后可以将心理的本质概括为:心理是人在实践活动中通过人脑对客观现实的主观能动的反映。

三、心理的脑科学基础

(一)心理产生的物质载体

生理学家和医学家对大脑皮质功能分区的研究由来已久,其中以布鲁德曼的大脑皮质分区图为大家所公认。苏联神经心理学家鲁利亚根据大脑皮质细胞的结构和功能特点,把大脑皮质分为三级功能区。

初级区又称投射区(primary area),包括额叶中央前回的初级运动区(4区)、顶叶中央后回的初级躯体感觉区(1、2、3区)、枕叶后部的初级视觉区(17区)和颞叶上部的初级听觉皮质(41区)(图2-2)。初级区的主要结构是皮质Ⅳ、Ⅴ层细胞,其功能具有高度模式特异性,专门接收外面各种传入信息(听、视、体感)和发送出运动的指令。它在接收信息时是按照点对点的投射方式进行的,损伤某些区域可引起特殊的感觉和运动功能障碍。

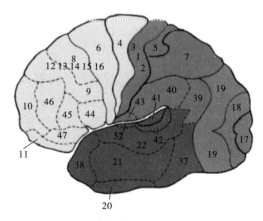

图2-2　大脑左半球外侧布鲁德曼分区

每个初级区上增生的二级区又称投射-联合区或单通道联合区(unimodal association area),包括位于枕叶前部和颞叶后下部的视觉系统纹外区(18、19、37区)、位于

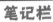

颞上和颞中回的听觉联合皮质(42、22 区)、位于顶上小叶的躯体感觉联合皮质(5、7区)及位于额叶的前运动区和辅助运动区(6、8 区)。二级区的结构主要是皮质Ⅱ、Ⅲ层细胞,这些短突触细胞不向远处传递,但能够为皮质联合联系打下基础。对于与感知觉有关的大脑皮质,初级区产生感觉,二级区主要产生知觉;而对于运动系统,初级区主要与运动的执行有关,二级区则参与运动的编码和计划等较高级的功能。如损伤视觉联合区只影响视觉功能而不影响其他感觉功能。

三级区也叫重叠区或多通道联合区(multi-modal association),分前、后两部分。皮质后部的三级区位于顶、枕、颞二级区的交界处,其主要功能是对各种感觉信息进行整合,并与注意有关。皮质前部的三级区位于前额叶,它不但是运动系统的最高级功能区,同时也是边缘系统的高级控制区。三级区已失去通道特异性,损伤三级区并不能引起特异的感知觉功能障碍,也不会引起瘫痪,但可丧失对多种信息的综合分析和行为的计划组织能力,出现失认、失用、语言理解和表达障碍、工作记忆障碍,甚至人格方面的改变。三级区在个体发生上也是最晚成熟的,7 岁以前不能充分发展,占整个大脑皮质的一半以上,其细胞主要来自Ⅱ、Ⅲ层。动物进化的水平越高,三级区在皮质上所占的面积就越大,人类三级区的高度发展可能是人类心理活动有别于其他动物的一个重要因素。

因此,脑是心理活动产生与发展的物质载体。

(二)心理产生的机制:神经细胞的脑电位变化

从单一心理产生的起点来看,心理首先是刺激作用于神经细胞而引起的。神经细胞的细胞膜存在极化现象,细胞膜内侧聚集负电荷,细胞膜外侧聚集正电荷,这样细胞膜上就相当于存在一个电场。在细胞膜未受到任何刺激时,膜两侧相对静止不动并存在静息电位;一旦膜受到一定强度的刺激,静息电位就会变成动作电位,膜两侧的带电粒子又重新组合,形成了膜内聚集正电荷而膜外聚集负电荷的电场;当刺激消失后,细胞膜进行了调整,又恢复到未受刺激的状态,此时膜内聚集负电荷膜外聚集正电荷。这样在膜两侧电场就发生两次方向性的改变,变化的电场形成了电磁场,这相当于电磁振荡。而这次变化的结果是刺激处的细胞膜又恢复原态,故刺激作用对细胞施加的能量全部传递出去。

这个刺激在细胞膜上引起了细胞膜上电位的变化,产生一个兴奋点,引起邻近未受到刺激的细胞膜电位也发生变化,形成新的兴奋点。同理,这个新的兴奋部又依次向下一个未兴奋部传播电磁场,其机制在于膜两侧带电粒子的流动。对于相距较远的已兴奋过的兴奋点,虽然没有粒子的直接交流,但是,刺激引起的电磁场能够在细胞膜上进行传播。也就是说,神经细胞的细胞膜把刺激"编码"成一定频率和强度的电磁场,沿神经纤维传播,从而引起人的感觉,产生了心理。电磁场在神经系统内的活动就是心理活动,电磁场在神经系统内传导与加工所引起的现象就是心理现象。心理就是这个电磁场,电磁场在神经系统内的有序扩展与运动就是心理活动。

植物和低等动物没有神经系统,细胞膜上产生的电磁场无法在细胞膜上实现远距离传播,更无法实现定向传播,膜在刺激下所产生的电磁场只是在小范围内近距离扩散,实现不了电磁场的规范有序传播,故而这种电磁场不是心理。只有在神经系统的定向传导与约束下,在膜上产生的电磁场才是心理。离开了神经系统,心理将不会产生和存在。

第二节 认知过程

认知过程(cognitive process)是人接收、储存、加工和理解各种信息的过程,它包括感觉、知觉、记忆、思维、想象等心理活动。注意也是心理活动的组成部分,但其本身并不是一种独立的心理过程,而是一种心理状态。

一、感觉

(一)感觉的概念

感觉(sensation)是人脑对直接作用于感觉器官的客观事物的个别属性的反映。人对客观世界的认识常常是从认识事物的一些简单属性开始的。如一朵鲜花具有多方面属性,我们用眼睛看到它的颜色,用手触摸它的质感,用鼻子嗅到它的芳香,我们的头脑接受和加工了这些属性,认识了这些属性,这就是感觉。

感觉的形成必须有客观事物直接作用于人的感觉器官,没有客观事物的刺激就不能产生感觉。感觉提供了内外环境的信息,是人认识客观世界的开端,是一切知识的源泉。感觉保证了机体与环境的信息平衡,获得各种感觉体验,是维持人正常心理活动的必要条件。感觉可以从现实中获得可靠的信息,有利于个体生存。

(二)感觉的意义

感觉是最简单、最基本的心理活动,也是个体出生后最早形成的心理活动,对个体有重要意义,具体表现为以下两点。

1. 感觉是个体心理活动正常进行的必要条件　我们在清醒情况下不经意间接受了各种各样的感觉刺激,这些感觉刺激是个体心理活动正常进行的必要条件,如果离开了这些感觉刺激,个体的心理活动将无法正常进行。例如,感觉剥夺实验说明,在感觉剥夺状态下,人的心理活动受到影响,出现紧张焦虑情绪,记忆力减退,判断力下降,甚至出现幻觉妄想等异常心理现象,这些改变在终止实验后,需经过一段时间才能恢复。

2. 感觉是其他高级心理活动的前提和基础　人的知觉、记忆、思维、想象等较复杂的心理活动都是在感觉的基础上形成和发展的。人的情绪体验,也必须依靠人对环境和身体内部状态的感觉。因此,离开了感觉,人的复杂高级的心理活动就无从产生。

(三)感觉的分类

根据刺激来自机体外部还是内部,将其分为外部感觉和内部感觉两大类。

1. 外部感觉　接受来自机体外部的刺激,反映外界事物的个别属性,包括视觉、听觉、嗅觉、味觉、皮肤觉(包括痛觉、触觉、压觉和温度觉等)。

2. 内部感觉　接受来自机体内的刺激,反映身体的位置、运动和内脏器官的不同状态,包括运动觉、平衡觉、内脏感觉(包括饿、渴、便意等)。

(四)感觉的基本规律

1. 感受性(sensitivity)和感觉阈限(sensory threshold)　感觉是由刺激物直接作用

于某种感觉器官引起的,但是,不是所有刺激物都能引起感觉。人的感觉器官只对一定范围内的适宜刺激做出反应,这个刺激范围及相应的感觉能力,我们分别称之为感觉阈限和感受性。

感受性有绝对感受性和差别感受性之分,分别用绝对感觉阈限和差别感觉阈限来衡量。刚刚能引起感觉的最小刺激量叫绝对感觉阈限(absolute threshold),而对这种最小刺激的感觉能力叫绝对感受性(absolute sensitivity)。差别感受性(differential sensitivity)就是刚刚能够觉察出同类刺激最小差别量的感觉能力。这是从能否觉察出刺激量的变化或差别方面来考察感觉能力。刺激量的变化(增或减),一定要达到一定的量,个体才能觉察出来。引起差别感受性的两个同类刺激的最小差别量,叫差别感觉阈限(differential threshold),它是衡量差别感受性的指标。

感受性与感觉阈限成反比关系:阈限低,感受性高,感觉敏锐;反之,阈限越高,感受性越低,感觉越迟钝。比如一位老人听力不好,说明他对声波的感受性较低,想要引起他对声音的感觉,就要提高声音才能让他听到,这就说明了他的感觉阈限较高。感受性和感觉阈限的研究,对疾病的诊断及治疗工作具有重要意义。医生如能了解、掌握患者的感受性水平及其发展情况,对于疾病的防治具有积极作用。

2. 感觉适应(sensory adaptation) 是指刺激物持续作用于同一感觉器官所引起的感受性改变的现象。感觉器官在弱刺激持续作用下,感受性会增强,如暗适应现象;感觉器官在强刺激持续作用下,感受性会减弱,如明适应。听觉、痛觉的适应不明显,触压觉、嗅觉的适应明显,"入芝兰之室,久而不闻其香;入鲍鱼之肆,久而不闻其臭",就是嗅觉的适应现象。适应机制使人能够在变动的环境中比较容易进行精细分析,从而实现较准确的反应。

3. 感觉对比(sensory contrast) 是指同一感觉器官在不同刺激物的作用下,感觉到的强度和性质发生变化的现象。感觉对比可分为同时对比和继时对比。例如,把一个灰色小方块纸放在黑色的背景上看起来灰色显得亮些,放在白色背景上则显得暗些(图2-3),这是同时对比;先吃糖再吃苹果感觉苹果酸,而先吃杨梅再吃苹果感觉苹果甜,这是继时对比。感觉对比增强感觉间的差别,对知觉不同的物体起重要作用。

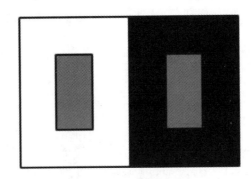

图2-3 视觉的同时对比

4. 感觉的相互作用(sensory interaction) 是指一种感觉在其他感觉的影响下,感受性发生变化的现象,也被称为联觉。颜色感觉最容易引起联觉。例如,红、橙、黄等颜色,引起人温暖的感觉;蓝、青、紫等颜色,引起人清凉的感觉。音乐疗法就是用和谐优美的音乐来分散患者的注意力,使患者痛觉感受性下降。

5.感受性的补偿和发展　感受性的补偿是指当某种感觉器官受到损伤之后,其他感觉器官的感受性大大提高的现象。如盲人的听觉、触觉和嗅觉特别灵敏,以此来补偿丧失了的视觉功能。感受性的发展是指人的感受性在生活和劳动实践的长期锻炼中可以大大提高和发展,特别是通过实践活动和某些特殊训练,可以提高到常人不可能达到的水平。如音乐家的听音能力、画家的色彩辨别能力及空间知觉能力之所以比一般人发达,正是长期实践活动的结果。

6.后像(afterimage)　刺激物对感觉器官的作用停止以后,感觉现象并不立即消失,它能保留短暂的时间,这种现象叫后像。后像有正、负两类之分。正后像在性质上和原感觉的性质相同,负后像的性质则同原感觉的性质相反。如图2-4,注视灯泡中心的灯丝,停留10 s,然后把视线转移向一堵白墙,会感到有一个白色的灯泡的形象,这是负后像。

图2-4　视觉后像

(五)感觉障碍

感觉障碍(abnormal sensation)也叫感觉异常,是指机体神经系统对外界刺激不能产生正常的感觉反应。外界刺激作用于感觉器官后,经过传入神经通路到达大脑感觉中枢。这一通路的任一部位出现异常均可产生感觉障碍。由感觉细胞及传入神经损害产生的感觉障碍属于神经症状,常见于神经系统的疾病;由中枢神经功能异常产生的感觉障碍则主要见于精神病。常见的感觉障碍有以下几种:①感觉过敏;②感觉减退;③感觉倒错;④内感性不适。

二、知觉

(一)知觉的概念

知觉(perception)是人脑对直接作用于感觉器官的客观事物整体属性的反映。在正常人的日常生活中,纯粹的感觉是不存在的,感觉信息一经感觉系统传达到脑,知觉便随之产生。以视觉为例,来自感觉器官的信息为我们提供了某种颜色、边界、线段等个别属性,经头脑的加工我们认出了"这是一个香蕉""那是一个墨水瓶"。知觉是个体借助于过去的经验对来自感觉器官的信息进行组织和解释的过程。

感觉和知觉既有区别,又有联系。感觉反映的是事物的个别属性,知觉反映的是事物的整体属性;感觉仅依赖个别感觉器官的活动,而知觉依赖多种感觉器官的联合活动。感觉和知觉有相同的一面,它们都是对直接作用于感觉器官的事物的反映,都是反映事物的外部特征和外部联系,都是人类认识世界的初级形式。知觉以感觉为基础,但不是感觉的简单相加。在实际生活中,人们很少产生单纯的感觉,总是以知觉的形式直接反映客观事物。由于感觉和知觉密不可分,通常把感觉和知觉统称为感知觉。

(二)知觉的分类

根据知觉时起主导作用的感觉器官的特性,可以把知觉分为视知觉、听知觉、嗅知觉、味知觉、触知觉等。根据知觉所反映的事物的特性,可以把知觉分为空间知觉、时间知觉和运动知觉。

1. 空间知觉(space perception) 对物体的形状、大小、远近、方位等空间特性获得的知觉,即空间知觉。空间知觉是多种感觉器官协同活动得到的产物,包括视觉、听觉、触觉、运动觉等的活动及相互联系,其中视觉系统起主导作用。空间知觉包括形状知觉、大小知觉、距离知觉、深度知觉、方位知觉等。空间知觉是在人的后天实践中形成、发展和完善起来的。

2. 时间知觉(time perception) 指在不使用任何计时工具的情况下,个人对时间的长短、快慢等变化的感受与判断。时间知觉的特殊之处是它并非由固定刺激所引起,也没有提供线索的感觉器官。在缺乏计时工具作为参考标准的情况下,获得时间知觉的线索可能来自两方面:自然界中的周期现象,人体生理心理活动的节律性变化。时间知觉也是在人的实践活动中逐渐发展起来的,年龄、职业、情绪状态都会影响对时间的判断。

3. 运动知觉(motion perception) 是人对物体在空间位移和移动速度方面的知觉。包括真动知觉、诱动知觉、似动知觉和自主运动。它依赖于对象运行的速度、距离及观察者本身所处的状态。

(三)知觉的特性

1. 知觉的选择性 客观事物是多种多样的,在特定时间内,人只能感受少量刺激,而对其他事物只做模糊的反映。被选为知觉内容的事物称为对象,其他衬托对象的事物称为背景。某事物一旦被选为知觉对象,就好像立即从背景中突现出来,被认识得更鲜明、更清晰。如图2-5既可以看成黑色背景上的白色花瓶,也可以看成白色背景上的两个黑色侧面头像。知觉选择的对象与主观因素和客观刺激的特点有关。人们容易选择那些与个人的需要、情绪、知识经验等相关的事物作为知觉的对象。另外,客观刺激物刺激强度较大、对比明显、运动变化及空间位置接近等具有吸引力的事物也易成为知觉的对象。

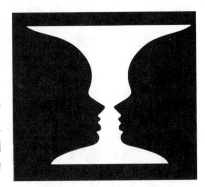

图2-5 知觉的选择性

知觉的对象与背景对于人们认知客观世界的意义在于：人们周围的事物是多种多样的，但人们不可能对周围众多的事物都同时感知，在一定时间内，选择出当前知觉的对象，可更清晰地感知特定的事物。

2.知觉的整体性　知觉的对象都是由不同属性的许多部分组成的，人们在知觉它时却能依据以往经验组成一个整体，知觉的这一特性就是知觉的整体性。如图2-6，这幅图以客观物理的角度看，图形由一些不规则的线和面堆积而成，并不完整，但是我们可以从整体上将其视为一个黑色的三角形与一个白色边框的三角形重叠，然后又部分覆盖于3个白色的圆上。刺激物的性质、特点和知觉主体的经验是影响知觉整体性的两个重要因素。临床医生根据患者疾病的典型特征做出正确的诊断同样是知觉整体性的体现。

知觉的整体性对于人们认知客观世界具有重要意义，它是人们对外界事物形成印象的根本保证，大脑在对来自各器官的信息进行加工时，就会利用已有经验对缺失部分加以整合补充，使人们对客观事物的反映更趋于全面、完善。

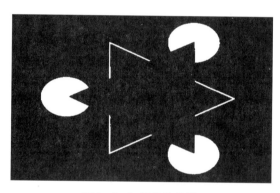

图2-6　知觉的整体性

3.知觉的理解性　人在感知某一事物时，总是依据既往经验力图解释它究竟是什么，这就是知觉的理解性。如图2-7，由不规则的点、线构成不完整的图形，但既往的经验却能将其赋义为"马"。人的知觉是一个积极主动的过程，知觉的理解性正是这种积极主动的表现。人们的知识经验不同，需要不同，期望不同，对同一知觉对象的理解也不同。一张检验报告，患者除了知觉一系列的符号和数字之外，却不知道什么意思；而医生看到它，不仅了解这些符号和数字的意义，而且可以做出准确的判断。因此，知觉与记忆和经验有深刻的联系。当知觉时，对事物的理解是通过知觉过程中的思维活动达到的，而思维与语言有密切关系，因此语言的指导能使人对知觉对象的理解更迅速、更完整。

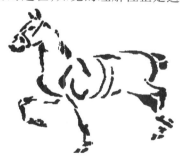

图2-7　知觉的理解性

知觉的理解性使人的知觉更为深刻、精确和迅速，从而更好地认识、改造世界。

4.知觉的恒常性　当知觉条件在一定范围内变化时，被知觉的对象的映像仍然保持相对不变的特性称为知觉的恒常性。图2-8是一扇从关闭到打开的门，尽管它们在视网膜上的投影、形状各不相同，但看上去都是长方形的，体现了知觉的形状恒常性。

　　知觉的恒常性有助于我们在不同条件下能按照事物的实际面貌反映客观事物,保持相对稳定的知觉,适应瞬息万变的世界。

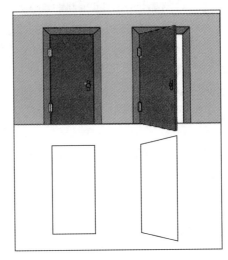

图2-8　知觉的恒常性

(四)知觉障碍

　　知觉映像在一定范围内保持恒定,它倾向于反映事物的真实状态和属性。但是,有时候人们也会产生各种各样的异常知觉,即知觉障碍(disturbance of perception)。知觉障碍主要由大脑皮质神经组织的病理性损害和中枢神经功能障碍所致,它既可以出现在意识障碍时,也可以出现在意识清晰时。知觉障碍在精神科临床上极为常见,许多神经症和精神病具有知觉障碍。知觉障碍大体分为错觉、幻觉和感知综合障碍。

　　1.错觉(illusion)　指在特定条件下对客观事物所产生的某种固有倾向的歪曲知觉,如"杯弓蛇影"。引起错觉的原因很多,感知条件不佳、客观刺激不清晰、视听觉功能减退、强烈情绪的影响、想象、暗示等都能引起错觉。错觉有许多种,可以分为视错觉、形重错觉、时间错觉、运动错觉、对比错觉、似动错觉等。其中视错觉表现得最明显(图2-9),例如:横竖错觉,两条等长的线段,一条垂直于另一条的中点,看上去垂直线比水平线要长一些;箭形错觉,两条等长的线段,其中一条的两端加上箭头,另一条的两端加上箭尾,看起来上面一条要比下面一条长一些。错觉有时会给社会生活带来麻烦,但人们也可掌握错觉发生的规律,运用错觉为社会服务。

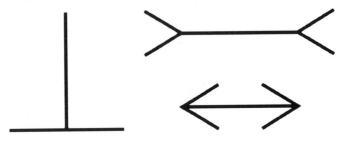

图2-9　视错觉

2. 幻觉(hallucination)　在没有外界任何刺激作用的情况下,感觉器官出现的一种虚幻的知觉。"无中生有"就是一种幻觉。幻觉是一种虚幻的、不正常的感知觉,无利用价值。通常将幻觉分为幻视、幻听、幻嗅、幻触等。

3. 感知综合障碍(psychosensory disturbance)　在感知某一事物时,对事物的整体认识正确,但对其某些属性(如形状、大小、距离、时间等)产生与实际情况不符的感知。多见于脑瘤、脑炎等脑器质性病变引起的精神障碍、抑郁症、精神分裂症等。常见症状:①视物变形症;②空间知觉障碍;③非真实感;④体形障碍。

三、记忆

(一)记忆的概念

记忆(memory)是过去的经验在人脑中的反映。凡是人们感知过的事物、思考过的问题、体验过的情感、从事过的活动等,都可以以映像的方式保留在人的头脑中,在必要的时候又可以把它重现出来,这个过程就是记忆。记忆使心理活动成为一个连续的、完整的、发展的过程。可以说,记忆是人类智慧的源泉,是心理发展的奠基石。

(二)记忆的分类

1. 根据记忆内容的不同分类

(1)形象记忆　是以感知过的客观事物的形象为内容的记忆。如我们看过的画面、听过的声音、嗅过的气味、触摸过的事物都会在头脑中留下映像,这种事物形象也就是记忆表象,因而这类记忆又称为表象记忆。

(2)逻辑记忆　是以文字、概念、逻辑关系为主要对象的抽象化的记忆类型。如对整段整篇的理论性文章,一些学科的定义、公式等的记忆。它具有抽象性、概括性、理解性和间接性的特点。

(3)情绪记忆　是以体验过的情绪和情感为内容的记忆。如触景生情是情绪记忆。这种体验是深刻的、自发的,所以记忆的内容可以深刻牢固地保持在大脑中。有的情绪记忆带有经久不忘的特点。

(4)运动(动作)记忆　是以做过的运动和操作为内容的记忆。如经过学习、训练、操作,在人们身上形成的熟练技能、技巧、行为习惯、动作等,都是运动(动作)记忆,它是培养各种技能的基础。运动(动作)记忆的巩固较缓慢,一经巩固下来,不容易遗忘。

2. 根据信息加工与记忆阶段分类

(1)瞬时记忆　一切输入记忆系统的信息,首先必须通过感觉器官的活动产生感知觉,当引起感知觉的刺激物不再继续呈现时,其作用仍能继续保持一个极短的时间,这种短暂的保持就是瞬时记忆。由于它就像登记一样把输入的信息记录下来,故又称感觉登记、感觉记忆。其特点是:①具有鲜明的形象性;②作用时间短,视感觉记忆一般为 0.25 ～ 1 s,听感觉记忆不长于 4 s;③瞬时记忆的容量要比短时记忆容量大;④瞬时记忆痕迹很容易衰退。

(2)短时记忆　又称操作记忆、工作记忆或电话号码式记忆。指信息一次呈现后,保持在 1 min 以内的记忆。其特点是:①短时记忆的容量有限,记忆广度一般为(7±2)个组块;②短时记忆的保持时间在无复述的情况下只有 5 ～ 20 s,最长也不超过

1 min;③短时记忆通过复述保持信息,复述的作用还在于能把信息转入长时记忆;④短时记忆的编码大量的是言语听觉编码,少量的是视觉或语义编码。

（3）长时记忆　短时记忆的信息经过复习进入长时记忆,长时记忆储存信息的时间在 1 min 以上,有的可储存一生。长时记忆的特点是:①信息以意义编码形式储存;②容量巨大。长时记忆代表一个人"心理上的过去",是个体经验积累和心理发展的前提。个体对社会的适应,主要靠从长时记忆中随时可提取的知识和经验。

（三）记忆的基本过程

记忆的基本过程包括信息编码、储存、提取。古希腊哲学家柏拉图曾经有一个形象的比喻:获得一个新的记忆,就像鸟舍里新增加了一只鸟,回忆就像从鸟舍里捉出这只鸟进行检查一样。

1.识记（memorizing）　就是识别并且记住事物。识记是记忆的开端和基础,从信息加工理论的观点来看,识记是信息输入和编码的过程。

根据识记的目的性和意志努力程度的不同可划分为有意识记和无意识记两种类型。无意识记是指没有目的、不需要意志努力的识记,如对设计新颖广告留下的印象、记住某些愉快或痛苦的经历多是无意识记。有意识记是指有目的、需要意志努力的识记,如人们学习系统科学知识的识记主要运用有意识记。心理学研究表明:有意识记的效果要优于无意识记。

根据对识记材料的理解程度,识记分为意义识记和机械识记两种类型。意义识记是指在对材料理解的基础上,根据材料的内部联系,并运用已有的知识经验进行的识记,如中学生在学习理解唐诗基础上的背诵,是意义识记;机械识记是指根据事物的外部联系,采取简单重复的识记方法,如幼儿通过反复多次、死记硬背的背诵属于机械识记。日常经验和心理实验都证实,意义识记比机械识记有更大的优越性。

2.保持（retention）　指将识记获得的知识、经验和技能在头脑中储存、巩固的过程。识记过的材料在头脑中的保持并不是固定不变的,这种变化既体现在数量上,又表现在质量上。在量的方面,保持量一般随时间推移而下降。在质的方面,则可能有以下几种变化:第一,内容简略和概括,不重要的细节趋于消失;第二,内容变得更加完整,更加合理并更有意义;第三,内容变得更具体,或者更为夸张与突出。

3.提取（retrieval）　从记忆中查找已有信息的过程。提取的效果有再认或回忆。再认（recognition）和回忆（recall）是提取信息的基本形式。识记的信息再次出现时能把它认出来,称为再认,如遇到熟悉的人、阅读熟悉的字词等都是再认。过去经历过的、现在不在眼前的事物能在头脑中重现,称为回忆,如考试时的提取过程属于回忆。回忆的记忆效果优于再认,凡能回忆的一定能再认,再认的不一定能回忆。

（四）遗忘及其规律

1.遗忘（forgetting）　指对识记的材料不能再现或错误地再现。

2.遗忘的规律　德国心理学家艾宾浩斯研究发现,遗忘在学习之后立即开始,而且遗忘的进程并不是均衡的。最初遗忘速度很快,以后逐渐缓慢。他认为"保持和遗忘是时间的函数"。他用无意义音节（由若干音节字母组成,能够读出,但无内容意义即不是词的音节）作记忆材料,用节省法计算保持和遗忘的数量,并根据他的实验结果绘成描述遗忘进程的曲线,即著名的艾宾浩斯遗忘曲线（图 2-10）。从曲线图中可以看出,遗忘的进程是不均衡的,先快后慢,在识记后的短时间内,遗忘的发展速度较快,以后逐渐变慢,到了一定的时间就几乎不再有更多的遗忘。

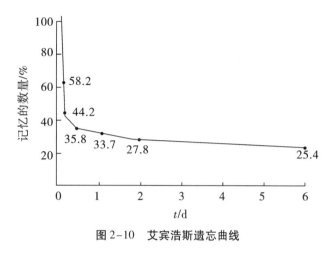

图 2-10　艾宾浩斯遗忘曲线

3.影响遗忘的因素

(1)识记材料的性质与数量　一般认为,对熟练的动作和形象材料遗忘得慢,而无意义材料比有意义材料遗忘要快得多。在学习程度相等的情况下,识记材料越多,忘得越快;材料少,则遗忘较慢。因此,学习时要根据材料的性质来确定学习的数量,一般不要贪多求快。

(2)学习的程度　对材料的识记没有一次能达到无误背诵的标准,称为低度学习的材料;如果达到恰能成诵之后还继续学习一段时间,这种材料称为过度学习材料。实验证明,低度学习材料容易遗忘,而过度学习的材料比恰能背诵的材料记忆效果要好一些。当然,过度学习有一定限度,花费在过度学习上的时间太多,会造成精力与时间上的浪费。

(3)识记材料的系列位置　人们发现在回忆系列材料时,回忆的顺序有一定的规律性。研究发现,最后呈现的材料最先回忆起来,其次是最先呈现的项目,而最后回忆起来的是材料的中间部分。在回忆的正确率上,最后呈现的词遗忘得最少,其次是最先呈现的词,遗忘最多的是中间部分。这种在回忆系列材料时发生的现象叫作系列位置效应。最后呈现的材料最易回忆,遗忘最少,叫近因效应。最先呈现的材料较易回忆,遗忘较少,叫首因效应。

(4)识记者的态度　识记者对实际材料的需要、兴趣等,对遗忘的快慢也有一定的影响。研究表明,不占主要地位的、不引起人们兴趣的、不符合一个人需要的事情,首先被遗忘,而人们需要的、感兴趣的、具有情绪作用的事物,则遗忘得较慢。另外,经过人们的努力、积极加以组织的材料遗忘得较少,而单纯地重述材料,识记的效果较差,遗忘得也较多。

(五)记忆障碍

1.病理性记忆增强　指患者对病前不能够回忆且不重要的事或细节都能回忆起来。主要见于躁狂症、抑郁症、偏执状态。

2.记忆减退　指整个记忆过程的普遍性减退,早期可仅表现为对日期、年代、名

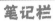

词、术语或概念回忆困难。多见于神经衰弱、脑器质性疾病,也可见于正常老年人。

3.病理性遗忘　病理性记忆丧失,可表现为对某一事物或某一时期内的经历不能回忆。①顺行性遗忘与逆行性遗忘:常由脑外伤或其他原因所致的急性意识障碍引起。对脑外伤后一段时间内发生的事情的遗忘为顺行性遗忘,对脑外伤以前一段时间内发生的事情的遗忘为逆行性遗忘。②进行性遗忘:以再认与回忆的损害最大,患者除有遗忘外,还伴有日益加重的痴呆与淡漠,多见于阿尔茨海默病。③心因性遗忘:主要由沉重的创伤性情感体验引起,遗忘内容仅限于与某些痛苦体验相关的事物。

4.记忆错误　①错构:将过去生活经历中实际发生过的事件,在时间、地点、人物等方面发生记忆错误,并信以为真,且伴有相应的情感反应。可见于精神发育迟滞、酒精中毒性精神障碍、脑器质性障碍及外伤后的痴呆状态。②虚构:指患者以想象的、未曾经历过的事件来填补自身经历上记忆的缺损,并信以为真。见于脑器质性精神障碍、酒精中毒性精神障碍。

四、思维

(一)思维的概念与特征

1.思维的概念　思维(thinking)是借助语言、表象、动作实现的对客观事物概括的和间接的认识,是认识的高级形式,能揭示事物的本质和内在规律。思维不同于感觉、知觉和记忆。感觉、知觉是直接接受外界的刺激输入,并对输入信息进行初级加工。记忆是对输入的刺激进行编码、存储、提取的过程。而思维则是对输入刺激进行更深层次的加工。在认识过程中,思维实现着从现象到本质、从感性到理性的转化,使人达到对客观事物的理性认识,从而构成了人类认识的高级阶段。

2.思维的基本特征

(1)间接性　指人们借助于一定的媒介和知识经验对客观事物进行间接的认识。例如,医护人员虽不能直接看到患者体内各种脏器的病变,却能通过听诊、量体温、量血压、化验及各种医疗器械为媒,经过思维加工间接地判断出内脏的疾病。

(2)概括性　指的是对一类事物的本质和规律性的认识。感知只能认识某一个具体事物的外表形象,思维则能概括性地认识一类事物内部的本质。学生在学校学习的理论知识,都是前人经过长期实践不断概括的结果。思维的概括性使人类在认识上大大超越了单个事物的局限,突破了时间、空间的限制,能够认识某一类事物深层的内在的本质和几类事物之间的规律性联系,从而扩大了认识的范围,加深了认识的深度。

思维的间接性和概括性是相互联系的。人之所以能够间接地认识事物,是因为人们掌握了有关的概括性理论知识。内科医生所以能靠听诊器、血压计等手段间接诊断内脏的疾病,是因为医生掌握了概括性的医学诊断理论。

(二)思维的分类

1.根据思维活动的凭借物不同分类

(1)动作思维　是一种依据实际动作来解决问题的思维过程。它具有明显的外部特征,以直观的、具体的实际动作表现出来。3岁以前的幼儿一般属于这种思维,如用手指数数、摆积木盖房子等,基本特点是思维与动作不可分,动作中断,思维也就停止。

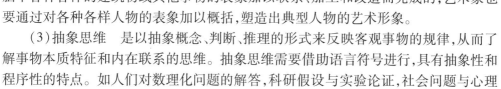

（2）形象思维　是凭借事物的具体形象和表象的联想来进行的思维活动。形象思维具有形象性、整体性和可操作性等特点。如建筑设计师在设计时，是通过对他大脑中各种各样的建筑物或其他事物的表象加以联系、加工和改造而完成的；艺术家也要通过对各种各样人物的表象加以概括，塑造出典型人物的艺术形象。

（3）抽象思维　是以抽象概念、判断、推理的形式来反映客观事物的规律，从而了解事物本质特征和内在联系的思维。抽象思维需要借助语言符号进行，具有抽象性和程序性的特点。如人们对数理化问题的解答，科研假设与实验论证，社会问题与心理问题的分析都属于抽象思维。抽象思维是人类思维的核心形态，也是人与动物思维水平的根本不同之处。

2. 根据思维活动的指向性及答案多少不同分类

（1）求同思维（聚合思维）　人们利用已有的知识、经验，来寻求正确答案的推理性和逻辑性思维。这是一种有方向、有条理、有范围的思维方式。例如，学生从书本的各种定论中选取一种方法，或寻找问题的一种答案；理论工作者依据许多现成的资料归纳出一种结论。它对于维系人类思维发展的继承性、统一性具有积极的作用，但过分夸大则会导致保守、僵化。

（2）求异思维（发散思维）　是指大脑在思维时呈现的一种扩散状态的思维模式，它表现为思维视野广阔，思维呈现出多维发散状，如"一题多解""一事多写""一物多用"等方式。不少心理学家认为，求异思维是创造性思维的最主要的特点，是测定创造力的主要标志之一。

3. 根据思维是否具有创造性分类

（1）常规性思维　指人们运用已获得的知识经验，按现成的方案和程序，用习惯的方法、固定的模式来解决问题的思维。学生运用已学会的公式解决同一类型的问题，用同一方法解决同类问题，都是常规性思维。这种思维的创造性水平较低，缺乏新颖性、独创性，对原有知识不需要明显改组，也没有创造出新的思维成果。

（2）创造性思维　是一种具有开创意义的思维活动，具有综合性、探索性和求新性的特点，是一种高级心理活动。一项创造性思维成果的取得，往往要经过长期的探索、刻苦的钻研，甚至多次的挫折之后才能取得，而创造性思维能力也要经过长期的知识积累、素质磨砺才能具备。

（三）思维的过程

思维的过程包括分析、综合、比较、分类、抽象、概括、具体化、系统化等。

1. 分析与综合　分析是在头脑中把事物的整体分解成各个部分、方面或个别特征的思维过程。例如，人体解剖学中把人体分为头、颈、躯干、四肢。综合是在头脑里把事物的各个部分、方面、各种特征结合起来进行考虑的思维过程。例如，把文学作品的各个情节联成完整的场面。分析与综合是思维活动的最基本过程，它们互为依存、互为条件，共同构成其他思维活动的基础。

2. 比较与分类　比较是在头脑中把各种事物或现象加以对比，确定它们之间的异同点的思维过程。有比较才有鉴别，只有通过比较，将事物间的特征加以对比，才能对事物的认识更精彩、更深入。分类是在头脑中根据事物或现象的共同点和差异点，把它们区分为不同种类的思维过程。分类可以揭示出事物之间的从属关系，使知识系统化。

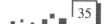

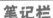
3. 抽象与概括　抽象是在头脑中把同类事物或现象的共同的、本质的特征抽取出来,并舍弃个别的、非本质特征的思维过程。例如,从钢笔、铅笔、毛笔中抽取其共同的本质属性——书写工具,而将颜色、长短、软硬等非本质属性舍掉。概括是在头脑中把抽象出来的事物的共同的、本质的特征综合起来并推广到同类事物中去,使之普遍化的思维过程。例如,在抽象的基础上,把各种各样笔的本质属性概括为:笔是用来书写的工具。抽象与概括是相互依存、相辅相成的,抽象是高级的分析,概括是高级的综合。

4. 具体化与系统化　具体化是指在头脑里把抽象、概括出来的一般概念、原理与理论同具体事物联系起来的思维过程。具体化是把理论与实践结合起来,把一般与个别结合起来,把抽象与具体结合起来,可以使人更好地理解知识、检验知识,使认识不断深化。系统化是指在头脑里把学到的知识分门别类地按一定程序组成层次分明的整体系统的过程。例如,生物学家按界、门、纲、目、科、属、种的顺序,把世界上所有的生物分类,并揭示了各类生物间的关系和联系,这就是人脑中对生物系统化的过程。系统化的知识便于在大脑皮质上形成广泛的神经联系,使知识易于记忆。

(四)问题解决

问题解决是一种有目的的复杂思维活动,它由一定的问题情境引起,指向一定的目标,包含一系列认知操作阶段。

1. 问题解决的一般步骤

(1)提出问题　提出问题是解决问题的开端,善于提出问题才有可能解决问题。提出问题有赖于人思维的积极活动,如牛顿发现地心引力、瓦特发明蒸汽机等都是勤于观察、思考的结果。提出问题也依赖于认真负责的态度、广泛的兴趣爱好和求知欲望、丰富的知识经验等。

(2)分析问题　分析问题就是抓住问题的核心与关键,找出主要矛盾的过程。分析问题的基本条件是全面系统地掌握感性材料,并在此基础上进行分析和归类,使人的思维活动有明确的方向性。只有找到问题的原因才有可能找到解决问题的方法。

(3)提出假设　提出假设就是提出解决问题的方案。解决问题的方案通常不是立即就可以确定下来的,因此需要以假设的形式出现,然后通过验证逐步得到完善。假设的提出与已有知识经验、直观的感性形象、尝试性的实际操作及创造性构想等有关。

(4)检验假设　检验假设就是通过理论和实践形式检验假设,这是解决问题的最后步骤。实践检验有两种形式,即直接检验和间接检验。实践是检验真理的唯一标准,任何假设的正确与否最终都要接受实践的检验假设,其结果可以有两种情况:一是假设与检验的结果符合,这样的假设是正确的;二是假设与检验的结果不符合,这样的假设就是错误的,这种情况下就要重新提出假设。正确的新假设的提出有赖于对以前失败的原因进行充分的了解和分析。检验假设直到结果正确为止。

2. 影响问题解决的心理因素　影响问题解决的因素有很多,既有情境因素也有个人因素,既有主观因素也有客观因素,其中影响问题解决的心理因素主要包括以下几种。

(1)定势　定势是指由先前的活动所形成的并影响后继活动趋势的一种心理准备状态。它在思维活动中表现为一种易于以习用的方式解决问题的倾向。定势在问题解决中有积极作用,也有消极影响。当问题情境不变时,定势对问题的解决有积极的作用,有利于问题的解决;当问题情境发生变化时,定势对问题的解决有消极影响,不利于问题的解决。破除定势消极影响的办法要具体情况具体分析,一旦发现自己已习用的方式解决问题发生困难,不要执意固守,应换一种思路,寻求新方法。

(2)迁移　是指已经获得的知识和技能对学习新知识和技能的影响。迁移分为正迁移和负迁移两种。正迁移是指一种知识技能的掌握对另一种知识技能的掌握起促进作用,如已经学习了人体解剖学、生理学知识,对学习病理学知识有帮助。负迁移是指一种知识技能的掌握对另一种知识技能的掌握起干扰作用,如已经熟练掌握了五笔输入法,对学习拼音输入法有一定的干扰。

(3)功能固着　功能固着是指个体在解决问题时往往只看到某种事物的通常功能,而看不到它在其他方面可能有的功能。这是人们长期以来形成的对某些事物的功能或用途的固定看法。例如,对于电吹风,一般人只认为它是吹头发用的,其实它还有多种功能,可以做衣服、墨迹等的烘干器;砖,它的主要功能是用来建筑,然而我们还可以用它来当武器、坐凳等。功能固着影响人的思维,不利于新假设的提出和问题的解决。

(4)原型启发　原型启发是指在其他事物或现象中获得的信息对解决当前问题的启发。其中具有启发作用的事物或现象叫作原型。作为原型的事物或现象多种多样,存在于自然界、人类社会和日常生活之中。例如,人类受到飞鸟和鱼的启发发明了飞机和轮船,由蒲公英轻飘飘随风飞行的启发制成降落伞,模拟蝙蝠定向作用而设计出雷达,模拟狗鼻而设计"电子鼻"。科学家从动物的形态、动作和某些机体结构中获得启发,解决了生产、生活和军事上的大量问题,并形成仿生科学。

(5)动机与情绪状态　动机是促使人问题解决的动力因素,对问题解决的思维活动有重要影响。动机强弱与问题解决的关系,可以描绘成一条倒"U"形曲线。解决问题时动机过低或过强,都不利于问题解决;适当强度的动机是解决问题的最佳水平。情绪状态对问题解决的效果也有直接影响。一般来说,高度紧张和焦虑的情绪状态会抑制思维活动,阻碍问题的解决;而愉快、兴奋的情绪状态则会使思维活跃,思路开阔,有利于问题的解决。但情绪过于兴奋和激动,也会抑制人的思维活动,使人的思路狭窄,妨碍问题的解决。

(6)策略　策略是影响问题解决的重要因素。解决问题可以有多种办法,采取什么样的策略解决问题是影响问题解决效率的一个很重要的心理因素,人们能否采取最佳策略,这对解决问题有很大影响。在解决问题的过程中,主要有算法和启发法两个策略。算法策略是把解决问题的方法一一进行尝试,找出解决问题的方案;而启发法是个体根据一定的经验,在问题空间内进行较少的搜索,以达到问题解决的一种方法。

(五)思维障碍

1. 思维联想障碍　表现为思维过程中出现的思维迟缓、思维奔逸、思维散漫、思维中断等。

2. 妄想　是一种病理性的歪曲的信念,是病态的推理和判断。妄想的特征包括信念的内容与事实不符,但患者坚信不疑;妄想内容均涉及患者本人,总是与个人利害有关;具有个人独特性,妄想内容因文化背景和个人经历而有所差异,但常有浓厚的时代色彩。临床上常按其主要内容归类为被害妄想、关系妄想、夸大妄想、罪恶妄想、钟情妄想、嫉妒妄想、疑病妄想等,多见于精神分裂症。

五、想象

(一)想象的概念

想象(imagination)是人脑对已有表象进行加工,创造出新形象的过程。想象过程包括分析和综合。想象的分析过程,是从旧形象中区分出必要的元素或创造的素材;想象的综合过程是将分析出来的元素或素材,按照新的构思重新组合,创造出新的形象。

想象在人类生活中具有重要作用:人们通过想象可以预见未来,指导人们活动的方向,克服行为的盲目性;对不可能直接感知的客观事物可以利用想象补充知识经验的不足,从而扩大人们的视野;具有替代作用,当人们的某些需要不能得到满足时,可通过想象的方式得到补偿;对机体的生理活动过程具有调节作用,能改变人体外周部分的功能活动过程,如生物反馈疗法。

(二)想象的分类

1. 根据有无目的分为有意想象和无意想象 有一定目的、自觉进行的想象是有意想象;在刺激作用下,没有目的、不由自主地进行的想象是无意想象。如设计人员在工作中运用的想象是有意想象;看到天上的云彩形状浮想联翩是无意想象,梦是无意想象的极端情况。

2. 根据想象内容的新颖程度分为再造想象和创造想象 再造想象是根据已有的言语描述或图表示意进行的想象;创造想象是根据一定的目的任务,不依赖于已有的言语描述或图表示意,独立创造出新形象的过程。如人们读诗歌、小说,观看艺术作品时进行的想象是再造想象;而作家、艺术家在进行构思和创作过程中的想象是创造想象。

(三)想象的品质

1. 想象的主动性 想象的主动性是指想象的目的性、意识性的程度。它使人的想象有方向、有中心。一般说来,想象的主动性强的人,都善于再造性想象和创造性想象,会在创造性活动中有所成就。

2. 想象的丰富性 想象的丰富性是指想象内容的丰富程度。它一方面取决于头脑中已有表象的多样性,另一方面取决于对当前事物的理解程度。一般来说,作家、艺术家、创造发明家等都有很丰富的想象。

3. 想象的生动性 想象的生动性是指想象表现的活泼、鲜明的程度。想象的生动性是以表象的生动性为转移的。一般说来,表象越富有直观性,则由之而形成的想象也就越富有生动性。

4. 想象的现实性 想象的现实性是指想象与现实相符合的程度。任何想象总是超越现实,但又不能绝对摆脱现实。想象的现实性使人的想象可望可及,超前而又科学、可靠。这样的幻想对人类的发展具有积极的作用,常常是人们事业的巨大推动力。

5. 想象的新颖性 想象的新颖性是指想象所构成的形象的新颖程度。想象的新颖性是通过表象的改造而实现的。想象所构成的形象越是出乎意外,越是异乎寻常,则它越富于新颖性。一般来说,从事创造活动的人,其想象都需要有高度的新颖性。

6.想象的深刻性 想象的深刻性是指想象所构成的形象揭示事物的主要特征的程度。想象的形象是否深刻,一方面取决于是否能从典型的高度出发,对已有的表象进行深刻的改造;另一方面还必须具备有关的高水平的技能。这两方面的有机结合,方可创造出高水平的产品。

六、注意

(一)注意的概念和功能

1.注意的概念 注意(attention)是日常生活中人们非常熟悉的一种心理现象,如学生上课时的"注意听讲""注意思考问题",都是指"注意"。但注意本身不是一种独立的心理活动,它不能单独进行或完成,它是心理活动的一种属性或特性,它伴随着认识过程的其他心理活动进行。如"注意听讲"是注意进行感知,"注意思考问题"是注意进行思维。总之,注意是指人的心理活动对一定对象的指向和集中。

2.注意的功能

(1)选择功能 注意使得人们在某一时刻选择有意义的、符合当前活动需要和任务要求的刺激信息,同时避开或抑制无关刺激的作用。这是注意的首要功能,它确定了心理活动的方向,保证我们的生活和学习能够次序分明、有条不紊地进行。

(2)保持功能 注意可以将选取的刺激信息在意识中加以保持,以便心理活动对其进行加工,完成相应的任务。如果选择的注意对象转瞬即逝,心理活动无法展开,也就无法进行正常的学习和工作。

(3)调节监督功能 注意可以提高活动的效率,这体现在它的调节和监督功能上。注意集中的情况下,错误减少,准确性和速度提高。

(二)注意的分类

根据有无目的及是否需要意志努力,注意分为以下3类。

1.无意注意 是指没有预定目的,也不需要意志努力的注意。例如,正在上课的时候,有人推门而入,大家不自觉地向门口注视;大街上听到警笛鸣叫,行人会不由自主地扭头观望。无意注意是一种初级的、被动的注意形式。新异的刺激物、强度大的刺激物、与背景差别大的刺激物及刺激物的运动和变化都是引起无意注意的客观因素。无意注意更多地被认为是由外部刺激物引起的一种消极被动的注意,是注意的初级形式。人和动物都存在无意注意。虽然无意注意缺乏目的性,但因为不需要意志努力,所以个体在注意过程中不易产生疲劳。

2.有意注意 是指有预定目的、需要意志努力的注意。如教师备课、交警指挥交通时的注意状态都是有意注意。有意注意是一种积极主动、服从于当前活动任务需要的注意,属于注意的高级形式。它受人的意识的调节和控制,是人类所特有的一种注意。有意注意虽然目的性明确,但在实现过程中需要有持久的意志努力,这容易使个体产生疲劳。

3.有意后注意 有意后注意是指有预定目的,但不需要意志努力的注意。它是在有意注意的基础上,经过学习、训练或培养个人对事物的直接兴趣达到的。在有意注意阶段,主体从事一项活动需要有意志努力,但随着活动的深入,个体由于兴趣的提高或操作的熟练,不用意志努力就能够在这项活动上保持注意。如人们在熟练的阅读、

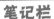

打字、开车等活动中的注意状态都是有意后注意。有意后注意是一种更高级的注意。它既有一定的目的性，又因为不需要意志努力，在活动进行中不容易感到疲倦，这对完成长期性和连续性的工作有重要意义。但有意后注意的形成需要付出一定的时间和精力。

（三）注意的品质

1.注意广度　注意广度又称注意范围，是指一个人在同一时间内能够清楚地把握注意对象的数量。它反映的是注意品质的空间特征。扩大注意广度，可以提高工作和学习的效率。在生活中，排字工人、打字员、汽车驾驶员等职业都需要有较大的注意广度。影响注意广度的因素主要有以下 3 个方面。①注意对象的特点：注意对象的组合越集中，排列越有规律，相互之间能成为有机联系的整体，注意范围就越大。②活动的性质和任务：活动任务越复杂，越需要关注细节的注意过程，注意范围越小。③个体的知识经验：个体的知识经验越丰富，整体知觉能力越强，注意范围就越大。

2.注意稳定性　注意稳定性也称为注意持久性，是指注意在同一对象或活动上所保持时间的长短。这是注意的时间特征。研究表明，高度的有意注意，成年人一般可维持 30 min 左右。注意稳定性与注意对象的特点、人的主体状态有关。内容丰富的对象比内容单调的对象、活动变化的对象比静止固定的对象容易使人保持稳定的注意；人对所从事的活动持积极的态度，有高度的责任感、坚强的意志和浓厚的兴趣，就容易对对象保持稳定的注意。与注意稳定性相反的心理状态是注意分散，指人的注意力离开当前注意任务而被无关刺激所影响，也叫分心。

3.注意分配　注意分配是指在同一时间内把注意指向不同的对象和活动。注意分配在人的实践活动中有重要的现实意义。如教师需要一边讲课，一边注意学生的课堂反应；司机需要一边驾车，一边观察路况。事实证明，注意分配是可行的，人们在生活中可以做到"一心二用"，甚至"一心多用"。但是注意分配是有条件的：①同时进行的几种活动至少有一种应是高度熟练的；②同时进行的几种活动必须有内在联系。

4.注意转移　注意转移是指根据活动任务的要求，主动地把注意从一个对象转移到另一个对象。影响注意转移的因素包括：①原来注意的紧张度越高，注意的转移就越困难和缓慢；反之，注意的转移就比较容易和迅速。②新的注意对象越符合人的需要和兴趣，注意转移就越容易、越快；反之，注意转移就越困难、越慢。③注意转移也和人的神经过程的灵活性有关，一个神经活动过程灵活的人比不灵活的人，在注意转移方面要容易和迅速。

总之，注意的各个品质是密切联系、彼此配合的，活动的效率不仅取决于注意的某一品质，而且取决于注意各种品质在活动时的合理应用与有机结合。理想的注意品质是注意广度大，注意稳定，分配能力强，并且善于根据当前任务转移。

（四）注意障碍

注意障碍是大脑器质性病变时比较常见的临床表现，精神分裂症、躁狂抑郁性精神病等也有明显的注意障碍。临床上注意障碍包括注意增强、注意减退、注意狭窄、注意涣散、注意转移、注意固定等。

第三节　情绪情感过程

一、情绪和情感概述

(一)情绪和情感的定义

情绪(emotion)和情感(affection)是客观事物是否符合人的需要而产生的态度体验。情绪和情感同认识活动一样,是人脑对客观现实的反映,只不过反映的内容和方式有所不同。认识活动反映的是客观事物本身,包括事物的过去、现在和将来,以及它们的外部特征和内在联系。情绪和情感反映的是一种主客体的关系,是作为主体的人的需要和客观事物之间的关系。在生活中,我们经常说到人与人之间"雪中送炭"或者"雪上加霜",指的是某些事物符合或不符合人的需要而引起不同的情绪和情感体验。

(二)情绪和情感的关系

情绪和情感是同一心理过程的两个不同方面,一般情况下人们对情绪和情感并不做严格的区别,多用情绪,但情绪与情感是两个不同的概念。

1. 情绪和情感的区别

(1)从需要的角度看　情绪是与机体的生理需要相联系的,如人们对水、空气、运动等的需要所产生的是较低级的、简单的体验;而情感是与人们的社会性需要相联系的,如道德感、理智感等所引起的是高级、复杂的体验。

(2)从发生的角度看　情绪是人和动物均具备的,它带有本能的特点,如婴儿无须学习就会对巨大的声响表现出恐惧;但情感则是人类独有的心理现象,是个体在社会生活中逐渐发展起来的。

(3)从反映的角度看　情绪带有情境性、短暂性和不稳定性的特点,它往往随着情境的改变而改变;而情感则具有较大的稳定性、深刻性和持久性,是人对事物稳定态度的反映。

(4)从外部表现看　情绪较为强烈,冲动性较大,具有明显的外部表现;而情感一般较微弱,较少冲动,外部表现不明显。

2. 情绪和情感的联系　情绪和情感虽然不尽相同,但却是不可分割的。因此,人们时常把情绪和情感通用。一般来说,情感是在多次情绪体验的基础上形成的,并通过情绪表现出来;反过来,情绪的表现和变化又受已形成的情感的制约。当人们干一件工作的时候,总是体验到轻松、愉快,时间长了,就会爱上这一行;反过来,在他们对工作建立起深厚的感情之后,会因工作的出色完成而欣喜,也会因为工作中的疏漏而伤心。由此可以说,情绪是情感的基础和外部表现,情感是情绪的深化和本质内容。

(三)情绪和情感的分类

1. 情绪的分类　关于情绪的分类,长期以来说法不一。我国古代有喜、怒、忧、思、悲、恐、惊的七情说;美国心理学家普拉切克(R. Plutchik)提出了8种基本情绪,即悲痛、恐惧、惊奇、接受、狂喜、狂怒、警惕、憎恨。虽然分类方法很多,但一般认为有4种基本情绪,即快乐、愤怒、恐惧和悲哀。

(1)快乐 快乐是指盼望的目标达到和需要得到满足之后,继而带来的紧张解除时的情绪体验。快乐的程度取决于愿望满足程度、目的愿望突然达到的程度和意外程度。快乐按其程度不同可分为满意、愉快、欢乐和狂喜。

(2)愤怒 愤怒是指所追求的目的受到阻碍,愿望无法实现时产生的情绪体验。愤怒时紧张感增加,有时不能自我控制,甚至出现攻击行为。愤怒也有程度上的区别:一般的愿望无法实现时,只会感到不快或生气;但当遇到不合理的阻碍或恶意的破坏时,愤怒会急剧爆发。这种情绪对人身心的伤害也是明显的。

(3)恐惧 恐惧是企图摆脱和逃避某种危险情景而又无力应付时产生的情绪体验。所以,恐惧的产生不仅仅由于危险情景的存在,还与个人排除危险的能力和应付危险的手段有关。一个初次出海的人遇到惊涛骇浪或者鲨鱼袭击会感到恐惧无比,而一个经验丰富的水手对此可能已经司空见惯,泰然自若。婴儿身上的恐惧情绪表现较晚,可能与他们对恐惧情景的认知较晚有关。

(4)悲哀 悲哀是指心爱的事物失去时,或理想和愿望破灭时产生的情绪体验。悲哀的程度取决于失去的事物对自己的重要性和价值。悲哀带来的紧张的释放会导致哭泣。当然,悲哀并不总是消极的,它有时能够转化为前进的动力。

2.情绪状态的分类 情绪状态是指特定时间内,情绪活动在强度、紧张水平和持续时间上的综合表现。根据情绪状态的强度和持续时间可分为心境、激情和应激。

(1)心境 是一种微弱、持久、带有弥散特点的情绪状态。生活中我们常说"人逢喜事精神爽",就是指发生在我们身上的一件喜事让我们很长时间保持着愉快的心情;但有时候一件不如意的事也会让我们很长一段时间忧心忡忡,情绪低落。这些都是心境的表现。

心境具有弥散性和长期性的特点。心境的弥散性是指当人具有了某种心境时,这种心境表现出的态度体验会朝向周围的一切事物。"忧者见之而忧,喜者见之而喜",也是心境弥散性的表现。心境的长期性是指心境产生后要在相当长的时间内主导人的情绪表现。有的人总觉得命运对自己不公平,总是保持着抑郁愁闷的心境。

心境对人的工作、学习和生活有很大的影响。良好心境有助于个体积极性的发挥,克服困难,从而提高工作与学习的效率,并促进良好意志品质的培养;消极不良的心境则会妨碍工作和学习,影响心身健康。因此,培养和保持良好的心境状态对个体有积极的意义。

(2)激情 是一种爆发强烈而持续时间短暂的情绪状态。人们在生活中的狂喜、狂怒、深重的悲痛和异常的恐惧等都是激情的表现。和心境相比,激情在强度上更大,但维持的时间一般较短暂。

激情的特点是:①激动性与冲动性;②具有强烈的力量;③持续时间较短,发作短促,冲动一过,迅速弱化或消失;④发作通常由特定对象引起,指向性较为明显;⑤往往带有明显的外部行为表现。

引起激情的原因可以是:生活中的重大事件和强烈刺激,如亲人死亡或极端的喜悦;突发的意外变化;对立的意向和愿望冲突;过度的抑制和兴奋都可能导致激情的发生。

激情对人的影响有积极和消极两个方面。一方面,激情可以激发内在的心理能量,成为行为的巨大动力,提高工作效率并有所创造。但另一方面,激情也有很大的破坏性和危害性。激情中的人有时任性而为,不计后果,对人对己都造成损失。激情有时还会引起强烈的生理变化,使人言语混乱,动作失调,甚至休克。所以,在生活中应该适当地控制激情,多发挥其积极作用。

(3)应激　是出乎意料的紧张和危急情况引起的一种情绪状态。如在日常生活中突然遇到火灾、地震,飞行员在执行任务中突然遇到恶劣天气等,无论天灾还是人祸,这些突发事件常常使人们心理上高度警醒和紧张,并产生相应的反应,这都是应激的表现。

人在应激状态下常伴随明显的生理变化,这是因为个体在意外刺激作用下必须调动体内全部的能量以应付紧急事件和重大变故。这个生理反应的具体过程为:紧张刺激作用于大脑,使得下丘脑兴奋,肾上腺髓质释放大量肾上腺素和去甲肾上腺素,从而大大增加通向体内某些器官和肌肉处的血流量,提高机体应对紧张刺激的能力。加拿大生理学家塞里把整个应激反应过程分为动员、阻抗和衰竭3个阶段:首先是有机体通过自身生理功能的变化和调整做好防御性的准备;其次是借助呼吸、心率变化和血糖增加等调动内在潜能,应对环境变化;最后当刺激不能及时消除时,持续的阻抗使得内在功能受损,防御能力下降,从而导致疾病。

应激的生理反应大致相同,但外部表现可能有很大差异。积极的应激反应表现为沉着冷静、急中生智,全力以赴地去排除危险,克服困难;消极的应激反应表现为惊慌无措、一筹莫展,或者发动错误的行为,加剧事态的严重性。这两种截然不同的行为表现,既同个人的能力和素质有关,也同平时的训练和经验积累有关。

3.情感的分类　情感是同人的社会性需要相联系的态度体验,人的社会性情感主要有道德感、理智感和美感。

(1)道德感　是根据一定的道德标准在评价人的思想、意图和行为时所产生的主观体验。道德属于社会历史范畴,不同时代、民族、阶级有着不同的道德评价标准。如果一个人的言行符合这一标准,就会产生幸福感、自豪感和欣慰感,人们会对他产生爱慕、崇敬、尊重、钦佩等情感;否则,就会感到不安、自责、内疚等,人们就会对他产生厌恶、反感、鄙视、憎恨等。

(2)理智感　是在智力活动过程中,在认识和评价事物时所产生的情感体验。例如,人们在解决问题过程中出现的迟疑、惊讶及问题解决后的喜悦,由于违背和歪曲了事实真相而感到羞愧等,都属于理智感。

(3)美感　是根据一定的审美标准评价事物时所产生的情感体验。美感是由现实生活中美的客观事物所引起的,美感包括:自然美感、社会美感、艺术美感。美丽的自然现象如桂林山水、昆明石林等引起人们的自然美感;美好的社会现象如纯朴善良、见义勇为等引起人们的社会美感;美妙的艺术作品如绘画、音乐、文学等引起人们的艺术美感。

(四)情绪和情感的表达

1.面部表情　是通过眼、眉、嘴和脸颊部肌肉变化来表现情绪状态。人的眼神变化是面部表情最重要的体现,其次是嘴角和眉头肌肉的变化。一个人喜悦时,眉头舒展,双目含笑,颧肌收缩,嘴角上提;悲伤时则双眉紧锁,两眼呆滞,嘴角下垂,愁容满面;愤怒时双眉倒竖,怒目圆睁,颧肌抽搐,嘴角外撇,甚至咬牙切齿。

2. 体态表情 是身体各部分的表情动作。喜悦时手舞足蹈,悲痛时顿足捶胸,愤怒时双拳紧握,恐惧时手足僵硬,这些躯体和手、足的动作特征,可以真切地流露出一个人的内在情感。在体态表情中,手势是重要的表达形式。人们在语言表达中常常需要手势的辅助,有时无法借助言语时,手势就发挥着独特的不可替代的作用。心理学家认为,手势表情是通过学习得来的,而且随着不同的社会环境和文化传统而存在差异。

3. 言语表情 是指情感发生时个体在语言的声调、节奏和速度等方面的特征。言语表情强调的不是言语的内容,而是语音的高低、强弱,以及语调的变化。体育节目主持人在比赛的实况解说中,语音尖锐、急促,语调激昂,有时甚至声嘶力竭,渲染出一种紧张而兴奋的情感;当我们为一个逝去的人致悼词时,用缓慢、低沉的语调更能表达出悲痛的情感。此外,在现实生活中,人们常常会正话反说,或者反话正说,言语表情这时有助于我们揣摩对方的真正意图。

二、情绪理论

关于情绪产生的确切机制目前还不是十分清楚。在心理学的发展过程中,心理学家提出了许多有关情绪的理论,比较有代表性的理论有以下几种。

(一)詹姆斯-兰格的情绪外周理论

美国心理学家威廉·詹姆斯(William James)和丹麦生理学家卡尔·兰格(Carl Lange)分别于 1884 年和 1885 年提出基本观点相同的理论,因此被称为詹姆斯-兰格理论。

詹姆斯认为,情绪是对身体变化的知觉,即当外界刺激引起身体上的变化时,我们对这些变化的知觉便是情绪。因此他认为更合理的说法是:因为我们哭,所以愁;因为动手打,所以生气;因为发抖,所以怕。并不是我们愁了才哭,生气了才打,怕了才发抖。

兰格认为情绪是内脏活动的结果,他特别强调情绪与血管变化的关系,他说:"血管运动的混乱,血管宽度的改变以及与此同时各个器官中血液量的改变,乃是激情的真正的最初的原因。"他认为,自主神经系统支配作用加强,血管扩张,就产生愉快的情绪;自主神经系统活动减弱,血管收缩,就产生恐惧。兰格以饮酒为例说明,酒是引起情绪变化的因素,它之所以能够引起情绪变化,是因为饮酒引起血管活动的变化。

詹姆斯-兰格理论看到了情绪与机体生理变化的直接关系,强调自主神经系统在情绪产生中的作用,有其合理的一面。在今天看来,虽然这一理论过于简单,但它在推动情绪机制的研究中起过重要的作用。

(二)坎农-巴德的情绪丘脑理论

美国心理学家坎农反对詹姆斯-兰格的情绪理论,提出了很多质疑。坎农认为,情绪变化快而生理变化慢;同样的内脏器官活动的变化可以引起极不相同的情绪体验;切断动物内脏器官与中枢神经系统的联系,情绪反应并不完全消失;用药物人为地引起与某种情绪有联系的生理变化,并不产生真正的情绪体验。于是坎农 1927 年提出了情绪的丘脑理论。坎农认为,情绪并非外周生理变化的必然结果,情绪产生的机制不在外周神经系统,而在中枢神经系统的丘脑。外界刺激引起感觉器官的神经冲动,经传入神经传至丘脑,再由丘脑同时向上、向下发出神经冲动。向上传至大脑皮质产生情绪的主观体验,向下传至交感神经引起机体的生理变化。因此,情绪体验和生理变化是同时发生的,它们都受丘脑的控制。

坎农的这一观点得到巴德(P. Bard)的支持和发展,所以后人将其称为坎农-巴德的情绪丘脑理论。坎农、巴德发现了丘脑在情绪发生中的作用,批驳了詹姆斯-兰格的情绪外周理论,提出了情绪的中枢理论,是对情绪理论的发展。但是,坎农-巴德理论过分强调丘脑在情绪中的作用,而忽视了大脑皮质的作用。

(三)情绪的认知理论

情绪的认知理论是由沙赫特(S. Schachter)和辛格(J. Singer)提出的。沙赫特认为情绪的产生不单纯决定于外界刺激和机体内部的生理变化,而是外界刺激、机体的生理变化和认知过程三者之间共同作用的结果,其中认知因素起着重要的作用。

沙赫特等人曾经用实验来证明这种理论。他们给志愿参加实验的大学生注射肾上腺素。在注射时,对第1组被试者告知,药物的作用将使你感到心悸、手抖和脸部发热;对第2组被试者告知,药物的作用将使你感到身上有轻度发痒,手脚有点发麻,别无其他作用;对第3组被试者不给予任何说明。注射药物后,让3组被试者分别进入预先安排好的情境中休息:一种是惹人发笑的愉快情境,另一种是惹人发怒的情境。按照实验设计,得到6种不同结果。根据主试者观察和被试者自述,发现第2组和第3组的大多数被试者,在愉快和发怒的情境中分别表现出相应的情绪,而第1组被试者不因情境的影响而表现相应的情绪。由于3组被试者均受相同的外界环境的影响,由内部刺激引起的激动状态也相同,因此个体对生理反应的认知性解释对情绪体验起着决定性的作用。

(四)情绪的动机-分化理论

汤姆金斯(S. Tomkins)和伊扎德(C. E. Izard)20世纪60年代提出,情绪并不是伴随着其他心理活动产生的一种副现象,而是一种独立的心理过程。情绪有其独特的机制,并在人的心理生活中起着适应环境的独特作用。这种观点构成了情绪理论的另一大派别,即情绪的动机-分化理论。

汤姆金斯直接把情绪看作是动机。他认为,内驱力的信号需要通过一种放大的媒介,才能激发有机体去行动,而情绪正是起着这种放大作用的心理过程。不仅如此,情绪本身可以离开内驱力的信号而起到动机的作用。伊扎德进一步指出,情绪的主观成分,即体验就是起动机作用的心理机构,各种情绪体验是驱动有机体采取行动的动机力量。伊扎德还认为,情绪是新皮质发展的产物,随着新皮质体积的增长和功能的分化,情绪的种类不断增加,面部肌肉的分化也越来越精细。情绪的分化是生命进化的产物,只有情绪的分化,才使得情绪具有了多种多样的适应功能,也只有这样,情绪在生存和适应中才起到了核心的作用。

在对情绪性质的阐述上,情绪的动机-分化理论既说明了情绪的产生根源,又说明了情绪的功能,为情绪在心理现象中确立了相对独立的地位。尤其在对人类婴儿情绪发生和功能的阐释上,具有创新性和极大的说服力。但是动机-分化理论对情绪与认知的联系缺乏具体的论证和阐述,这不能不说是其理论的不足之处。

三、情绪的生物学研究

(一)情绪状态下机体的生理变化

个体在不同情绪状态下发生的生理变化,不受主体意识的控制,并且这些生理改变可利用生理多导仪进行记录,因此可作为评价情绪变化的客观指标之一。情绪状态下的生理变化表现在:

1. 呼吸系统的变化　在不同的情绪状态下,呼吸的频率、深浅、是否均匀都会发生变化。例如,人在平静状态下呼吸频率约为每分钟 20 次,在愉快高兴状态下约为每分钟 17 次,消极悲伤时约为每分钟 8 次,恐惧时约为每分钟 64 次,愤怒时约为每分钟 40 次。

2. 循环系统的变化　在不同的情绪状态下,一方面表现为心跳速度和强度的变化,另一方面表现为外周血管的舒张与收缩的变化。在平静状态下,人的心跳正常,血管舒张;在愤怒或恐惧时,心跳加快,血管收缩,血压升高。

3. 内外分泌腺体的变化　在不同的情绪状态下,外分泌腺体会相应地改变。如人在悲伤时会流泪;恐惧紧张时会出冷汗,口腔唾液腺的分泌减少;焦虑不安时会抑制消化腺的分泌和胃肠蠕动,因而食欲减退。当个体发生情绪变化时,内分泌腺体也会发生变化,从而影响激素的分泌,例如,情绪紧张时,肾上腺的活动增强,促进肾上腺素的分泌;愤怒者血液中去甲肾上腺素增加。

4. 脑电波的变化　在不同的情绪状态下,脑电波的波型也会发生变化,如人在安静、闭目时,脑电波呈现 α 波;在紧张、焦虑状态下,会出现高频率、低振幅的 β 波;在熟睡时,则出现低频率、高振幅的 δ 波。

(二)情绪的脑机制研究

大脑是由上亿的神经细胞组成的,这些细胞通过无可计数的相互联系形成一个非常复杂而强大的网络,来指导人体完成各种工作。其中以下几个部位和系统与情绪及行为关系较大。

1. 深层边缘系统(deep limbic system)　是一组位于大脑最深层的神经组织,是边缘系统的内圈,环绕在基底神经节里,包括丘脑、下丘脑及周围组织,是情绪中枢。如果这个区域太兴奋,人会变得消极无望、孤独抑郁或者非常情绪化。与之相关的主要问题及病症包括过分依赖、过于自责、自卑、慢性疼痛、睡眠及饮食习惯的改变、抑郁症、自杀倾向等。

2. 基底神经节(basal ganglia)　是一组神经细胞,环绕着丘脑和下丘脑,决定身体的松紧状态及精细活动,帮助调和统一感受、认知及身体的行动。如果太兴奋,人会变得焦虑不安、哆嗦发抖。与之相关的主要问题及病症包括慢性压力、焦虑、恐惧、凡事不自觉地朝坏的一面想,不愿面对或正视冲突而逆来顺受做自己不愿做的事,特别在意别人对自己的评价和批评,肌肉紧张及慢性疼痛。如果不够活跃,人会变得懈怠及缺乏动力,注意力不能集中等。

3. 前扣带回(anterior cingulate gyrus)　位于边缘系统的前端,在大脑前叶的中部。与思维的灵活性或柔韧性有关,是大脑的转换器,是思想及行为的润滑器。如果太兴奋,人会变得喜欢钻牛角尖,思维不容易转弯,看不到别的可能性,不愿意改变,不容易配合。与之相关的主要问题和病症有过度操心、容易受挫,不能忍受与自己不同的观念与做法,自负,追求完美,小气猜疑,容易上瘾,慢性疼痛,疑病症,强迫症,厌食症或暴饮暴食等。

4.大脑最前叶皮质层(prefrontal lobe) 位于额头的后面,是大脑神经的中枢和司令部,控制大脑其他部位的平衡。人类高度发展的这个部位让个体能够设定目标,并有效地完成目标;让个体"三思而后行",对自己的言行负责;让个体能够从过去的失败中吸取经验教训;让个体更有效地表达自己的喜、怒、哀、乐。如果太兴奋,人容易焦虑,会专注于消极的痛苦经历或假想而无法自拔;如果不够活跃,无法过滤杂念,人的注意力会很难集中,而且多动,并影响判断力及表达思想和情绪的能力。与之相关的问题和病症有:不易控制冲动,判断能力差;注意力不易集中,无耐心;不善于整理归类;没有时间观念,不容易完成自己的计划;不善于表达自己的思想、情感和同情心等。

四、情绪对人的行为与健康的影响

(一)情绪的功能

1.适应功能 情绪能够使个体针对不同的刺激事件产生灵活自如的适应性反应,并调节或保持个体与环境间的关系。情绪之所以具有灵活性的特征,是因为情绪的功能不仅可以来源于个体全部的先天功能,而且还来源于学习及认知活动。许多种情绪都具有调控群体间关系的互动功能。如羞怯感可以加强个体与社会习俗的一致性;当个体对他人造成伤害时,内疚感可激发社会公平重建。其他的情绪,诸如同情、喜欢、友爱等,也能起到构建和保持社会关系的作用。它们可以增强群体内的凝聚力,而且有提高个体社会适应能力的作用。

2.动机功能 是指情绪对人的活动起发动、促进和调控的作用。适度的情绪兴奋,可以使身心处于活动的最佳状态,进而推动人们有效地完成任务。情绪能够以一种与生理性动机或社会性动机相同的方式激发和引导行为。从情绪的动力性特征看,情绪分为积极增力的情绪和消极减力的情绪。快乐、热爱、自信等积极增力的情绪会提高人们的活动能力,而恐惧、痛苦、自卑等消极减力的情绪则会降低人们活动的积极性。

3.组织功能 情绪作为脑内的一个检测系统,对其他心理活动具有组织的作用。这种作用表现为积极情绪的协调作用和消极情绪的破坏、瓦解作用。其组织作用还表现在人的行为上:当人处在积极、乐观的情绪状态时,容易注意事物的美好方面,其行为比较开放,愿意接纳外界的事物;当人处于消极情绪状态时,容易失望、悲观,放弃自己的愿望,甚至产生攻击性行为。

4.信号功能 情绪的信号功能表现在个体将自己的愿望、要求、观点、态度通过情感表达的方式传递给别人以影响他们。它是非言语沟通的重要组成部分,在人际沟通中具有信号意义。如点头微笑、轻抚肩膀表示赞许,摇头皱眉、摆手表示否定,面色严峻表示不满或者问题严重等。心理学家研究了英语使用者的交往现象后发现,在日常生活中,55%的信息是靠非言语表情传递的,38%的信息是靠言语表情传递的,只有7%的信息才是靠言语传递的。所以,表情作为情感交流的一种方式,被视为人际关系的纽带。在许多影视作品中,人们用情绪的表露代替了语言的表达,具有"此时无声胜有声"的效果,更具感染力。

(二)情绪与健康

生物-心理-社会医学模式认为人的健康应该是生理健康、心理健康和社会适应良好几个因素的综合的良性状态,并且,这几个因素之间相互影响、相互作用。情绪作为心理健康因素的一个重要方面,它同身体健康的关系早已受到人们的关注。在一项动物实验中,用电击来使白鼠产生恐惧反应,造成3种不同的情境:第1种无力对危险刺激加以控制,处于长期的恐惧压力下;第2种能预测危险刺激的发生,处于能预测的情境压力下;第3种不遭受电击,故没有情绪压力。实验结果表明,处于第1种环境中的白鼠由于长期的恐惧情绪,胃液中盐酸分泌过多,导致了严重的胃溃疡;第2种环境中的白鼠得了较轻的胃溃疡;第3种环境中的白鼠则安然无恙。此外,美国心脏病学会将易患上心脏病的人群定义为A型性格人群,认为这类人群的特征是生活压力过大,自我要求过高,性情暴躁,容易发脾气。一些临床医学研究也证明,长期受不良情绪困扰,会导致各种心身疾病。因此,对不良情绪进行控制、引导,代之以积极乐观的情绪,不但能提高生活质量,也能有效地防治身体疾病。

(三)情绪的调节

情绪是认识和洞察人的内心世界的窗口,它标志着人格成熟的程度。一个具有良好修养的人,往往能自觉而有效地调节和控制自己的情绪。一般来说,可以从以下几方面进行情绪的控制和调节。

1. 调整行为目标　情绪与人的需要是否满足有关。从理论上说,建立起理想和现实尽可能一致的生活或行为目标,将会有利于需要的满足,减少个体负性情绪的发生。

2. 改变认知评价方式　认知决定情绪发生的性质和强度。实际生活中人们会遇到各种各样能引起情绪反应的刺激,在个人的认知水平上做一定的调整往往可有效地减少负性情绪的发生,甚至改变情绪反应的性质。

3. 改变或转变情境　情绪具有情境性。人在情绪不好的情况下,改变一下工作和生活环境,改善人际关系的结构,可以防止负性情绪的发生,或有利于情绪的调整。也可强迫自己转移心理活动指向的对象,变换情境来进行调节。例如,在愤怒难忍时,可以暂时离开引起愤怒的环境,做一些放松的事情,如散步、看电影、听音乐等,以缓和与平衡情绪。

4. 心理防御与应对　对负性情绪的心理防御与积极应对,可以消除情绪对个人的心身影响。如采用注意转移、行动转移、心理释放等方法。对于他人的原因,要尽量换位思考,得饶人处且饶人;对于自己的过失,也不要过分自责,以"吃一堑,长一智""塞翁失马,焉知非福"等进行自我安慰,这样就会感到天宽地阔,心情舒畅。

5. 自我控制与求助　人通过自我认识和评价来调控自己的情绪。情绪是人们的主观体验,人们不仅能意识到这种体验,而且还能有意识地调整和改变它。如以机体的某些随意反应去改变机体的另一些非随意反应,用心理过程影响生理过程,以解除紧张和焦虑等负性情绪。情绪的调节也可以求助于别人的帮助,存在情绪问题的人常可通过心理咨询、心理热线电话等方式,在心理医生的指导下进行情绪调整。

笔记栏

第四节　意志过程

一、意志概述

(一)意志的概念

意志(will)是有意识地支配和调节行为,通过克服困难,以实现预定目的的心理过程。意志是人类特有的现象,是人类意识能动性的集中体现,对人的行动起着调节和控制作用。

(二)意志的基本特性

意志总是表现在人们的实际行动中,因此也称为意志行动。但并不是人的一切行动都是意志行动,如人的一般性的行为习惯、自动化的动作、无意识的动作等就不是意志行动。意志行动具有如下特点。

1. 明确的目的性　意志行动是人特有的自觉确定目的的行动,所谓目的,就是对自己行动的正确性和重要性有充分的认识。人在行动前,行动的结果已经作为行动的目的以观念的形式存在于人的大脑之中,并以这个目的去调节支配自己的行动,使个体的意志服从这个目的,这就决定了人在自己的活动过程中总是有自觉的追求,人的行动是以自觉目的为特征的意志行动。

2. 以随意动作为基础　人的复杂行为包括意志行为都是由简单动作组成的,而人的动作根据是否受意识调节和支配分为随意动作和不随意动作两种。不随意动作是指不受意识调节和支配的动作,如自动化的习惯性动作、睡眠状态的动作及人的无条件反射动作等都是不随意动作。随意动作是指受意识调节和支配的动作,具有一定目的的动作,是在后天的生活实践中学习获得的,如教师的板书、运动员的加速冲刺都是随意动作。随意动作是意志行动的必要组成部分。

3. 与克服困难相联系　克服困难是意志行动的重要特征,意志行动本身就是有目的的行动,在实现目的的过程中总会遇到来自内部与外部的困难,只有克服了这些困难才能够实现目的。因此,战胜困难、克服困难的过程,也就是意志行动的过程。内部困难是指人在行动时内心所发生的相反愿望的干扰,如不同动机、不同目的之间的矛盾冲突,或知识经验及能力的不足、时间紧张等引起的内心矛盾的干扰;外部困难是指来自客观条件方面的干扰和限制,如缺少信息来源、没有必要的设备条件、诱因干扰等。

(三)意志与认识过程、情感过程的关系

1. 意志与认识过程的关系　认识过程是意志产生的前提和基础。首先,意志的重要特征是具有自觉目的性,而人们只有在认识了客观事物的发展规律,并运用规律去改造客观世界时,才能确定行动目的,并选定实现目的的计划和方法。其次,意志行动还要随形势的变化不断调整,分析主客观条件,以决定是加速意志行动过程,还是调整意志行动的进程和方向。再次,意志行动是与克服困难相联系的,而对困难性质和大小的估计,是离不开认识过程的,如果对困难的性质认识不清,严重性估计不足,就可

能使人盲目地采取行动,付出了很多的意志努力却事与愿违,半途而废。

意志对认识过程也会产生重要影响。人对外部世界的认识活动,总是有目的、有计划的,离不开精细的观察、持久的注意和专注的思考,没有意志的参与,这些都是无法做到的。另外,在认识过程中常常还会遇到各种困难,要克服这些困难,也需要意志的努力。在认识过程中,一些意志薄弱、不能做到坚持不懈的人,学习和工作也缺乏成效,不能承担复杂而艰巨的任务。

2.意志与情感过程的关系　首先,情感过程推动或阻碍着意志行动的实现。积极的情感可以使人斗志旺盛,对人的行动起促进作用;消极的情感则会削弱人的斗志,阻碍人的意志行动的实现。其次,意志对情感也具有调节作用。良好的意志品质可以控制不良情绪的影响,保持积极乐观的心境。我们说"理智战胜情感",也是指在理智认识的基础上靠意志的力量去克服和抑制不合理智的情感。反之,意志薄弱的人常常受情感左右,或者一次失败就情绪低落,一蹶不振,或者难以控制不良情绪,导致背离理智的冲动行为。

二、意志行动的心理过程

意志行动有着发生、发展和完成的历程。这一过程可分为采取决策阶段和执行决策阶段。

(一)采取决策阶段

采取决策阶段是意志行动的初始阶段,也是内部决策阶段。这个阶段虽然在意志行动实现过程中不易被觉察,但却对具体行动的发动和活动目的的实现有极其重要的作用。采取决策阶段包括以下4个环节。

1.动机冲突　人的意志行动是有自觉目的性的,单纯的动机使得行动目的单一而明确,意志行动可以顺利实现。但现实生活中确定活动目的并非总是这样简单而直接,复杂的生活环境常常造成利益冲突,使得人们同时产生几个不同的目标或多种愿望,这又导致内心的矛盾冲突,引起动机冲突。

2.确定行动目的　在动机斗争获得解决之后,或明确了行动的主导动机之后,行动的方向和目的就容易确定。意志行动都要有预先确定的行动目的,这是意志行动产生的重要环节。

3.选择行动方式和方法　确立行动目的之后,就需要选择适宜的行动方式和方法。首先要比较不同方式和方法的优缺点,估量能否顺利有效地达到行动目的;其次还要考虑行动方式和方法是否符合公众利益和社会道德。

4.制订行动计划　在选定了行动目的和行动方法之后,在采取决策之前,还有一个步骤是制订行动计划。计划的制订要在调查研究的基础上,综合考虑主客观因素,力争周密而严谨。因为一个切实、合理的计划将为执行决策打下一个良好的基础。

(二)执行决策阶段

执行决策阶段是意志行动的关键,是意志行动的完成阶段。它使头脑中的意图、愿望、计划和措施在行动中具体化,是达到预定目的的重要阶段。

1.克服困难执行计划　在执行计划的过程中,必然会遇到许多困难。因而,能否勇敢地同困难做斗争,能否有效地排除内部和外部困难,成为执行决策的关键。

2.实事求是修正计划 执行计划的坚定性,并不意味机械刻板地行动。在执行计划过程中要实事求是,根据具体情况调节计划。只有这种坚定性和灵活性相结合的意志品质,才能推动人们有效地克服困难,实现既定目标。

三、意志行动的品质

意志行动的品质是指一个人在实践过程中所形成的比较明确、稳定的意志特点,包括以下几方面。

1.自觉性 自觉性是指行动者对其行动的目的及意义有正确而深刻的认识,并能自觉地支配自己的行动,使之服从活动的目的的心理品质。与自觉性相反的品质是易受暗示和独断。易受暗示指缺乏主见,人云亦云,没有独立的见解和敢为天下先的勇气;独断指容易从主观出发,一意孤行,刚愎自用,听不进中肯的意见和合理的建议。

2.果断性 果断性是指一个人能明辨是非,迅速而合理地做出决定并执行决定的品质。果断性必须建立在自觉性的基础上。与果断性相反的品质是优柔寡断和武断。优柔寡断的人遇事缺乏主见、难以取舍、当断不断、错过时机;武断是不仔细分析具体情况,不考虑主、客观和行动的后果,草率做出决定的鲁莽行为。

3.坚韧性 坚韧性是人在执行决定的过程中,坚持不懈,百折不挠地克服一切困难,以实现预定目的的品质。在意志行动过程中难免遇到挫折,挫折承受力的大小就是意志坚韧性的体现,反映出一个人的心理素质和心理健康水平。所有有成就的人都具有不屈不挠地向预定目的前进的意志品质。与坚韧性相反的品质是动摇和执拗,其实质都是不能正确对待行动中的困难。动摇是不肯付出智力和体力的代价,遇到困难就畏缩不前,不断改变或放弃自己的决定;执拗是不能分析实际情况,固执己见,执迷不悟,往往受到客观规律的惩罚。

4.自制性 自制性是指一个人善于管理自己,克制情绪并能有意识地调节和支配自己的思想和行动,约束自己与目标相违背的言行。与自制性相反的品质是任性和怯懦。前者容易受情感左右,缺乏理智,常在需要克制冲动的时候任意为之,意气行事;后者表现为在需要采取行动、迎接挑战的时候却临阵退缩,不敢有所行动。这两种品质都是意志不坚定、缺乏自制性的表现。

第五节 人 格

一、人格概述

(一)人格的概念

人格(personality)一词源于古希腊语 Persona,此词的原意指演员在舞台上所戴的假面具。心理学沿用这个含义,把一个人在生命舞台上所扮演角色的种种行为的心理活动看作人格的表现。包括:完成某种活动所必备的心理条件特征,即能力;心理活动的动力特征,即气质;完成活动的态度和行为方式方面的特征,即性格;心理活动倾向性方面的特征,如动机、兴趣等。这些特征不是孤立存在的,而是错综复杂、相互联系、有机结合成一个整体,对人的行为进行调节和控制。

(二)人格形成的影响因素

人格是在个体生物遗传的基础上,在一定社会环境的影响下,通过实践活动逐渐形成和发展起来的。

1. 生物因素　生物因素是人格形成和发展的物质基础。遗传因素对人格的形成具有重要作用,人的高级神经活动和内分泌水平的差异,会使个体人格的形成和发展显示出不同的特点。此外,人的体态、体质和容貌,也是影响人格形成和发展的生物因素。但是,生物因素只为人格的形成和发展提供了一种可能性,不能决定完整人格的发展。

2. 环境因素　环境因素是影响人格形成与发展的决定因素,包括家庭环境、学校教育和社会文化等因素。家庭是"人类性格形成的加工厂",家庭环境中最重要的是父母对子女的教养方式,父母本身的性格特征、行为方式对子女人格形成也有极其重要的影响。学校作为青少年接受教育的主要场所,其教学内容、教育方式、班级风气及老师的品行和性格等因素,对学生人格的形成和发展十分重要。其中教育方式的影响尤为深刻。社会环境包括社会伦理道德、社会风气、居住环境、社会文化等,都对个体人格的形成和发展有重要影响。

3. 自我因素　环境因素是在自我因素的基础上对人格形成和发展产生影响的。个体所获得的所有信息及其自身的经历,使个体产生某种需要和动机等影响人格的动力。这些动力又会促使个体的自我实践,进而改变其人格。不同的实践活动要求不同的人格特点,同时又造就和发展了人格本身。长期从事某一特定的实践活动,要求个体反复扮演与这一活动相适应的角色,久而久之便形成和发展了这一活动所必需的人格特点。

总之,人格的发展是生物与环境两种因素交互作用的结果,是先天和后天的"合金"。在人格形成的过程中,各个因素对人格的形成与发展起到了不同的作用,生物因素只给人格发展提供可能性,社会因素才使这种可能性转化为现实性,教育在其中起到了关键性的作用,自我调控系统是人格发展的内部决定因素。一个成熟的人格是在一定的生物遗传物质基础上、社会环境影响下,通过实践活动逐渐形成和发展起来的。

(三)人格的特征

1. 独特性与共同性　每个人的人格都有其独特性,"人心不同,各如其面",就像在现实生活中没有两个外貌完全相同的人一样,很难找到人格特征完全相同的人,每个人的人格都是各不相同的,有明显的个体差异。但是在每个人的人格中都包含有人类共同的心理特征、民族共同的心理特征,以及职业的、年龄的、性别的、地域的共同心理特征。如西方人共同的人格特征是开放坦率,相比之下东方人共同的人格特征是保守含蓄。

2. 生物性与社会性　一个人的人格是在遗传、成熟、环境、教育等先天和后天因素的交互作用下形成的。因此,人格首先具有生物性,人们与生俱来的感知器官、运动器官、神经系统在结构与功能上的一系列特点,是人格形成的物质基础与前提条件。人格又是在个体生活过程中逐渐形成的,很大程度上受社会文化、教育教养内容和方式的塑造。生物因素只给人格发展提供可能性,社会因素才使这种可能性转化为现实,如果离开了人类的社会生活,人的正常心理就无法形成和发展。因此,人格是生物性与社会性的统一。

3.稳定性与可塑性　人格的结构是比较稳定的,它对人的行为的影响是一贯的、稳定的。经常表现出来的特征,一旦形成就会很难改变,正如"江山易改,本性难移"。但人格绝对不是一成不变的。现实生活非常复杂,随着社会现实、生活条件和教育条件的变化,年龄的增长,主观的努力,人格也可能会发生某种程度的改变。特别是在生活中经过的重大事件或挫折,往往会对人格造成很大的影响。由此可见,人格既具有相对的稳定性,又有一定的可塑性。

4.整体性　人格是由多种成分构成的一个有机整体,具有内在的一致性,受自我意识的调控。人格的整体性是心理健康的重要指标。当一个人的人格结构各方面彼此和谐一致时,他的人格就是健康的;否则,会出现适应的困难,甚至出现人格分裂,就是我们平时所说的"双重人格"或"多重人格"。

(四)人格结构

人格作为整体结构,可划分为既相互联系又有区别的3个系统,即人格倾向性(动力结构)、人格心理特征(特征结构)和自我意识(调控系统)。

1.人格倾向性　人格倾向性是人格中的动力结构,是人格结构中最活跃的因素,是决定社会个体发展方向的潜在力量,是人们进行活动的基本动力,也是人格结构中的核心因素。它主要包括需要、动机、兴趣、理想、信念与世界观等心理成分。在人格心理倾向中,需要是人格积极的源泉;信念、世界观居最高层次,决定着一个人总的思想倾向。人格倾向性受先天因素的影响较少,主要是在后天的社会化过程中形成的,随环境的变化而变化。

2.人格心理特征　人格心理特征是指一个人身上经常、稳定地表现出来的心理特点。人格心理特征是人格中的特殊结构,是个体心理差异性的集中表征,它表明一个人的典型心理活动和行为,影响人的言行举止,反映一个人的基本精神面貌,集中体现一个人心理活动的独特性。人格心理特征主要包括能力、气质和性格。能力是人格的水平特征,气质是人格的动力特征,性格是人格心理特征中最核心的成分。人格心理特征形成相对较早,在不同程度上受先天生理因素的影响,构成人格结构中比较稳定的成分。

3.自我意识　自我意识是人的意识活动的一个方面,是人格结构中的调控系统,对自身心理活动和行为的控制、人格发展和保持人格的完整具有重要的调节作用。自我意识由自我认知、自我体验、自我控制3个部分构成。

人格倾向性、人格心理特征和自我意识,相互渗透、相互联系、相互影响、相互制约,从而构成一个有机的整体。

(五)人格特质理论

1.卡特尔人格特质理论　雷蒙德·卡特尔(Raymond Cattell)用因素分析法对人格特质进行分析,提出了基于人格特质的一个理论模型。模型分成4层:个别特质和共同特质;表面特质和根源特质;体质特质和环境特质;动力特质、能力特质和气质特质。

(1)个别特质和共同特质　由美国心理学家奥尔波特(G. W. Allport)最早提出。个别特质是个人所独有的人格特质;共同特质是属于同一文化形态下人们所具有的一般人格特质。

(2)表面特质和根源特质　表面特质是指从外部行为能直接观察到的特质,根源特质是指那些相互联系而以相同原因为基础的行为特质。表面特质和根源特质既可能是个别的特质,也可能是共同的特质。它们是人格层次中最重要的一层。

(3)体质特质和环境特质　在根源特质中可以再分为体质特质和环境特质两类。体质特质由先天的生物因素决定,而环境特质则由后天的环境决定。

(4)动力特质、能力特质和气质特质　动力特质是指具有动力特征的特质,它使人趋向某一目标;能力特质是表现在知觉和运动方面的差异特质,包括流体智力和晶体智力;气质特质是决定一个人情绪反应速度与强度的特质。

卡特尔对人格特质理论的主要贡献在于提出了根源特质,用因素分析法提出了16种相互独立的根源特质,并编制了卡特尔16种人格因素测验。卡特尔认为在每个人身上都具备这16种特质,只是在不同人身上的表现有程度上的差异。

2. 艾森克人格维度理论　英国心理学家汉斯·艾森克(Hans J. Eysenck)提出了以人格结构层级说和三维度人格类型说为主要内容的人格理论。他认为,人格是由行为和行为群有机组织而成的层级结构。最低层是无数个具体反应,是可直接观察的具体行为。较高层是习惯性反应,它是具体反应经重复被固定下来的行为倾向。再高一层是特质,是一组习惯性反应的有机组合,如焦虑、固执等。最高一层是类型,由一组相关特质有机组合而成,具有高度概括的特征,对人的行为具有广泛的影响。他通过对人格问卷资料的因素分析研究,确定了人格类型的3个基本维度。根据外倾性维度可以把人格分为外倾型和内倾型,根据情绪稳定性可以把人格分为情绪型和稳定型,根据心理变态倾向可以把人格分为精神失调型和精神整合型。

艾森克根据多维人格理论,编制了艾森克人格问卷,每一维度由一个分量表来测量,分神经质(neuroticism,N)量表、外向-内向(extrovision-introvision,E)量表、虚假或掩饰(lie,L)量表、精神质(psychoticism,P)量表。这些量表分儿童(7～15岁)及成人(16岁及以上)两式。

3. 大五人格模型　自20世纪90年代起,研究者们在人格描述模式上形成了比较一致的共识,提出了大五人格模型。研究者通过词汇学的方法,发现大约有5种特质可以涵盖人格描述的所有方面。大五人格模型即作为人格研究的通用构架,在世界上得到广泛认同和接受。所谓"大五",是指人格可以从5个维度进行评估:开放性(openness,O)、责任感(conscientiousness,C)、外向性(extraversion,E)、宜人性(agreeableness,A)、神经质或情绪稳定性(neurotlism,N)。因此大五人格(OCEAN),也被称为人格的海洋。

对大五人格模型的解释:①目前普遍认同的是5个因素的人格特质,只要对人进行描述的题目足够广泛,具有代表性,无论是用他人评定法还是自我报告法,均可证实存在5个强健因素构成的人格总体;②被普遍认同的5个因素分别反映了人格的一般心理倾向(内外倾向性)、人际关系性倾向(社交性)、对规则认同与遵循倾向(责任感)、情绪反应性(情绪稳定性)和智能性倾向(开放性或智能);③众多研究认为这5个广义的人格特质是普适存在的,不因语言、文化、种族等的不同而不同;④各个特质的分数组合形态众多,各种分数组合形态的意义和心理机制尚未被有效地揭示出来。

二、需要与动机

(一)需要

1. 需要的概念　需要(need)是个体和社会的客观需求在人脑中的反映,是个体心理活动与行为的基本动力。例如,血液中水分缺乏,会产生喝水的需要;社会秩序不好,会产生安全的需要。在需要得到满足后,这种不平衡状态暂时得到消除;当新的不平衡出现时,新的需要又会产生。

2. 需要的分类

(1)根据需要的起源不同分为生理性需要和社会性需要　生理性需要是指与保持个体的生命和种族的延续相联系的需要,如对饮食、睡眠、休息、性、运动、排泄的需要。社会性需要是指在生理性需要的基础上,在社会实践和教育影响下发展起来的需要,如相互交往、爱与被爱、尊重、成就、尊严、求知、审美、道德等的需要。

(2)根据需要的对象不同分为物质需要和精神需要　物质需要是指人对物质产品的需要,如对生活用品、学习用品、生产资料的需要;精神需要是指人对社会精神生活及其产品的需要,如对知识的需要、对文化艺术的需要、对被尊重的需要。

3. 马斯洛的需要层次论　美国人本主义心理学家马斯洛于1954年提出了需要层次论,认为需要的性质决定动机的性质,需要的强度决定动机的强度,满足需要是人的全部发展的最基本原则,他把人类的需要,由低到高依次分为5个层次(图2-11)。

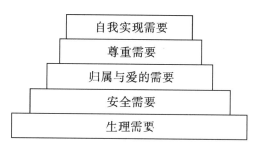

图2-11　马斯洛需要层次论

(1)生理需要　这是人类最原始的也是最基本的需要,包括饥、渴、性和其他生理功能的需要,它是推动人们行为的最强大的动力。只有在生理需要基本满足之后,高一层次的需要才会相继产生。

(2)安全需要　当一个人的生理需要得到满足后,满足安全的需要就会产生。个人寻求生命、财产等个人生活方面免于威胁、孤独、侵犯并得到保障的心理就是安全的需要。

(3)归属与爱的需要　归属与爱的需要是在生理和安全需要满足的基础上产生的,是人要求与他人建立情感联系,例如,结交朋友、追求爱情的需要,隶属于某一群体并在群体中享有地位的需要。

(4)尊重需要　包括他尊和自尊两方面。前者是希求别人的重视,获得名誉、地位;后者希求个人有价值,希望个人的能力、成就得到社会的承认。这种需要得不到满足会使人产生自卑和失去信心。

(5)自我实现需要 指人希望最大限度地发挥自己的潜能,不断完善自己,实现自己理想抱负的需要,是一种创造性需要,也是人类最高层次的需要。

每个人都潜藏着这5种不同层次的需要,但在不同的时期表现出来的5种需要的迫切程度是不同的。人的最迫切的需要才是激励人行动的主要原因和动力。人的需要是从外部得到的满足逐渐向内在得到的满足转化,在高层次的需要充分出现之前,低层次的需要必须得到适当的满足。

马斯洛的需要层次论是一种较为完备的需要理论,它对需要的实质、结构、产生及作用做了系统的探讨,这对建立科学的需要理论是有积极意义的。马斯洛的需要层次论在医学领域已有广泛的应用。运用马斯洛的需要层次论可解释人的某些情绪变化及心理疾病的原因,人的某种需要如果不能得到及时和适当的满足,可带来焦虑、紧张的情绪反应,严重者可导致某些心理问题和心理疾病的发生。

(二)动机

1.动机的概念 动机(motivation)是由目标或对象引导、激发和维持个体活动的一种内在心理过程或内部动力。

引起动机的条件有内在条件和外在条件。内在条件指的是个体因某种物质的缺乏引起内部紧张状态而产生的某种需要,动机就是在需要的基础上产生的;外在条件指的是个体之外的各种环境因素,它们也是引起动机的原因之一。

2.动机的功能

(1)激活功能 动机是个体能动性的一个主要方面,它具有发动行为的作用,能推动个体产生某种活动,使个体由静止状态转向活动状态。如一个学生想要掌握电脑的操作技术,他就会在这个动机驱动下产生相应的行为。动机激活力量的大小,是由动机的性质和强度决定的。

(2)指向功能 动机不仅能激发行为,而且能将行为指向一定的对象或目标。如在学习动机的支配下,人们可能去图书馆或教室;在休息动机的支配下,人们可能去电影院、公园或娱乐场所。可见,动机不一样,个体活动的方向和所追求的目标也是不一样的。

(3)维持和调整功能 动机能使个体的行为维持一定的时间,对行为起着续动作用。当活动指向于个体所追求的目标时,相应的动机便获得强化,因而某种活动就会持续下去;相反,当活动背离个体所追求的目标时,就会降低活动的积极性或使活动完全停止下来。须强调的是,将活动的结果与个体原定的目标进行对照,是实现动机的维持和调整功能的重要条件。

由于动机具有这些功能,且直接影响活动的效果,因而研究和分析一个人的活动动机的性质、作用是非常重要的。

3.动机的分类 动机对于活动有不同方面的作用和影响,由此可对动机进行不同的分类。

(1)根据动机的引发原因分类 可将动机分为内在动机和外在动机。内在动机是由活动本身产生的快乐和满足所引起的,它不需要外在条件的参与。如学生为了获得知识、充实自己而努力读书就属于内在动机。外在动机是由活动外部因素引起的,如有的学生认真学习是为了获得教师和家长的好评,属于外在动机。内在动机的强度大,时间持续长;外在动机持续时间短,往往带有一定的强制性。事实上,这两种动机缺一不可,必须结合起来才能对个人行为产生更大的推动作用。

(2)根据动机在活动中所起的作用不同分类 可将动机分为主导性动机和辅助性动机。主导性动机是指在活动中所起作用较为强烈、稳定,处于支配地位的动机。主导性动机通常对活动具有决定作用。辅助性动机是指在活动中所起作用较弱、不稳定,处于辅助地位的动机。辅助性动机起到加强主导性动机,坚持主导性动机所指引的方向的作用。事实表明,只有主导性动机与辅助性动机的关系较为一致时,活动动力才会加强;彼此冲突时活动动力就会减弱。

(3)根据动机的起源分类 可将动机分为生理性动机和社会性动机。生理性动机是与人的生理需要相联系的,具有先天性。人的生理性动机也受社会生活条件所制约。社会性动机是与人的社会性需要相联系的,是后天习得的,如交往动机、学习动机、成就动机等。

4.动机冲突 动机冲突(mental conflict)泛指具有相互对立的事件、动机、行为、目的等情境或过程。动机是直接推动人们从事某种活动的内部动因,由于人们周围自然环境和社会环境的复杂性,以及人在发展过程中的愿望和要求在不断地变化,因此,激发人们行为的动机也是纷繁多样的,这种共同起作用的多种动机就构成了动机系统,如果系统内的不同动机方向不同,彼此矛盾或抵触,就会引起动机冲突。美籍德裔心理学家勒温提出动机冲突的3种基本类型。

(1)双趋冲突(approach-approach conflict) 两个对象同时对个体产生吸引,引起同样强度的动机,而个体只能选择其中一个而放弃另一个时所引起的动机冲突。例如,"鱼和熊掌不可兼得"的心理动机冲突。

(2)双避冲突(avoidance-avoidance conflict) 两个对象同时对个体产生威胁,引起同样强度的逃避动机,但个体又必须选择其一才能避免其二所造成的动机冲突。例如,处于"前有埋伏,后有追兵"境遇时的心理动机冲突。

(3)趋避冲突(approach-avoidance conflict) 同一对象使个体产生既想接近又想回避的矛盾心理,个体必须对此做出抉择时形成的心理动机冲突。例如,根治手术可延长生命,但又会造成残疾,患者对是否接受手术治疗难以做出抉择,就是这样的动机冲突。

三、能力

(一)能力的概念

能力(ability)是一种心理特征,是顺利实现某种活动所需具备的心理条件。能力有两层含义:一层是指已经表现出来的实际能力,另一层是指尚未表现出来的潜在能力。

能力的基础是知识和技能,但知识、技能不等于能力。知识是人脑对客观事物的主观表征,技能是人们通过练习而获得的动作方式和动作系统。虽然知识和技能并不等于能力,但知识和技能都是能力的基础。例如,一名医学生在课堂上掌握了专业知识,在临床实习得到锻炼获得技能之后,就具备了医务人员顺利完成医疗工作的能力。

(二)能力的分类

1.根据能力所表现的活动领域的不同分类 可分为一般能力和特殊能力。一般能力指顺利完成各种活动所必备的基本能力,也就是通常所说的智力(intelligence)。包括观察力、想象力、思维力、言语能力、操作能力等,其中抽象思维能力是一般能力的核心。特殊能力是指从事某种专业活动所必需的能力,如画家的色彩鉴别力、形象记忆力、空间想象力等,均属于特殊能力。

一般能力和特殊能力密切相连,在活动中共同起作用。一般能力是各种特殊能力形成和发展的基础,为特殊能力的发展创造有利的条件;特殊能力的发展也能促进一般能力的发展。

2.根据能力参与活动的性质不同分类　可分为模仿能力和创造能力。模仿能力是指在活动中顺利地掌握前人所积累的知识、技能,并按现成的模式进行活动的能力。创造能力是指在活动中创造出独特的、新颖的、有社会价值的产品的能力,具有独特性、变通性、流畅性的特点。

模仿能力和创造能力相互联系、互相渗透。创造能力是在模仿能力的基础上发展起来的。比如医学生都是先学会各种专业技能,再不断创新、科研,发明新技术、新方法。

3.按照活动的认知对象的维度分类　可分为认知能力和元认知能力。认知能力是指个体接收信息、加工信息和运用信息的能力,它表现在人对客观世界的认识活动之中。元认知能力是指个体对自己的认识过程进行的认知和控制能力,它表现为人对内心正在发生的认知活动的认识、体验和监控。认知能力的活动对象是认知信息;而元认知能力的活动对象是认知活动本身,它包括个人怎样评价自己的认知活动,怎样从已知的可能性中选择解决问题的确切方法,怎样集中注意力,怎样及时决定停止做一件困难的工作,怎样判断目标是否与自己的能力一致等。

(三)能力的个体差异

1.发展水平的差异　能力发展水平的差异主要是指智力上的差异,它表明人的能力发展有高有低。研究发现,就一般能力来看,在全世界人口中,智力水平基本呈常态分布,即智力极低或智力极高的人很少,绝大多数的人属于中等智力。

2.类型的差异　能力的类型差异主要表现在知觉、记忆、思维、想象等方面。在知觉方面,有的人属于综合型,具有综合整体知觉的特点;有的人属于分析型,具有对事物细节感知清晰的能力;有的人属于分析综合型,具有上述两种类型的特点。在记忆方面,有的人善于形象记忆,有的人善于运动记忆,有的人善于逻辑记忆。在思维方面,有的人思维敏捷,反应速度快;有的人思维迟钝,反应速度慢;有的人习惯于动作思维,有的人习惯于形象思维。能力的类型差异,一般不代表智力水平的高低,只影响人们学习的过程和获取知识经验的方式。

3.表现早晚的差异　有些人在某些方面的优异能力在很早时就表现出来,如李白"五岁诵六甲,十岁观百家";有些人的才能表现较晚,如人类学家摩尔根发现基因遗传理论时已60多岁了。大器晚成的人可能是因为早期没有得到良好的教育和发展的机会,也可能是因为成果的创造需要长期的准备和积累。一般来说,最常见的是中年成才,中年人年富力强,精力充沛,既有丰富的知识和经验,又有较强的抽象思维能力和记忆能力,思维敏捷,易于革新,勇于创造,中年期是成才和创造的好时机。

(四)影响智力发展的因素

1.遗传与先天素质　先天素质是能力形成和发展的自然前提和物质基础。没有这个基础,任何能力都无从产生,也不可能发展。听觉或视觉生来就失灵者,无法形成与发展音乐才能,或不能成为画家。早期脑损伤或发育不全的人,其智力发展会受严重影响。先天素质只能为能力提供形成与发展的可能性,并不能决定能力的发展方向。例如,人的手指长短是由遗传决定的,手指长为学弹钢琴提供了良好的自然条件,但这不能决定将来就一定能成为钢琴家,因为成为钢琴家还需要许多主客观条件。

2.孕期及婴幼儿时期的营养状况　胎儿生活在母体的环境中,这种环境对胎儿的生长发育及出生后智力的发展都有重要的影响。许多研究表明,母亲怀孕期间服药、患病、大量吸烟、遭受过多的辐射、营养不良等,能造成染色体受损或影响胎儿细胞数量,使胎儿发育受到影响,甚至直接影响出生后婴儿的智力发展。婴幼儿时期是智力迅速发育的时期,大脑的发育及功能活动需要依靠足够的营养物质,如此期没有足够的营养摄入,也将影响到智力的发展。

3.早期经验　在儿童成长的整个过程中,智力的发展速度是不均衡的,往往是先快后慢。美国著名的心理学家本杰明·布鲁姆(Benjamin Bloom)对近千人进行追踪研究后,发现5岁前是儿童智力发展最为迅速的时期。日本学者木村久一提出了智慧发展的递减规律。他认为,生下来就具有100分能力的人,如果一出生就得到最恰当的教育,那么就可以成为有100分能力的人;如果从5岁才得到最恰当的教育,那么就只能成为有80分能力的人;如果从10岁才开始教育,就只能成为有60分能力的人。可见,发展能力要重视早期环境的作用。

4.教育教学　教育教学对能力的发展起主导作用,一个人能朝什么方向发展,发展水平的高低、速度的快慢,主要取决于后天的教育条件。家庭环境、生活方式,家庭成员的职业、文化修养、兴趣、爱好及家长对孩子的教育方法与态度,对儿童能力的形成与发展有极大的影响。在教育条件中,学校教育在学生能力发展中起主导作用。学校教育是有计划、有组织、有目的地对学生施加影响,因此,不但可以使学生掌握知识和技能,而且在学习和训练的同时促进了其能力的发展。在教育教学中发展学生的能力并不是无条件的、绝对的、自发的,而是依赖教学内容的正确选择、教学过程的合理安排、教学方法的恰当使用等。

5.社会实践活动　实践活动是人学习知识的主要途径,也是智力发展的重要基础。社会实践对各种特殊能力的发展也起着重要作用。不同的职业促进特殊能力的发展,如油漆工在长期的工作中,辨别漆色的能力得到充分的发展,他们可以分辨的颜色达四五百种;陶器和瓷器工人听觉很灵敏,他们可以根据轻敲制品时发出的声音的性质,来确定器皿质量的优劣。同样的道理,人的自学能力是在学习活动中形成与发展的,人的组织能力也是在长期的社会实践中逐渐形成的。人的各种能力脱离了具体的实践活动是无从提高和发展的。

四、气质

(一)气质的概念

气质(temperament)一词源于拉丁语,原意是混合、掺和,后被用于描述人们的兴奋、激动、喜怒无常等心理特性。它与人们常说的脾气、禀性差不多。现代心理学把气质定义为:气质是表现在人们心理活动和行为方面的典型的、稳定的动力特征。

笔记栏

（二）气质的特征

现代心理学研究表明,构成气质类型的心理特征有以下几种。

1. 感受性与耐受性　即人对外界刺激物的感受能力。不同的人对刺激强度的感受能力是不相同的,经受外界刺激作用时在时间上的耐受程度也是有差异的。

2. 敏捷性和灵活性　如注意转移的难易与快慢;心理过程进行的速度和灵活程度;说话的速度和频率;动作的灵活、迅速程度等。

3. 外倾性与内倾性　是指心理活动及情绪的指向性及是否外露。

4. 稳定性和可塑性　是指人的心理与行为稳定性的程度。

5. 情绪兴奋性　是人对客观事物产生情绪体验的兴奋程度和情绪表现的强烈程度。

6. 不随意反应性　是不受意识控制调节的无意识的心理与行为反应特性。

（三）气质类型

许多医学及心理学家致力于气质的生理基础的研究,比较有代表性的气质学说有以下两种。

1. 希波克拉底体液说　是由古希腊的医学家希波克拉底提出的。他在《论人的本性》一书中提出了复杂的人体是由血液、黏液、黄胆汁、黑胆汁这4种体液组成的,4种体液在人体内的比例不同,形成了人的不同气质。

（1）胆汁质　胆汁质的人反应速度快,具有较高的反应性与主动性。这类人情感和行为动作产生得迅速而且强烈,有极明显的外部表现;性情开朗、热情、坦率,但脾气急躁,好争论;情感易于冲动但不持久;精力旺盛,经常以极大的热情从事工作,但有时缺乏耐心;思维具有一定的灵活性,但对问题的理解具有粗枝大叶、不求甚解的倾向;意志坚强、果断勇敢,注意稳定而集中,但难以转移;行动利落而又敏捷,说话速度快且声音洪亮。

（2）多血质　多血质的人行动具有很高的反应性。这类人情感和行为动作发生得快,变化得也快,但较为温和;易于产生情感,但体验不深,善于结交朋友,容易适应新的环境;语言具有表达力和感染力,姿态活泼,表情生动,有明显的外倾性特点;机智灵敏、思维灵活,但常表现出对问题不求甚解;注意与兴趣易于转移,不稳定;在意志力方面缺乏忍耐性,毅力不强。

（3）黏液质　黏液质的人反应性低。情感和行为动作进行得迟缓、稳定,缺乏灵活性;情绪不易发生,也不易外露,很少产生激情,遇到不愉快的事也不动声色;注意稳定、持久,但难以转移;思维灵活性较差,但比较细致,喜欢沉思;在意志力方面具有耐性,对自己的行为有较大的自制力;态度稳重,好沉默寡言;办事谨慎细致,从不鲁莽;但对新的工作较难适应,行为和情绪都表现出内倾性,可塑性差。

（4）抑郁质　抑郁质的人有较高的感受性。这类人情感和行为动作进行得都相当缓慢、柔弱;情感容易产生,而且体验相当深刻、隐晦而不外露,多愁善感;往往富于想象,聪明且观察力敏锐,善于观察他人观察不到的细微事物,敏感性高,思维深刻;在意志方面常表现出胆小怕事、优柔寡断,受到挫折后常心神不安,但对力所能及的工作表现出坚忍的精神;不善交往,较为孤僻,具有明显的内倾性。

2. 巴甫洛夫的高级神经活动类型学说　是由苏联生理学家巴甫洛夫提出的。高级神经活动类型学说对气质形成的生理机制做出了较为科学的解释。他在研究中发现,动物的神经系统活动有3个基本特性,即兴奋和抑制的强度特性、兴奋和抑制的平衡性、兴奋和抑制的灵活性。

巴甫洛夫认为这3种特性在不同的动物个体身上有不同的组合,可以构成多种神经类型,但最常见的有4种基本类型,而这4种基本类型的心理活动与行为特点与希波克拉底提出的4种气质类型有着对应关系,因此高级神经活动类型学说也把人的气质类型划分为以下4种。

(1)强而不平衡的类型 特点是兴奋过程强于抑制过程,阳性条件反射比阴性条件反射容易形成,是一种易兴奋、不受约束的类型,又称为兴奋型,对应胆汁质。

(2)强而平衡、灵活的类型 特点是反应灵敏,外表活泼,能很快适应迅速变化的外界环境,也叫活泼型,对应多血质。

(3)强而平衡、不灵活的类型 特点是较易形成条件反射,但不易改造,是一种坚韧而行动迟缓的类型,也叫安静型,对应黏液质。

(4)弱型 特点是兴奋和抑制都很弱,阳性条件反射和阴性条件反射的形成都很慢,表现胆小,但有较高的感受性,在困难工作面前,正常的高级神经活动容易受到破坏而产生神经症,也称抑制型,对应抑郁质。

巴甫洛夫认为高级神经活动类型是气质类型的生理基础,气质是神经系统类型的心理表现。其对应关系见表2-2。

表2-2 高级神经活动类型与气质类型对照表

神经类型	强度	均衡性	灵活性	气质类型
兴奋型	强	不均衡	灵活	胆汁质
活泼型	强	均衡	灵活	多血质
安静型	强	均衡	不灵活	黏液质
抑制型	弱	不均衡	不灵活	抑郁质

(四)气质的临床意义

1.气质与能力水平 气质本身并无好坏之分,不决定人的能力和成就高低,也不决定一个人活动的社会价值,任何气质都有其积极方面和消极方面。如胆汁质的人可以形成热情、开朗、动作迅速有力、生气勃勃、工作效率高等良好的品质,但也容易形成暴躁、任性、蛮横、粗野等不良品质。一个人的气质究竟向哪个方向发展,关键是后天的环境,尤其是教育和自我调整。

2.气质与活动效率 在各种实践领域中,气质虽不起决定作用,但它对人的工作方式有影响,并在一定程度上影响人的工作效率。因此在职业的选择上,考虑气质因素是十分重要的。研究和实践表明,某些气质特征为一个人从事某种工作或职业提供了可能性和有利条件。对于一些需要做出迅速反应的活动,胆汁质和多血质的人容易取得较高的效率;而一些细致、持久、单调的活动,黏液质和抑郁质的人可能更适合。

3.气质与临床医疗工作 一方面医疗工作者应该了解自己的气质类型,注意在现实生活和工作中自我调整,培养自己稳定而灵活的心理活动方式,以适应医疗工作的

笔记栏

需要;另一方面,不同气质类型的患者,对同样疾病痛苦的反应和态度存在着很大的差异,因此,在临床医疗工作中可通过分析观察患者的气质类型,有效地调整好医患关系。

4.气质与健康 一些研究表明,不同的气质类型对人的身心健康有不同的影响。孤僻、抑郁、情绪不稳定、过分性急、冲动等特征都不利于身心健康,有些可能成为身心疾病的易感因素。

五、性格

(一)性格的概念

性格(character)一词源于希腊语,意思是特点、特色、记号、标记。在现实生活中,既被用于标识事物的特性,也被用于标识人物的特性。我国心理学界一般把性格定义为:表现在人对现实的态度及与之相适应的、习惯化的行为方式方面的个性心理特征。性格是人格的核心,也是人格中最重要的心理特征,是人与人区别的主要方面。

(二)性格与气质的关系

由于性格与气质相互制约、相互影响,因而在实际生活中,人们经常把两者混淆起来,把气质特征说成性格,或把性格特征说成气质。例如,有人常说某人的性格活泼好动,有的人性子太急或太慢,其实是讲的气质特点。性格与气质是既有区别又有联系的两种不同的个性心理特征。

1.性格与气质的区别 气质更多地受个体高级神经活动类型的制约,主要是先天的;而性格更多地受社会生活条件的制约,主要是后天的。气质是表现在人的情绪和行为活动中的动力特征(即强度、速度等),无好坏之分;而性格是指行为的内容,表现为个体与社会环境的关系,在社会评价上有好坏之分。气质可塑性极小,变化极慢;性格可塑性较大,环境对性格的塑造作用较为明显。

2.性格与气质的联系 性格与气质的联系是相当密切而又相当复杂的。相同气质类型的人可能性格特征不同,性格特征相似的人可能气质类型不同。具体地说,二者的联系有以下3种情况。

(1)气质可按自己的动力方式渲染性格,使性格具有独特的色彩。例如,同是勤劳的性格特征,多血质的人表现出精神饱满、精力充沛,黏液质的人会表现出踏实肯干、认真仔细;同是友善的性格特征,胆汁质的人表现为热情豪爽,抑郁质的人表现出温柔。

(2)气质会影响性格形成与发展的速度。当某种气质与性格有较大的一致性时,就有助于性格的形成与发展,相反会有碍于性格的形成与发展。如胆汁质的人容易形成勇敢、果断、主动性的性格特征,而黏液质的人就较困难。

(3)性格对气质有重要的调节作用,在一定程度上可掩盖和改造气质,使气质服从于生活实践的要求。如飞行员必须具有冷静沉着、机智勇敢等性格特征,在严格的军事训练中,这些性格的形成就会掩盖或改造胆汁质者易冲动、急躁的气质特征。

(三)性格的特征

1.理智特征 是指人在认知活动中表现出来的心理特征,又称性格的认知特征,主要指人在感知、记忆、想象和思维等认知过程中表现出来的认知特点和风格的个体差异。

2. 情绪特征　人的情绪状态影响他的全部活动和行为方式,当情绪对人的影响或人对情绪的控制具有某种稳定的经常的表现特点时,这些特点就构成了一个人性格的情绪特征。主要包括情绪的强度特征、情绪的稳定性和持久性特征、主导心境特征等。

3. 意志特征　指一个人在自觉调节自己的行为方式和水平上表现出的心理特征。主要包括对行为目标明确程度的特征、对行为自觉控制水平的特征、在紧急状态或困难情况下表现的特征、对自己做出的决定贯彻执行方面的特征。

4. 态度特征　是指人对待现实的态度方面的特征,它是性格最重要的组成部分。人接受现实生活的影响,总是以一定的态度给予反应。由于显示的多样性,人对现实的态度的性格特征也是多种多样的。具体表现为对社会、集体、他人态度的性格特征,对学习、工作、劳动态度的性格特征,对自己态度的性格特征等。

(四)性格的类型

性格的类型是指某些性格特征的独特结合,但由于性格的复杂性,性格类型的划分迄今也没有达成共识,这里仅介绍几个有代表性的分类。

1. 按心理功能优势分类　这是英国的培因(A. Bain)和法国的李波特(T. Ribot)提出的分类法。根据理智、情绪和意志3种心理功能的特征在性格结构中所占优势的情况,将人的性格划分为:①理智型,以理智衡量一切,以理智支配和调节言行;②情绪型,言行易受情绪控制和支配,情绪体验深刻;③意志型,有非常明确的行动目标,行为自制、坚定而持久。除了这3种典型的类型外,还有一些混合类型,如理智-意志型,在生活中大多数人是混合型。

2. 按心理活动的倾向性分类　这是瑞士心理学家卡尔·古斯塔夫·荣格(Carl Gustav Jung)的观点。①外倾型,感情外露、心理活动倾向于外部、开朗、活跃、善于交际;②内倾型,感情内隐、善于思考、遇事谨慎、不善沟通。这种性格类型的划分,在国外已应用于教育和医疗等实践领域。但这种类型的划分,仍没摆脱气质类型的模式。

3. 按个体的独立程度分类　这是美国心理学家威特金(H. A. Witkin)等人的观点。①场独立型,有主见,不易受外来事物的干扰,具有坚定的信念,能独立地判断、解决问题,而且应激能力强;②场依存型,缺少主见,易受外界事物的干扰,对朋友和群体的依赖性较强,应激能力差。可见这两种人是按两种对立的认知方式进行工作的。

4. 按对心身疾病的易罹患性分类　①A型性格,也称为A型行为类型(type A behavior pattern,TABP),有时间紧迫感、善于进取、争强好胜、常怀有戒心和敌意。②B型性格,也称为B型行为类型(type B behavior pattern,TBBP),B型性格的人是非竞争型的人,他们为人随和、情绪稳定、生活较为悠闲,对工作要求较为宽松,对成败得失看得较为淡薄。有研究表明:A型性格的人易患冠状动脉粥样硬化性心脏病(简称冠心病),其发病率为B型性格的2倍,而心肌梗死的复发率为B型性格的5倍。③C型性格,也称C型行为类型(type C behavior pattern,TCBP),主要表现为:与别人过分合作;原谅一些不该原谅的行为;生活和工作中没有主意和目标,不确定性多;对别人过分耐心;尽量回避各种冲突;不表现负性情绪,特别是愤怒;屈从于权威等。目前很多研究认为,C型性格的人患恶性肿瘤的危险性比一般人高3倍。

六、自我意识

自我意识是人的意识活动的一个方面,指个体对自己在思想、情感、行为及人际关系方面的认识、态度和评价,对自身心理活动和行为的控制和调整。自我意识是人格结构中的调控系统,对保证人格的完整、统一、整合有重要作用。

1. 自我认知(self-cognition)　自我认知是对自己的洞察和理解,包括自我观察和自我评价。自我观察是指对自己的感知、思想和意向等方面的觉察;自我评价是指对自己的想法、期望、行为及人格特征的判断与评估,这是自我调节的重要条件。如果一个人不能正确地认识自我,只看到自己的不足,觉得处处不如别人,就会产生自卑,丧失信心,做事畏缩不前;如果一个人过高地估计自己,也会骄傲自大、盲目乐观,导致工作的失误。因此,客观地认识自我,实事求是地评价自己,是自我调节和人格完善的重要前提。

2. 自我体验(self-experience)　自我体验是主体对自身的认识而引发的内心情感体验,是主观的我对客观的我所持有的一种态度,如自信、自卑、自尊、自满、内疚、羞耻等都是自我体验。自我体验往往与自我认知、自我评价有关,也和自己对社会的规范、价值标准的认识有关,良好的自我体验有助于自我监控的发展。自我体验可以使自我认识转化为信念,进而指导一个人的言行。自我体验还能伴随自我评价,激励适当的行为,抑制不适当的行为。例如,一个人在认识到自己不适当的行为后果时,会产生内疚、羞愧的情绪,进而制止这种行为的发生。

3. 自我监控(self-regulation)　自我监控是自己对自身行为与思想言语的控制,具体表现为两个方面:一是发动作用,二是制止作用。也就是支配某一行为,抑制与该行为无关或有碍于该行为进行的行为。进行自我认知、自我体验的训练目的是进行自我监控,调节自己的行为,使行为符合群体规范,符合社会道德要求。为提高自我监控能力,重点应放在促使一个转变上,即由外控制向内控制转变。

思考题

1. 如何理解心理的本质?
2. 记忆的基本过程是什么? 结合日常学习经历,谈谈怎样防止遗忘。
3. 心境、激情、应激是怎样引起的? 它们对现实生活有什么影响?
4. 简述如何培养健康的情绪。
5. 简述马斯洛的需要层次论,试分析该理论对临床医疗工作的指导意义。
6. 举例说明影响人格形成的因素有哪些。

(李　可)

第三章

心理发展与心理健康

学习目标

学习要点：

- 心理发展与生命周期的概念。
- 心理发展的基本特征。
- 心理学关于终身发展的主要观点。
- 心理发展的主要理论。
- 健康和心理健康的概念。
- 心理健康的标准。
- 胎儿期心理健康。
- 婴儿期心理健康。
- 幼儿期心理健康。
- 童年期心理健康。
- 青少年期心理健康。
- 青年期心理健康。
- 中年期心理健康。
- 老年期心理健康。

学习要求：

- 认知目标：掌握心理发展、健康、心理健康的概念和心理发展的基本特征及心理健康的标准；认识不同年龄阶段的身心特点；熟悉不同年龄阶段心理健康的维护方法。

- 技能目标：了解并掌握心理健康的标准，能将所学理论知识应用于医疗实践，促进心理健康教育工作的开展。同时，树立正确的健康观念，养成自我良好的心理卫生。

- 情感态度：通过对心理发展的基本特征和主要理论、心理健康的含义、不同年龄阶段的身心特点和常见心理问题的学习，形成对心身健康的正确认识，从而对有心理问题的个体进行基本有效的建议和维护。

笔记栏

案例引入

> 舟舟是个先天性智力残疾的孩子。正常人的智商最低70,而舟舟只有30,舟舟的最高智力也只能相当于四五岁的孩子。父亲胡厚培却并没有放弃,他决定用自己的爱心和耐心来培养儿子的智力。他不厌其烦地教儿子数数、认数,但是,无论父亲动多少脑筋,制作多少卡片,舟舟就是学不会,至今,他还是不能从1数到10。父亲终于对教儿子学知识失去信心了。但他坚持让孩子参与社会活动,多与社会交流和沟通。他常带孩子上街、逛商场、会朋友,鼓励孩子出去玩。舟舟的家就在武汉一个剧团聚集的大院。舟舟熟悉那里几乎所有的练功房、化妆室和排练厅。父亲上班时把他带在身边,放在排练厅一角。排练开始了,舟舟就安静地坐在边上,听着音乐的旋律,哪里有音乐,哪里就能见到舟舟,音乐对他来说好像是一种享受。乐团排练间隙,他便不声不响爬上去,拿起指挥棒,挥舞起短短的手臂。正式演出时,舟舟总是站在侧幕指挥着好像属于他的乐队。演出结束了,掌声响起了,舟舟无比高兴,好像这也是他的成功。舟舟一天天长大,他对音乐的热情也在一天天增加,表演欲望也越来越强,一个"指挥梦"随之产生。
>
> 问题:舟舟是一个心理健全的孩子吗?舟舟的成长经历给予我们怎样的启示?现代医学背景下如何衡量健康与疾病?什么才是真正的心理健康?

第一节　心理发展的相关理论

一、心理发展概述

(一)心理发展与生命周期的概念

心理是物质世界长期发展的产物,是有机体在适应或改变环境中发展起来的。从动物心理的发生到人的意识的形成是一个漫长的演化过程,个体从出生到老年,心理的发展也经历了不同的发展阶段。不同的阶段表现出不同的心理特点。人的发展是一个人从出生到成熟的不断变化的过程,它包括生理发展和心理发展两个方面。所谓生理发展是指人的生理结构、功能的日益完善,它包含身体的形态、感官的特征、神经系统的结构和功能等。心理发展是指个体从出生到死亡之前心理发生、发展和变化的过程。确切地说是指在一定社会条件的影响下,在个人生理功能和结构的制约下,个体通过心理内部矛盾的斗争和转化而有规律地向前演变的过程。但是,并不是所有的心理变化都是心理发展,比如,由于疲劳、疾病等因素而引进的心理上暂时的、偶然的或消极的心理变化不能叫心理发展,只有那些稳定的、持久的心理变化才叫心理发展。

人的生命周期狭义上是指一个人从出生、成长、成熟、衰退到死亡的全部过程,广义上泛指人类社会各种客观事物的阶段性变化及其规律。人的心理发展是有阶段性的,呈阶段性变化,与人的生命周期相适应。

（二）心理发展的基本特征

1. 顺序性　个体心理的发展是一个由简到繁的过程。这个过程不是一种任意的、偶然的、杂乱无章的变化，而是有顺序、有规律，按照共同的模式向前演变的。不仅整个心理发展具有一定的顺序，个别心理过程和个性心理特征的发展也有一定的顺序性。例如，幼儿心理的发展都是从感知到思维，从一般心理过程到形成自己的个性倾向和个性心理特征；个体思维的发展总是从直观动作思维发展到直观形象思维，再发展到抽象逻辑思维；记忆总是从无意识识记发展到有意识识记；情感总是先有快乐、愤怒、恐惧和悲哀等一般的情绪，而后才有道德感、理智感和美感等高级的社会性情感。这种心理发展的共同模式，既受人类共同的生物特性及其变化规律所制约，同时也受人类共同的社会生活条件及其变化规律所制约。个体的生物机体与社会生活条件的差异，构成了人与人之间心理上的个别差异。

2. 连续性和阶段性　个体心理的发展是由心理活动的量变与质变所构成的，是一个从量变到质变的过程。心理发展过程中存在着明显不同的年龄阶段，而各个相邻的阶段既互相区别又互相联系，前一阶段为后一阶段准备了条件，后一阶段又是前一阶段的继续和发展。一个阶段经过一定的发展时期，就必然过渡到更高一级的阶段。一个无知无识的婴儿发展成为一个有意识倾向及个性心理特征的成年人，不是单纯由知识经验在数量上积累的结果，而是通过一系列矛盾的转化与质变而实现的。个人心理的发展，从感知到思维，从无意识到有意识，从对外界事物的意识到自我意识，从心理活动受外部情境所支配到能有意识地调节自己的心理活动，这都表明了个体心理的发展所经历的质变。因此，心理活动的量变构成了个人心理发展的连续性，心理活动的质变则构成个体心理发展的阶段性。

3. 多维性　人的心理活动是一个有序的结构系统，心理发展通常具有整体、统一和协调的性质。心理发展具有多维性，主要表现在：首先，心理发展、生理发展和社会性发展既互相依存又互相影响。从心理发展和生理发展的关系来看，个体生理上的成熟为心理的发展提供必要的物质基础，心理的发展和完善又影响生理的生长发育，特别是神经系统的成熟。同时，个体心理的发展也是个体社会化的过程。即在　定社会文化环境中，个体的生理和心理随着年龄增长而逐渐发生变化，以此发展个体的社会属性，参与社会生活的过程。个体正是在社会化的过程中，由原本单纯的自然人，经由社会环境中与人、事、物的互动，而逐渐学习认识自己、了解别人，并进而在人际关系中学习如何待人、律己、循规、守纪等符合社会规范的一切态度、观念和行为。其次，个体心理的发展是多种心理活动共同发展的结果，是一个有机整体，由心理过程系统、心理倾向系统、心理状态系统及心理特征系统等方面构成。

个体心理的发展是在主体与客观环境相互作用中，通过心理内部矛盾的转化而实现的能动的过程，而不是由个人的生物特性和社会生活条件所决定的消极过程。例如，个体心理的发展不仅决定于他的学习、劳动和生活的客观条件，而且决定于个人本身对待现实的兴趣、态度和愿望及对自己所抱有的期望。特别是当个人的自我意识形成之后，个人心理的发展更受个人本身自我意识的调节和支配。

4. 个体差异性　心理发展总要经历一些共同的基本阶段，但由于个体的环境和教育条件不尽相同，遗传素质也有差异，所从事的活动也不一样，心理发展的速度、最终达到的水平和心理各个方面的发展情况也是因人而异的。这就造成了同一年龄阶段

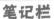

上的不同个体及同一个体在不同年龄段上存在明显心理上的差异,表现出个体之间的差异性。比如,个体的智力或某些才能出现的早晚各不相同,有表现比较早的"早慧"型的,也有表现比较晚的"大器晚成"型的。这种差异是客观存在的事实,也是一种规律。

5.关键期　个体心理过程和个性特点的发展速度不完全一样,它们达到成熟的时期也各不相同,分别有各自形成的关键期。比如感知觉、机械记忆等早在少年期之前就已发展到相当水平,而逻辑思维则须到青年时期才有相当程度的发展;儿童靠感觉和动作认识世界的关键期是 0～2 岁,尝试完成新事物、激发新想法,并不为失败所击倒的关键期是 3～6 岁,个性形成的关键期是 3～7 岁。

(三)心理学关于终生发展的主要观点

1.心理发展是终生的　心理发展是一个持续不断的前进过程。每一个心理过程和个性心理特征都是逐步的、持续的由较低水平向较高水平发展的。人的心理发展自出生就已经开始,以后日益丰富和完善,直到死亡,也即心理发展是终生的。

2.发展中成长与衰退并行　个体的发展,同时包含着两种相反的心理变化过程,即向前推进的变化和衰退消减的变化。成长与衰退是并行的,都是伴随着个体的终生而恒久辩证存在的。在个体整个发展过程中,在不同的年龄阶段上,可能两者之间某种变化占优势,如从出生到成年时期,积极的、进步的变化占优势,而到了老年时期,则衰退消减的变化居主导地位。

3.发展的最终高度有不确定性　个体通过遗传获得人类种系发展所形成的身体结构和功能,又通过生活、学习、实践,在社会环境和教育的作用下,掌握人类种系心理发展所创造的物质文明和精神文明。个体的心理正是在这个活动过程中得到发展的,在这些因素的影响下,心理的发展在进行的速度、到达的时间和最终达到的水平上表现出多样化的发展模式,具有明显的不确定性。

4.心理发展是环境、遗传和多种因素的合金　辩证唯物主义认为,个体的心理发展是由遗传、生理发展、社会环境、教育、个体本身的活动及个体自身心理矛盾等基本要素组成的,它们在个体成长过程中的作用具体表现在以下几个方面。①遗传和生理成熟是心理发展必要的物质前提。②环境和教育是个体心理发展的决定因素。环境包括物质环境和社会环境。物质环境为人的生存提供必要的物质条件,如水分、阳光、空气、土壤等。而个体所处的社会地位、家庭情况、所有的人际关系和周围的社会风气等社会环境,也即社会生活条件使心理发展的可能性成为现实,同时决定着心理发展的方向、速度和水平。教育是社会环境中的一部分,它不同于环境的自发影响,尤其是学校教育,它是有目的、有计划、有组织的影响过程,在个体的心理发展中起主导作用。③个体的实践活动是心理发展的基础。④个体心理的内部矛盾是心理发展的动力。因此,可以认为心理发展是环境、遗传和多种因素的合金。

二、心理发展的主要理论

(一)埃里克松八个发展阶段理论

埃里克松接受了弗洛伊德的人格结构说,但他不主张把一切活动和人格发展的动力都归结为"性"的方面,而强调社会文化背景的作用,认为人格发展受社会、文化背景的影响和制约。埃里克松通过自己的临床与实践,对弗洛伊德的理论做了重大的修改,建立了新精神分析学派的人格形成理论,他强调自我的作用。埃里克松把发展看作一个经过一系列阶段的过程,每一阶段都有其特殊的目标、任务和冲突。把人格的发展看作自我与社会要求之间矛盾冲突的表现。他认为,每一阶段都有一个与某种重要的冲突有关的人格危机,其中有些是正面特质,有些是负面特质,若要成功地解决这些危机,则需要在正负特质之间取得平衡,即让正面特质占优势,同时也存在一些负面特质。如果冲突能得到满意的解决,个体则形成健康的人格,否则会妨碍自我的健康发展。埃里克松八个发展阶段理论强调社会、文化因素在每一个发展阶段对自我的影响,将人格发展分为 8 个阶段,其对应的发展特点如下。

1. 信任对不信任（0~1 岁）　此期的主要任务是满足生理上的需要,发展信任感,克服不信任感。家庭以母亲为中心按社会文化要求组成育儿方式,使婴儿获得舒适及安全的感觉。如果此时缺乏来自护理者的爱抚,或照料无规律,那么就会产生基本不信任感及不安全感。如果儿童得到较好的抚养并与父母建立起良好的亲子关系,儿童将对周围世界产生信任感,否则将产生怀疑和不安。

2. 自主对羞怯、怀疑（2~3 岁）　此期间肌肉和神经系统具有了更大的整合能力,而增强了自我力量。1 周岁以后,儿童会主动形成一种与外界的关联感。在这个年龄阶段,他们常常要试试自己能力的范围和大小。如果觉得自己是独立的,他们善于自我表现,富于自信心。父母的过度保护会阻碍这个年龄儿童自主性的发展。如果不允许儿童进行探索,不能获得个人控制感和对外界施加影响的认识,儿童就会产生一种羞怯和怀疑的感情。这期间明智的父母对儿童的行为要注意掌握分寸,既要给予其自主权,让儿童去做他力所能及的事情,同时也要有所控制。这样才能养成儿童宽容和自尊的性格。此阶段发展任务的解决可为今后儿童的遵纪守法做好准备。

3. 主动感对内疚感（4~7 岁）　这一阶段知觉和肌肉运动更加精确化,加上语言能力的增进,大大激发了儿童的独立性。他们的活动范围逐渐超出家庭,社会关系已从家庭中的关系扩充到社会同伴中去。开始希望按照自己的意愿行动,这时如果成年人过多地干涉,儿童将会缺乏尝试和主动性。主动感是指导儿童以后成功的关键。随着儿童主动性的发展,他们体会到一项任务完成的喜悦,否则会产生内疚感,缺乏主动性,总是依赖别人。

4. 勤奋感对自卑感（8~12 岁）　这一阶段的儿童开始进入学校,希望通过自己勤奋的学习以获得成功。这一阶段属于学龄期,儿童依赖的重心已由家庭转向外部世界,许多个体将来对学习和工作的态度取决于本阶段的勤奋感。儿童必须掌握重要的社会和学习技能。这一阶段儿童经常将自己与同伴相比较。如果很勤奋,儿童获得社会和学习技能,从而感到很自信,否则会感到自卑。此期影响儿童心理发展的主要因素,也由家庭、父母转向同伴、学校及其他社会组织。

5. 角色同一性对角色混淆（13~18 岁）　如果此期不能很好地解决自我同一性,则产生角色的混淆或消极的同一性。这是指个体不能正确选择适应社会环境的生活角色,或形成了与社会要求相背离的及社会不予认可的角色。这一阶段是青少年追求性别、职业、信念和理想等方面同一性的标准化时期。

6. 友爱亲密对孤独（19~25 岁）　这个阶段是发展爱的能力和工作能力的重要阶段。如果发展得较顺利,找到比较满意的配偶,那么将会体会到亲密感。如果由于某些原因暂时还未找到合适的配偶,那么将会体验到一种孤独感。这一阶段的主要任务是形成亲密的友情关系,与他人建立恋爱或伴侣关系(或共有同一性)。没有建立亲密的友情关系会使个体感到孤独或孤立。主要的社会动因是情侣、配偶或亲密朋友(同性或异性)。

7.繁殖对停滞(26~60岁)　此期男女建立家庭,通过创造性的生产活动造福下一代。繁殖不仅指个人的生殖力,主要指关心指导下一代成长的需要。在这一阶段成人面对的主要任务是繁殖。他们要承担工作、照顾家庭和抚养孩子的责任。繁殖的标准是由文化来界定的。不能或不愿意承担这种责任会变得停滞或自我中心。主要的社会动因是配偶、孩子和文化规范。

8.完美无憾对悲观绝望(60岁以后)　通过前7个阶段的发展,个体就有充实幸福的生活,这一阶段对人生是感受阶段。如果感到自己的一生很充实,没有虚度,就会产生一种完善感,认为自己的生命周期与新一代的生命周期融合为一体。如果达不到这种感觉,不免恐惧死亡,觉得人生苦短,对人生感到厌倦和失望。老年人回顾生活,认为它既是有意义的、成功的、幸福的,也是失望的、没有履行承诺和实现目标的。个体的生活经验,尤其是社会经历,决定着最终的幸福指数。

(二)行为主义的心理发展理论

美国心理学家华生在1913年发表的《行为主义者眼光中的心理学》一文中创立了行为主义理论。在华生看来,意识无法观察到而行为是可以测量记录的。因此他根本否认意识而只研究行为。俄国生理心理学家伊万·巴甫洛夫(Ivan Pavlov),美国心理学家桑代克(E. L. Thorndike)、斯金纳和班杜拉(A. Bandura)等用不同的实验法完善了行为学习理论(learning theories of behavior)。

1.华生的心理发展观　广义的学习理论是行为主义学派的理论基础。华生认为心理学是自然科学,因而只能应用客观观察法进行外部观察,目标是预见和控制人的行为。所谓客观观察法,就是只研究刺激(S)与反应(R),即只研究能观察到的并能客观加以测量的行为和刺激。受巴甫洛夫发现的条件反射的启发,华生认为,人的一切行为都是通过学习建立了条件反射的结果。他提出S-R的公式,后又被修改成为S-O(机体)-R公式,即刺激通过机体产生行为。他以动物实验和对人类行为观察为依据,试图证实人类的各种行为,包括适应性行为和非适应性行为,都是学习得来的。适应不良行为来源于错误学习、不适当的联系或学习能力缺乏,可以通过重新学习或训练进行矫正。行为治疗学者强调行为的原因在于环境的刺激而不是精神内部的矛盾,着重治疗当前的行为"症状",要求采用客观的观察方法。

2.斯金纳的心理发展观　桑代克和斯金纳创建了操作性条件反射(operant conditioning),即通过操作行为与强化物相结合而建立起的条件反射。斯金纳认为:

(1)机体的行为有两类:一类为应答性行为,是对已知刺激(信号)引起的被动反应,以适应环境,如经典条件反射;另一类是操作性行为,是高级的随意行为,用来应对不断变换的环境。人类的行为主要是操作性行为,即操作性条件反射。

(2)强化很重要,人类行为之所以发生变化,便是由于强化作用。因而直接控制强化物就能控制住人的行为。凡是能增强行为反应概率的刺激都是强化物。任何与个人有关的环境因素、理化因素和人的心理活动,如认知、欲望、需要、语言、表情、情感都可成为强化物,与一定行为结合便形成操作条件反射。

（3）强调行为的后果（是得到奖励还是得到惩罚）在控制该行为中所起的重要作用。

3. 班杜拉的心理发展观　班杜拉提出社会学习理论（social learning theory），认为人可通过对社会生活中的模型行为的观察和模仿，学习这种新的行为。人的社会规范性行为、道德、价值观、服装、发式都是通过这种社会学习内化而形成的。他明确地区分了个体学习的两种基本过程：一部分是通过反复强化而获得的；另一大部分是通过模仿而获得的，包括直接经验的学习和间接经验的学习。在直接经验的学习中，学习者必须经过反复多次的尝试和领悟才能获得解决问题的答案或找到事物之间的相关规律。而在间接经验的学习中，学习者主要是通过观察他人行为，或通过家长、老师的口头传授而间接获得他人已有知识经验的过程，即班杜拉提出的社会观察学习。

（三）认知发展理论

认知学说曾依据调查法和观察法，20世纪80年代后引入信息加工研究方法（计算机模拟、类比、流程图等），近些年又引入事件相关电位研究方法以研究认知过程中脑部位的不同变化。格林沃尔德、雷伯等强调信息加工偏好对个人认知的影响。他们认为：童年心理发展成长时代经过内隐学习（implicit learning，又称潜意识学习）而获得的内隐认知（implicit cognition）观念影响其对信息加工的偏好，即包括对知觉、编码、回忆、刻板观念、固着印象等过程的影响，从而直接影响其兴趣、态度和认知加工模式（即情绪）。他们认为错误认知观念的核心是内隐社会认知，只有用系统动力学的方法才能改变。他们相信内隐认知已成为一个人的认知惯性，已是认知上的一种动力定型。目前，认知学说正蓬勃发展。

认知发展理论是由瑞士著名的心理学家让·皮亚杰（Jean Piaget）提出，被公认为20世纪发展心理学最权威的理论。皮亚杰的认知发展理论摆脱了遗传和环境的争论和纠葛，旗帜鲜明地提出内因和外因相互作用的发展观，即心理发展是主体与客体相互作用的结果。主客体相互作用主要表现为，第一，在心理发展中，主体和客体之间是相互联系、相互制约的关系，即两者相互依存，缺一不可。第二，主体和客体相互转化的互动关系。先天遗传因素具有可控性和可变性，在环境的作用下，可以改变遗传特性。第三，主体和客体的相互作用受个体主观能动性的调节。心理发展过程是主体自我选择、自我调节的主动建构过程。

皮亚杰在概括他的认知发展阶段的理论时强调，各阶段出现的一般年龄虽因各人智慧程度或社会环境不同可能会有差异，但各个阶段出现的先后顺序不会变。而且，各个阶段作为一个整体结构，它们之间不能彼此互换。皮亚杰把认知发展视为认知结构的发展过程，以认知结构为依据区分心理发展阶段。他把儿童认知发展分为4个阶段。①感知运算阶段（0～2岁），是儿童认知能力初步发展时期，通过感觉和动作认识世界，并逐渐认知到自己与他人、物体的不同，在这一阶段，儿童会出现许多重要的认知概念。②前运算阶段（3～7岁），此阶段的明显特点是儿童语言得到快速发展，开始学习并渐渐能够熟练地运用符号表征事物，并用符号从事简单的思考。③具体运算阶段（8～11岁），此阶段儿童能够运用符号进行逻辑思考活动，在分类、数字、处理、时间和空间概念上有了很大的进步。④形式运算阶段（11岁以上），此阶段发展的典型特征是抽象思维的发展和完善，思维具有更大的弹性和复杂性，开始运用抽象的概念，能提出合理可行的假设并验证，知道事物的发生有多种可能性。

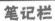

笔记栏

皮亚杰认为智力的本质是适应,"智慧就是适应""智慧是一种最高级形式的适应"。他用3个基本概念阐述他的适应理论和建构学说,即图式、同化和顺应。

1.图式 图式即认知结构。结构不是指物质结构,而是指心理组织,是动态的功能组织。图式是指个体对世界的知觉、理解和思考的方式。我们可以把图式看作心理活动的框架或组织结构。图式具有对客体信息进行整理、归类、改造和创造的功能,使主体有效地适应环境。认知结构的建构是通过同化和顺应两种方式进行的。在皮亚杰看来,图式可以说是认知结构的起点和核心,或者说是人类认识事物的基础。因此,图式的形成和变化是认知发展的实质。

2.同化 同化原本是一个生物学的概念,它是指有机体把外部要素整合进自己结构中去的过程。在认知发展理论中,同化是指个体将环境中的信息纳入并整合到已有的认知结构的过程。同化过程是个体对刺激输入的过滤或改变外界刺激的过程。也就是说,个体在感受到刺激时,把它们纳入头脑中原有的图式之内,使其成为自身的一部分,就像消化系统将营养物吸收一样。通过同化,加强并丰富原有的认知结构。同化使图式得到量的变化。所以,在皮亚杰看来,心理同生理一样,也有吸收外界刺激并使之成为自身一部分的过程。所不同的只是涉及的变化不是生理性的,而是功能性的。随着个体认知的发展,同化经历下列3种形式。

(1)再现性同化,即基于儿童对出现的某一刺激做出相同的重复反应。

(2)再认性同化,即基于儿童辨别物体之间的差异借以做出不同反应的能力。它在再现性同化基础上出现并有助于向更复杂的同化形式发展。

(3)概括性同化,即基于儿童知觉物体之间的相似性并把它们归于不同类别的能力。

3.顺应 顺应是指有机体调节自己内部结构以适应特定刺激情境的过程。顺应是与同化伴随而行的。当个体不能用原有图式来同化新的刺激时,就要改变原有图式,或创造新的图式,以适应环境,这就是顺应的过程。可见就本质而言,同化主要是指个体对环境的作用,顺应主要是指环境对个体的作用。顺应使图式得到质的改变。

显然,从整体而言,如果只有同化而没有顺应,那就谈不上发展。尽管同化作用在保证图式的连续性和把新的要素整合到这些图式中去是十分必要的,但是,同化如果没有它的对立面——顺应的存在,它本身也不能单独存在。换言之,不存在纯粹的同化。当然,如果没有与顺应相对应的同化,也就没有顺应可言。皮亚杰用同化和顺应过程来说明认识,旨在表明这样的观点:一切认识都离不开认知图式的同化与顺应。认识既是认知图式顺应于外物,又是外物同化于认知图式这两个对立统一过程的产物。同化表明个体改造客体的过程,顺应表明个体得到改造的过程。通过同化和顺应建构新知识,不断形成和发展新的认知结构。

(四)维果斯基的发展理论

维果斯基是苏联建国时期卓越的儿童心理学家,是苏联儿童心理学的开创者,他短暂的一生对苏联心理学的理论和体系的建立与发展做出了不可磨灭的历史贡献。

维果斯基认为发展是指心理的发展。所谓心理的发展就是指:一个人的心理从出生到成年,是在环境与教育影响下,在低级的心理功能的基础上,逐渐向高级的心理功能转化的过程。所谓低级心理功能是生物进化的结果,是人和动物所共有的,包括知觉、不随意注意、形象记忆、情绪、冲动性意志、直观的动作思维等。所谓高级心理功能则以语言为中介,是人类历史发展的结果,是人类所特有的。人类个体只有在掌握了人类经验的基础上才能形成各种高级心理功能。高级心理功能包括观察、随意注意、抽象思维、高级情感、意志等。心理功能由低级向高级发展的标志如下。

1.心理活动的主动性　心理活动的主动性表现在为了一定的目的主动采取一定的措施,是有意识的。心理活动由意识控制,受社会文化和道德的制约。儿童的活动也较少受意识控制,多半也是本能行为,而随着年龄的增长、个体的意识增强,行为也就开始受意识控制,心理功能由本能行为向随意功能转化,心理活动的随意性增强。

2.抽象逻辑思维的发展　心理活动的抽象概括功能,是由于言语中词的发展,各种心理功能出现更高的概括性,也就是说各种功能由于思维(主要是指抽象逻辑思维)的参与而高级化。抽象概括功能增长主要的表现为:由再造想象到创造想象,由低级情感到高级情感,由具体形象思维到抽象逻辑思维。

3.形成间接的心理结构　各种心理功能之间的关系不断地变化、组合,形成间接的以符号或词为中介的心理结构。其具体表现是:3 岁以前以知觉和直观思维为中心;学前期,在意识系统中记忆占主导地位;学龄期,在意识系统中以逻辑记忆和抽象思维为核心。

4.个性化的心理活动　个性的形成是高级心理功能发展的标志,个性特点对其他功能的发展具有重要作用。随着心理的发展,心理活动逐渐个性化。孩子出生后只是一个个体,但并没有形成自己的个性,尚未成长为一个社会的人,所以称之为"未成人"。随着发展,个体的内部世界在丰富着、发展着、逐步完善着,最后成长为一个从事社会实践活动的独立的个体,成为完全的、现实的、具体的社会成员,形成了全面整体的个人,持久统一的自我,这时具备了自己的个性。

第二节　心理健康

一、健康和心理健康的概念

(一)健康的概念

健康是人的基本权利,也是每个人都希望拥有的最大财富,是人类永恒的主题,是一个随着时代的推移而不断演变的概念。但并非人人对健康都有一个正确的认识。长期以来,人们一直局限于人体生理功能正常,没有缺陷和疾病就是健康。其实健康不仅仅是指生理健康,随着现代医学的发展及人们关于健康观念的转变,绝大多数人越来越意识到,心理的、社会的和文化的因素同生物生理的因素一样,与人的健康、疾病有非常密切的关系。与之相应,健康的概念超越了传统的医学模式。

1.汤纳特尔的四级健康行为模式

(1)疾病防护　是最基本的健康行为,是在人们的健康状况已经出现问题的时候所要采取的健康保护。这种防护是通过努力减少疾病产生的可能性,减弱已经出现的疾病的程度,疾病防护的根本目标是消除或者减少导致疾病产生的行为,如过度抽烟和饮酒。

（2）健康改良　在人们发现自己的健康出现问题或自己有患病危险的时候采取的防护。虽无明显疾病，但已表现某些症状，如晚上经常出汗，睡眠质量降低，饮食行为与以前有明显差异等。其目的是促使人们重视自己的健康，通过改良自己的行为使自己的健康达到比较好的水平。

（3）健康　大多数人的健康行为处于这个水平，人们不仅要进一步改进自己的健康现状，同时要促进一种满意的状态的产生。这种水平的健康行为不仅是要改善自己的体质，同时也要改善自己的情绪状态、社会关系等方面的质量。

（4）完美　是人们的奋斗目标。一方面要通过自己的努力充分发挥自己的潜能，包括生理潜能和心理潜能，另一方面也要逐渐形成一种占据主导地位的完美感或幸福感。

2. 世界卫生组织的健康观　世界卫生组织 1948 年就把健康概念定义为："健康不仅是没有疾病和病态（虚弱现象），而且是一种个体在身体上、心理上、社会上完全安好的状态。"随着社会的发展进步，人类对自身认识的深入，健康的概念也发生了质的飞跃。许多人开始接受健康是"人体各器官系统发育良好、功能正常、体质健壮、精力充沛，并具有健全的身心和社会适应能力的状态"的说法。1998 年世界卫生组织对健康给出了新的定义，即"健康不仅是没有疾病，而且包括躯体健康、心理健康、社会适应良好和道德健康"。这一概念更新了传统生物医学模式下人们对健康的认识，把心理社会因素引入健康的概念，充分体现了人们的整体健康观，对指导人们维护健康发挥了重要作用，但由于概念过于抽象化和理性化，世界卫生组织又提出了衡量健康的具体标志：精力充沛，能够从容不迫地应付日常生活和工作；处事乐观，态度端正，积极承担任务不挑剔；睡眠良好，适度休息；适应能力较强，能够适应各种外界的变化；对一般较轻的疾病有一定的抵抗力；体重适当，体态均匀，头、臂、臀比例协调；头发有光泽，无头皮屑；眼睛明亮，反应敏锐，眼睑不发炎；牙齿清洁，无缺损、无出血、无疼痛，牙龈颜色正常；皮肤、肌肉富有弹性，走路轻松。

（二）心理健康的概念

健康的含义告诉我们，生理健康是健康的重要基础，心理健康是健康的根本和关键。心理健康作为健康的一个重要组成部分，对于其内涵，国内外学者由于所处的社会文化背景不同，研究问题的立场、观点和方法相异，迄今为止尚未有统一的意见。

心理健康与心理卫生两者并无明确界限，两词可以通用，因此心理健康也可称为心理卫生，包含 3 层含义。

（1）心理健康是指一门学科，即心理卫生学，属医学心理学的范畴，主要是研究心理因素在维护人体健康和疾病及其相互转化过程中所起作用的科学。

（2）心理健康是指专业或实践，即心理卫生工作，主要是研究人类的精神卫生问题，特别是不同年龄阶段、不同实践领域人群的心理应激、心理疾病、心理变态等临床心理问题，如采取积极有益的教育和措施，维护和改进人们的心理状态以适应当前和发展的社会环境。

（3）心理健康是指心理健康状态，所谓心理健康状态是指个人在适应过程中，能发挥其最高智能而且获得满足，因而感觉愉悦的心理状态，并且在社会中，能谨慎其言行，并有勇于面对现实人生的能力。通过心理卫生工作，预防和矫治各种心理障碍、心理疾病，以提高人类对社会生活的适应与改造能力，如一个人具有积极稳定的情绪、健全的个性和良好的社会适应能力。

精神病学家卡尔·门宁格(Karl Menninger)认为,心理健康是人们对于环境及相互间具有最高效率及快乐的适应情况。心理健康的人能适应外部世界,保持平稳的情绪,在各种心理品质中具有愉快的性情。《不列颠简明百科全书》指出,心理健康是指个体心理在本身及环境条件许可范围内能达到的最佳功能状态,但不是指完美的绝对状态。国内学者陈家麟认为,"心理健康是指在充分发挥个体潜能的内部心理协调与外部行为适应相统一的良好状态"。基于诸多观点,通过分析我们能够从中找出它们的共同点:基本上都承认心理健康是一种心理状态,都把适应(尤其是社会适应)良好看作心理健康的重要表现或重要特征,都强调心理健康是具有一种积极向上发展的心理状态。因此,我们认为:所谓心理健康,是指个体在与环境的相互作用中,主体能不断调整自身心理状态,自觉保持心理上、社会上的正常或良好适应的一种持续而积极的心理功能状态。

二、心理异常的心理特征与心理健康的标准

(一)心理异常时的心理特征

个体心理异常时有一定的心理特征,其症状主要表现为以下几个方面。

1. 感觉痛苦　除了特殊的意识丧失,如精神分裂、脑功能丧失等,个体在心理异常时,常常有明显的心理感受和体验,如感到痛苦、心情烦躁、情绪低落、有焦虑感等。

2. 心理-生理功能产生紊乱　心理生理学是心理学的一个重要分支,它有一个基本原理是心理活动和生理变化是相互影响的。人的心理-生理系统在正常状态下能够自我调节,从而使人保持良好的功能状态。在心理异常的情况下,人的心理-生理功能受到损伤,出现紊乱现象,表现在该工作的时候不能达到最佳的状态,该休息的时候不能很好地睡眠,等等。

3. 过分关注自我　在心理正常的情况下,个体关注的是他周围的世界,对外界有不尽的兴趣。在心理正常的情况下,人也有烦恼、苦恼。但是这些是社会性的、发展的、外部的,例如,为如何自我发展而苦恼、为成长而操心等。而在心理异常的情况下,个体的心理指向是自己,个体过分关注自己的心理问题。如自己为什么会遇到这样的问题,如何才能解决,等等,并为此感到迷茫困惑,非常痛苦。

4. 异常心理固着　个体在心理异常时所出现的异常心理固着表现为个体在不同的情景中总是考虑消极的问题,产生消极的心理感觉和体验。如在遇到困难挫折后产生了心理异常,心里就总是在想:我为什么会遇到这样的问题？如果是焦虑,就总是在想如何才能解除焦虑。异常心理固着造成个体的思想意识狭隘。

(二)心理健康的标准

关于心理健康的评价标准,由于其内在与外在交织在一起的复杂性,至今未形成统一的标准。其不仅要以个人的主观感受、适应社会的情况、统计学所确定的正常值及医学鉴别等多方面为依据,还要考虑个体情况。通过分析和整合众多的理论标准,可以得到一个理论上更为合理、实证研究更具操作性的心理健康结构和维度。人的心理活动是在不断变化的,因此人的心理健康状况也处于运动和变化之中。心理健康标准只是一种相对的衡量尺度,许多专家提出了不同的心理健康的标准,虽然各有建树,

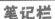

但多数都是根据个体的认知、情绪、个性、行为、人际关系、社会适应等方面的特点和表现来确定的。其中影响较大的有马斯洛和米特尔曼提出的心理健康十条标准:有充分的适应能力;能够充分了解自己,并能对自己的能力做出恰当的估计;生活目标能切合实际;能与现实环境保持良好的接触;能保持人格的完整与和谐;具有从经验中学习的能力;能保持良好的人际关系;能适度地发泄和控制情绪;在不违背集体意志的前提下,能有限度地发挥个性;在不违背社会规范的情况下,个人的基本需求能恰当满足。

国内的心理学工作者根据各方面的研究成果,结合我国的具体实际情况,认为心理健康有以下几个标准。

1. 智力正常　智力是指人们认识、理解客观事物并运用知识、经验等解决问题的能力,包括观察力、记忆力、思维能力、想象力和注意力等。智力正常是胜任正常学习、适应周围环境变化的最基本的心理条件,是衡量心理健康的首要标准。心理健康的人,智力发展水平虽然各有不同,但都能使个体的智慧在生活、工作和学习中得到充分表现,并能力求有效地认识、克服和解决其中出现的各种困难、问题和矛盾。凡是在智力的正态分布曲线以内及能对日常生活做出正常反应的智力超常者,均应属于心理健康的人。

2. 情绪稳定乐观　情绪在人的心理健康中起核心作用,心理健康者具有乐观向上的精神,能经常保持愉快、开朗、自信的心情,善于从生活中寻求乐趣,对生活充满希望。当然,并非一个人不能有喜怒哀乐的情绪变化,而是说一旦有了负性情绪,能够并善于从不良情绪状态中调整过来,即具有情绪的稳定性是非常重要的。真实而实际的情绪是接近现实,就是个体对环境能真实地感知,且能如实地感受,并能恰如其分地控制,不至于太过或不及。情绪若不加以控制或过度控制都会让人感到不悦。心理健康的人不会过于冷酷无情,在情绪方面能恰当地估量并表现得合乎情境。

3. 人际关系和谐　和谐的人际关系是心理健康必不可少的条件,也是增进心理健康的重要途径。个体与社会中其他人的交往,也往往标志着个体的精神健康水平。人际关系和谐主要表现为:①总是敢于交往、乐于交往和善于交往,有着广泛而稳定的人际关系;②在交往中保持独立而完整的人格,有自知之明,不卑不亢;③能客观评价别人,取人之长补己之短,宽以待人,友好相处,乐于助人;④交往中积极态度多于消极态度。

4. 社会环境适应良好　能否适应变化着的社会环境是判断个体心理健康与否的重要基础。能适应环境主要指有积极的处世态度,与社会广泛接触,对社会现状有较清晰正确的认识,其心理行为能顺应社会改革变化的进步趋势,勇于改造现实环境,以达到自我实现与社会奉献的协调统一。

5. 心理特征与实际年龄相符　在个体的生命发展过程中,不同的年龄阶段有着不同的心理特征,从而形成了不同年龄阶段独特的心理行为模式。心理健康者的心理行为特征应与其实际年龄相符合。

6. 具有完善的人格　人格通常也称个性。人格完善是指人格作为人的整体精神面貌能够完整和谐地表现出来,是心理健康的核心因素,因为心理健康的最终目标是培养健全的人格,保持人格完整。心理健康者具有正确、稳定的人生观和信念,并以此为中心形成高尚的理想和远大的抱负,将自己的需要、动机、愿望、理想、性格、能力、目标与行为统一起来,形成完备统一的人格;遇到困难和挫折,能够采用有效的方法及心理防御机制,战胜困难,消除消极情绪,保持自身人格的完整,维持心理平衡。

7. 意志品质健全 意志是个体的重要精神支柱。意志健全是在行为的自觉性、果断性、坚韧性和自制力等方面心理素质的反映。意志健全者要有坚定的信念和自觉的行动,活动中体现出充分的自信心、果断、坚韧、独立和较高的自制力。

8. 良好的心理康复能力 由于个体各自的认识能力不同,个体各自的经验不同,从一次打击中恢复过来所需要的时间也会有所不同,恢复的程度也有差别。这种从创伤刺激中恢复到往常水平的能力,就称为心理康复能力。个体要想达到心理健康必须具有良好的心理康复能力。

第三节 不同年龄阶段的心理健康

一、胎儿期心理健康

生命是从受精卵和胚胎发育开始的,随着科学技术的发展与人民群众生活水平的不断提高,个体的身心健康从孕期开始就越来越受到普遍重视。研究表明,胎儿能否正常发育,小生命能否健康诞生,除了受到孕妇疾病、服用药物等生理因素影响外,孕妇的心理变化所引起生理机制的改变直接制约着胎儿的健康成长。优生是个体心理健康的基础,因此要注意配偶的选择及受孕年龄。

1. 孕妇孕期的饮食营养与胎儿健康 孕妇除维持自身日常所需的营养外,还需要满足胎儿生长发育的营养需求,因此,孕妇要保证足够、合理的营养,增加各种营养物的摄入,如蛋白质、多种维生素和微量元素等,同时注重保健,增强体质,减少疾病。尤其在妊娠的早期,很容易造成胎儿发育畸形或死胎。

2. 妊娠期和分娩期的情绪与胎儿健康 孕妇的情绪状态对胎儿的反应和发育起很大作用。孕妇不仅感受即将成为母亲的喜悦心情,而且意识到自己今后在家庭和社会生活中所扮演角色的变化,内心出现从未有过的兴奋。另外,怀孕期间的生理变化也将会导致孕妇一系列的心理反应,因此,要给予孕妇更多的温存、爱护和关怀,使其情绪乐观稳定,保证胎儿的正常发育,减少难产和早产的发生。受情绪困扰的孕妇,容易在妊娠期和分娩期出现并发症。要控制孕妇的心理社会环境,排除精神刺激,为其提供最佳的心理健康环境。

3. 父母的不良习惯与胎儿健康 父母不良的饮食习惯、生活习惯不仅对自己的身体危害极大,也会影响胎儿的健康。孕妇不要多吃盒饭,营养对孕育一个优质、健康的孩子十分重要发。孕妇应避免烟、酒、X 射线等各种有害物质,不可滥用药物,以免造成对胎儿健康的影响和"三致"(即致畸、致癌、致突变)作用。父母吸烟或生活在有人吸烟的环境中可增加胎儿流产、早产、不正常心跳等疾病和问题的发生率,酗酒可增加胎儿患胎儿酒精中毒综合征的概率。患此病的儿童不仅长得矮小、脑袋小、不协调,而且有睡眠障碍,存在一定程度的智力残疾。孕妇吸毒或使用药物可能会导致胎儿畸形。即使是常用药物如抗生素、抗组胺药及过量维生素,也会影响胎儿的正常发育。同时,孕妇尽量少用化妆品,以免导致胎儿畸形。

二、婴儿期心理健康

婴儿期(3岁以内)消化吸收功能尚未健全,但身体的生长发育迅速,需要大量易消化的营养食物。婴儿期是动作发展最迅速的时期。从完全没有随意动作到学会用手操作物体和直立行走等随意动作,从整体动作分化为局部动作,对智力发展具有重要作用。此期是语言发展的关键期,从简单的词、句,发展到掌握基本句型。随着言语的发展,婴儿的自我意识也开始发展,出现了比较复杂的情感体验,有了羞耻感、同情心和嫉妒心等。记忆特点是无意识记、机械识记、形象记忆占优势。

1. 母乳喂养与婴儿健康　许多研究表明营养不良是造成智力低下的原因之一。充分满足婴儿对营养尤其是蛋白质和核酸的需要,以促进神经系统的健康发育。同时,提倡母乳喂养。因为母乳营养充足,容易消化吸收,含有抗体和胱氨酸,可增加婴儿免疫力,促进智力发展。

2. 睡眠与安全　训练婴儿独立睡觉及定时睡觉的习惯,培养孩子的独立性及生活规律性。

3. 培养动作技能　婴儿的动作发展非常迅速,学会了随意地独立行走,扩大了他们的生活范围。因此,他们的行动有了随意性,手的动作进一步得到发展,学会了穿衣、拿匙吃饭等。动作发展顺序是口、头、四肢、躯干。

4. 发展语言能力　婴儿的中枢神经系统发育成熟,其语言发育快速。这一时期的适应刺激是语言的听和说。婴儿期是口头语言发展的关键期,在这一时期,婴儿能积极理解语言,能听懂一些简单的故事,自己能说出一些词。成人应多与婴儿交谈,鼓励婴儿说话,并且说话要规范,尽量少使用儿语,以免影响婴儿标准化言语的发展。训练婴儿说话时要有耐心,要讲究方式方法,可灵活借助图片、玩具、看图识字等激发孩子说话的兴趣和勇气。

5. 促进初步交流　孩子出现了极为强烈的依恋需要,这种需要在心理学上称之为"皮肤饥饿",所以要经常以抚摸、拥抱和亲昵来满足孩子的需求。同时,随着年龄的增长,语言发展迅速,能说一些简单的句子,掌握了基本句型,语言的概括和调节作用开始发展。这一时期,父母要与孩子进行沟通交流,不仅关注简单的情绪反应,而且还要在意他们出现的一些比较复杂的情绪体验。

6. 在游戏中开发智力　婴儿已有了求知欲和探究欲,对孩子的发问,父母应深入浅出地用婴儿能理解的言语给予解释。同时多做游戏,在游戏中帮助孩子找到问题的相关答案,逐步开发孩子的智力。

三、幼儿期心理健康

(一)幼儿期的身心发展特征

幼儿期(3~7岁)脑重已接近1 300 g。神经纤维髓鞘已基本形成,神经兴奋性逐渐增高,睡眠时间相对减少,条件反射比较稳定,语汇量和语法结构发生了质变。出现了简单的逻辑思维和判断推理,以形象思维为主,模仿力极强。并出现了独立的愿望,开始自行其是,变得不听大人的话,所以幼儿期也被称为"第一反抗期"。大脑的控制、调节功能逐渐发展。感知迅速发展,能有意识地进行感知和观察,但不能持久,容易转移。自我意识发展,由外部语言向内部语言转化,如在游戏中自言自语。情绪不稳定,以易变性和冲动性为特征。社会性情感发展较快,有了初步的道德感和理智感。

(二)幼儿期的心理健康促进要点

1. 发展幼儿的言语　包括口头语言的进一步训练和书面语言的培养。幼儿期是培养孩子口头语言表达能力、丰富词汇的重要阶段,要经常给孩子讲故事并要求复述,鼓励多听、多说、多看、多想、多问,以促进语言和思维的发展。幼儿在语言中开始用"我"这个代名词,在活动或游戏时自言自语,这是外部语言向内部语言转化的过渡语言,对思维的进一步发展起推动作用。

2. 培养幼儿的初步独立性　摆正自己的位置,家长不要溺爱孩子,不要以孩子为核心。让幼儿与同伴进行各种各样的游戏,学会合作,讲礼貌。学会处理与小朋友、教师的关系,独立完成各种任务。

3. 通过游戏开发智力　游戏是幼儿的主导活动,也是促进身心健康的重要途径,可通过游戏逐步开发提高孩子的智力。通过开展丰富多彩的游戏活动,训练幼儿的各种运动技能,如在游戏中逐步提高协调使用手脚的要求,训练身体的平衡功能和幼儿的反应速度。

4. 纠正幼儿的不良行为　培养孩子自己动手做一些力所能及的事,养成乐于助人的好习惯,及时矫正幼儿期常见的不良行为,正常对待和处理幼儿的口吃和遗尿症等疾病。对孩子的过失和错误要心平气和,不对其压服,更不能打骂,教育要耐心仔细,尤其要讲清道理,鼓励孩子心情舒畅地、正确地认识过失,改正错误。批评教育孩子时,父母口径要保持一致。

5. 发挥父母的示范作用　父母是孩子的第一任老师。幼儿好像一架摄像机,把父母的言行都一一记录在心,说不准什么时候就会"放映"出来,父母应意识到这一点。和谐而又温暖的气氛有利于幼儿的心理卫生,对培养幼儿良好的情感和性格,培养高尚的道德情操都有意义。因此父母要发挥示范作用,创造温馨和谐的家庭环境,注意自己的一言一行。想让孩子将来豁达开朗,自己就不能斤斤计较、对人尖酸刻薄。要让孩子好学上进,自己先得做出榜样。对模仿力强、暗示性高的幼儿进行早期培训,最有效的办法是父母以身作则,包括互敬互爱、对人生和社会的正常认识、言行一致、父母态度的一致、不断克服自身的缺点和不良习惯、积极进取、勤奋、热情等,都是为孩子的健康成长做出表率。

四、童年期心理健康

(一)童年期的身心发展特征

童年期(7~12 岁)即学龄期,此期脑的发育已趋向成熟,除生殖系统外,其他器官已接近成人,大脑皮质兴奋和抑制过程逐步发展,行为自控管理能力增强。此期的儿童已开始接受正规教育,开始承担一定的社会义务,他们的社会地位、交往范围、生活环境都发生了很大的变化,促使心理发生质的飞跃。此期也是智力发展最快的时期,儿童各种感觉的感受性不断提高,知觉的分析与综合水平开始发展。注意的稳定性逐渐延长,范围渐渐扩大,转移灵活协调,并能很好地分配注意,有意注意迅速发展,并能自觉集中注意力;记忆能力从无意识识记向有意识识记发展,从机械记忆向理解记忆发展;思维由具体形象思维向抽象逻辑思维发展;书面语言和口头语言都得到正规的训练;情感比较外露,易激动,起伏大,好奇心强,求知欲旺盛,想象力丰富,辨别力差,喜欢模仿。意志的果断性、坚韧性、自觉性、自制性进一步提高。

(二)童年期的心理健康促进要点

1.合理安排学习时间 此期儿童身体和脑的发育基本接近成人,其语言、能力、气质、个性、情感、意志和智力也得到不同程度的发展,是由以游戏为主导活动转变为以学习为主导活动的时期。要科学合理安排学习时间,学习时间不宜太长,内容要生动活泼有趣,培养和激发儿童学习的兴趣。不要额外增加学习负担。

2.参加有益的社会活动 在社会活动中不仅增加了对周围事物的认识,而且增加了人际交往,发展了友谊感、责任心,培养了热爱劳动、助人为乐的高尚人格。

3.培养创造性思维 为能很好地适应发展的社会,不仅要培养孩子的常规性思维,更要培养他们的创造性思维,当遇到问题时,能从多角度、多侧面、多层次、多结构去思考、去寻找答案,既不受现有知识的限制,也不受传统方法的束缚。其思维路线是开放性和扩散性的。解决问题的方法更不是单一的,而是在多种方案、多种途径中去探索、选择。创造性思维的形成必须经过自觉的培养和训练,必须积累丰富的知识、经验和智慧,必须敢为人先,勇于实践,善于从失败中学习,才能获得灵感,实现思维的飞跃。因此才能不断增加个体知识的总量,提高认识能力,为实践活动开辟新的局面。

4.培育健康的道德情操 教育学家的调查表明,智商高不一定能使人成功,而情商高的人更易成功。情商,即非智力因素,其中良好的道德情操,积极、乐观、豁达的品性,是良好的心理品质之一。此期是培育儿童道德情操的重要时期,要注重他们的行为举止、思想是否符合社会道德行为标准和自身价值体现,如对社会劳动和公共事物的义务感、责任感和集体感。

5.养成良好的意志品质 童年期的儿童自我意识进一步发展,社会意识迅速增长,心理品质逐步形成。为能很好地适应社会,应养成良好的意志品质,能够自觉地、独立地、主动地控制自己的行为,善于明辨是非,使自己的行为服从社会和集体的利益。在意志行动中善于控制自己的情绪,约束自己的言行,以充沛的精力和坚韧的毅力,百折不挠地克服一切困难,实现预定目标。在困难面前有不低头的勇气,持之以恒的韧性。

五、青少年期心理健康

(一)青少年期的身心发展特征

青少年期(12~18岁)是活泼、最讨人喜欢的时期,也是淘气、逆反、最令人讨厌的时期。青少年期是心身发展逐渐成熟的时期,也是为青年打基础的时期。

1.明显的生理发育 生理功能不断成熟,特别是当青春期来临时,体格发育突然加快,骨骼加快生长,身高加速增长,达到人生发育的第二高峰。

2.迅速发展的认知能力 认知功能全面和均衡发展,个体认知能力发生质的变化,青少年的认知已从具体运算阶段发展到了形式运算阶段。他们能从观察中引出假设,想象真实的及假设的事件并演绎或归纳出关于他们周围世界的原则。此时期的认知具有一定的精确性和概括性,意义识记有所增强,抽象逻辑思维占主导地位,思维的独立性、批判性有所发展,学会了独立思考问题。这种认知能力的发展可以抵御一些冲突和焦虑,但是由于青少年社会阅历较浅,自我整合感较差,对问题的看法常常带有主观性和片面性,处理问题容易感情用事。

3.不稳定的情绪 青少年情绪活跃,富有感染力,很容易动感情,但情绪发展还不够成熟、不够稳定,容易冲动失衡。随着青少年接触大量的新生事物,也伴随着大量的内心体验,他们的情绪和情感不断分化和成熟,但此时期的情绪特点是敏感而不稳定,反应快而强烈但不够持久;原来一体的自我分化为现实的自我和理想的自我,因此出现自我意识多方面的矛盾。

4.可塑性极强的人格 人格逐渐形成。青少年在接触外界的过程中,不仅在学习知识和积累经验,也在不断地接受家庭、学校和社会的教化,使得自己的行为社会化,从而完成从自然人到社会人的过渡。性心理不断成熟,在与异性的接触过程中,不断地形成恋爱观、婚姻观等重要的性观念。

(二)青少年期的心理健康促进要点

1.形成正确的自我意识 青少年期是心理上的"断乳期",其显著的特点是自我意识发展迅速。在这段时期,父母及老师要在尊重他们选择的基础上,有的放矢地加以引导和教育,既不能事事过问、样样安排,也不能放任不管、加深"代沟"。引导他们对自我能正确、客观地评价,对自身行为能有效地控制和调整,鼓励他们积极参加社会实践活动,扩大知识面,丰富生活经验,从而不断完善自我意识。

2.保持稳定的情绪 情绪与身心健康密切相关,正性情绪促进身心健康,而负性情绪如果出现频繁或持续时间过长,则易导致身体和心理的疾病。青少年因外界环境而表现为情绪不稳,这个时期情感变化比较复杂,对新事物敏感,容易狂喜、愤怒,也容易烦恼、焦虑和悲伤,这种因情境的变化而变化,对某种情况做出相应的反应,是青少年正常的反应,虽然有一定自我调节、控制情绪的能力,但发展还不够成熟。

3.塑造健康的性意识 性意识的萌发是很美好的,但也是很敏感的,由于缺乏必要的性科学知识或心理上的准备,有时会令少男少女们感到焦虑、不安或恐慌,迅速变化的激素作用有时会出现性冲动甚至性攻击。因此应提早进行有关友谊、性生理、性心理、性道德教育,促使青少年学会克制自己的情感冲动,将精力投入到学习中。还要加强法制教育,增强法制和道德观念,防止性犯罪,塑造健康的性意识。

4.纠正不良行为 青少年认识社会的能力还不够强,特别在当今信息多、变化快的时代,表现更为明显,很容易被新奇、有趣、刺激的事物所吸引,明辨是非的能力还不够强。这种心理状态使他们很容易受社会不良风气的影响而染上不良行为,比如吸烟、酗酒、赌博等。要及时纠正,避免对身心造成伤害。

5.树立正确的人生观 青少年是国家的未来,全社会都应关注青少年的成长,为他们营造一个健康向上的良好氛围,帮助青少年建立蓬勃自信、富有理想、勇于创新的健康心理,树立正确的人生观、世界观和价值观。

六、青年期心理健康

(一)青年期的身心发展特征

1.生理发育成熟 青年期(18～35岁)个体的生理发展基本完成,已具备了成年人的体格及各种生理功能,身高达最大值,第二性征在20岁左右彻底发育完成,男女体态区分明显。机体在活动中表现出来的力度、速度、耐力、灵敏度和柔韧度等都在青年期进入高峰。脑的形态与功能已趋成熟。

2.认知思维活跃 此期认知、言语能力逐渐成熟,稳定性和概括化是观察力逐步成熟发展的重要标志。青年的抽象逻辑思维能力和注意的稳定性日益发达,他们可借此组织、调节和指导观察活动,因此观察的概括性和稳定性提高。认知旺盛,思维活跃,富于幻想是这个时期的主要特点。

3.情绪情感丰富但不稳定 青年人具有极大的敏感性、丰富性、深刻性和起伏性等特征。青年的情感体验进入最丰富的时期,许多文学艺术作品反映出青年人丰富多彩的社会情感与两性情感。同时其情感的内容也日益深刻并且带有明显的倾向性。青年人伴随着不断接受新鲜事物,情绪出现强烈但不稳定的特征,有时出现明显的两极性。随着年龄的增长,其自我控制能力有所提高。

4.人格趋于成熟 青年期是人格形成与成熟的重要时期,虽然其个性还会受到内外因素的影响而发生变化,但已经相对稳定。首先,表现为自我意识趋于成熟:一方面对自身能进行自我评估、自我批评、自我教育,做到自尊、自爱、自强、自立;另一方面懂得尊重他人的各种需要,评价他人的能力也趋于成熟。其次,青年的人生观、价值观、道德观已初步形成。其表现为对自然、社会、人生和恋爱等都有了比较稳定而全面系统的看法,对自然现象的科学解释,对社会发展状况的基本了解,对人生和价值的认识,对择偶标准的逐步确定,表明其社会化的进程已大大加快。再次,青年人的能力有所提高,兴趣、性格逐步稳定。青年人各种能力发展不一,但观察力、记忆力、思维力、注意力等均先后达到高峰。兴趣基本稳定,持久性在提高。性格已初步定型,以后的改变非常细小。

(二)青年期常见的心理问题

1.社会适应问题 青年期时自我意识迅速增长,青年人的成人感和独立感、自尊心与自信心越来越强烈,期望自己的见解能得到社会和他人的尊重。然而,他们的社会成熟则显得相对缓慢,社会生活中常常会遇到各种困难、挫折与人际关系的矛盾,为此而感到苦闷、烦恼、自卑,以至身心健康受到影响。

2.情绪情感问题 青年期的情绪情感较丰富,较强烈,有时具有不可遏制性。青年人富有理想、向往真理、积极向上,但往往由于认识上的局限性和还处于逐渐成熟阶段,特别容易产生某些误区。情绪的不稳定性使得他们容易从一个极端趋向另一个极端,如不能满足自身的需要则引起强烈的不满情绪,以致消极颓废甚至萎靡不振,强烈的自尊也会转化为自卑、自弃。青年人虽然懂得一些处事道理,却不善于处理情感与理智之间的关系,以致不能坚持正确的认识和理智的控制,而成为情感的俘虏,事后又往往追悔莫及,苦恼不已。

3.性问题的困扰 青年期是发生性及相关心理卫生问题的高峰期。这与青年期性生理成熟提前和性心理成熟相对延缓的矛盾有关,与性的生物需求和性的社会要求的冲突有关,也与整个社会的性心理氛围是否健康有关。青年人关于性问题的困扰较多,主要有以下几个方面。

(1)对性的好奇与敏感 青年人对性的好奇与性知识的需求是其人生发展的必然现象,既不可耻,也不罪恶、不下流。但是在现实生活中,一方面,青年人对性的自然属性了解不多,常常对性产生神秘感、可耻感与禁忌感;另一方面,青年人对性的社会属性知之甚少,因而常对性产生随便、越轨与不负责任的态度。

(2)性欲冲动的困扰 性冲动是男女青年生理心理的正常反应。在一部分青年人中发生的性幻想、性梦和手淫,都属于青年人的性自慰活动,适当的性自慰活动对其缓解性的紧张与冲动是有益的。但是许多人对此还难以接受,性的自然冲动和对性冲动持否定批判的态度两者之间形成了深刻的矛盾。

(3)异性交往的问题 对异性的好感与爱慕是青年人随着性功能成熟而产生的正常的性心理现象。男女正常交往是非常必要的,不仅对于性心理卫生,也对人的全面发展都有直接的作用。现实中,男女交往不甚理想,缺乏或不善于与异性交往是青年人烦恼的主要原因。

(三)青年期心理健康维护

1.培养良好的适应能力 青年人应当培养良好的适应能力,客观地认识和分析自身的各方面条件和能力,正确认识自我,不仅看到自己的优点与长处,而且也意识到自己的不足之处,从而将奋斗的目标建立在自己经过努力可以达到的范围内,不给自己造成无形的心理压力。具体来说,应注意以下几个方面的对策。

(1)使青年人正确地认识自己,了解自己的长处与不足,这是进行自我评价的前提。学会辩证地思维,用客观的标准去衡量现实,这是进行自我肯定的必要步骤。把握住自己的优点和缺点,扬长避短,不断发展。

(2)帮助青年人树立适当的奋斗目标,从而避免不必要的心理挫折感和失败感的产生。即使产生了心理挫折感和失败感,也要学会用失败去激励自己,吸取教训,振作精神。

(3)使青年人了解人际交往的必要性和重要性,在封闭自我与开放自我中选择后者。社会争取帮助青年人增加交往的途径,提供更多参加交往的机会,使个人的社会角色得到稳定,淡薄对权、钱、性等各种欲望。

2.恰当解决情绪情感困扰 心理学研究表明,积极的情绪、稳定的心理状态不仅有利于个体心理健康,同时还能够提高工作学习效率。青年人有远大的理想,富于幻想,憧憬着美好的未来,但心境变化和情绪波动较大,因而,一方面要引导他们注重自身修养,提高思想境界,树立正确的人生观,这是保持稳定心理状态的基础;另一方面,要学习并掌握心理疏导的方法和技巧。对此,应注意以下几个方面的调节对策。

(1)确定适当的期望值 有的青年人把自己的抱负定得太高,一旦未能实现或受到嘲讽,则易郁郁不欢,影响身心健康。因此要把握好自己的社会角色,站稳人生的立足点,不懈努力,学会适应现实生活。

(2)增加愉快生活的体验 每一个个体的生活中都包含有各种喜、怒、哀、乐的生活体验,对于一个心理健康的人来说,多回忆积极向上、愉快生活的体验,有助于克服不良情绪。

(3)适当发泄情绪 青年人在情绪不安与焦虑烦躁时,不妨找好朋友倾诉,或向心理医生咨询,也可以一个人面对墙壁倾诉胸中的郁闷,把想说的说出来,心情会平静很多。

(4)注意力转移法 克服某些长期不良情绪有多种方法,可以用新的工作、新的行动去转移不良情绪的干扰,使注意力得到有效的转移。实践证明,青年人生活空虚时,出现心理问题的概率偏高。

（5）耐心接受社会现实的磨炼　青年人走上社会之后,耐性普遍较差,缺乏坚强的毅力,需要经过无数次现实经历的磨炼才能增强自己的毅力。

3. 树立正确的性观念　青年期处于性生理、性心理不断成熟完善的关键期,首先要改变传统思想观念,在青年人中进行健康的性科学教育,引导他们对性有科学的认识。对性有正确的知识与态度是性心理健康的首要问题。性既不神秘、肮脏,也不自由、放纵。其次,帮助青年人正确理解性意识与性冲动,增进男女正常的交往。接受性冲动的自然性与合理性,两性正常、友好交往,增强青年人的意志力、自尊心和自信心,提高自身心理调控能力。再次,要加强恋爱观和婚姻观的教育,处理好恋爱、婚姻与家庭的关系。

七、中年期心理健康

（一）中年期的身心发展特征

1. 生理功能逐渐衰退　进入中年期(35～60岁)以后,人的各个系统、器官和组织的生理功能便逐渐从完全成熟走向衰退。从中年开始,个体的生理功能开始有所衰退。由于组织、器官功能开始衰退,如肌肉开始萎缩,弹性降低,骨质密度降低,胃功能减低,清除体内分泌物的能力下降,免疫监视系统对发生癌性突变细胞的监视功能减弱等,罹患各种疾病的可能性也日益增长。

2. 智力发展达到最佳状态　中年人的心理处在相对稳定和继续发展的阶段。中年人的知识积累和思维能力都达到了较高的水平,善于分析并做出理智的判断,有独立的见解和独立解决问题的能力。智力发展到最佳状态。中年时期是最容易出成果和获得事业上成功的阶段。

3. 情绪情感趋于稳定　继青年时期情绪情感有较大波动和变化之后,中年人的情绪则比较成熟、稳定。中年人较青年人更善于控制自己的情绪,较少冲动性,有能力延迟对刺激的反应。

4. 意志品质健全　中年人的意志更加坚定,自我意识明确,了解自己的才能和所处社会地位,善于决定自己的言行,有所为和有所不为。对自己既定的目标已有明确的意识,勇往直前,能努力克服前进道路上的各种困难和挫折,不气馁,有百折不挠的坚强意志。同时也能理智地调整目标并选择实现目标的途径。

5. 人格稳定特点突出　进入中年期以后,个体在个性方面的变化不明显。在几十年的生活实践中,经历了自我意识的建立、改造与再完善的反复锤炼和增长的社会化过程,这种稳定的个性和个体表现出的突出特点,有助于排除干扰、坚定信念,以自己独特的方式建立起稳定的社会关系和社会支持体系,并顺利完成自己追求的人生目标。

（二）中年期常见的心理问题

1. 心理疲劳　每一个中年人都承担着为社会创造价值的责任,但由于所承担的社会角色的不断变换、人际关系不断变化、工作和工作环境不断变化等干扰因素,抵消了中年人对工作做出的努力,因而造成巨大的精力和时间消耗,尤其是在社会高速发展的今天,他们常觉得有做不完的事,一刻也不能放松,常常会有紧迫感、压力感。这种

笔记栏

由于种种主客观因素,中年人受到强烈而持久的不良刺激造成的压力而引起的消极心理,称之为心理疲劳。心理疲劳可导致多种负性情绪及不良反应。在这种压力之下,人的神经细胞高度兴奋,因而得不到充分的休息。久而久之,中枢神经系统的兴奋与抑制功能失调,出现失眠、多梦、记忆力下降、工作效率降低、食欲下降等,如果长期不愈,就会对身体产生致命的威胁。心理疲劳严重威胁到中年人的身心健康,中年知识分子的情况更为严重。一般有如下症状。

(1)早晨起床后,浑身无力,四肢沉重,心情不好,甚至不愿意和别人交谈。

(2)学习、工作无劲,没精神,什么都懒得做,工作中错误多、效率低。

(3)容易感情冲动,神经过敏,稍遇不顺的事便大动肝火。

(4)眼睛易疲劳,视力迟钝,全身感到不舒服,如晕眩、头痛、头重、背酸、恶心等。

(5)感到困乏,但躺在床上又睡不着。

(6)没有食欲,挑食,口味变化快等。

2. 更年期综合征　更年期是中年进入老年的生命转折时期,也是生育功能由旺盛进入衰退的过渡阶段。男女均有更年期,女性早一些,一般为45～50岁;男性晚一些,一般为55～60岁。由于此时生理与心理上的巨大变化,一部分人容易出现一种心身疾病,俗称更年期综合征。更年期生理上的变化,首先发生在性腺功能的衰退,对女性来说,主要表现为月经的变化,从规律变成不规律,以至最终完全停止。其次,由于孕激素、雌激素水平的下降,影响自主神经的稳定性,部分产生了不同程度的自主神经功能紊乱的症状,表现为典型的潮热、出汗、头晕三联症状,有些出现烦躁易激惹、心悸、失眠、多梦等大脑皮质功能失调症状。随着更年期内分泌的改变,个体常出现一些心理不适感,主要体现在两个方面,即更年期神经症和更年期忧郁症。

(1)更年期神经症　临床表现除失眠、头昏、头痛、注意力不集中、记忆力下降等神经衰弱症状外,还突出表现在情绪不稳、激怒、烦躁、焦虑,同时伴有心悸、潮热、多汗等自主神经症状。有此症状的中年人随时随处总表现出紧迫感,对个人和家人的安危、健康格外关切,注意自己躯体的微小变化,担心会得什么严重的疾病,常因躯体不适而四处求医。这类患者大事小事都操心,大到买房、购电器、孩子找工作,小到锅碗瓢盆、一针一线,都要过问。

(2)更年期忧郁症　临床表现为神经紧张、焦虑,情绪低沉,全身不适,早醒,整日惶恐不安,有大祸临头感。经常长吁短叹,自责自罪,拒食。即便如此,患者对自己和家人依然关切,常表现出愁眉苦脸、坐卧不安、搓手顿足、流泪哭泣等,一些自主神经症状如心悸、潮热或发冷、出汗、肢端胀麻、头晕等亦很常见。严重时可出现自杀企图或行为。

3. 婚姻家庭矛盾　中年人要在事业上有所作为,需要一个安定、和睦、信任、协调的家庭作后盾。婚姻是中年阶段比较敏感的一个话题,中年阶段婚姻最容易亮起红灯。不少中年夫妇在以往的日子里为了建立事业、照顾子女,每天忙于应付生活,对夫妻关系及感情关注不足,栽培不够,沟通不良,待子女逐渐独立,夫妻间反而有种陌生的感觉。少数夫妇彼此对对方不满,但为了子女勉强接受,等子女长大,维系婚姻关系的纽带不再起作用,只能以离异告终。也有一些家庭,中年夫妇由于面临性生理与性心理的改变,未能及时调适,性生活不协调,婚姻不满足感增加,而出现婚外情现象。有的夫妇事无巨细见面就争吵;有的恰好相反,无论什么事都不争吵,彼此客客气气,

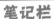

实际上貌合神离,同床异梦;有的夫妇婚姻关系只存在一纸结婚证,分居两处,互不往来,十分冷淡。

(三)中年期心理健康维护

1. 合理安排时间 中年人应有更高的修养,克己奉公,力戒奢欲,表里如一,光明磊落。良好的品行有益于保持心理平衡,同时还应善于调适。琴、棋、书、画可陶冶性情,丰富的业余爱好和精神生活有益健康。合理安排时间,只有合理休息,才能更好地工作。高尚的、典雅的、积极的休息,应是生活中必要的组成部分。

2. 保持平和心态 对自己的体力和能力要有正确的认识和估计,要尽力而为,量力而行,保持平和心态,正确认识和对待自己的经济地位、工作环境和生活变迁等问题。善于用脑和科学用脑,用正确的思维方法来指导和协调生活和工作中的各种冲突。要面对现实,正确评价自己,善于自我控制、自我调节、自我教育,以保持良好的心境和稳定的情绪。

3. 学会缓解压力 中年人是社会的中坚,肩负着家庭和社会的双层重任,长期承受高强度的精神紧张和心理压力,因此,要学会缓解压力,学会用放松技术来调节,以有利于休息和睡眠。对照法、直接法、生物反馈法、打太极拳、练气功等都是很好的放松方法,有助于减轻压力,消除疲劳和紧张状态。

4. 正确处理家庭关系 人际关系紧张是中年人心理紧张的重要原因之一。人际关系错综复杂,中年期的人际关系最为复杂,既要处理好与老年同事的关系,还要处理好上下级、同事间的关系,更要处理好家庭关系。在家庭经营方面,最重要的是建立亲子和夫妻关系,尤其是夫妻之间,在中年阶段就应开始经营比较深层、精致与轻松的夫妻生活。营造良好的家庭氛围,应做好下面几点。

(1)夫妻联盟 就是遇到一些特殊的情况时,夫妻联合起来处理这些事情并且保持统一的态度。夫妻联盟是整个家庭和谐稳定的基础。

(2)相互多沟通 夫妻之间要有良好的沟通,通过沟通促进彼此的感情,这是提高婚姻生活质量的重要所在。沟通不仅要注意时间和环境,还要考虑彼此的精神状态。

(3)让子女独立 中年人应放手让已成年的子女,特别是独生子女自己照顾自己,自己管理自己。

(4)婚姻的再适应 人到中年基本上是上有父母要照顾、下有年幼子女要抚养,而中年期又往往是事业的高峰时期,需要为事业而奋斗,造成的压力不小。此时,很容易忽视夫妻关系,因此需要特别用心去维护。

5. 科学度过更年期 理解更年期是生命的必然过程,及时掌握更年期的生理心理知识,正确对待自己的心身变化,注重保健;正确对待症状,有病早治,适当调整;保持日常饮食、睡眠、工作活动的规律性,娱乐活动应有节制,避免过度紧张和劳累;家庭成员、同事、朋友及单位领导都应了解更年期基本知识,给予多方面的理解、体谅、同情、照顾和关心,建立更好的社会支持系统。

八、老年期心理健康

(一)老年期的身心发展特征

1.生理功能明显衰退 处于老年期(60岁以上)的人感觉器官退化,使得老年人感觉功能下降,耳聋眼花,肌肉萎缩,形体缩小,肌力下降,易骨折,应变功能下降,易体弱多病。老年人的大脑皮质开始萎缩,脑回变窄,脑沟变宽,使得整个大脑的功能下降。大脑调节内脏的功能下降,使得老年人的躯体、内脏不适感增加。

2.认知功能下降 认知功能是一个人认知外界客观事物的能力。到了老年期,认知功能随着年龄的增大而减弱,智力逐渐下降,痴呆的概率也将增长。但痴呆并不是正常衰老的必然结果。

3.记忆力下降 心理学家的研究认定人的记忆随着年龄增加会有所下降。老年人近期记忆保持效果差,近事易遗忘;但远期记忆保持效果好,对往事的回忆准确而生动。机械记忆能力下降,速记、强记困难,但有意记忆是主导,理解性、逻辑性记忆仍很强。老年人的记忆衰退并不是全面的,而是部分衰退,主要是长时记忆、机械记忆和再现记忆衰退得较快。

4.情绪和人格改变 老年人情绪趋向不稳定,常表现为易兴奋、激惹、喜欢唠叨、常与人争论、情绪激动后的恢复需要较长的时间。性格逐渐发生变化,由于抽象概括能力差,思维散漫,说话抓不住重点,学习新鲜事物的机会减少,故办事多固执、刻板。办事能力下降,会增加老朽感、无能感,致情感脆弱。有些老年人以自我为中心,常常影响人际关系,乃至夫妻感情。进入老年,两性出现同化趋势,男性爱唠叨,变得女性化,女性更爱唠叨,变得更加女性化。

(二)老年期常见的心理问题

1.衰老感 老年期是人生旅途的最后一段,也是人生的"丧失期",例如丧失工作、丧失权力和地位、丧失金钱、丧失亲人、丧失健康等。一般而言,老年人的情感趋于低沉,这与他们的人生经历和现实境遇是分不开的。另外,由于大脑和机体的衰老,老人往往产生不同程度的性格和情绪的改变,如说话啰唆、情绪易波动、主观固执等,少数老年人则变得很难接受和适应新生事物,怀恋过去,甚至对现实抱有对立情绪。老年人的性情改变,常常加大他们与后辈、与现实生活的距离,导致社会适应能力的缺陷。

2.离退休综合征 离退休综合征是指老年人因为离退休后不适应新的社会角色、环境和生活方式变化而出现的焦虑、抑郁、悲哀、恐惧等消极情绪,或因此产生偏离常态的行为的一种适应性的心理障碍。离退休的实质是人的社会功能的转变,这种转变意味着社会角色的转变。许多老年人难以适应而产生离退休综合征,不知道自己该干什么,心情抑郁焦急。个人的经历和功绩容易使老年人,尤其是男性产生权威思想(要求晚辈听话与尊重,否则就生气、发牢骚),常因此造成矛盾和冲突。老年人的行为及各项操作变得缓慢、不准确、不协调,为此苦恼又不服气。离退休综合征主要有以下表现。

(1)焦虑症状 表现为坐卧不安、心烦意乱,敏感,行为重复,小动作多,无法自控;犹豫不决,不知所措;偶尔出现强迫性定向行走。

（2）抑郁症状　表现为情绪低落、郁闷、沮丧、意志消沉、萎靡不振；有强烈的失落感、孤独感和衰老无用感，对未来生活感到悲观失望；自信心下降，行为退缩，兴趣减退，不愿主动与人交往。

（3）躯体不适症状　表现为头痛、头晕、失眠、胸闷、胸痛、腹痛、乏力、全身不适等症状，现有躯体疾病无法解释这些症状。

3. 空巢孤独感　造成老年人孤独的最普遍原因是：退休在家，离开了工作岗位和长期相处的同事，终日无所事事，孤寂凄凉之情油然而生；儿女分开居住，寡朋少友，缺少社交活动；丧偶或离婚，老来孑然一身。老年人最怕孤独。因为孤独使老年人处于孤独无援的境地，很容易产生一种被遗弃感，继而使老年人对自身存在的价值表示怀疑、抑郁、绝望。空巢孤独感主要表现为以下两个方面。

（1）情感方面　有空巢感的老人，大都心情抑郁，空虚、寂寞、伤感，精神萎靡，情绪低落。

（2）认知方面　多数老年人出现自责倾向，认为过去没有尽到父母的责任与义务，对子女关心照顾不够；一部分老年人认为子女成年后对父母回报、孝敬、关心和照顾不够，只顾追求个人自由的生活方式和享乐。

4. 恐病症　人生的终结是死亡，老年人最大的恐惧是面对死亡。老年人常常患有一种或多种慢性疾病，给晚年生活带来痛苦和不便，便觉得自己成为累赘，人生无望，心情抑郁、绝望；因为体弱多病而常会想到与死有关的问题，并不得不做出随时迎接死亡的准备，不论是有病还是没有病，老年人都容易产生对死亡的恐惧，容易出现惊恐、焦虑、抑郁、睡眠障碍等心理不适症状；有些老年人表示并不怕死，但考虑最多的是如何死。一般老年人都希望急病快死，最怕久病缠绵，为此四处求医，寻找养生保健之术。

5. 睡眠障碍　老年人大多数睡眠减少、睡眠浅、易惊醒，有的老人同时有入睡困难和早醒，这也是自然现象。医学研究发现，老人在睡眠过程中醒来的次数较多，女性入睡比男性慢。老年人睡眠的质和量都发生了明显变化，因此许多老年人常感到睡醒后不怎么解乏，白天精神不济，甚至有昏昏欲睡之感。有些老年人可表现为睡眠过多或睡眠倒错（日睡夜醒），或在白天频频打盹、打呵欠，即使在很重要的场合也难以自制，这也是脑功能削弱的显著标志。

6. 记忆障碍　不少老年人都时常为自己的记忆力不好而深感苦恼，例如：出门忘记带钥匙，炒菜忘了放盐，刚才介绍过的客人转眼便叫不出人家的名字，一会儿找不到手表，一会儿找不到眼镜。老年人记忆力减退的特点是对新近接触的事物忘得很快，而对往事却记忆犹新（医学上称近事遗忘）。记忆力减退是大脑细胞衰老、退变的常见现象，过于严重则可能是阿尔茨海默病的一种表现。

（三）老年期心理健康维护

1. 修养身心，享受老年生活　培养兴趣和爱好，根据自己的文化、爱好和条件，自由选择。琴、棋、书、画、栽花、养鸟、钓鱼、体育锻炼等，都可以培养老年人对生活的热爱，从中既可体会人生的乐趣，又可陶情冶志，养生益寿。

2. 适当交往，缓解空巢孤独感　维持与社会的接触，保持良好的人际关系。老年人要勇于和善于接触各种各样的人，建立新的各种友谊关系，尤其要大胆与年轻人和孩子们交往，以利于增强朝气和生活信心，而不要闭关自守。与朋友相互多走访，在人与人的交往中可以交流思想、抒发感情、互相安慰鼓励、学习交流的经验。这种交朋友活动可以减少孤独空虚和消沉之感,体会到人间有友谊,无处不温暖。正如古人所言:"同龄相嬉,乐而忘老"。

3. 适量用脑,克服记忆睡眠障碍 适当的脑力劳动可延缓脑功能的衰退。老年人能够处理的事情最好让他们自己单独去做,这样能够使老年人勤动脑和多动手脚,有助于防止痴呆的发生、发展,对四肢骨骼和肌肉的强健也大有益处。

4. 科学健身,正确对待疾病和死亡 生命在于运动。老年人不能太清闲,只要不过分劳累和紧张,生活安排得弛张有度,对心身健康有好处,这样才能使老年人度过一个愉快幸福的晚年,并能正确地应对疾病和死亡。对疾病和死亡有思想准备,不回避、不幻想,必要时对死亡做出决断,才能让老年人从容不迫地得到一个圆满的结局。

 思考题

1. 简述健康和心理健康的概念。

2. 简述心理发展的基本特征。

3. 简述埃里克松八个发展阶段理论。

4. 简述汤纳特尔的四级健康行为模式。

5. 简述心理异常时的心理特征。

6. 简述心理健康的标准。

7. 试述不同年龄阶段的身心特点。

8. 简述青年期常见的心理问题。

9. 简述中年期常见的心理问题。

10. 简述老年期常见的心理问题。

11. 试述不同年龄阶段的心理健康维护。

(蔡春燕)

心理诊断与心理测验

第四章

学习要点:

- 心理诊断、心理测验的概念。
- 心理诊断的特点、过程、意义及主要方法。
- 心理测验的特点、分类、基本条件及注意事项。
- 智商的定义。
- 智力测验和人格测验的类型、方法和意义。

学习要求:

- 认知目标:掌握心理诊断、心理测验、智力测验和人格测验的概念;认识不同测验方法适应的人群和诊断意义。

- 技能目标:了解并掌握常见心理测验、智力测验和人格测验的诊断方法;能够对不同心理疾病进行诊断及干预。

- 情感态度:通过对心理诊断、心理测验、智力测验和人格测验的学习,形成对心理诊断正确的认识并适当给予患者指导和干预。

案例引入

案例一

小王在一家医院当护士。10个月前,表姐患"化脓性脑膜炎"去世,她非常伤心。此后,小王老担心在医院上班会被传染细菌。每次下班后,总是反复地洗手,经常洗十多次。回到家,须换掉所有的衣服和鞋,"避免把细菌带回家"。尽管科里的医生告诉她,只要抵抗力正常,细菌感染的可能性很小,但小王就是不放心。后来发展到在医院不坐别人坐过的椅子,别人不小心碰到了她,她就会不停地洗手,直到认为洗干净为止。每天如此"清洁"花去了大量的时间,使她疲惫不堪,严重影响了工作,老公也怨声载道。小王感到很委屈,但就是控制不住自己。

问题:小王反复洗手是正常的吗?她可能存在哪方面的心理健康问题?

> **案例二**
>
> 　　小张在工作中犯错误,导致公司财产损失,被上级领导批评后,轻生的念头时有出现,晚上总是做着和死亡有关的梦,情绪低落,莫名伤心,容易发火,总是悲观地考虑事情。容易焦躁,情绪失控,失眠。什么事都高兴不起来,觉得特别抑郁。怨恨一切,消沉,感到孤独、无助、事事不如意,烦躁,常常发火、流泪,猜疑心和嫉妒心强,有破坏心理。
>
> 　　问题:小张可能存在哪方面的心理健康问题? 可以应用哪种测评量表进行评定?

第一节　心理诊断

一、心理诊断概述

(一)心理诊断的概念

1. 从疾病分类学的角度理解,心理诊断是以症状、征兆或测验、检查为基础,确定某人苦恼的障碍类型,以及根据某一疾病、某种病态或一系列特征对个体进行归类的过程。

2. 从教育的视角认识,心理诊断就是在分析、研究学生生理、心理特点的基础上,查明学生在学习和行为中的一些偏态(成绩不良、品德不良等)产生的原因,并提出消除这些偏态的方法。

3. 从价值中立的观点理解,心理诊断就是对与个体的情绪和行为状态有关的信息进行分类的过程,依据通常人们共同接受的某种分类体系对个体状态确定名称。

综合以上各种观点,目前对心理诊断下的定义是:以心理学的方法和工具为主,对个体或群体的心理状态、行为偏移或障碍进行描述、分类、鉴别与评估的过程。

(二)心理诊断的特点

1. **心理诊断的全体性**　心理诊断的对象包括在心理或行为方面存在缺陷或障碍的人,也包括心理正常的人,这一点是同医学诊断不一样的。医学诊断的对象是有某种疾病或症状的患者,心理诊断除了要对心理缺陷者进行分析、鉴别外,还负有对正常个体或群体的测查、评估的任务。

2. **心理诊断的相对性**　心理诊断的对象模糊程度较高,推断难度较大,因此,在心理诊断中不宜简要地套用医学诊断方法进行非此即彼的类别划分,而应根据被诊断者的实际情况,进行小心谨慎的推断与预测。

3. **诊断标准的多重性**　疾病诊断的标准是唯一的,一般以临床表现、理化检验数据、人体组织结构状况为依据。而心理诊断则有多重标准:一是来访者的主观体验标准。来访者有抑郁、焦虑、强迫等情绪或行为体验,主动向咨询者求助,便可视为有心理问题。二是心理测验标准。心理测验数据具有平等性和客观性,可作为心理诊断的依据。三是社会常态性。心理问题是指不符合社会规范、道德准则和价值观念与行为异常,而且由于受到时间、地域、民族、宗教、文化传统、国家制度和价值观念等因素制约,对某些心理行为现象应具体分析,不能按某一特定标准做出简单诊断结论。

4. 心理诊断的全面性　心理诊断是在多层次、多维度上进行的,因而运用系统的方法进行跨学科的比较分析,对于获取较全面的诊断结果具有重要作用。

5. 诊断结果的多维性　疾病诊断结果只有一个维度,仅做出是或者不是、正常与不正常的结论。心理诊断的结果除正常与不正常的结论之外,还有分类与分型维度等方面的结果。如使用艾森克个性问卷对来访者的个性进行诊断,从总体上分,诊断可分为典型外向型与趋外向型、典型外向稳定型与趋外向稳定型、典型外向不稳定型与趋外向不稳定型等,类型繁多。而且这些不同的性格类型诊断,并没有明确的好不好、正常与异常之分,而是各具个性特点。

(三)心理诊断的对象和过程

1. 心理诊断的对象　在心理学的各门分支学科中,早就存在选择不同类型的人作为研究对象的现象。一直以来就存在两种具有代表性的观点。一种观点以健康人为研究对象。许多心理学,例如发展心理学、管理心理学、社会心理学等主要持这种取向。在坚持健康人为研究对象中,马斯洛坚持得最彻底。另一种观点以非健康人为研究对象。精神分析学派是以畸形的、不成熟的和不健康的人为研究对象。多数人认为人类群体中处于两个极端的人是少数,在这两个极端之间存在一个很广的过渡带,这是人群中的大多数,也是心理诊断服务对象的主体。

2. 心理诊断的过程

(1)建立心理诊断的同盟关系,同盟关系的建立是诊断过程的起点,是医患相互信任的基础。

(2)资料的收集整理和分析,是诊断过程的重要环节,往往要综合心理咨询的各种技术进行访谈和收集资料。丰富的个案资料,对于咨询者进行心理诊断及治疗是相当有利的。所以,咨询者必须在有限的时间内,充分利用各种资源,最大化地扩充与来访者有关的资料信息。信息资料的来源一般可以从会谈、行为观察及各种量表来获得。而如何对这些不同来源的资料进行充分利用,就需要咨询者对其进行有机整合和分析。

(3)寻找心理问题的关键点,通过资料收集和观察所获得的信息总有一些模糊的或者不全面的地方,有的地方甚至可能是矛盾的。对于这些问题,必须经过更详尽的分析与综合才能获得较明确的答案。所以,在这个阶段,咨询者要对有疑问的地方进行取证及论证,对来访者的问题及原因进行分析和确认。此外,是否接受来访者并进行心理咨询,也是咨询者要确定的工作之一。

(4)定性和定量诊断,是心理诊断的最高目标。

(5)病因诊断,是心理诊断的深入环节,也是提高心理诊断质量的重要措施。

(6)鉴别诊断,与抑郁性神经症、恐怖性神经症及一般心理问题等相鉴别。

二、心理诊断的主要方法

(一)观察法

1. 自然观察法　是指被观察者生活、学习或工作未被干扰下的原本状态。在自然情境下对被评估者进行观察有时是十分必要的,因为当事人或其周围的人所提供的情况很可能与实际情况不一致而需要评估者在实际情境中进行观察,加以判断。例如,一个学生被认为上课不守纪律、不注意听讲,但在课堂的实际观察中却发现,有些老师的课讲得实在不好,许多学生都不爱听,在下面玩闹,这个学生也经常被他周围的人干扰,不得不卷入其中。自然观察法虽然有效,但也面临着一些困境。一是评估者到被评估人的自然生活情境中去观察实际上有许多困难和麻烦,同时也干扰及影响被观察者的反应,失去了一定的自然真实性。如果偷偷地观察,不让其发现,又面临着道德和法规的约束,有时是不被允许的。目前,在一些场所如教室、车间及一些公共场所加装监控录像设备似乎是比较可行的方式,但也需要谨慎从事。

2. 控制观察法　是在心理评估者人为设置的可控制的情境下观察并记录被观察者反应。此种方法用得较多,如儿童行为的观察及对一些特定人群(如入院的精神障碍者,需要司法鉴定的犯罪嫌疑人)等行为的观察。观察方式可采用比较传统的"单向玻璃室",即被观察者在一间房间活动,观察者在另一间房间可通过一个单向的玻璃看到他们的活动,而被观察者却看不到观察者。目前,摄像技术(监视器)在此种方法中的应用也较为普遍,对被观察者的行为可以进行重演、分析和研究。但必须注意,除了一些特殊的情况,如被观察者有犯罪的嫌疑或不具备自知能力,一般被观察者需要被告知他正在被观察。对那些不具备自知能力的被观察者也需要告知其监护人或家属。这是心理学的伦理道德规则所规定的。

(二)访谈法

1. 标准化访谈　是根据评估目的预先设计一定的结构和程序,谈话内容有所限定,效率相对较高。一般可编制一个评估大纲或评估表,在会谈时逐项提问,再根据被试者的回答进行评定。在进行标准化访谈时检查者既可以根据自己的经验对被试者的反应做出评定,也可以简单地依据一份详细的评估记录单记分。标准化访谈的最大优点是节省时间,效率高,但有时也会使被评估者感到拘谨,有例行公事的感觉。

2. 半标准化访谈　按照一个粗线条的访谈提纲进行的非正式访谈。该方法对访谈对象的条件、所要询问的问题等只有一个粗略的基本要求,访谈者可以根据访谈时的实际情况灵活地做出必要的调整,至于提问的方式和顺序、访谈对象回答的方式、访谈记录的方式、访谈的时间和地点等没有具体的要求,由访谈者根据情况灵活处理。

3. 非标准化访谈　分为深度访谈和自由访谈。它是一种无控制或半控制的访谈,事先没有统一问卷,只有一个题目或大致范围或一个粗线条的问题大纲,由访谈者与访谈对象在这一范围内自由交谈,具体问题可在访谈过程中边谈边提出。对于提问的方式和顺序、回答的记录、访谈时的外部环境等,也没有统一要求,可根据访谈过程中的实际情况做各种安排。同标准化访谈相比,非标准化访谈的最主要特点是弹性和自由度大,能充分发挥访谈双方的主动性、积极性、灵活性和创造性,但访谈调查的结果不宜用于定量分析。

(三)个案研究

个案研究是收集被试者的历史背景测验材料、调查访问结果,以及有关人员做出的评定和情况介绍。这种研究方法在医学心理学中经常出现,主要用于了解和帮助有心理问题或障碍的患者,在此基础上进行调查,做出诊断,设计治疗方案,并对治疗效果进行评估。例如,行为主义心理学家华生对一个叫小艾伯特的男孩的研究,观察到恐怖症的习得过程。传统的个案研究,以个案史的回顾性调查为主,也可用于前瞻性研究。个案研究还特别适用于少见案例,例如狼孩、猪孩、无痛儿童等心身问题的研究。

(四)心理测验

我们去医院看病常要对一些生理指标(如血压、血细胞计数、尿蛋白含量等)进行测量,以判定是否健康。人的心理现象也可以通过测量进行鉴别。所谓心理测量就是依一定法则用数量化手段对心理现象或行为加以确定和测定。从语义上讲测验是名词,而测量是动词。心理测验是一种心理测量的工具。人们往往将这两个概念混用,但这并不影响对测验实质的理解。为了使测量结果便于比较和数量化分析,心理测量主要采用量表的形式进行。量表由一些经过精心选择的,一般能较正确而可靠地反映人的某些心理特点的问题或操作任务所组成,测量时让被试者对测量内容做出回答或反应,然后根据一定标准计算得分,从而得出结论。

在心理评估中,心理测验占有十分重要的地位,尽管前述的一些基本方法(会谈法、调查法、观察法)应用普遍,但是这些都无法取代心理测验的作用。因为测验可对心理现象的某些特定方面进行系统评定,并且测验一般采用标准化、数量化的原则,所得到的结果可以参照常模进行比较,避免了一些主观因素的影响,使结果更为客观。心理测验的应用范围很广,种类繁多,在医学领域内所涉及的心理测验内容主要包括器质和功能性疾病的诊断中与心理学有关的各方面问题,如智力、人格、特殊能力、症状评定等。目前,人们对心理测验的应用与解释尚有许多不同意见,对此我们应有辩证的认识,不可夸大测验的作用,也不可滥用测验,而应在一定范围内结合其他资料正确发挥测验适当而有效的作用。关于心理测验的内容将在后面详细介绍。

第二节　心理测验概述

一、心理测验的概念与特点

心理测验是心理测量的工具,心理测量在心理咨询中能帮助来访者了解自己的情绪、行为模式和人格特点。

1.心理测验的概念　心理测验是依据心理学的理论和方法对人的心理品质及水平所做出的鉴定。所谓心理品质包括心理过程和人格特征等内容,如情绪状态、记忆、智力、性格等。

2.心理测验的特点

(1)相对性　在对人的心理特性和行为进行比较时,没有绝对的参照点,也没有绝对零点,有的只是一个连续的行为序列。因此心理测量的度量单位是相对的。如一个人的智力高低和能力大小等,都是就其在所在团体的整个分数序列、行为序列中的地位来说的,其测量的分数单位是相对的。心理测量是在等级量表上进行的,往往把等级量表转换成以标准差为单位的等距量表。

（2）间接性　心理测验只能通过一个人对问题情境的反应来推论其心理特质,也就是说从个人的外在行为模式来推论和了解被试者内在的心理特性,所以心理测验是间接的。

（3）客观性　客观性是对一切测量的基本要求。由于任何测量都有误差,因此心理测量的客观性实际上也就是心理测验的标准化问题。标准化是指量具的编制、实施、计分和分数解释过程的一致性,减少主试者和被试者的随意性,从而尽可能地控制和减少误差,进而保证测量结果的准确性和客观性。

二、常用心理测验的类型

（一）按沟通方式分类

1. 言语测验　言语测验是心理测验中会谈法的一种基本方法。其基本形式是主试者与被试者面对面的语言交流。会谈方式包括自由式会谈和结构式会谈两种。会谈是一种互动的过程。在会谈过程中主试者起主导和决定的作用。会谈技术包括言语沟通和非言语沟通（如表情、姿态等）两方面。言语沟通包含了听和说,听有时比说重要。

2. 操作测验　操作测验多属于对图案、实物、工具、模型的辨认和操作,无须使用文字作答,所以不受文化因素的限制,可用于学前儿童和不识字的成人。如洛夏墨迹测验、韦氏成人智力量表和韦氏儿童智力量表中的操作部分。此种测验的缺点是大多不宜团体实施,花费时间较多,因此常与言语测验结合使用。

（二）按施测方式分类

1. 个别测验　指以一对一的形式,一次一个被试者。个别测验的优点在于主试者对被试者的行为反应有较多的观察与控制机会,尤其对某些特殊人群（如幼儿、文盲等）不能使用文字而只能由主试记录其反应时,就非采用面对面的个别测验不可。个别测验的主要缺点是花费时间较多,要求主试者有较高的素养,一般人不易掌握。

2. 团体测验　由一个或几个主试者对较多的被试者同时实施测验,主要用在学校、团体、军队等。主试者不必接受严格的专业训练。团体测验的优点主要是节省时间,可以在短时间内收集到大量资料,因此被各个领域广泛应用;缺点在于被试者的行为不易控制,容易产生误差。

（三）按测验目的分类

1. 智力测验　智力测验是评估个人一般能力的方法,它根据有关智力的理论或智力概念经标准化过程编制而成。智力测验应用广泛,可用于教育、临床医学、司法鉴定、人事管理等诸多领域。临床上智力测验主要用于儿童智力发育的鉴定及作为脑器质性损害及退行性病变的参考指标。此外还可以作为特殊教育或职业选择时的咨询参考。常用的工具有比奈-西蒙智力量表、韦氏成人和儿童智力量表、丹佛发育筛选测验等。

2. 人格测验　人格是指一个人的思维、情绪和行为的特征模式,以及这些模式背后隐藏或外显的心理机制,即每个人身上都存在的一些持久、稳定的特征。测验人格的技术和方法很多,包括观察、晤谈、行为评定量表、问卷法、投射测验等,最常用的为问卷法,即自陈量表,包括明尼苏达多相人格调查表、卡特尔16种人格因素问卷及艾森克人格问卷等。目前这些测验临床上主要用于某些心理障碍患者的诊断和病情预后的参考,也用于科研或心理咨询时对人格的评价等。

3.神经心理测验　神经心理测验是神经心理学研究的重要方法之一,用于人类大脑功能的评估,包括感知觉、运动、语言、注意、记忆、思维等。主要用于一些个别能力测验,如感知运动测验、记忆测验、联想思维测验等;还有一些成套测验,主要以Halstead-Reitan 神经心理学测验为代表。这些测验可用于脑器质性损害的辅助诊断和脑与行为关系的研究。

(1)评定量表　目前评定量表主要用于临床和心理卫生工作中,也用于一些精神症状评价及其他方面,例如抑郁量表、焦虑量表、生活事件量表、认知功能量表、生活质量综合评定量表、心身健康调查表等。这些量表对临床工作及科研等具有特殊的意义和应用价值。

(2)职业咨询测验　主要介绍言语理解与表达、数量关系、判断推理、资料分析和综合常识等内容。言语理解与表达主要训练运用语言文字进行交流和思考、迅速而又准确地理解文字资料内涵的能力。数量关系部分主要训练理解、把握事物间量化关系和解决数量关系问题的技能。

(四)按测验材料的客观程度分类

1.客观测验　只需被试者直接理解,无须发挥想象力来猜测和遐想。绝大多数心理测验都属于这类。

2.投射测验　测验材料无严谨的结构,如一些意义不明的图像、一片模糊的墨迹或一句不完整的句子。要求被试者根据自己的理解随意做出回答,借以诱导出被试者的经验、情绪或内心冲突。多用于测量人格。具有代表性的有洛夏墨迹测验、主题统觉测验、自由联想测验和句子完成测验。

三、标准化心理测验的基本条件

(一)常模

常模是指某种测验在某种人群中测查结果的标准量表,即可比较的标准,目前大多数标准化采用的标准分常模。有了常模,一个人即所研究的对象样本的测验才能通过比较而得出是优是劣、是正常还是异常的结论。

1.样本　样本为研究对象。具有代表性的样本称为标准化样本,是建立常模的依据。

2.常模形式　常模的形式包括发展常模、百分位常模、标准分常模。

(二)信度

1.信度　信度是指一个工具在同一对象的几次测量中所得结果的一致程度。它反映工具的可靠性和稳定性。在相同情况下,同一被试者几次测量中所得结果变化不大,便说明该测量工具性能稳定,信度高。

2.信度系数　信度指标通常以相关系数表示,即用同一受试样本所得的两组资料的相关系数作为测量一致性的指标,称为信度系数。

(三)效度

效度是指一个测量工具能够测出其所要测量东西的真实程度,反映工具的有效性、正确性。

(四)测量方法的标准化

标准化是指心理测验的编制、实施、计分及测验分数解释等程序的一致性,且要有较高的效度和信度,即常模资料。标准化测验是一个系统化、科学化、规范化的施测和评定过程,它包括了全过程的标准化。因此只有心理测验中各个环节实现了标准化,测验才被称作标准化心理测验。心理测验的标准化具体体现在运用标准化的测验材料、统一指导语、统一时限、统一评分和建议常模等方面。心理测验的编制一般要经过以下步骤:确定测验目的和对象、制订编题计划、编辑题目、题目的试测与分析、合成测验、将测验标准化、对测验进行鉴定和编写测验说明书等。

四、心理测验需要注意的问题

(1)正确选用测量工具。
(2)被试者知情同意。
(3)注意施测环境。
(4)注意主试者、被试者的主观因素。
(5)要有严格的程序。
(6)遵循保密原则。
(7)分数解释要合理。

第三节　常用心理测验与评定量表

一、智力与智商

(一)智商的定义及评定分类

1.智商的定义　智商(intelligence quotient,IQ)是智力的量化单位,即通过智力测验将智力水平数量化,用数字的形式表达出来,以便于人们理解与比较。计算智商的公式有比率智商和离差智商两种。比率智商由特曼(Terman)提出,其公式如下:

$$IQ = (MA/CA) \times 100$$

公式中,MA(mental age)为心理年龄(又称智力年龄),是某一儿童智力测验成绩所达到的水平。MA是以一群同龄儿童(称样本)在该测验的平均成绩为标准而得到的。CA(chorological age)为实际年龄,即该儿童在测验时的实际年龄。例如,某儿童智力测验时的CA为10岁,他的智力测验成绩达到了12岁儿童的平均水平(MA为12),由此比率智商公式计算出该儿童的IQ为120;另一10岁儿童智力测验的成绩为8岁儿童的平均水平(MA为8),则IQ为80。

比率智商公式建立在儿童的智力水平随年龄增长的线性关系的基础上。实际上智力发展到一定年龄便停止发展,呈平台状态,老年人的智力水平有所下降。因此,大卫·韦克斯勒(David Wechsler)提出了离差智商公式。韦克斯勒认为人类智商在任何年龄均呈常态分布,可以用标准的方法计算智商,其公式为:

$$IQ=100+15Z=100+15(x-m)/s$$

公式中,m 为该年龄阶段样本智力测验的平均成绩;x 为某被试者智力测验的成绩;s 为样本成绩的标准差,Z 是标准分数,其值等于某被试者智力测验的成绩减去该年龄阶段样本智力测验的平均成绩,除以样本成绩的标准差。离差智商计算方法克服了比率智商计算方法受年龄限制的缺点,成为目前通用的 IQ 计算方法。

2.智商的分类　智力量表编制后,经过科学采样(样本必须代表性好,其测验成绩呈正态分布),可以将智力水平根据 IQ 值进行分级,通常将智商平均值(100)和其上、下一个标准差(15)的范围定位为平常智力,其余依据高于或低于平常智力水平依次分级,其分级方法如表4-1所示。

表4-1　智力水平的分级

智力水平	IQ	标准差范围
天才	145～160	$+(3\sim4)s$
极超常	130～144	$+(2\sim3)s$
超常	115～129	$+(1\sim2)s$
平常	85～114	$\pm1s$
边界	70～84	$-(1\sim2)s$
轻度智力低下	55～69	$-(2\sim3)s$
中度智力低下	40～54	$-(3\sim4)s$
重度智力低下	25～39	$-(4\sim5)s$
极重度智力低下	<25	$-5s$ 以下

以上介绍的是国际常用的分级方法。有的智力量表编制者使用自己的分级方法,在应用时要仔细阅读所用智力表的使用手册。例如,有智力量表将标准差定为16,这时平常智商为 84～116。其他级别以此类推。

(二)常用的智力测验

1.斯坦福-比奈智力量表　比奈-西蒙智力量表(Binet-Simon Scale of Intelligence,B-S)是由法国的比奈(A. Binet)和西蒙(T. Simon)于1905年编制,是世界上第一个智力量表。以后分别于1908年和1911年做了修改,至1916年美国的特曼在斯坦福大学再次对其修改,最突出的是第一次提出了 IQ 及其计算法(比率智商计算法),被称为斯坦福-比奈智力量表(Stanford-Binet Intelligence Scale,S-B)。该量表中的测验项目仍沿用 B-S 方法,按年龄组排列,每一年龄组包括6个项目,每通过一项计月龄2个月,6项全通过者说明被试者的智力达到了这个年龄水平。这种项目排列法在心理学上称"混合列车"式。至1960年,改比率智商计算法成离差智商计算法,至斯坦福-比奈智力量表第4次修订版(Stanford-Binet Intelligence Scale Forth Edition,SB-FE)又将项目的"混合列车"式排列,改为"专列"式排列,即仿韦氏智力量表(Wechsler intelligence scale,WS)方式,将功能相同的项目集中成分测验,所以量表由许多测验组成,而不按年龄组分段。于是 SB-FE 的形式与 WS 的形式相似。SB-

FE 有 15 个分测验,组成 4 个领域,即词语推理、数量推理、抽象/视推理及短时记忆。最初 B-S 为预测儿童学习能力而编,S-B 仍沿其意,所以此量表一直在教育上用得多,临床上用得少。我国陆志韦于 1937 年修订过 S-B 的 1916 年版本,后由吴天敏根据陆志韦修订本再做修改(1986 年)。

2. 韦克斯勒智力量表 包括成人(16 岁以上)、儿童(6~16 岁)和学龄前期(4~5 岁)3 个年龄版本。最早的是韦克斯勒在 1939 年出版的 WS,先后经几次发展和修订,现在成为韦克斯勒成人智力量表(Wechsler Adult Intellingence Scale,WAIS,修订本为 Wechsler Adult Intelligence Scale-revised, WAIS-R)、韦克斯勒儿童智力量表(Wechsler Intelligence Scale for Children,WISC,修订本为 WISC-R)及韦克斯勒学前和初级小学儿童量表(Wechsler Preschool and Primary Scale of Intelligence,WPPSI)。这 3 套量表现在又都做了修订。韦克斯勒另有一套记忆量表——WMS 未包括在韦克斯勒量表之内,我国已有 WAIS、WISC 和 WPPSI 的多种修订本。在此只介绍 WAIS。

韦克斯勒成人智力量表中国修订本称为中国修订韦克斯勒成人智力量表(Wechsler Adult Intelligence Scale-revised in China,WAIS-RC)。全量表(fall scale,FS)共含 11 个分测验,其中 6 个分测验组成言语量表(verbal scale,VS),5 个分测验组成操作量表(performance scale,PS)。根据测验结果,按常模算出 3 个智商,即全量表智商(full scale IQ,FSIQ)、言语智商(verbal IQ,VIQ)和操作智商(performance IQ,PIQ)。WISC 及 WPPSI 的结构分量表所包括的分测验除数目不同外,其余均相同。

(1)言语量表的分测验及其主要功能

1)知识(information,I) 由一些常识组成,测量知识、兴趣范围和长时记忆。

2)领悟(comprehension,C) 由一些社会价值、社会习俗和法规领域的问题组成,测量社会适应和道德判断能力。

3)算术(arithmetic,A) 心算。测量数的概念、数的操作能力、注意集中能力,以及解决问题的能力。

4)相似性(similarity,S) 找出两物(名词)的共同性。测量抽象和概括能力。

5)数字广度(digit span,DS) 包括 14 个测题,随机选取一个 2~9 位的数字,要求被试者顺背或倒背,即听到一读数后立即照样背出(顺背)和听到读数后按原来数字顺序的相反顺序背出来(倒背)。该测验主要测量瞬时记忆能力,但分数也受到注意广度和理解能力的影响。

6)词汇(vocabulary,V) 给一些词下定义,测量词语的理解和表达能力。

(2)操作量表的分测验及其主要功能

1)数字-符号(digit symbol,DS) 9 个数字下面有一个规定的符号。要求按此规定填一些数字下面所缺的符号。测量手眼协调、注意集中和操作速度。

2)填图(picture completion,PC) 一系列图片,每图缺一个不可少的部件,要求说明所缺部件名称并指出所缺部分。测量视觉辨别力、对构成物体要素的认识能力,以及扫视后迅速抓住缺点的能力。

3)积木图案(block design,BD) 用红白两色的立方体复制图案。测量空间知觉、视觉分析综合能力。

4)图片排列(picture arrangement,PA) 调整无秩序的图片成有意义的系列。测量逻辑联想、部分与整体的关系,以及思维的灵活性。

5）拼物（object assembly，OA）　将一个物体的碎片复原。测量想象力、抓住线索的能力及手眼协调能力。

6）迷律（maze，MA）　操作量表的替代测验，由1个例题加9个正式测验题组成。测验主要涉及计划能力、空间推理能力和视觉组织能力。

从各分量表和分测验得到的3种智商，其中FSIQ可代表被试者的总智力水平，VIQ代表言语智力水平，PIQ代表操作智力水平。因素分析结果，这些分测验负荷3种主要智力因素，即A（言语理解）因素、B（知觉组织）因素和C（记忆/注意）因素。在言语量表中的多数分测验负荷A因素；操作量表中的多数分测验负荷B因素；C因素则为A、D和DS分测验所负荷。对被试者的智力做分析时，不仅根据3种智商的水平，而且还要比较VIQ与PIQ的关系，以及分析各分测验的成绩分布剖面图形等方法来进行。

3. 瑞文标准推理测验（Raven's standard progressive matrices，SPM）　由英国心理学家瑞文（J. C. Raven）于1938年创制，在世界各国沿用至今，用以测验一个人的观察力及清晰思维的能力。它是一种纯粹的非文字智力测验，所以广泛应用于无国界的智力/推理能力测试，属于渐近性矩阵图。整个测验由60张图组成，分为5个单元，每个单元在智慧活动的要求上各不相同。总的来说，矩阵的结构越来越复杂，从一个层次到多个层次的演变，要求的思维操作也是从直接观察到间接抽象推理的渐进过程。

瑞文标准推理测验按逐步增加难度的顺序分成A、B、C、D、E 5组，每组都有一定的主题，题目的类型略有不同。从直观上看，A组主要测知觉辨别力、图形比较、图形想象力等；B组主要测类同比较、图形组合等；C组主要测比较推理和图形组合；D组主要测系列关系、图形套合、比拟等；E组主要测互换、交错等抽象推理能力。可见，各组要求的思维操作水平也是不同的。测验通过评价被测者这些思维活动来研究他的智力活动能力。每一组中包含有12道题目，也按逐渐增加难度的方式排列。每个题目由一幅缺少一小部分的大图案和作为选项的6~8张小图片组成。测验中要求被测者根据大图案内图形间的某种关系——这正是需要被测者去思考、去发现的——看小图片中的哪一张填入（在头脑中想象）大图案中缺少的部分最合适，主要用于智力的了解和筛选。

瑞文测验曾在1947年和1956年分别修订，目前发展成3种形式：除了上述的标准型以外，还有1947年为适应测量幼儿及智力低下者而设计的彩色型（color progressive matrices，CPM）和用于智力超常者的高级型（advanced progressive matrices，APM）。目前CPM和APM也已在国内发行。为了满足实际测试的需要，李丹等人将瑞文测验的标准型与CPM联合使用，称为瑞文测验联合型，这样可使整个测量的上下限延伸，适用范围可扩大到5~71岁。

由于瑞文测验具有一般文字智力测验所没有的特殊功能，可以在言语交流不便的情况下使用，适用于各种跨文化的比较研究，5~71岁的幼儿、儿童、成人、老人皆可借此量表粗分智力等级。

（1）适用范围　不同职业、国家、文化背景的人都可以用，甚至聋哑人、丧失某种语言功能的患者和具有心理障碍的人也可以用。

（2）要求　测验一般没有时间限制，通常在40 min左右完成，答对的总分转化为百分等级。在个别测验时，如果记录下测试所用时间，并分析其错误的特性，还有助于了解被试者的气质、性格和情绪等方面的特点。

（3）结果演算　智力水平用百分比等级表示。

一级：测验标准分等于或超过同年龄常模组的95%，为高水平智力。

二级：测验标准分在75%~94%，智力水平良好。

三级：测验标准分在25%~74%，智力水平中等。

四级：测验标准分在5%~24%，智力水平中下。

五级：测验标准分低于5%，为智力缺陷。

（4）正确题数　另外有A、B、C、D、E5个项目的正确题数。

A：反映知觉辨别能力（共12题）。

B：反映类同比较能力（共12题）。

C：反映比较推理能力（共12题）。

D：反映系列关系能力（共12题）。

E：反映抽象推理能力（共12题）。

通过分析5个方面得分的结构，一定程度上有助于了解被测者的智力结构。

对分数做解释时应注意，由于瑞文测验强调推理方面的能力，并非完的智力，目前仅用于智力方面的筛选，因此不能绝对化。

4.画人测验　又称为绘人测验，是一种简便易行的智能评估工具，有时也用来评估人格。1885年，英国学者库克首先描述了儿童画人的年龄特点。此后，许多学者开始探讨通过儿童绘画了解其智能发展情况。1926年，美国心理学家古迪纳夫首次提出画人测验可作为一种智力测验，并将这一方法标准化，作为4~12岁儿童的智力测量工具。1963年，哈里斯对画人测验进行了系统研究和全面修订，发表了古氏-哈氏画人测验。1968年考皮茨也编制了画人计分量表，并首次提出画人测验的30项发育指标。我国早在1934年就曾经由肖孝嵘修订画人测验，近年来又有人在修订和应用这一工具。画人测验只要求画一个人像，简单易行，能引起儿童的兴趣，不易产生疲劳，因而能使儿童较好地表现出实际的智商水平。这一方法也有一定的局限性，仅适应于有一定绘画技能的学生，对于不会画画的儿童不宜采用这种方法。

画人测验可采用个别测验和团体测验两种形式，其适用年龄为4~12岁。施测时，主试者对儿童说："我要求你画一个全身的人。可以画任何一种人，但必须是全身的。"测验一般不限定时间，多数情况下儿童在10~12 min内可以完成。

画人测验按人的身体部位将测验项目归为17项，根据评分图对儿童的画逐项评分。1~17项满分相加为50分，把儿童各项实际得分相加，即得出儿童的实际总分，对照智商表可迅速查出相应的智商。

二、人格测验

人格测验（personality test）也称个性测验，测量个体行为独特性和倾向性等特征，最常用的方法有问卷和投射技术。问卷法由许多涉及个人心理特征的问题组成，进一步分出多个维度或分量表，反映不同人格特征。常用人格问卷有艾森克人格问卷、明尼苏达多相人格调查表、卡特尔16种人格因素问卷。

（一）自陈量表

1.明尼苏达多相人格调查表　明尼苏达多相人格调查表（Minnesota Multiphasic

Personality Inventory, MMPI）是由明尼苏达大学教授哈瑟韦（S. R. Hathaway）和麦金力（J. C. Mckinley）于 20 世纪 40 年代制定的，最初只作为一套对精神病有鉴别作用的辅助量表，后来发展为人格量表。MMPI 主要用于病理心理学研究，协助临床诊断，在精神医学、心身医学、行为医学、司法鉴定等领域应用十分广泛。

MMPI 常用 4 个效度量表和 10 个临床量表。

（1）效度量表

1）疑问（question, Q）量表　为被试者不能回答的题目数，如超过 30 个题目，测验结果不可信。

2）说谎（lie, L）量表　是追求尽善尽美的回答，超过 10 分，结果不可信。

3）诈病（frequency, F）量表　高分表示被试者不认真、理解错误，表现一组无关的症状，或在伪装疾病。

4）校正（correction, C）量表　一是判断被试者对测验的态度是否有隐瞒或防卫，二是修正临床量表的得分。

（2）临床量表

1）疑病（hypochondriasis, Hs）量表　反映的是对身体功能的不正常关心。高分表示被试者有许多身体上的不适、不愉快、自我中心、敌意、寻求注意等。

2）抑郁（depression, D）量表　与忧郁、淡漠、悲观、思想和行动缓慢有关，高分表示被试者情绪低落、缺乏自信，有自杀观念，有轻度焦虑和激动。

3）癔症（hysteria, Hy）量表　反映的是依赖、天真、外露、幼稚及自我陶醉，并缺乏自知力。

4）精神病态（psychopathic deviate, Pd）量表　反映的是病态人格（反社会、攻击型人格）。高分反映被试者脱离一般道德规范，无视社会习俗，社会适应差，冲动，敌意，有攻击倾向。

5）男子气-女子气（masculinity-femininity, Mf）量表　高分的男人表现为敏感、爱美、被动、女性化，高分的女人表现为男性化、粗鲁、好攻击、自信、缺乏情感、不敏感。极端高分考虑同性恋倾向和同性恋行为。

6）妄想狂（paranoia, Pa）量表　反映的是偏执、不可动摇的妄想、猜疑。

7）精神衰弱（psychasthenia, Pt）量表　反映的是紧张、焦虑、强迫思维。

8）精神分裂（schizophrenia, Sc）量表　反映的是思维混乱、情感淡漠、行为怪异。

9）轻躁狂（hypomania, Hy）量表　反映的是联想过多过快、观念飘忽、夸大而情绪激昂、情感多变。

10）社会内向（social introversion, Si）量表　高分者内向、胆小、退缩、不善交际、屈服、紧张、固执及自罪；低分者外向、爱交际、富于表现、好攻击、冲动、任性、做作，在社会关系中不真诚。

2. 艾森克人格问卷　艾森克人格问卷（Eysenck Personality Questionnaire, EPQ）是英国心理学家艾森克提出的以人格结构层级说和三维度人格类型说为主要内容的人格理论。他认为，人格是由行为和行为群有机组织而成的层级结构。最低层是无数个具体反应，是可直接观察的具体行为。EPQ 由 3 个人格维度量表和 1 个效度量表组成。

（1）内-外向（extraversion, E）维度　分数高表示人格外向，可能好交际、渴望刺激和冒险,情感易于冲动。分数低表示人格内向,可能好静,富于内省,除了亲密的朋友之外,对一般人缄默冷淡,不喜欢刺激,喜欢有秩序的生活方式,情绪比较稳定。

（2）神经质(neuroticism,N)维度　反映的是正常行为,与病症无关。分数高可能是焦虑、担心,常常郁郁不乐、忧心忡忡,有强烈的情绪反应,以至于出现不够理智的行为。

（3）精神质(psychoticism,P)维度　代表一种倔强固执、粗暴强横和铁石心肠的特点,并非暗指精神病。高分者表现为孤独、不关心他人、心肠冷酷、缺乏情感和移情作用、对旁人有敌意、攻击性强等特点。低分者表现为温柔、善感等特点。如果个体的精神质表现明显,则易导致行为异常。

（4）掩饰(lie,L)量表　测定被试者的掩饰、假托、自身隐蔽,或者测定其社会性朴实、幼稚的水平。在国外,高分表示掩饰、隐瞒,但在我国L分高的意义仍不明了。

EPQ结果采用标准分表示,根据各维度标准分高低判断人格倾向和特征。还将N维度和E维度组合,进一步分出外向稳定(多血质)、外向不稳定(胆汁质)、内向稳定(黏液质)、内向不稳定(抑郁质)4种人格特征,各型之间还有移型性。

3.卡特尔16种人格因素问卷　卡特尔16种人格因素问卷(Cattell 16 Personality Factor Questionnaire,16PF)又称卡特尔16PF测验。16种个性因素在一个人身上的不同组合,就构成了一个人独特的人格,完整地反映了一个人个性的全貌。它用以测量人们16种基本的性格特质,这16种特质是影响人们学习生活的基本因素。16项人格因素为:A乐群性、B聪慧性、C(情绪)稳定性、E恃强性、F兴奋性、G有恒性、H敢为性、I敏感性、L怀疑性、M幻想性、N世故性、O忧虑性、Q1实验性、Q2独立性、Q3自律性、Q4紧张性。

16PF结果采用标准分,通常认为标准分小于4分为低分(1~3分),标准分大于7分为高分(8~10分)。高、低分结果均有相应的人格特征说明。

(二)投射测验

投射,在心理学上是指个人把自己的思想、态度、愿望、情绪、性格等个性特征,不自觉地反映于外界事物或他人的一种心理作用,也就是说,不同的人对外界的解释是不一样的,通过对这种解释的分析,可以看出他隐藏着的人格特征。投射法是指向受测者提供一些意义比较含糊的刺激情境,让他在不受限制的情境下,自由表现出他的反应,分析反应的结果,便可推断他的人格结构。把利用这种方法编制的测验称作投射测验。人们对于外界刺激的反应都是有他的心理原因,并且是可以预测的。投射测验在临床心理学中使用得非常广泛,它是根据对模糊的刺激所做出的反应方式,去理解被试者的内心机制。

1.洛夏墨迹测验　洛夏墨迹测验是由瑞士精神医学家洛夏(H. Rorschach)于1921年设计的。

结构:共10张图片,每张有一个对称的图形。其中5张黑白图片,2张黑色加红色图片,3张彩色图片。

测试方法:每次按顺序给被试者呈现1张,同时问被试者"你看到了什么?""这可能是什么东西?"或"你想到了什么?"等问题。

被试者可以从不同角度看图片,做出自由回答。主试者记录被试者的语言反应,并注意其情绪表现和伴随的动作。

2. 主题统觉测验(Thematic Apperception Test,TAT) 由美国心理学家默里(H. A. Murray)和摩根(C. D. Morgen)于1935年编制。TAT对于了解被试者与其父母的关系尤为有用。计分时要同时考虑故事的内容(情节、心理背景等)和形式(长度、种类等)。TAT适用于各种年龄和不同种族。但为了更好地研究不同的对象,TAT还产生了多种变式,如儿童统觉测验、黑人统觉测验等。

结构:由30张模棱两可的图片和一张空白图片组成。根据被试的年龄、性别采用其中20张进行测试。图片内容多为人物,也有部分风景,但每张图片都至少有一个人物。

测试方法:每次给被试者呈现1张图片,让被试者根据看到的内容编故事,每个故事约15 min。每次被试者都必须回答这样4个问题:①图中发生了什么事? ②为什么会出现这种情境? ③图中的人物正在想什么? ④故事的结局会怎样?

被试者在编造故事时,常常不自觉地把隐藏在内心的冲突和欲望等穿插在故事的情节中,借故事中人物的行为宣泄出来,也就是把个人的心理历程投射在故事之中。主试者若能对被试者的故事善加分析,便可以了解被试者心理的需求。

三、评定量表

评定量表是指通过观察,给事件、行为或特质一个评定分数的标准化程序。评定(rating)指的是由熟知被试行为的第三者依照长期观察的结果对被试行为进行评定。评定量表多以实用为目的,强调实用性,理论背景不一定严格,多是在一些问卷的基础上进行结构化、数量化发展起来的。评定量表的一大特点就是简便易操作,许多评定量表非专业工作者稍加训练就可掌握。评定量表有多种方式,既有自评的,也有他评的。这里仅介绍一些常用的医学评定量表。

(一)症状自评量表

症状自评量表(self-reporting inventory),又名90项症状清单(symptom checklist 90,SCL-90),有时也叫作霍普金的症状清单(Hopkin's symptom checklist, HSCL,编制年代早于SCL-90,作者为同一人,HCSL最早版编于1954年)。症状自评量表编制于1975年,其作者是德若伽提斯(L. R. Derogatis)。该量表共有90个项目,包含有较广泛的精神病症状学内容,从感觉、情感、思维、意识、行为直至生活习惯、人际关系、饮食睡眠等,均有涉及,并采用10个因子分别反映10个方面的心理症状情况。

1. 特点

(1)心理健康症状自评量表具有容量大、反映症状丰富、更能准确刻画被试者的自觉症状等特点。它包含有较广泛的精神病症状学内容,从感觉、情绪、思维、行为直至生活习惯、人际关系、饮食睡眠等均有所涉及。

(2)它的每一个项目均采取1~5级评分,具体说明如下。

没有:自觉并无该项问题(症状)。

很轻:自觉有该问题,但发生得并不频繁、严重。

中等:自觉有该项症状,其严重程度为轻到中度。

偏重:自觉常有该项症状,其程度为中到严重。

严重:自觉该症状的频度和强度都十分严重。

由被试者根据自己最近的情况和体会对各项目选择恰当的评分。分析总平均水平、各因子的水平及表现突出的因子,借以了解被试者问题的范围、表现及严重程度等。SCL-90可进行追踪性测查,以观察病情发展或评估治疗效果。

2.适用范围 本测验适用对象包括初中生至成人(16 岁以上)。本测验的目的是从感觉、情感、思维、意识、行为直到生活习惯、人际关系、饮食睡眠等多种角度,评定一个人是否有某种心理症状及其严重程度如何。它对有心理症状(即有可能处于心理障碍或心理障碍边缘)的人有良好的区分能力。适用于测查某人群中哪些人可能有心理障碍,某人可能有何种心理障碍及其严重程度如何。不适合于躁狂症和精神分裂症。本测验不仅可以自我测查,也可以对他人(如其行为异常,有患精神或心理疾病的可能)进行核查,假如发现得分较高,则应进一步筛查。

3.包含内容 本测验共90个自我评定项目。测验的10个因子分别为躯体化、强迫症状、人际关系敏感、抑郁、焦虑、敌对、恐怖、偏执、精神病性和附加项。以下为其定义、项目数及其含义。

(1)躯体化 包括1、4、12、27、40、42、48、49、52、53、56 和58,共12项。该因子主要反映主观的身体不适感。

(2)强迫症状 包括3、9、10、28、38、45、46、51、55 和65,共10项。反映临床上的强迫症状群。

(3)人际关系敏感 包括6、21、34、36、37、41、61、69 和73,共9项。主要指某些个人有不自在感和自卑感,尤其是在与其他人相比较时更突出。

(4)抑郁 包括5、14、15、20、22、26、29、30、31、32、54、71 和79,共13项。反映与临床上抑郁症状群相联系的广泛的概念。

(5)焦虑 包括2、17、23、33、39、57、72、78、80 和86,共10项。指在临床上明显与焦虑症状群相联系的精神症状及体验。

(6)敌对 包括11、24、63、67、74 和81,共6项。主要从思维、情感及行为三方面来反映患者的敌对表现。

(7)恐怖 包括13、25、47、50、70、75 和82,共7项。它与传统的恐怖状态或广场恐怖所反映的内容基本一致。

(8)偏执 包括8、18、43、68、76 和83,共6项。主要是指猜疑和关系妄想等。

(9)精神病性 包括7、16、35、62、77、84、85、87、88 和90,共10项。其中幻听、思维播散、被洞悉感等反映精神分裂样症状项目。

(10)附加项 包括19、44、59、60、64、66 和89,共7项。主要反映睡眠及饮食情况。

4.测验计分

(1)总分 90个项目单项分相加之和,能反映其病情严重程度。

(2)总均分 总分/90,表示从总体情况看,该被试者的自我感觉位于1～5级间的哪一个分值程度上。

(3)阳性项目数 单项分≥2的项目数,表示被试者在多少项目上呈有"病状"。

(4)阴性项目数 单项分=1的项目数,表示被试者"无症状"的项目有多少。

(5)阳性症状均分 (总分-阴性项目数)/阳性项目数,表示被试者在"有症状"项目中的平均得分。反映被试者自我感觉不佳的项目,其严重程度究竟介于哪个范围。

5. 因子分数 SCL-90 包括 10 个因子,每一个因子反映出个体某方面的症状情况,通过因子分数可了解症状分布特点。因子分数等于各因子项目评分总和除以因子项目数。当个体在某一因子的得分大于 2 时,即超出正常均分,则个体在该方面就很可能有心理健康方面的问题。

(1)躯体化 主要反映身体不适感,包括消化系统、呼吸系统和其他系统的不适,头痛、背痛、肌肉酸痛等躯体不适。

该因子分数为 12~60 分。得分在 36 分以上,表明个体在身体上有较明显的不适感,并常伴有头痛、肌肉酸痛等症状。得分在 24 分以下,躯体症状表现不明显。总的说来,得分越高,躯体的不适感越强;得分越低,症状体验越不明显。

(2)强迫症状 主要指那些明知没有必要,但又无法摆脱的无意义的思想、冲动和行为,还有一些比较一般的认知障碍的行为征象也在这一因子中反映。

该因子分数为 10~50 分。得分在 30 分以上,强迫症状较明显。得分在 20 分以下,强迫症状不明显。总的说来,得分越高,表明个体越无法摆脱一些无意义的行为、思想和冲动,并可能表现出一些认知障碍的行为征兆;得分越低,表明个体在此种症状上表现越不明显,没有出现强迫行为。

(3)人际关系敏感 主要是指某些人际的不自在与自卑感,特别是与其他人相比较时更加突出。在人际交往中的自卑感,心神不安,明显的不自在,以及人际交流中的不良自我暗示、消极的期待等是这方面症状的典型原因。

该因子分数为 9~45 分。得分在 27 分以上,表明个体人际关系较为敏感,人际交往中自卑感较强,并伴有行为症状(如坐立不安、退缩等)。得分在 18 分以下,表明个体在人际关系上较为正常。总的说来,得分越高,个体在人际交往中表现的问题越多,自卑、自我为中心越突出,并且已表现出消极的期待;得分越低,个体在人际关系上越能应付自如,人际交流自信,胸有成竹,并抱有积极的期待。

(4)抑郁 苦闷的情感与心境为代表性症状,以生活兴趣的减退、动力缺乏、活力丧失等为特征。还表现出失望、悲观及与抑郁相联系的认知和躯体方面的感受,另外还包括有关死亡的思想和自杀观念。

该因子分数为 13~65 分。得分在 39 分以上,表明个体的抑郁程度较强,生活缺乏足够的兴趣,缺乏运动活力,极端情况下,可能会有想死亡的思想和自杀的想法。得分在 26 分以下,表明个体抑郁程度较弱,生活态度乐观积极,充满活力,心境愉快。总的说来,得分越高,抑郁程度越明显;得分越低,抑郁程度越不明显。

(5)焦虑 一般指那些烦躁、坐立不安、神经过敏、紧张及由此产生的躯体症状,如震颤等。

该因子分数为 10~50 分。得分在 30 分以上,表明个体较易焦虑,易表现出烦躁、不安静和神经过敏,极端时可能导致惊恐发作。得分在 20 分以下,表明个体不易焦虑,易表现出安定的状态。总的说来,得分越高,焦虑表现越明显;得分越低,越不会导致焦虑。

(6)敌对 主要从三方面来反映敌对的表现,即思想、感情及行为。其项目包括厌烦的感觉、摔物、争论直到不可控制的脾气暴发等各方面。

该因子分数为 6~30 分。得分在 18 分以上,表明个体易表现出敌对的思想、情感和行为。得分在12分以下,表明个体容易表现出友好的思想、情感和行为。总的说来,得分越高,个体越容易敌对,好争论,脾气难以控制;得分越低,个体的脾气越温和,待人友好,不喜欢争论,无破坏行为。

(7)恐怖　主要指过分和不合理地惧怕某种客观事物或情境,恐惧的对象包括出门旅行,空旷场地,人群或公共场所和交通工具。此外,还有社交恐怖。

该因子分数为7~35分。得分在21分以上,表明个体恐怖症状较为明显,常表现出对社交、广场和人群的恐惧。得分在14分以下,表明个体的恐怖症状不明显。总的说来,得分越高,个体越容易对一些场所和物体发生恐惧,并伴有明显的躯体症状;得分越低,个体越不易产生恐怖症状,越能正常地交往和活动。

(8)偏执　主要指投射性思维,敌对,猜疑,妄想,被动体验和夸大等。

该因子分数为6~30分。得分在18分以上,表明个体的偏执症状明显,较易猜疑和敌对。得分在12分以下,表明个体的偏执症状不明显。总的说来,得分越高,个体越易偏执,表现出投射性的思维和妄想;得分越低,个体思维越不易走极端。

(9)精神病性　反映各式各样的急性症状和行为,即限定不严的精神病性过程的症状表现。

该因子分数为10~50分。得分在30分以上,表明个体的精神病性症状较为明显。得分在20分以下,表明个体的精神病性症状不明显。总的说来,得分越高,越多地表现出精神病性症状和行为;得分越低,就越少表现出这些症状和行为。

(10)其他项目(睡眠、饮食等)　作为附加项目或其他,作为第10个因子来处理,以便使各因子分数之和等于总分。

SCL-90的内容见表4-2。

(二)抑郁自评量表

1.特点　抑郁自评量表(self-rating depression scale,SDS),是William W. K. Zung于1965年编制的量表,含有20个项目,分为4级评分。其特点是使用简便,并能相当直观地反映抑郁患者的主观感受。主要适用于具有抑郁症状的成年人,包括门诊及住院患者。只是对严重迟缓症状的抑郁,评定有困难。同时,SDS对于文化程度较低或智力水平稍差的人使用效果不佳。

2.包含内容　①精神病性情感症状(2个项目);②躯体性障碍(8个项目);③精神运动性障碍(2个项目);④抑郁的心理障碍(8个项目)。

3.评分　大多数项目为正向评分。①1分:很少有该项症状。②2分:有时有该项症状。③3分:大部分时间有该项症状。④4分:绝大部分时间有该项症状。但项目2、5、6、11、12、14、16、17、18、20为反向评分题,按4~1计分(①4分:很少有该项症状。②3分:有时有该项症状。③2分:大部分时间有该项症状。④1分:绝大部分时间有该项症状)。

SDS总分的正常上限为41分,分值越低状态越好。若超过41分可考虑筛查阳性,即可能有抑郁存在,需进一步检查。抑郁严重指数=总分/80。指数范围为0.25~1.00,指数越高,反映抑郁程度越重。

标准分为总粗分乘以1.25后所得的整数部分。我国以SDS标准分≥50为有抑郁症状。此量表极为简单,由20道题组成,是自己根据自己一个星期之内的感觉来回答的。20个题目之中,分别反映出抑郁心情、身体症状、精神运动行为及心理方面的症状体验。

SDS 的内容见表 4-3。

表 4-2　SCL-90

1. 头痛	46. 难以做出决定
2. 神经过敏,心中不踏实	47. 怕乘电车、公共汽车、地铁或火车
3. 头脑中有不必要的想法或字句盘旋	48. 呼吸有困难
4. 头晕或晕倒	49. 一阵阵发冷或发热
5. 对异性的兴趣减退	50. 因为感到害怕而避开某些东西、场合或活动
6. 对旁人责备求全	51. 脑子变空了
7. 感到别人能控制您的思想	52. 身体发麻或刺痛
8. 责怪别人制造麻烦	53. 喉咙有梗塞感
9. 忘性大	54. 感到前途没有希望
10. 担心自己的衣饰整齐及仪态的端正	55. 不能集中注意力
11. 容易烦恼和激动	56. 感到身体的某一部分软弱无力
12. 胸痛	57. 感到紧张或容易紧张
13. 害怕空旷的场所或街道	58. 感到手或脚发重
14. 感到自己的精力下降,活动减慢	59. 想到死亡的事
15. 想结束自己的生命	60. 吃得太多
16. 听到旁人听不到的声音	61. 当别人看着您或谈论您时感到不自在
17. 发抖	62. 有一些不属于您自己的想法
18. 感到大多数人都不可信任	63. 有想打人或伤害他人的冲动
19. 胃口不好	64. 醒得太早
20. 容易哭泣	65. 必须反复洗手、点数目或触摸某些东西
21. 同异性相处时感到害羞,不自在	66. 睡得不稳不深
22. 感到受骗,中了圈套或有人想抓住您	67. 有想摔坏或破坏东西的想法
23. 无缘无故地突然感到害怕	68. 有一些别人没有的想法
24. 自己不能控制地大发脾气	69. 感到对别人神经过敏
25. 怕单独出门	70. 在商店或电影院等人多的地方感到不自在
26. 经常责怪自己	71. 感到任何事情都很困难
27. 腰痛	72. 一阵阵恐惧或惊恐
28. 感到难以完成任务	73. 感到公共场合吃东西很不舒服
29. 感到孤独	74. 经常与人争论
30. 感到苦闷	75. 单独一人时神经很紧张
31. 过分担忧	76. 别人对您的成绩没有做出恰当的评价
32. 对事物不感兴趣	77. 即使和别人在一起也感到孤单
33. 感到害怕	78. 感到坐立不安、心神不宁
34. 您的感情容易受到伤害	79. 感到自己没有什么价值
35. 旁人能知道您的私下想法	80. 感到熟悉的东西变成陌生的或不像是真的
36. 感到别人不理解您、不同情您	81. 大叫或摔东西
37. 感到人们对您不友好,不喜欢您	82. 害怕会在公共场合晕倒
38. 做事必须做得很慢以保证做得正确	83. 感到别人想占您的便宜
39. 心跳得很厉害	84. 为一些有关性的想法而很苦恼
40. 恶心或胃部不舒服	85. 您认为应该因为自己的过错而受到惩罚
41. 感到比不上他人	86. 感到要很快把事情做完
42. 肌肉酸痛	87. 感到自己的身体有严重问题
43. 感到有人在监视您、谈论您	88. 从未感到和其他人很亲近
44. 难以入睡	89. 感到自己有罪
45. 做事必须反复检查	90. 感到自己的脑子有毛病

表 4-3　SDS

1.我感到情绪沮丧,郁闷	11.我的头脑像往常一样清楚
2.我感到早晨心情最好	12.我做事情像平时一样不感到困难
3.我要哭或想哭	13.我坐卧不安,难以保持平静
4.我夜间睡眠不好	14.我对未来感到有希望
5.我吃饭像平时一样多	15.我比平时更容易激怒
6.我的性功能正常	16.我觉得决定什么事很容易
7.我感到体重减轻	17.我感到自己是有用的和不可缺少的人
8.我为便秘烦恼	18.我的生活很有意义
9.我的心跳比平时快	19.假若我死了别人会过得更好
10.我无故感到疲劳	20.我仍旧喜爱自己平时喜爱的东西

(三)焦虑自评量表

1.特点　焦虑自评量表(self-rating anxiety scale,SAS)是 William W. K. Zung 编制的用于测量焦虑状态轻重及其在治疗过程中变化情况的心理量表。其由 20 个与焦虑症状有关的项目组成,用于反映有无焦虑症状及其严重程度。适用于焦虑症状的成年人,也可用于流行病学调查。

2.评分　每项问题后有 1~4 实际评分选择。①1 分:很少有该项症状。②2 分:有时有该症状。③3 分:大部分时间有该项症状。④4 分:绝大部分时间有该项症状。项目 5、9、13、17、19 为反向评分题,按 4~1 计分。由被试者按量表说明进行自我评定,依次回答每个项目。

总分:将所有项目评分相加,即得到总分。总分超过 40 分,可考虑筛查阳性,即可能有焦虑症状,需进一步检查。分数越高,反映焦虑程度越重。

SAS 的内容见表 4-4。

表 4-4　SAS

1.我觉得比平时容易紧张和着急(焦虑)	11.我因为一阵阵头晕而苦恼
2.我无缘无故地感到害怕	12.我有过晕倒发作,或觉得要晕倒似的
3.我容易心里烦乱或觉得惊恐	13.我呼气吸气都感到很容易
4.我觉得我可能将要发疯	14.我手脚麻木和刺痛
5.我觉得一切都很好,也不会发生什么不幸	15.我因胃痛和消化不良而苦恼
6.我手脚发抖打战	16.我常常要小便
7.我因为头痛、颈痛和背痛而苦恼(躯体疼痛)	17.我的手常常是干燥温暖的
8.我感觉容易衰弱和疲乏(乏力)	18.我脸红发热
9.我觉得心平气和,并且容易安静坐着	19.我容易入睡并且一夜睡得很好
10.我觉得心跳得快	20.我会做噩梦

笔记栏

(四) A 型行为量表

A 型行为类型是一种具有过强的竞争性及高度的时间紧迫感的人格类型。A 型行为类型是冠心病的主要危害因素之一。在 20 世纪 50 年代美国著名心脏病学家弗里德曼和罗森曼首次提出了 A 型行为类型的概念。他们发现许多冠心病患者都表现出一些典型而共同的特点:雄心勃勃、争强好胜、醉心于工作,但是缺乏耐心,容易产生敌意情绪,常有时间紧迫感。他们把这类人的行为表现特点称为 A 型行为类型,而相对缺乏这类特点的行为称为 B 型行为类型。

1. 内容　该问卷包含有 60 个题目,分成 3 个部分。

(1) TH(time hurry)　共有 25 个项目,表示时间匆忙感、时间紧迫感和做事快节奏等特点。

(2) CH(competitive hostility)　共有 25 个项目,表示竞争性、缺乏耐性和敌意情绪等特征。

(3) L(lie detection)　共有 10 个项目,作为测谎题,考查被试者回答量表时是否诚实、认真。

根据量表的总得分(TH+CH)来划分 A 型人和 B 型人,其常模均值为 28 分。L 的得分只供使用者参考,L≥7 分可认为是无效问卷。

A 型行为量表内容见表 4-5。

2. 计分　答"是"或"否"计分。

(1) TH

是:2,3,6,7,10,11,21,22,26,27,32,38,40,42,44,46,50,53,55,58。

否:1,14,19,30,54。

(2) CH

是:4,5,9,12,15,16 ,17,23,25,28,29,31,35,38,39,41,47,57,59,60。

否:18,36,45,49,51。

(3) L

是:8,20,24,43,52。

否:13,33,37,48,56。

3. 行为模式的 5 种类型(TYPE＝TH+CH)

A 型:TYPE≥37。

A-型:29≤TYPE≤36。

M 型:TYPE＝27 或 28。

B-型:19≤TYPE≤26。

B 型:TYPE≤18。

TH:时间匆忙感(time hurry)、时间紧迫感(time urgency)和做事忙、节奏快(do something rapidly)。

高分者:惜时如金,生活和工作节奏快,总有一种匆匆忙忙、感到时间不够用的感觉。渴望在最短的时间内完成最多的事情,对于节奏缓慢和浪费时间的工作或事会不耐烦、不适应,容易粗心大意、急躁。

表 4-5 A 型行为量表

1. 我觉得自己是一个无忧无虑、悠闲自在的人	31. 我觉得世界上值得我信任的人实在不多,我想还不如我来讲
2. 即使没有什么要紧事,我走路也很快	32. 对未来我有许多想法,并总想一下子都能实现
3. 我经常感到应该做的事很多,有压力	33. 有时我也会说人家的闲话
4. 即使是已经决定了的事,别人也很容易使我改变主意	34. 尽管时间很宽裕,我吃饭也快
5. 我常常因为一些事大发脾气,或和人争吵	35. 听人讲话或报告时,我常替讲话人着急
6. 遇到买东西排长队时,我宁愿不买	36. 即使有人冤枉了我,我也不在乎
7. 有些工作我根本安排不过来,只是临时挤时间去做	37. 我有时会把今天该做的事拖到明天去做
8. 我上班或赴约时,从来不迟到	38. 当别人对我无礼时,我对他也不客气
9. 当我正在做事时,谁要打扰我,不管有意无意,我都非常恼火	39. 有人对我或我的工作吹毛求疵,很容易挫伤我的积极性
10. 我总看不惯那些慢条斯理、不紧不慢的人	40. 我常常感到时间晚了,可一看表还早呢
11. 有时我简直忙得透不过气来,因为该做的事情太多了	41. 我觉得我是一个非常敏感的人
12. 即使跟别人合作,我也总想单独完成一些更重要的部分	42. 我做事总是匆匆忙忙的,力图用最少的时间办尽量多的事情
13. 有时我真想骂人	43. 如果犯了错误,我每次全都愿意承认
14. 我做事喜欢慢慢来,而且总是思前想后	44. 坐公共汽车时我总觉得司机开车太慢
15. 有人插队,我就忍不住要指责他	45. 无论做什么事,即使看着别人做不好,我也不想拿来替他做
16. 我总是力图说服别人同意我的观点	46. 我常常为工作没做完,一天又过去了而感到忧虑
17. 有时连我自己都晓得,我所操心的事远超出我应该操心的范围	47. 很多事情如果由我来负责,情况要比现在好得多
18. 无论做什么事,即使比别人差,我也无所谓	48. 有时我会想到一些坏得说不出口的事
19. 做什么事我也不着急,着急也没用,不着急也误不了事	49. 即使受工作能力和水平很差的人所领导,我也无所谓
20. 我从来没想过要按照自己的想法办事	50. 必须等待什么时候,我总心急如焚,像"热锅上的蚂蚁"
21. 每天的事情都使我的神经高度紧张	51. 当事情不顺利时我就想放弃,因为我觉得自己能力不够
22. 在公园里赏花、观鱼时,我总是先看完,等着同来的人	52. 我每天都看电视,同时也看电影,不然心里就不舒服
23. 对别人的缺点和毛病,我常常不能宽容	53. 别人托我办的事,只要答应了,我从不拖延
24. 在我所认识的人里,个个我都喜欢	54. 人们认为我做事很有耐性,干什么都不会着急
25. 听到别人发表不正确的见解,我总想立即去纠正他	55. 约会或乘车、船,我从不迟到。如果对方耽误了,我就恼火
26. 无论做什么事,我都比别人快一些	56. 偶尔我也会说一两句假话
27. 人们认为我是一个干脆、利落、高效率的人	57. 许多事情本来可以大家分担,可我喜欢一个人去干
28. 我觉得我有能力把一切事情办好	58. 我觉得别人对我的话理解太慢,甚至理解不了我的意思似的
29. 聊天时,我也总是急于说出自己的想法,甚至打断别人的话	59. 人家说我是个厉害的暴性子的人
30. 人们认为我是一个安静、沉着的人	60. 我常常比较容易看到别人的缺点而不太容易看到别人的优点

笔记栏

低分者:时间利用率不高,生活、工作节奏不快,悠闲自得,心态平和,喜欢休闲和娱乐,做事有耐心,四平八稳,容易给人一种慢条斯理的感觉。

CH:竞争性(competitive)、缺乏耐性(impatience)和敌意情绪(hostility)。

高分者:生活及工作压力大,渴望事业有所成就,竞争意识强烈,争强好胜,希望能出人头地,并对阻碍自己发展的人或事表现出激烈的反感或攻击意识。

低分者:与世无争,容易与人平和相处,生活和工作压力不大,也可能生活标准要求不高,随遇而安,也可能是过于现实。

L:掩饰分。

高分者:未能真实回答,可能是认识不清或理解能力不足造成的。

(1)A 型行为者的主要特点　①过分努力地工作,有雄心和强烈的竞争意识,总是处于时间压力下,从来不满足于工作的进度,总是试图在最短的时间内完成尽可能多的工作。②对过去的成就总不满意,不断地为自己确立新的更高的奋斗目标,并为此不懈地努力,宁愿牺牲娱乐和家庭生活。③没有耐心,对人常怀有敌意。

(2)B 型行为者的主要特点　从容不迫,悠闲自得,稳重,现实,随遇而安,对人较随和,较少有侵犯性。

思考题

1.心理诊断有哪些特点?

2.心理诊断的标准有哪些?

3.心理诊断的过程是什么?

4.心理诊断有哪些意义?

5.心理诊断的主要方法有哪些?

6.心理测验的特点有哪些?

7.心理测验按目的分类有哪些?

8.信度的概念是什么?

9.测量方法的标准化有什么意义?

10.心理测验需要注意哪些问题?

11.瑞文测验的适用范围有哪些?

12.人格测验常用的人格问卷有哪些?

(冯淑曼)

第五章

心理应激

学习要点：

- 应激的概念、应激源的分类、应激的相关理论。
- 生活事件与应激。
- 生活事件的定量研究。
- 认知评价的概念、认知因素在应激中的作用、认知因素的量化。
- 应对的概念、分类。
- 心理防御机制。
- 社会支持在应激中的作用。
- 应激相关因素对社会支持的影响。
- 个性特征与应激。
- 应激相关因素对个性的影响。
- 应激反应、应激的心理行为反应。
- 应激的医学后果。
- 应激的管理。

学习要求：

- 认知目标：掌握应激、应激源、应对的概念、生活事件与应激的关系、认知因素在应激中的作用，应激的生理、心理和行为反应；认识心理防御机制、社会支持在应激中的作用、应激相关因素对社会支持的影响、应激的医学后果；熟悉个性特征与应激、应激相关因素对个性的影响、应激的管理。

- 技能目标：认识心理应激及相关的影响因素和应激的医学后果，并能够初步掌握应激的管理和干预。

- 情感态度：通过对应激及其相关内容的学习，形成对心理应激的正确认识，能够从医学心理学的角度对应激个体进行管理和提供有效的心理支持。

案例引入

案例一

周某,女,35 岁,已婚,农民。自幼身体健康,性格开朗,适龄上学,初中毕业后在家务农,平时做生意。2 周前的一天上午周某与其丈夫在市场卖衣服,与当地村民发生纠纷,被人拳打脚踢。当时周某突然躺在地上,呼之不应,给以掐人中后苏醒,之后恐惧,感到有人还会打她,发作时四肢发抖,后送当地精神病院治疗,诊断为心因性反应。因病情不缓解,故来心理科治疗。

既往史、个人史:无特殊。

精神检查:意识清楚,仪态整,接触良好,答话切题,能叙述事件发生的经过。提起被打之事,显得紧张、恐惧不安。自述脑子忘不了被打情境,晚上做噩梦。有时四肢发抖,整天坐卧不安,无心操持家务及照料孩子。病情持续了三四天不缓解,认为病情很重,要求报复对方,谈话时情绪低落、哭泣。思维联想可,未发现幻觉、妄想等精神病性症状。

体格检查:心肺听诊无异常,神经系统无阳性体征。

诊断:急性应激障碍。

问题:分析患者周某在应激状态下有哪些生理、心理和行为的不良反应。

案例二

陈某,男,27 岁,高中文化,未婚,安徽人。曾是摩托车飙车手,并以此为生,生活富裕。2005 年初,交了一个女朋友,感情很好。半年以后,女友认为飙车太危险,坚决要他改行做生意,可陈某认为,飙车刺激,自己非常喜欢,不忍放弃。另外,飙车能挣钱,自己又没有其他本事,仍想继续做。为此,女友经常和他争吵。2005 年底,他又要飙车,女友竭力阻止,但他非去不可,情急之下,女友抢走了他的大马力摩托车,并骑上车飞驰而去。由于技术不好,车速太快,开出不远就撞上了一辆汽车,结果车毁人亡。

血淋淋的场面就发生在他眼前,令他悲痛欲绝,几乎崩溃。料理完女友的后事,陈某离开家乡来到上海打工,主要想换个环境。不久,他女友 15 岁的妹妹也来到上海,他将她视为亲妹妹一样照顾。近半年来,他会经常回忆女友撞车的惨景,始终认为是自己杀了女友,内疚不已。近 1 个月来,尤其感到食欲减退,睡眠不好,常做噩梦。还担心女友的妹妹会走上邪路,整日忧心忡忡。他也觉得应该为死者感到难过,才是有良心的做法。还经常想到活在世上太痛苦,不如跟随女友一死了之,但担心女友的妹妹无人照顾,更对不起她家人。

问题:分析陈某应激障碍产生的原因有哪些。

第一节　心理应激概述

古往今来,很多学者都比较重视心理社会因素对人类健康和疾病的影响。特别是当今社会,竞争激烈,节奏加快,各种矛盾层出不穷,人们所承受的心理压力越来越大,各种心理问题也越来越突出。人们面对应激所产生的心理、生理和行为的反应也成为众多学者关心和研究的主要内容。因此,深入学习心理应激对维护人们的心身健康意义重大。

一、应激的概念

(一)应激

应激(stress)通俗地讲就是压力,指机体在各种内外环境因素刺激下所表现的非特异性的适应性和不适应性的生理和行为反应。如生活压力、工作压力、学习压力等,对人类的生活、工作和躯体健康有着十分重要的影响。

应激一词最早由加拿大著名生理学家塞里于1936年引入生物学和医学领域。塞里通过对患者的观察和大量动物实验,发现处于失血、感染、中毒及其他紧急状态下的个体体内都产生相同的特征性的生理、生化反应。此问题引起了医学、生理学、心理学、社会学及其他学科的关注。在当今社会里人们时时、处处都会感受到压力,可以说压力无处不在。一般而言,适当的压力对人的生活、工作、健康等均有好处,但压力过度则对人有害而无益。当机体长期处于难以承受的压力下时,就进入了应激状态。此时,个体各方面均会受到影响:生理方面,内环境的稳定状态失去平衡;心理方面,情绪出现障碍,认知功能降低;社会文化方面,适应能力遭到相应破坏,原有的和谐生活相继紊乱,对人、对事、对生活产生消极的态度。

(二)应激源

应激源(stressor)又称为应激因素,是指环境对个体提出的各种需求,经个体认知评价后可以引起心理、生理和行为方面反应的刺激物。

二、应激源的分类

关于应激源的分类学术界尚无统一的意见,常见的分类如下。

(一)按照应激源性质分类

1.躯体性应激源　指作用于人的躯体,直接产生刺激作用的刺激物,包括各种理化因素和生物学刺激物。如过高过低的温度、辐射、电击、强烈的噪声、损伤、病原微生物和疾病等。另外,衰老、月经周期的不规律等内因的自主性变化也属于此类。此类应激源可造成器质性精神障碍和非器质性心理反应。从心理学的角度来看,躯体性应激原导致应激反应,是由于个体对它们所造成的损伤或潜在威胁的觉察所引起的。如细菌无法为个体所直接感知,因而不可能直接导致应激反应。但是,一方面,细菌入侵机体产生的疼痛和疾病,可能导致应激反应;另一方面,细菌作为一种潜在的威胁被觉察时,就有可能导致应激反应。

2.心理性应激源　指来自头脑中的紧张信息、不符合客观规律的认知和情绪波动,如心理冲突与挫折、不切实际的期望、不祥的预感,以及与工作责任有关的压力与紧张等。心理性应激源与其他类应激源的显著不同在于它直接来自人们的头脑当中,反映了心理方面的困难、内心矛盾与冲突。生活中的应激事件处处可见,例如,日常生

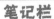

活中遇到的失恋、离婚、丧偶、亲人亡故、伤病、子女升学、失窃、遭抢劫、负债、意外事故的打击等。为什么有的人面对事物的发生无动于衷,有的人却耿耿于怀,区别往往源于人们内心对压力的认知。

3.社会性应激源　指的是来自社会诸多方面的刺激,造成个人生活方式上的变化,并要求人们对其做出调整和适应的情境与事件。范围极其广泛,从社会群体的角度来看有灾害、社会动荡、经济衰退、战争创伤、恐怖事件等对受害者造成重大打击;日常生活中大大小小的事,如结婚或离婚、升迁或降职、亲人的亡故、家庭成员间的冲突等;以及生活中的琐碎事务,如每天挤公交车上、下班,频繁的应酬,处理各种家庭事务和人际关系冲突等。

4.文化性应激源　指因语言、风俗习惯、生活方式、宗教信仰等社会文化环境的变迁引起应激的刺激或情景。如出国留学、移民、面对语言环境改变的"文化性迁移"。在这种情况下,个体将面临一种生疏的生活方式、习惯和风俗,从而不得不改变自己原来的生活方式和习惯,以适应新的变化。

(二)按照事件对个体的影响分类

1.正性生活事件　指个体认为对自己具有积极作用的事件。生活中有很多事件对个体具有积极作用,如升学、晋升、受奖等。但是也存在一般人看来是积极的、喜庆的事件,而某些人会出现消极的反应,如结婚对于某些人可能会引起紧张、焦虑、恐惧等不良的情绪,甚至会发生心理障碍,则成为负性生活事件。

2.负性生活事件　指个人认为对自己产生消极作用的事件。这类事件带有明显的厌恶性质,给人带来痛苦的体验和不良的情绪反应。如亲人的亡故、罹患重疾、重大财产损失、重大灾难等。由于负性生活事件对个体具有明显的威胁性,使个体长时间存在消极的情绪体验,并导致个体疾病的发生,因此学者们一致认为,负性生活事件与心身健康的相关性明显高于正性生活事件。

(三)按照事件的主客观属性分类

1.客观事件　某些生活事件的发生不以人们的主观意志为转移,个体无法掌握、无法控制,多为突发的重大灾难如地震、山洪暴发、火灾、空难、战争等。灾难事件或创伤性事件可以引起急性精神创伤和创伤后应激障碍,诸多学者认为该障碍往往病程迁延,严重影响患者的心理和社会功能。

2.主观事件　事实上,很多人就处在应激环境中,如居住条件差,收入水平低,家庭成员、邻里、同事之间长期关系紧张,升职受挫,工作、学习压力过大,对工作不满意又无法改变等。但是以上事件相对的是可以预料和可以被个人所控制的,并具有一定的主观属性。

三、应激相关理论

(一)坎农的稳态与应急

20 世纪初,美国生理学家坎农第一次明确指出了平衡概念的局限性,提出了包括强调调节机制在内的内稳态概念,这在生理学上是一个重要的进步。他在《正常状态的生理调节:有关生物内稳态的一些实验性假设》(1926 年)一文中指出:"身体内体液的稳定状态通常是由一系列生理反应所维持的,也就是一些较单纯的理化平衡更为复杂的过程使然。因此,用一个特殊的词来标示它是比较合适的——内稳态,可用来指有机体的稳定性。"

坎农在《生理内稳态的组织》(1929年)一文中进一步指出:"平衡这个词本来可用于指一种恒定的情况,然而这词早已用在封闭系统内相对说来是单纯的理化状况,而已有精确的含义,即指在封闭系统内已知的种种力达成平衡。保持身体内的大部分稳定状态的协调的生理反应是很复杂的、很特殊的。1926年我已建议用一个特殊的词来指这种状态,这个词就是内稳态。"

坎农在《躯体的智慧》(1932年)一书中系统地阐述了内稳态概念,建立了内稳态学说,提出:"在物体内部保持恒定的状态可以叫作平衡。这个词应用于相对简单的物理化学状态时,表示在一个闭合系统中已知诸力处于平衡。保持生命体内大多数稳定状态的协调一致的生理过程,对于生物来说,如此的复杂,如此的专门化——包括脑、神经、心、肺、肾、脾等器官都要协调一致地工作——以致促使我提出表示这些状态的专门名称:稳态。这个词不是某种固定不变的事物,表示一种停滞状态。它表示这样一种情况——一种可变的而又保持相对恒定的情况。"坎农所注意和强调的不是稳态本身,而是其机制。这是内稳态概念与平衡概念的根本区别,也是深入健康和疾病的内在本质的重要步骤。他从代谢和调节方面对保持内稳态的机制做了初步阐述。

坎农在早期研究消化的机械因素时,注意到实验动物在情绪兴奋时胃肠运动常受到抑制,这促使他去研究强烈情绪对机体的功能和疾病状态的作用,并开始注意交感神经系统。1911—1915年,他提出交感神经系统"应急"功能的概念,认为在疼痛、寒冷、情绪紧张、窒息或创伤等紧急状态下,肾上腺髓质分泌增加。1921年,几乎与勒维证明迷走神经通过化学介质影响心脏活动同时,发现刺激支配肝的神经可使去神经在体心脏的搏动加快,甚至摘除两侧肾上腺后此效应仍存在。1932年坎农把这方面的研究总结为《身体的智慧》一书。

(二)塞里的一般适应综合征

由塞里提出的一般适应综合征分为3个阶段:警觉阶段、抵抗阶段和衰竭阶段。

1. 警觉阶段(alarm stage)　此阶段在应激作用后迅速出现,为机体保护防御机制的快速动员期。此阶段以交感-肾上腺髓质系统的兴奋为主,同时伴有肾上腺皮质激素的增多。警觉反应可使机体处于最佳动员状态,有利于机体处于战斗或逃避(fight or flight)状态。但此阶段只能持续较短时间。

2. 抵抗阶段(resistance stage)　如果应激源持续作用于机体,在产生过警告反应之后,机体将进入抵抗或适应阶段。此时,以交感-肾上腺髓质系统兴奋为主的警告反应将逐步消退,而表现出肾上腺皮质激素分泌增多为主的适应反应。机体的代谢率升高,炎症、免疫反应减弱,胸腺、淋巴组织缩小,机体表现出适应、抵抗能力的增强。但同时有防御储备能力的耗损,对其他应激源的抵抗力下降。

3. 衰竭阶段(exhaustion stage)　持续强烈的有害刺激将耗竭机体的抵抗能力,警觉阶段的症状将再次出现,肾上腺皮质激素也持续升高,但糖皮质激素受体的数量和亲和力降低,机体内环境明显失衡,应激反应的负效应逐渐显现。

(三)拉扎勒斯的应激、认知评价和应对

拉扎勒斯和柯亨认为一时性的、急性的生活变化单位对于个人只产生很小的影响,而在日常生活中虽不引起急剧变化,但持续的、缓慢的生活紊乱情况,对健康与不健康的评估是重要的。也就是说,在日常生活中使人焦虑不安或烦恼的小事件,紧张的主观评估和烦恼事件的蓄积对健康的影响是重要的。如果这种持续性的混乱和压力超过个人具备的适应能力,就会引发心身疾病。如离婚、离婚后所有的家务事、做饭、洗涤必须独自承担,这就增加了日常生活的焦虑和疲惫,造成日常生活紊乱,日常生活紊乱很容易引起生理功能紊乱,导致疾病。反过来,如果在日常生活中能够得到心理满足,情绪高涨、昂扬,则具有缓解应激的作用。

各种各样的压力引起的应激反应,都可以引发恐惧、焦虑和不安情绪,这些情绪影响着人们的生活,并在生活环境中决定着人的健康发展和演变过程。这种过程是复杂的,随着外界事件和机体内部的反应发生着变化,它与许多因素有关。针对应激反应采取有效的应对方式,这就是当今给予应激理论很大影响的拉扎勒斯的应激理论。

拉扎勒斯重视日常生活中的紧张应激,他将应激过程分为一次认知评价和二次认知评价,两次认知评价之间互相影响,是一种循环型的关系。

1. 一次认知评价　当前面临的事情是否具有威胁和损害,如果对自己有威胁的话,其程度如何,这些都要给予评价。威胁和损害是客观的,当事人主观上对于该问题如何认知评价,是无关系的认知、好的认知,还是有害的认知,这些不仅仅取决于事件的状况,而且取决于个人的认知特性和价值观。即使发生了威胁性刺激,但是当事人有对抗的资源和力量,这种资源是通过过去的经验积累下来的知识、技能、智慧、个性和人际关系,包含心理的、社会的或者物质的资源等。拉扎勒斯认为情绪是人与环境相互作用的产物。在情绪活动中,人不仅反映环境中的刺激事件对自己的影响,同时要调节自己对于刺激的反应。也就是说,情绪是个体对环境知觉到有害或有益的反应。因此,人们需要不断地评价刺激事件与自身的关系。具体有 3 个层次的评价:初评价、次评价、再评价。

初评价是指个体确认刺激事件与自己是否有利害关系,以及这种关系的程度。

次评价是指个体对自己反应行为的调节和控制,它主要涉及人们能否控制刺激事件,以及控制的程度,也就是一种控制判断。

再评价是指个体对自己的情绪和行为反应的有效性和适宜性的评价,实际上是一种反馈性行为。

如果威胁刺激是突如其来的,并且刺激强度很高,刺激源模糊,不知道从何处而来、不明确是何种危害,难以预测时,就会增加威胁的不确定性,加重心理负担。另外,人的主观认知对于刺激的接受方式也很重要,如果当事人认为自己与此有关,并且有自信解决,就会对威胁性刺激的程度评价低,会尽力使事态向顺利的方向解决和发展。

2. 二次认知评价　一次认知评价是对于危害状态进行认知评价;二次认知评价是应对行为,即针对认知的威胁事件进行适应行为的选择。

影响二次认知评价的因素主要是威胁程度。威胁程度如果过于强大的话,可能会减弱理性的应对,攻击倾向可能会增强,容易变成非理性的、冲动的、原始的应对行为。另外,在所面临威胁的应激源不清楚时,难以采取直接行动来抵抗,此时某些防御反应便会发生。再者,个人的心理状况也是重要的影响因素,如果当事人陷入某种欲望不满的状态,可能会采取某些消极的防御机制,这是自我人格结构和自我防御结构的问题,也是自我意识和自我认知的问题,它对于应激应对方式的自信程度及所采取的应对行为有很大的影响。在拉扎勒斯二次认知评价的应对行为中,他提出了情绪中心应对和问题中心应对两种方式,这对于应激的处理具有意义。

(四)应激的理论模型

由于不同学者对应激现象的实质有不同的看法,所以产生了不同的应激理论,如:重视应激反应的应激反应模型、重视应激刺激的应激刺激模型、重视个体对应激源和应对能力的认知评价模型及重视应激作用的应激过程模型。下面只对应激反应模型、应激刺激模型、应激过程模型做主要介绍。

1. 应激反应模型　塞里和拉扎勒斯一致认为,引起应激反应的事件很多,不同个体对生活事件的反应各不相同。该模型认为:应激反应是个体对生活事件评价后的结果,其产生的后果主要体现在生理生化、心理和行为方面,如自主神经系统的变化、不良的情绪和不良的行为等。

2. 应激刺激模型　大量的研究表明,应激有关因素之间不是单向的从因到果或从刺激到反应的过程,而是多种因素相互作用的结果。对个体而言,显示生活中的任何人都生活在自然和社会环境中,人与环境之间在不同的水平相互影响、相互作用。如患者可以对应激刺激做出不同的评价,会采取不同的应对策略,导致不同的应激反应。

3. 应激过程模型　根据国内外各种应激研究的成果,国内学者更倾向于将心理应激看作由生活事件到应激反应的多因素作用过程,即应激的过程模型(图5-1)。在此理论下,心理应激可以被定义为:个体在应激源的作用下,通过认知、应对、社会支持和个性特征等中间因素的影响和中介,最终导致心身反应的作用过程。强调应激时个体对环境威胁和挑战的一种适应过程,应激的原因是生活事件,应激的结果为适应和适应不良。这个定义比较符合常规思维,更方便也更容易去解释某些心身疾病的病因。

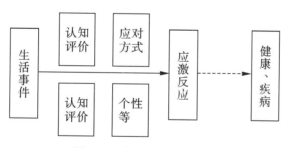

图 5-1　应激过程模型示意

第二节　应激和应对的相关因素

一、生活事件

(一)生活事件与心理应激

心理应激是人生中无法避免的现象,它与人们的健康关系密切。其关系包括两个

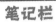

方面:一是积极影响,对人体健康有利;二是消极影响,对人体健康有害。

1.心理应激对健康的积极影响 心理应激对人健康的积极影响有以下两种。

(1)适度的心理应激是促进人成长和发展的必要条件 适度的心理应激对人的成长发展非常重要。人在生活过程中如果没有经历过挫折磨难,等他们脱离家庭走向社会后,往往发生适应性问题,在遭遇到长期或者剧烈心理应激后很有可能出现学业中断、工作不能完成或患病等严重后果。

(2)适度的心理应激是维持正常心理和生理功能活动的必要条件 维持人心理活动正常的条件之一,就是外界环境里适当的信息刺激,所以适当的心理应激对于人正常的生理、心理和社会功能是十分必要的。若缺乏适当的环境刺激将会造成各种问题和症状的出现。

2.心理应激对健康的消极影响 长期或者超过人适应应对能力的心理应激对人的健康有损害。心理应激对健康的消极影响主要表现在3个方面。

(1)直接引起生理和心理反应,使人们出现身体不适和精神痛苦 ①急性应激状态下的个体有较为强烈的心理和生理反应,临床上常见的有急性焦虑反应、血管迷走反应和过度换气综合征。这些临床综合征与甲状腺功能亢进症、冠心病、低血糖症等器质性疾病的症状和体征相似,应注意鉴别诊断。②慢性心理应激状态,此时个体常出现疲劳、头痛、失眠等症状,也有少数人出现与急性心理应激相类似的症状和体征,但一般没有急性应激那么强烈。此外,慢性心理应激下的人可以出现紧张性头痛、背痛、腹泻、便秘等症状。

(2)诱发或加重已有的精神和躯体疾病 心理应激造成的心理和生理反应,特别是强烈的消极反应,可以加重已有的精神障碍和躯体疾病,或使旧病重犯。如冠心病患者在特别激动时易发生心肌梗死,儿童在离开母亲后发生哮喘,高血压患者在工作压力增大时病情加重。

(3)造成机体抵抗能力下降 严重心理应激会造成机体内环境的紊乱和抗病能力的下降,使人处于对疾病的易感状态,如心身疾病的发生就是在这种前提下出现的。

3.生活事件致病机制 关于生活事件的致病机制,显然其本身不是直接的致病因素。有研究表明,生活事件仅是引起疾病的危险因素,类似抽烟与原发性高血压发病之间的关系,是生活事件引起应激反应继而影响心理健康。一些学者提出负性生活事件如亲人亡故、夫妻离异等是经过大脑的认知评价后引起的悲哀、抑郁等不良情绪,进而导致一系列生理生化及免疫系统的改变。目前,所有的研究都表明,生活事件是通过各种中间环节包括身体生理、生化变化过程而影响健康和疾病的。

(二)生活事件的定量研究

生活事件的质和量都与健康和疾病密切相关。

在质的研究方面,国外早已证明那些伴有心理上丧失感的生活事件对健康的危害最大,例如配偶的死亡。研究表明,新近丧偶者在居丧之年,死亡率比同龄人高得多。有人做过一个调查,美国5 500个丧偶女性在丈夫去世的半年之内,有213人相继去世;另有人对903名丧偶男性进行调查,并与同龄对照组进行比较,发现在居丧之年其死亡率是对照组的12倍。

在量的研究方面,1967年,美国华盛顿大学医学院的精神病学专家霍尔姆斯和雷赫通过对5 000多人进行社会调查和实验所获得的资料编制了社会再适应评定量表

(Social Readjustment Rating Scale，SRRS)。量表中列出了 43 种生活事件,每种生活事件标以不同的生活变化单位(life-change units，LCU),用以检测事件对个体的心理刺激强度。其中配偶死亡事件的心理刺激强度最高,为 100 LCU,表明个人去重新适应时所需要付出的努力最大,与健康的关系也最为密切。其他有关事件 LCU 量值按次递减,如结婚为 50 LCU,微小的违法行为最低,为 11 LCU。利用这个量表可以检测一个人在某一段时间内所经历的各种生活事件,并以 LCU 来度量(表 5-1)。

表 5-1 SRRS

生活事件	LCU	生活事件	LCU
1.配偶死亡	100	22.所担负工作责任方面的变化	29
2.离婚	73	23.子女离家	29
3.夫妇分居	65	24.姻亲纠纷	29
4.坐牢	63	25.个人取得显著成就	28
5.亲密家庭成员丧亡	63	26.配偶参加或停止工作	26
6.个人受伤或患病	53	27.入学或毕业	26
7.结婚	50	28.生活条件变化	25
8.被解雇	47	29.个人习惯的改变(衣着、习俗、交际等)	24
9.复婚	45	30.与上级矛盾	23
10.退休	45	31.工作时间或条件变化	20
11.家庭成员健康变化	44	32.迁居	20
12.妊娠	40	33.转学	20
13.性功能障碍	39	34.消遣娱乐的变化	19
14.增加新的家庭成员(出生、过继老人迁入)	39	35.宗教活动的变化(远多于或少于正常)	19
15.业务上的再调整	39	37.少量负债	17
16.经济状态的变化	38	38.睡眠习惯变异	16
17.好友丧亡	37	39 生活在一起的家庭人数变化	15
18.改行	36	40.饮食习惯变异	15
19.夫妻多次吵架	35	41.休假	13
20.中等负债	31	42.圣诞节	12
21.取消赎回抵押品	30	43.微小的违法行为(如违章穿马路)	11

霍尔姆斯早期研究发现,人们遭受的生活事件越多,患病的可能性越大。一个人在一年内的生活事件累计超过 300 LCU,第二年有 86% 的概率患病;若一年内生活事件为 150 ~ 300 LCU,则有 50% 的概率在第二年患病;若一年内生活事件小于 150 LCU,第二年保持身心健康的概率将会大大提高。拉布金(1976 年)研究发现 LCU 的升高与突然的心源性死亡、心肌梗死、结核、白血病、多发性硬化、糖尿病、运动创伤和交通事故有类似的相关性。

二、认知评价

(一)认知评价在应激中的作用

对生活事件的认知评价直接影响个体的应对活动和心身反应,因而是生活事件到应激反应的关键中介因素之一(图5-2)。拉扎勒斯早期认为,应激发生于个体察觉或评估一种有威胁的情景之时,具体地说是关于对需求以及处理需求的能力的察觉和评估,甚至认为应激不决定于具体的刺激和反应。

认知评价本身也受其他各种应激有关因素的影响,如社会支持一定程度上可以改变个体的认知过程,个性特征也间接影响个体对某些事件的认知,而生活事件本身的属性不能说与认知评价无关。所以,近年的许多实际病因学研究工作中,虽然仍将认知因素作为应激的关键性中间变量来对待,但是毕竟还要考虑其他有关应激因素的综合作用。

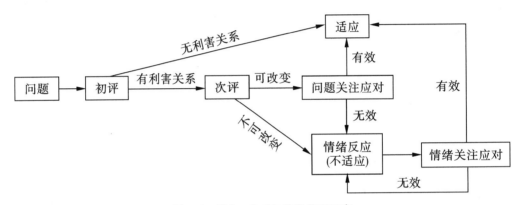

图5-2 认知、应对与应激关系示意

(二)认知评价的量化

认知评价在应激过程和心理病因学中的重要性与其量化研究程度两者之间并不相称。虽然福克曼曾对认知评价活动进行过定量研究,但是至今尚无经典的用于对生活事件做出认知评价的测量工具。不过目前一些自我估分的生活事件量表,事实上已经部分结合个人认知评价因素。在临床心理研究工作中,也可以采用问卷和晤谈的方法,让被试者对有关生活事件的认知特点逐一做出等级评估。近年来有不少类似研究结果证明,认知评价在生活事件与疾病的联系中确实起着重要的中介作用。

三、应对方式

(一)应对的概念

应对又叫应付。由于应对可以被直接理解成个体解决生活事件和减轻对自身影响的各种策略,故又称为应对策略。目前一般定义为:应对是个体对生活事件及因生活事件而出现的自身不稳定状态所采取的认知和行为措施。

另外,心理防御机制与应对比较接近。心理学界有部分学者也认为心理防御机制是应对方式的一个类别。但是两者理论基础不同,前者属于精神分析理论的范畴,后者是应激理论的内容。但是两者也存在一定的联系,如两者都是心理的自我保护措施等。

(二)应对的分类

从应对与应激过程的关系来看,应对活动涉及应激作用过程的各个环节,包括生活事件、认知评价、社会支持、情绪反应和生理反应(图5-3)。从这一角度所进行的应对研究曾被称为过程研究,主要研究某一生活事件引起的应激全过程的应对策略。目前多数应对量表采用这一角度的研究。

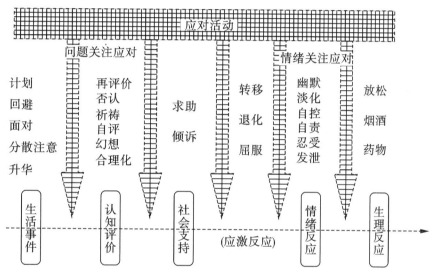

图5-3 应对与应激过程的关系示意

从应对的主体角度来看,应对活动涉及个体的心理活动、行为操作和躯体变化。目前多数应对量表兼有这几方面的应对条目内容。

从应对的指向性来看,有的应对策略是针对事件或问题的,有的针对个体的情绪反应,前者被称为问题关注应对,后者被称为情绪关注应对。目前多数量表兼有这两方面的应对条目内容。

(三)心理防御机制

心理防御机制是指个体面临挫折或冲突的紧张情境时,在其内部心理活动中具有的自觉或不自觉地解脱烦恼,减轻内心不安,以恢复心理平衡与稳定的一种适应性倾向。

心理防御机制的积极意义在于能够使主体在遭受困难与挫折后减轻或免除精神压力,恢复心理平衡,甚至激发主体的主观能动性,激励主体以顽强的毅力克服困难,战胜挫折。消极意义在于使主体可能因压力的缓解而自足,或出现退缩甚至恐惧而导致心理疾病。

心理防御机制最早由弗洛伊德提出,后来他的女儿安娜·弗洛伊德发展了他的理论。心理防御机制常见的分类如下。

1. 消极性防御机制

（1）**压抑** 是最基本的防御机制，将自我不能接受的心理内容压抑到潜意识中，是一种动机性遗忘（与自然遗忘不同），做梦、口误、行为失态往往都是压抑的结果（即潜意识的行为）。最极端的压抑是失去记忆。精神分析学派主张将压抑的潜意识意识化，而部分心理学派认为最好还是忘却了好。

（2）**潜抑** 是无意识地将意识不能接受的心理内容压抑到潜意识中。压抑和潜抑的异同：都是潜意识过程。压抑是能被意识觉察并困扰意识感受的心理过程；潜抑是意识无法觉察的心理过程，全部发生在无意识中。比如：俄狄浦斯恋母情结，即儿子亲母反父的复合情绪是潜抑、儿子想顶撞母亲却又怕母亲伤心是压抑。

（3）**否定** 是最原始、最简单的防御机制，意志薄弱而知识结构单纯的人常使用这种机制。拒绝承认不愉快的现实而保护自我。否定与压抑相似，但否定不是忘却，而是扭曲。眼不见心不烦、掩耳盗铃、这不是真的都是一种无意识的否定。否定分两种：①拒绝感受现实（主体不感受——拒绝面对现实）；②扭曲感受现实（主体对客体扭曲感受——错误面对现实）。在无力改变的情况下，否定有一定的积极意义。

（4）**退化** 在挫折面前幼稚化，即反成熟的倒退现象。如小孩子受委屈、遭挫折后尿裤子、哭闹行为，夫妻吵架后回娘家诉苦等。夫妻之间的撒娇是一种退化，但也是一种情趣行为。

2. 中性防御机制

（1）**转移** 将对不安全对象的心理内容转移到安全对象上。如丈夫被上司批评，回家对妻子发火；妻子受气后打孩子，孩子踢狗一脚等。以点带面同样是典型的转移，如被警察打的人认为警察都是坏的。移情关系也是一种转移。

（2）**投射** 自我对抗超我，为减除内心罪恶感所使用的一种防卫方式。所谓投射，是指把自己的性格、态度、动机或欲望，投射到别人身上。有一首诗："我见青山多妩媚，料青山见我亦如是。"日常生活中投射很普遍，也是人际交往的一种方法。投射往往是用他人做自己的"替罪羊"以逃避责任。投射会带来内心安宁，但是影响个体对事物的观察和判断，有时还造成人际关系紧张。

（3）**幻想** 幻想是一种想象作用，是人必经的生活过程。幻想内容与学习经验有关（随着学习经验的增加而有不同的内容。例如，儿童时期的幻想偏向于玩具的获得与游戏的满足，而青春期少年则偏向英雄式的崇拜），一般而言，凡性情孤僻、有退却倾向，平常又少有自我表达机会者，易以幻想解除其焦虑与痛苦。

幻想可产生愉悦（如文学、艺术），可产生破坏性力量（如以幻想代替实际行动）。幻想是一种思维的退化，不必按现实原则和逻辑思维来处理问题。当现实与幻想混淆不清时，就会出现歇斯底里、夸大妄想等症状。

（4）**补偿** 阿德勒认为每个人天生都有一些自卑感（如小时候，总觉得别人比自己高大强壮而自卑），于是产生"追求卓越"的需要，个体通过补偿方式来克服个人的缺陷，满足"卓越需要"，即以补偿来克服自卑感，构成独特的人格类型。因此阿德勒主张，欲了解人类的行为，根本上必须掌握两个基本的观念——自卑感和补偿。

当个体因本身生理或心理上的缺陷致使目的不能达成时，改以其他方式来弥补这些缺陷，以减轻其焦虑，建立其自尊心，称为补偿。分为消极性的补偿与积极性的补偿。①消极性的补偿：指个体用来弥补缺陷的方法，对个体本身没有带来帮助，有时甚或带来更大的伤害。例如,一个事业失败的人,整日沉溺于酒精中而无法自拔;一个想减肥的人,一遇到不如意的事,就以暴饮暴食来减轻其挫折;一个被同学排斥的学生,参加不良帮派组织以取得帮派分子的接纳;一个得不到正向注意与关怀的孩子,发展负面的行为以获得他人的注意。②积极性的补偿:指以合宜的方法来弥补其缺陷。例如,一个相貌平庸的女学生,致力于学问上的追求,而赢得别人的重视。③过度补偿:补偿的结果超过了一般正常的程度。

补偿具有一种"向后拉(补救)"以"防前倒(失败、障碍)"的功效,对个体之心理及行为而言,颇有裨益;然而使用错误补偿方式则有害而无益。人生是不完美的,人或多或少都会使用补偿方法来克服缺陷——生理上缺陷(如姿色平庸的女学生)、心理上缺陷(如怕别人怀疑她没有女人味的女老师)、社会性缺陷(如事业失败的人)、过错上的缺陷(做了错事心里内疚)。

3. 积极性防御机制

(1)认同   是指个体向比自己地位或成就高的人认同,以消除个体在现实生活中因无法获得成功或满足时,而产生的挫折所带来的焦虑。认同在心理上分享别人的成功,为个人带来不能得到的满足,增强人的自信。认同是人生的重要历程,是儿童至青少年期的主要发展任务。儿童用认同学习社会团体的态度与习惯,青少年用认同寻找自我、肯定自我。认同虽是儿童学习性别角色所必需,如使用不当也可能成为一种防卫反应。

(2)升华   将本能的内驱力转移到自我与社会能够接纳的范围,就是升华。例如拳击或摔跤、评论家。升华不管在成人还是儿童,都是正常健康的。升华是一种很有建设性的心理作用,也是维护心理健康的必需品。如果没有它将一些本能冲动或生活挫折中的不满怨愤转化为有益世人的行动,这世界将增加许多不幸的人。

(3)幽默   是指以幽默的语言或行为来应付紧张的情境或表达潜意识的欲望。通过幽默来表达攻击性或性欲望,可以不必担心自我或超我的抵制。在人类的幽默(笑话)中关于性爱、死亡、淘汰、攻击等话题是最受人欢迎的,它们包含着大量的受压抑的思想。

四、社会支持

(一)社会支持的概念

社会支持是指个体与社会各方面,包括亲属、朋友、同学、同事及家庭、单位、组织等社团所产生的精神和物质上的联系程度。

社会支持所包含的内容相当广泛,可以从多个维度进行分类。例如客观支持与主观支持。客观支持指一个人与社会所发生的客观或者实际的联系程度,例如得到的物质上的直接援助和社会网络。社会网络是指稳定的或者不稳定的社会联系的大小和获得程度。主观支持指个体体验到的在社会中被尊重、被支持、被理解和满意的程度。许多研究表明,个体感知到的支持程度与社会支持的效果是一致的。

(二)社会支持在应激中的作用

关于社会支持在应激中的作用目前有两种理论解释。

1. 缓冲作用说   准确来说,应该是缓冲作用假说。该假说认为社会支持本身对健

笔记栏

康无直接影响,而是通过提高个体对日常生活中伤害性刺激的应对能力和顺应性,从而削减应激反应,起到缓冲生活事件的作用。

2. 独立作用说 独立作用说,其实也是一种假说。该理论认为社会支持不一定要在心理应激存在下才发挥作用,而是通过社会支持本身的作用以维持个体良好的情绪而促进健康。有资料显示:孤独的老年人比密切联系社会的老年人相对死亡率高。社会支持不足可能会导致个体产生不良心理体验从而使心理健康水平降低。这也显示能够充分利用社会支持和提高个体被支持的主观体验对健康有直接的意义。

(三)应激相关因素对社会支持的影响

许多研究显示:应激因素和社会支持存在交互影响,如很多生活事件本身就是社会支持方面的问题;社会支持与应激反应程度也存在关联。萨拉森研究发现,社会支持数量与艾森克人格问卷的外向因子分数呈正相关,社会支持数量和社会支持满意度均与神经质因子分数呈负相关,表明社会支持与人格存在一定的联系。

(四)社会支持的量化研究

国内外学者对社会支持的量化研究主要体现在对各种社会支持量表的编制和修订方面。肖水源总结文献将社会支持分为主观支持、客观支持和利用度3个方面,并形成了社会支持评定量表(SSRS)。由姜乾金引进并修订的领悟社会支持量表(PSSS)将社会支持分为家庭支持、朋友支持和其他人支持3类。威尔科克斯编制的社会支持调查表(SSI)中,将社会支持分为情绪支持、归属支持和实质支持。萨拉森编制的社会支持问卷(SSQ)将社会支持分为两个维度:社会支持的数量和对社会支持的满意程度。

五、个性特征

(一)个性特征与应激

1. 个性特征在应激中的作用 个性在整个应激系统模型中为核心因素,不仅可以影响个体对生活事件的感知,甚至可以影响生活事件的形成。诸多研究表明,个性特征与生活事件量表分数之间存在相关性,特别是主观事件的频度和对负性生活事件的判断方面。

态度、价值观和行为等个性倾向因素,以及能力和性格等个性心理特征因素,都可以不同程度地影响个体在应激过程中的初级评价和次级评价。以上因素决定个体对各种内外刺激的认知评价,从而影响个体对个人现状的评估。

2. 个性在应激病因学研究中的意义 个性与健康的关系早有研究。精神分析理论的推崇者曾经试图说明不同的个性与几种经典的心身疾病之间存在内在联系。另外,大量的个性调查研究表明一些个性因素确与多种疾病的发生、发展有关,但是其特异性并不高。许多资料证明,特定的个性确实易导致特定的负性情绪反应,进而与精神症状和躯体症状发生联系。说明情绪可能是个性与疾病之间的桥梁。但是这种观点并不能进一步解释个性与情绪之间的联系如何。心理应激研究为此提供了解释:在应激作用过程中,个性与各种应激因素存在广泛联系,个性通过与各种因素之间的相互作用,最终影响应激心身反应的性质和程度,并与个体的健康和疾病相关联。

（二）个性对应激相关因素的影响

作为应激作用过程中诸多因素之一，个性与生活事件、认知评价、应对方式、社会支持、应激反应等因素有着一定的关联性。个性可以影响对生活事件的感知，甚至可以决定生活事件的形成。个性影响认知评价，个性有缺陷的人往往存在认知的偏差，使个体对各种应激源产生评价上的偏差，最终导致较多的心身症状。个性能影响应对方式，不同个性特征的人面对应激时会表现出不同的应对策略。个性影响与社会支持系统的联系。多种研究表明，个性特征间接影响客观社会支持的形成，也直接影响主观社会支持和社会支持的利用水平。

第三节　应激反应与应激管理

一、应激反应与健康

（一）应激反应

应激反应指个体因为应激源所致的各种生理、心理、社会适应、行为方面的变化，又称为应激的心身反应。应激反应是心理学的重要概念，是对人的心理健康有重要影响的心理指标。需要说明的是，在部分心理学和医学学术领域，虽然普遍接纳应激反应包括"刺激"和"反应"两个部分，但是仍然有许多学者使用"应激"概念，此概念近乎应激反应。

（二）应激反应对健康的影响

应激反应对健康的影响又称为应激的结果，通常认为有以下两个方面。

1. 适度的应激对个体的健康和功能有积极作用，使人产生良好的适应结果，主要表现在：①适度的应激是人成长和发展的必要条件。早年的心理应激可以提高个体在后来生活中的应对和适应能力，从而能更好地耐受各种紧张刺激和不良因子的影响。②适度的心理应激是维持个体正常功能活动的必要条件，有助于维持个体的生理、心理和社会功能。"生于忧患，死于安乐"也许是对其积极作用最通俗的表述。

2. 当心理应激强度太大或者持续时间过长时，就会损害人的心身健康。其主要表现在：①心理应激引起的心身反应，可以造成个体身体的不适、虚弱和精神痛苦，成为个体求医的原因之一；②加重已有的精神和躯体疾病。

二、应激的心理行为反应

（一）应激的情绪反应

1. 焦虑　是最常出现的情绪性应激反应，当个体预感危机来临或预期事物的不良后果时出现紧张不安、急躁担忧的情绪状态，这里指的是状态焦虑，是由应激源刺激引发的。还有一种为特质焦虑，指无明显原因的焦虑，与焦虑性人格有关。适当的反应性焦虑可以提高人的觉醒水平，是一种保护反应；而过度和慢性的焦虑则会削弱个体的应对能力和导致自主神经功能紊乱。

焦虑的心理症状主要有:①意识觉醒程度升高,特别警觉和敏感,外界突如其来的普通声响也会引起惊跳;②注意力不集中,工作中差错增多,容易发生工伤与交通事故;③思维杂乱,茫然无头绪;④轻率决定问题,不愿多加思索;⑤易激惹争吵,易哭泣、焦虑、神色慌张、无名恐惧;⑥坐立不安,小动作多,出现手抖、口吃,不愿与人接触;⑦口渴、尿急尿频、食欲减退、睡眠障碍、心惊肉跳;⑧头昏、乏力易倦、全身慢性酸痛;⑨性功能减退、月经不调或者停经、停止泌乳;⑩烟、酒、镇静剂用量增加。

2.恐惧　企图摆脱有特定危险的情景或对象时的情绪状态。适度的恐惧有助于激活警觉期动员途径,使注意力集中而防御风险,但是常常缺乏应对的信心,表现为逃跑或回避,严重时出现行为障碍和社会功能障碍。

3.抑郁　消极悲观的情绪状态,表现为兴趣活动减退,言语活动减少,无助感、无望感强烈,自我评价降低,严重者出现自杀行为,常由丧失亲人、离婚、失业、失恋、遭受重大挫折和长期慢性躯体疾病引发,属于外源性抑郁。还有一种为内源性抑郁,与人大脑自主调节心境情绪功能下降和遗传变异生物信号传递紊乱等内在素质有关。

4.愤怒　与健康和疾病关系最直接的应激情绪反应。常见的应激情绪反应包括焦虑、恐惧、愤怒、抑郁等,实际上应激能唤起焦虑、恐惧、愤怒、受挫感、冲突、压力、伤害、悲伤、迷惑、力不从心、内疚、羞耻、孤独、抑郁等几乎所有种类的负性情绪。负性情绪反应还可以与其他心理行为活动产生相互影响,使自我意识变窄,注意力下降,判断能力和社会适应能力下降。

(二)应激的认知反应

应激状态可导致人的认知能力下降而产生"灾难化"认知,这是一种多见的认知性应激反应。人处于这种认知状态中,常常过度强调应激事件的负性后果,从而直接影响和干扰稳定的认知能力,导致消极的自我评价和对后果的不良预期。如高考后,考试焦虑的学生往往低估自己的成绩,以至影响愿望的实现。认知性应激反应主要表现有以下几点:①注意力不集中,精确性差;②因激动而紧张,导致活动过度,无效性消耗增多;③记忆力、思维能力、想象力减退;④多采取负性心理防御方式,如否认、合理化、反射、转移等,少数人也可能采取升华的防御方式。

另外,以往的认知经验也影响当前的心理应激反应。一个饱受磨砺的人,对于一些曾经历过的心理刺激不会引起强烈反应,当体验过的应激再现时,会有较好的心理承受能力。如已经做过两次手术的人与初次做手术的人相比,显然前者的心理应激反应会低一些。但如果以前体验并有过手术失败或痛苦的经历,那么这种经验会反过来增加应激源的作用,可能会使人产生心理应激的敏感现象。

(三)应激的行为反应

应激的行为反应是一个复杂的受高级中枢调控的过程,但总的来看,应激常常改变人们相互之间的社会行为方式。如产生愤怒情绪的应激——敌意、自私、攻击性的反应。动物则表现出明显的争斗攻击倾向的增加。

1.逃避与回避　逃避是指已经接触到应激源后采取的远离应激源的行动;回避是指事先知道应激源将要出现,在未接触应激源之前就采取行动远离应激源。逃避主要有以下3种表现形式。

(1)逃到另一现实中　例如,某大学生过去学习成绩一直很好,但由于某种原因考试失败而受到挫折后,他不仅不从主观上分析原因,反而一改过去刻苦学习的精神,转向消遣娱乐、谈情说爱,试图以学习之外的活动避开因学习压力给自己带来的焦虑与不安。

（2）逃向幻想世界　例如,安徒生笔下的卖火柴的小女孩,在饥寒交迫的困境中,小女孩幻想自己飞到了一个没有寒冷、没有饥饿的天国,和她祖母一起过着幸福生活。现实中的挫折使人感到痛苦,幻想中的满足使人感到幸福,所以人们倾向于用幻想来应对挫折。

（3）逃向疾病　一个人在社会生活中是要承担一定责任和义务的,但若是一个患者则另当别论,不但会降低要求,而且还能赢得同情和关照。因此,有的人在遭遇挫折时,巴不得自己生病。现实生活中还真的有人因此病倒了。例如,某大学生在面临英语四级考试时,由于准备不足,害怕考砸了丢面子,又无正当理由提出不考,于是在临考前半小时,突然出现高热,被送往医院治疗,当这次考试结束时,他的高热也奇迹般地消退了。还有一些大学生会出现考前紧张性腹泻等疾病症状。这一类病不是诈病,而是功能性障碍。

2.退化与依赖　退化是当人受到挫折或遭遇应激时,放弃成年人应对方式而使用幼儿时期的方式应付环境变化或满足自己的欲望;依赖即事事处处依靠别人关心照顾,而不是自己去努力完成本应自己去做的事情。

3.敌对与攻击　敌对是内心有攻击的欲望但表现出来的是不友好、谩骂、憎恨或羞辱别人;攻击是在应激刺激下个体以攻击方式做出反应,攻击对象可以是人或物,可以针对别人也可以针对自己。根据攻击对象的不同,攻击行为可分为直接攻击和转向攻击两种。

（1）直接攻击　是指受挫者把攻击的矛头直接指向构成挫折的人或物。例如,甲乙两同学在生活中产生了一些矛盾,甲同学就在背后散布乙同学的坏话,乙同学听说后又打了甲同学一顿。

（2）转向攻击　是指受挫者由于种种原因不能把攻击的矛头直接指向构成挫折的人或物,而把愤怒情绪发泄向与挫折不相干的人或物,即平时我们所说的"迁怒于人""迁怒于物"。例如,有的同学挨了老师的批评,不敢和老师争吵,于是回到寝室摔桌子、砸板凳,借以出气。再如,有的人在单位受了气,回到家里打孩子;孩子无端挨了打,憋了一肚子气,出去见到小朋友看着不顺眼,再打别的小朋友。有时转向攻击表现为攻击自己,某高校一名男大学生失恋以后,不忍攻击他深深爱恋着的女友,就用菜刀剁下自己的两节手指,留下了终身残疾。

4.无助与自怜　无助是一种无能为力、无所适从、听天由命、被动挨打的行为状态;自怜即自己可怜自己,对自己怜悯惋惜。

5.物质滥用　某些人在心理冲突或应激情况下会以习惯性的饮酒、吸烟或服用某些药物的行为方式来转换自己对应激的行为反应方式。

三、应激的医学后果

（一）应激引发的生理变化

1.对神经系统的影响　研究表明,应激可以影响大脑的认知功能,对海马介导的联想记忆有明显损害。布雷姆纳在《应激是否损伤脑》一文中论述了应激对海马的损伤效应,其作用机制为糖皮质激素通过兴奋性氨基酸引起海马衰退。研究还发现,应激状态诱导神经元凋亡,各种理化刺激如氧化应激、生长因子剥夺均可导致神经元凋亡。中枢神经递质也参与应激反应,例如去甲肾上腺素能神经元及多巴胺能神经元在应激反应中均被激活。

2.对内分泌系统的影响 应激反应常激活下丘脑-垂体-肾上腺轴,引起血浆糖皮质激素水平增高。丘脑-垂体-肾上腺轴对中等强度的刺激最敏感,应激主要引起交感神经兴奋,有时也可出现副交感神经兴奋。应激时,交感神经-肾上腺髓质所产生的不利方面在于:收缩外周小血管,减少微循环血流量,出现组织缺血;儿茶酚胺促使血小板聚集可引起组织缺血,导致过多的能量消耗,增加了心肌的氧消耗。

3.对免疫系统的影响 应激时可抑制免疫系统功能,如淋巴细胞有丝分裂原反应下降;吞噬作用下降;干扰素生成减少,自然杀伤细胞活性减低;辅助性T细胞和抑制性T细胞百分数及比率降低;唾液免疫球蛋白A活性降低。临床研究证实,应激抑制免疫功能,癌症发病与复发、自身免疫系统疾病发病均与应激性生活事件相关。

4.对循环系统的影响 应激时,激活交感神经-肾上腺髓质系统,引起心率加快、心肌收缩力强、外周阻力增加、血液重新分布,可以提高心输出量,升高血压,保证重要器官如心、脑的血液供给;同时引起皮肤、腹腔脏器缺血缺氧,心肌耗氧量增加。

5.对消化系统和呼吸系统的影响 应激所引起的消化系统障碍比较多见。最受人关注的是应激引起的消化道溃疡,又叫应激性溃疡。应激状态下,交感神经过度兴奋,造成血中儿茶酚胺水平升高,致胃黏膜微血管痉挛及胃黏膜下动静脉短路开放和血液分流,导致黏膜缺血,缺血可以进一步使毛细血管扩张、淤血、血管通透性增加,从而发生黏膜水肿、坏死,最终形成溃疡。

应激状态时呼吸频率会加快,引起过度通气,进而呼吸费力,进一步引起人的恐慌。另外,全身耗氧量增加,机体分泌儿茶酚胺增多,致肺动脉高压,肺部毛细血管通透性增高,甚至引起急性呼吸窘迫综合征。

6.对泌尿与生殖系统的影响 进入应激状态,交感神经-肾上腺髓质兴奋,肾素-血管紧张素-醛固酮系统激活,肾小球动脉明显收缩,肾血流量减少,肾小球滤过率减少;醛固酮分泌增多,肾小管钠、水排出减少;抗利尿剂分泌增多,水重吸收增加。表现为尿少、尿比重高、钠水排出减少。

(二)应激引起的常见精神障碍

1.急性应激障碍 以急剧、严重的精神打击作为直接原因。在受刺激后立刻(1 h之内)发病。表现有强烈恐惧体验的精神运动性兴奋,行为有一定的盲目性;或者为精神运动性抑制,甚至木僵,可有轻度意识模糊。如果应激源被消除,症状往往历时短暂,预后良好,缓解完全。

2.创伤后应激障碍 ①遭受对每个人来说都是异乎寻常的创伤性事件或处境(如天灾人祸)。②反复重现创伤性体验(如不由自主地回想受打击的经历,反复出现噩梦、错觉、幻觉等)。③持续的警觉性增高。④对与刺激相似或有关的情境的回避。⑤精神障碍在遭受创伤后数月至半年后发生。

3.适应障碍

(1)有明显的生活事件为诱因,尤其是生活环境或社会地位的改变(如移民、出国、入伍、退休等)。

(2)有理由推断生活事件和人格基础对导致精神障碍均起着重要的作用。

(3)以抑郁、焦虑、害怕等情感症状为主,并至少有下列1项:①适应不良的行为障碍,如退缩、不注意卫生、生活无规律等;②生理功能障碍,如睡眠不好、食欲减退等。

(4)应激因素消除后,通常在遭遇生活事件后1个月内起病,症状持续不超过6个月。

四、应激的管理

(一)应激因素的评估方法

应激因素的评估通常采用晤谈、观察与调查、应激评定量表评定等多种方法对个体面临的应激源、应激中介因素和应激反应进行,具体如下。

1.晤谈、观察与调查

(1)晤谈　晤谈包括以下内容。

1)应激源　通过询问下列问题了解患者近1年内是否经历重大生活事件和日常生活困扰及其对个体影响的主次顺序。①目前让你感到有压力或紧张焦虑的事情有哪些?②近来你的生活有哪些改变?③由于疾病、住院、生活改变或家庭事件,你经历了哪些压力?④你所处的环境是否让你紧张不安或烦恼,什么原因?⑤你与家人的关系如何,有无不和,有无使你感到痛苦或烦恼?⑥你是否感到工作压力很大,无法胜任?⑦你的经济状况如何,是否感到入不敷出?

2)应激心理中介因素　①对应激源的认知评价。这件事对你意味着什么?你是如何看待的?你认为自己是否有能力应对这件事?如果你无法控制这件事,你会有何感觉?②应对方式。通常你采取什么方式缓解紧张或压力?告诉我下列措施中最能描述你应对方式的是哪种:与他人交谈、想办法解决问题、抱怨他人、寻求帮助、从事体力活动、祈祷、试图忘却、用药或酗酒、睡觉、什么都不做、认命或其他。③社会支持。当你遇到困难时,你的家人、亲友和同事中谁能帮你?当你遇到困难时,你是否主动寻求家人、亲友或同事的帮助?你对家人、亲友或同事的帮助是否满意?④个性特征。一般你面对困难时采取什么样的态度和行为?你做事情和做决定是独立完成还是依赖他人?遇到不开心的事,你是喜欢说出来还是闷在心里?

3)应激反应　通常你能否解决你的问题和烦恼?你采取的措施是否有用?你是否觉得身心疲惫?

(2)观察与调查　观察与调查包括以下内容。

1)一般状态与行为　观察有无厌食、胃痛、多食、疲乏、失眠、睡眠过多、头痛或胸痛等应激所致的生理反应,有无记忆力下降、思维混乱、解决问题能力下降等应激所致的认知改变,有无焦虑、抑郁、无助和愤怒等情绪反应,有无行为退化或敌对、物质滥用、自杀或暴力倾向等应激所致的行为反应。

2)全身各系统的变化　有无心率、血压改变,呼吸频率和形态的变化情况,消化道功能情况,有无厌食、腹痛等主诉,肌张力和身体活动情况,皮肤的温度、湿度和完整性情况。

2. 问卷

（1）应激源强度的评估　霍尔姆斯和雷赫于1967年编制的社会再适应评定量表，用于测评近1年来不同类型的生活事件对个体的影响，预测个体出现健康问题的可能性。该量表的评价标准为生活事件单位：评分总和>300分者，80%可能患病；评分总和为150～300分者，50%可能患病；评分总和<150者，30%可能患病。住院患者压力评定量表用于测评住院患者所经历的应激，累计分越高，表示压力越大。

（2）应激心理中介因素评估　①应对方式评定量表；②社会支持量表；③人格测验。

（3）应激反应的评估　由于应激常导致焦虑和抑郁，因此测量焦虑和抑郁的量表可作为测量应激反应的有效工具。

3. 实验　指在控制的条件下，观察、测量和记录个体进入应激状态后的行为，包括现场实验法和临床实验法等。实验能够最大限度地证明应激相关因素与应激反应的因果关系，弥补个案研究和相关研究的不足；但是这种方法缺点也比较明显，如条件要求苛刻，实施比较复杂、困难等。

（二）应激相关因素的管理

在应激过程中各种因素不是孤立的，而是存在动态联系的，其中认知评价和人格特征是关键的因素和核心因素。所以，应激的管理也是一个系统，是多维度的，针对影响应激的各个因素和作用环节，有诸多具有可操作性的管理窗口。具体如下：

1. 针对生活事件的管理　生活事件包括生理、心理、社会和文化等方面的刺激，如果按照现象学分类可分为疾病问题、职业问题、家庭问题、人际关系和经济问题等。适当的刺激对提高个体面对应激刺激的适应能力是有帮助的，既然应激刺激是不可以避免的，那么这种"预防效应"显然是有积极意义的。

很多应激刺激受自然、社会规律支配，其存在是客观的，对个体和特定群体而言具有很大程度上的不可控性。一方面生老病死、自然灾难很大程度上是自然发生的，不受人类的主观意愿控制，而生老病死作为生活事件，相关的应激过程是不可能也完全没有必要完全消除的；另一方面，对于个体而言，社会事实的存在是客观的，是一种个体之外、超越个体的社会存在。

虽然"必要的痛"是不可避免的甚至可能是有益的，但是"不必要的痛"在一定程度上是能够减少的。如针对某些职业应激的健康促进项目，能够减少特定人群中特定的"客观"应激刺激（工作时间制度相关的慢性紧张、与家人共处的活动减少等），则可减少应激相关的心身疾病。

发生在一个人身上的生活事件通常不是单个生活事件，而是一系列生活事件，或一个生活事件之后的一系列生活事件。研究表明，生活事件在时间上的积累效应对健康是有害的。而且，持续时间很长的慢性压力可以对个体的身心健康产生严重影响。所以在个人层面上的应激管理，要首先对一个人的生活现状有系统的了解和全面的理解，将个体置于大的生活框架中，获得包括家庭生活、工作情况、人际关系、经济状况、健康状况等方面的详细信息。

2. 针对认知评价的管理　对生活事件的认知评价直接影响个体的应对活动和最终的心身反应性质及程度，是生活事件到应激反应的关键中间因素之一，但是目前缺乏经典的用于对生活事件做出认知评价的测量工具。认知评价作为应激易感模型中的重要因素,由于个人的认知层面相对评价有很大可能性成为具有可操作性的对易感个体的筛选窗口之一。而且,个体的认知层面相对容易干预,对于筛选出来的应激易感个体可进行认知层面的干预,以减少应激给个体带来的危害,因此,针对认知层面这个环节进行筛选和干预可能对应激的管理有重要的现实意义。

3.针对应对方式的管理　应对可以被直接理解成个体解决生活事件和减轻事件对自身影响的各种策略,故又称为应对策略。应对是多维度的,应对活动实际上涉及应激作用过程的各个环节,包括生理反应(如血压升高、肌肉放松)、认知评价(如否认、自评)、情绪反应(如焦虑、发泄)、社会支持(如求助、倾诉)等层面。从应对策略与个性的关系来看,可能存在一些与个性特质有关的、相对稳定的和习惯化了的应对风格或特质应对。例如,日常生活中某些人习惯于幽默,而有些人习惯于回避(如借酒消愁)。以特质应对理念进行的应对研究曾被称为特质研究。

某些应对方式是建设性的,而某些应对方式是破坏性的。前文提到过,斯奈德等总结:属于躲避应对、破坏有效的应对过程的因素有反复沉思、过度的自我关注、拖延、敌对体验等;属于接近应对、加强有效的应对过程的因素有获得社会支持、寻求意义、使用幽默、与他人比较(向下比较)、暴露秘密、保持活跃、转移注意力和正念冥想及宽恕等。个体通常具有相对稳定的和习惯化了的应对风格,如果其应对风格是破坏性的,则应激更有可能对该个体带来破坏性的影响,换句话说,该个体具有应激易感性。例如,有些人习惯于用烟酒或其他精神活性物质作为应对方式来调节情绪,这种应对方式对情绪改善可以具有即刻的生理心理效果,但从长远效果来看,对个体的身心健康、社会功能等是具有破坏性的。

针对应对方式的管理的意义在于,虽然应对方式作为一种特质或习惯是不易改变的,但是个体的应对风格是可以改变的。利用特质应对问卷一类的量化工具筛选出习惯于破坏性应对方式的个体,通过有针对性的干预使他们用建设性的应对方式代替破坏性的应对方式,能够降低个体的应激易感性,达到预防应激相关心身疾病的目的。因此,针对应对方式的管理是具有可操作性的管理窗口之一。

4.针对社会支持的管理　社会支持是个体与社会各方面的联系程度,是应激作用过程中个体可利用的外部资源。社会支持系统好的个体倾向于比没有社会支持或很少社会支持的个体健康问题少。自20世纪70年代起,社会支持对躯体健康的影响开始引起行为和医学研究者的兴趣,尤其是1979年一个9年前的前瞻性研究发现"社会整合"指数,包括婚姻状况、朋友、邻里关系、参加正式或非正式团体等内容,与死亡率有关。

一方面,社会支持,包括主观体验到的支持,具有减轻应激的作用。如对经历失业、应激性生活事件、性侵犯、职业应激、无家可归和自然灾害人群的研究表明,社会支持能起缓冲应激的作用。另一方面,社会隔离、缺少社会联系或社会规范控制本身可以成为非常强大的应激刺激。如缺乏社交技能或缺乏社会支持,可以导致孤独、无望、焦虑和抑郁,以及持续的误解和失望。

莫斯强调了小组对个体的社会支持作用。在小组中个体能获得归属感、被接纳感、被需要感,这些主观感觉对健康感和减轻紧张症状是至关重要的,有助于减少应激带来的心身疾病和问题。另外,成员较少的小组容易就应对方式达成共识,形成小组规范,从而减少不确定性给个体带来的焦虑。

5.针对社会支持的管理　筛选缺少社会支持的应激易感者作为重点干预对象;架构针对特定应激刺激的社会支持平台,如促进乳腺癌患者自助/互助小组、特定职业相关应激自助/互助小组的形成和运行、提高心理咨询服务的可获得性等。侧重于社会技能技巧训练的团体治疗(如应用于大一新生中缺少社交技能和社会支持的个体)、针对特定危机事件的团体治疗(如应用于自杀者自杀后周围相关小群体的团体治疗)等形式的团体治疗,可以成为系统的应激管理中的重要管理模块。

6.针对个性特征的管理　这里所提到的个性特征是指个体的人格层面。个性特征是应激系统模型中的核心因素,是个体层面的应激管理需要考虑的重要内容。个体的个性特征会影响其对生活事件的感知、对生活事件的认知评价、对生活事件的应对方式、与社会支持系统的联系程度和应激反应的形成和程度。无数的个案已经表明个性特征与应激管理有着密切的联系。

思考题

1.简述应激的概念和分类。

2.简述一般适应综合征的分期。

3.简述心理应激的影响因素。

4.简述生活事件和应激的关系。

5.生活事件的刺激或应激结果可引起机体哪些变化?

6.心理应激的评估方法有哪些?

7.简述心理应激的应对策略。

8.如何有效管理心理应激?

（姜　波）

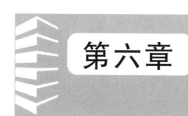

第六章

异常心理

🐟 学习目标

学习要点：

● 异常心理的概念和判断标准。

● 异常心理的分类。

● 认知障碍、情感障碍和意志障碍。

● 神经症性障碍及其类别。

● 强迫症、焦虑症、恐惧症、神经衰弱和癔症的临床表现及治疗方法。

● 性心理障碍的概念、临床类型及治疗。

学习要求：

● 认知目标：掌握异常心理的概念及其分类；认知障碍、情感障碍、意志障碍、神经症、强迫症、焦虑症、恐惧症、神经衰弱、癔症、人格障碍和性心理障碍的概念。

● 技能目标：掌握异常心理判断的一些常用方法；掌握强迫症、焦虑症、恐惧症、神经衰弱、癔症、人格障碍和性心理障碍的临床表现及常用治疗方法。

● 情感态度：在对异常心理与心理障碍进行正确判断的基础上，养成对异常心理与心理障碍患者的同情，在对患者进行矫治时，实现传统医学模式向现代医学模式的转变。

🌸 案例引入

　　小王感到很恐慌，因为丈夫好像越来越讨厌她。昨晚，因为非常害怕自己一个人留在家里，她让丈夫取消公司这次派遣的出差任务。丈夫勃然大怒，朝她怒吼："你不能自己一个人在家？你自己不能做任何事？你甚至不能自己决定我们晚饭吃什么！我受够了！你能不能像个成年人？"的确，让小王自己做决定非常困难。大学的时候，她不能决定自己应该选什么课，于是花了很长时间去询问父母和朋友。最终，她按照父母和朋友的建议去选课。大学毕业时，她去了一家公司,因为她的一个朋友在那里上班。尽管如此,她的这位朋友最终离她而去,因为她实在受不了小王毫无休止地要求安慰。小王经常为朋友买礼物,并且帮朋友洗衣煮饭,显然她是想赢得朋友的好感。晚上她会把朋友留在自己房间里,连续几个小时询问朋友她在一些鸡毛蒜皮的小事上所做的决定是否正确,比如明天应该穿什么衣服、自己应该在工作中如何表现等。不久后,她的朋友都相继离她而去,这个时候小王遇到了她现在的丈夫。当他对她表现出一些好感时,她立即想和他建立更加亲密的关系。她觉得丈夫看起来很自信、很强壮,让自己有安全感。但是,自从丈夫开始对她发脾气以后,小王就开始不断地担心丈夫会离开她。

问题:你怎么看待小王的行为? 你觉得小王的心理正常吗?

第一节 异常心理概述

一、异常心理的概念

异常心理(abnormal psychology)又称变态心理,是在大脑生理生化功能障碍和人与客观现实关系失调的基础上产生的对客观现实歪曲的反映,既反映了个体自我概念和某些能力的异常,也反映了社会人际关系和个人生活上的适应障碍。所谓功能障碍,在医学上通常是指与器质性病变相对的、难以用一般的检验方法所证明的障碍,这正是异常心理的特征。异常心理的发生常常是心理、社会、生物、药物等多种因素相互作用的结果。个体有异常行为只能说明其具有心理障碍的可能性,只有当异常行为严重影响个体社会功能时才能初步判断其有异常心理。

异常心理和正常心理是相对而言的,两者之间并没有明显的界限,并且也与当时当地的社会文化背景有关。在不同的时代、不同的地区、不同的社会文化背景下有不同的行为常模,人们对异常心理有着不同的判断。脱离文化背景研究异常心理是很难做出正确判断的。偏离常态的心理现象并不一定都是异常心理现象,如智力超群的人,其智力明显高于常人,虽然偏离了常态,但并不是异常心理。异常心理指的是那些心理偏离常态,并且对社会不能适应的人。如精神病患者,他们的心理活动大都偏离常态,行为模式偏离或违反社会常模。

虽然心理异常的人常有明显偏离社会常模的行为,但不能认为行为违反社会常模的人都是心理异常。例如那些强奸犯、杀人犯的行为也违反了社会常模,但他们不是患者。病态的异常心理是指"没有能力"按照社会认为适宜的方式行动,以致其行为后果对本人或社会是不适应的。其所以"没有能力",可能有器质性缺陷(如脑损害)的原因,或是由于功能性缺陷(缺乏知识、缺乏能力或动机)的结果,或两者兼而有之。而犯罪行为并不是"没有能力"这样做,因此要与心理疾病严加区别。

二、异常心理学和精神病学

异常心理学又称病理心理学,是研究人的心理过程和个性心理特征发生异常的科学,包括研究认知、情感、意志、智能和人格等方面的异常表现,探讨异常心理的发生、发展、变化的原因和规律。精神病学主要研究精神障碍的病因、发病机制、临床表现、预防、诊断、治疗和康复等有关问题。异常心理学和精神病学联系紧密,二者的研究对象都是心理异常者,但它们仍有不同之处,要注意加以区别。异常心理学从心理学角度出发,研究患者和正常人的异常心理和行为,侧重于产生的原因和发生机制上的理论探讨;精神病学是从医学角度出发,研究精神病的病因、发病机制、临床表现、诊断、治疗、护理和预防方法,侧重于诊断、治疗、护理和预防。因此,虽然两者叙述的内容十分相似,但着眼点不同,各有侧重,论述的范围也有差异。

三、异常心理的判断标准

心理现象的产生和表现方式非常复杂,因此对心理正常与否的判断也十分困难。心理的正常和异常之间缺乏明显的界限和固定不变的统一标准,并且随时代的变迁与社会文化的差异而变动。因此,只有把一个人的心理状态和行为表现放到当时的客观环境、社会文化背景中加以考虑,通过与社会认可的行为常模相比较,以及与其本人一贯的心理状态和人格特征加以比较,才能判断此人有无心理异常,以及心理异常的程度如何。如果一个人能够按社会认为适宜的方式行动,其心理状态和行为模式能为常人所理解,即使他有时出现轻度情绪焦虑或抑郁现象,也不能认为他的心理已超出正常范围。换言之,心理正常是一个常态范围,在这个范围内还允许不同程度的差异存在。

在临床实践中判断一个人的心理是否异常,通常采用以下几条标准。

(一)经验标准

对心理正常的人来说,心理活动在形式和内容上都与客观环境具有一致性。患者和医生都可根据自身的主观经验做出判断。

1.患者的主观体验 患者或心理障碍者的主观经验常常是极有参考价值的标准。当他们感到焦虑、抑郁及没有明显原因的不舒适,或不能控制自己的某种情绪或行为时,能主动寻找心理医生的帮助,或在心理医生的帮助下能明了自己确实存在问题,便属于心理障碍者。其特点是有主观的自知之明。但是,在某些情况下没有这种不舒适感反而可能表示有心理异常,如亲人丧亡或因学业不及格而退学时,如果没有一点悲伤或忧郁的情绪反应,也需考虑其有心理异常。也有患者已经失去正常生活的能力,却坚决否认自己不正常。这种主观经验也恰恰说明其心理异常。这种情况经常发生在严重心理障碍即精神患者身上。

2.医生的主观体验 医生的主观体验即医生根据自己的经验和对正常人的了解来判断别人的心理是正常还是异常。这种判断具有很大的主观性,其标准因人而异,即不同的医生有各自评定行为的常模。但由于接受过专业教育及通过临床实践的经验积累,医生们也形成了大致相近的评判标准,故对大多数异常心理仍可取得一致的看法。对少数患者则可能有分歧,甚至看法截然相反。经验标准因人而异,主观性大,即使是专家,在运用中也难免会有失误。因此,为了尽量避免失误,可以采用多位专家评定的方法,取其综合意见。

(二)社会适应标准

正常人能够照社会生活的需要去适应环境和改造环境。因此,正常人的行为符合社会准则,能根据社会要求和道德规范行事。如果由于器质的或功能的缺陷或两者兼有而使得个体能力受损,不能按照社会认可的方式行事,致使其行为后果对本人或社会是不适应,则认为此人有心理异常。这里的正常和异常都是与社会常模比较而言的。许多心理学家主要从社会适应的角度提出了判断心理是否正常的标准,例如马斯洛等提出了以下 10 项标准:①有充分的安全感;②对自己有较充分的了解,并能恰当地评价自己的能力;③生活理想和目标切合实际;④与现实环境保持良好的接触;⑤能保持自身人格的完整和谐;⑥具备从经验中学习的能力;⑦能保持适当和良好的人际关系;⑧适度地表达和控制自己的情绪;⑨在不违背集体意志的前提下,能有限度地发挥自己的个性;⑩在不违背社会规范的情况下,个人基本需要能适当满足。

上述 10 项标准说明了心理正常的情形,但是正常人群中这些方面也并不完全一样,具有很大的个体差异。因此,判断一个人心理是否异常,只能通过比较的方法,首先是与社会认可的行为常模进行比较,看其行为能否为常人所理解,有无明显离奇的行为。例如,一个人无缘无故突然当众脱衣赤身裸体,其行为不符合自己的年龄、身份和地位,不能为社会上的人们所接受,那么,这个人就可能存在心理障碍。其次,还要与个人以往一贯的心理状态和行为模式相比较,看其心理过程或心理特征是否发生了显著的改变,即与其常态相比有无明显不同。如一个一向精明能干、积极工作的人,近来突然变得生活懒散、少言寡语,使人觉得判若两人,则要考虑此人有无精神病。经过认真比较,发现其行为改变极其明显,那么,做出心理异常的判断是不难的。但如果心理异常程度较轻,行为改变并不十分明显,则判断起来就比较困难。而且,判断时还要考虑到社会适应标准受不同地区、时代、社会习俗及文化的影响,因此,心理正常与异常是相对而言的。

(三)统计学标准

在普通人群中,对人们的心理特征进行测量的结果常常呈常态分布,居中的大多数人心理正常,而远离中间的两端被视为异常。因此决定一个人的心理正常或异常,就以其心理特征偏离平均值的程度来决定。虽然心理异常是相对的,但它是一个连续的变量,偏离平均值的程度越大,则越不正常。正常与异常的界限是人为划定的,以统计数据为基础。这与许多心理测验方法的判定是相同的。

统计学标准提供了心理特征的数量资料,比较客观,便于比较,操作也简便易行,因此,受到很多人的欢迎。但这种标准也存在一些明显的缺陷,例如,智力超常或有非凡创造力的人在人群中是极少数,但他们并非心理异常者。再者,有些心理特征和行为也不一定呈常态分布,而且心理测量的内容同样受社会文化制约。所以,统计学标准也不是普遍适用的。

(四)医学标准

医学标准又称为病因学和症状学标准。这种标准是将异常心理当作躯体疾病一样看待。如果一个人身上表现的某种心理现象或行为可以找到病理解剖或病理生理变化的依据,则认为此人有精神病。其心理表现被视为疾病的症状,其产生原因则归结为脑功能失调。这一标准为临床医师们广泛采用。这种观点认为,心理障碍患者的脑部应有病理过程存在。有些目前未能发现明显病理改变的心理障碍,可能将来会发现更精细的分子水平上的变化,这种病理变化的存在才是心理正常与异常划分的可靠根据。

医学标准使心理障碍纳入了医学范畴,对异常心理学研究做出了重大贡献。这种标准比较客观,十分重视物理、化学检查和心理生理测定,许多医学的概念现在仍为异常心理学所采用。但是,医学标准也并不完全令人满意。虽然对麻痹性痴呆、癫痫性精神障碍和药物中毒性心理障碍使用医学标准非常有效,但医学标准对于神经症和人格障碍则无能为力。心理障碍的原因通常不是单一的,它是多种原因共同作用的结果。除了生物学的原因,还有心理和社会文化的原因。因此,划分心理正常与异常还需要其他的标准。

综上可见,每一种标准对于判断心理正常或异常都有一定的使用价值,但也有一定的缺陷和不足,不能单独用来解决全部问题。故应综合运用,互相补充,通过大量的临床实践,对各种心理现象进行科学分析,才能判断是否有心理异常。

四、异常心理的理论模式

在对异常心理进行研究的过程中,各个流派分别从不同的角度阐释和研究了异常心理出现的原因、机制和治疗方法。有关异常心理学的理论模式很多,本节主要围绕目前影响最大的几种给予介绍。

1. 医学模式　医学模式认为心理异常的发生主要与机体的生理变化有关。因此对心理异常者的治疗要像治疗躯体疾病那样,需要通过住院、服药或其他物理化学的治疗手段。医学模式第一次明确精神病和其他躯体疾病一样是一种疾病,都有生物学上的原因,这有助于对心理异常的实质及其产生的原因和机制进行科学的了解。但是,这种模式忽视了人的整体性,是比较片面和机械的。

2. 心理动力学模式　心理动力学模式强调动力因素在心理发展中的重要作用,认为人的行为无论是正常的还是异常的,都是各种动机是否得到满足这对矛盾的结果。心理动力学的理论很多,包括弗洛伊德的精神分析学说、阿德勒的个体心理学、埃利克森的自我心理学、荣格的分析心理学、霍尼的文化精神分析、帕森斯的格式塔理论和罗杰斯的人本主义理论等。

3. 行为模式　行为模式强调学习在人类行为中的重要作用,重视社会环境对人格发展及行为的作用,认为心理异常是习得的,是过去不良的学习与经验的结果,可以根据学习和训练矫正治疗。

4. 人本主义心理学模式　人本主义认为,人天生有一种成长的潜力,推动有机体生长、前进、成熟。在合理的、良好的环境里成长为一个健全的、功能完善的人;不利的环境条件使人的成长潜力受到扭曲和阻碍,形成冲突,人就会感到适应困难或表现为各种古怪的行为。如果能为其创造一个良好的环境,便可以发挥其潜力,改变他的适应不良行为,在这个环境中获得成长。

5. 社会文化模式　社会文化模式强调社会文化因素在心理异常中的重要作用。个体心理异常行为是社会文化生活的产物,发生在心理异常者身上的问题并不是个人问题,而是社会病态的反映。对心理异常的治疗应从个体本身转移到整个社会层面。

6.生物-心理-社会模式　随着科学技术的迅速发展,人们逐步认识到,任何心理异常现象的产生都是生物学因素、心理学因素和社会文化因素共同作用的结果。其中生物学因素是最基本的因素,心理学因素是在生物学因素的基础上产生出来的,而它一旦产生就时时刻刻给予生物学因素以深刻的影响和制约。社会文化因素则是在生物学和心理学因素的共同基础上产生的,它反过来又直接影响和制约着心理学因素,并对生物学因素产生间接影响。

五、异常心理的分类

当心理活动异常的程度达到医学诊断标准时,就称之为心理障碍。心理障碍强调的是这类心理异常的临床表现或症状。医学心理学依据心理障碍产生的条件、环境及心理因素的影响程度、表现形式和严重程度等因素,将心理障碍分为五大类。

(一)轻性心理障碍

轻性心理障碍主要包括各种类型的人格障碍(又称人格变态)和各种神经症,指人格和心理活动的某些方面表现异常。

1.轻性心理障碍的特点

(1)心理活动部分出现障碍,完整性和同一性基本保存。

(2)社会适应能力大部分存在,能与环境保持协调一致。社会活动能力明显减弱,自理能力基本正常。

(3)自知力基本存在,本人知晓心理障碍的存在,对心理障碍的成因能做合理的阐释,能主动求医并配合治疗。

2.轻性心理障碍的类型

(1)神经症　包括焦虑症、恐怖症、强迫症、抑郁神经症、神经衰弱、疑病症和癔症等。

(2)神经症样障碍　在各种躯体疾病造成的心理压力以及长期慢性疾病的沉重负担的作用下,在躯体疾患相关症状中伴随的神经症样障碍。

(3)适应障碍　由非剧烈但持久的生活事件引起的心理障碍,以情绪障碍为主(如烦恼、不安、抑郁、不知所措、胆小害怕等),同时有适应不良行为(如退缩、回避交往等)和生理功能障碍(如睡眠障碍、食欲减退等)。症状最长不超过6个月。

(二)重性心理障碍

重性心理障碍主要包括各类精神病,如精神分裂症。具体表现为心理活动受到损害,行为严重紊乱并完全脱离现实,即个体与现实环境尤其是社会人际关系严重失调。这类人不能理解和认识自身的现状,也不能正常地参与社会活动。

1.重性心理障碍的特点

(1)心理活动的完整性和同一性遭到破坏。

(2)严重社会适应不良,心理活动脱离社会现实,丧失社会适应能力,个人生活无法自理。

(3)自知力缺损,不能正确评价自己的言行和所处的状态,不承认自己有病,拒绝求医。

2.重性心理障碍的类型

（1）精神分裂症　是一种常见的病因未明的精神病,多起病于青壮年,常有认知、情感、意志和行为等方面的障碍和精神活动的不协调,脱离现实,病程迁延。

（2）情感性精神障碍　又称心境障碍,是以心境或情感显著而持久的改变（高涨或低落）为主要特征的一组病症,伴有相应的思维和行为的改变,有反复发作的倾向,间歇期精神状态基本正常。发作症状较轻者可达不到精神病的程度,病情重者可出现幻觉、妄想等精神病性症状。多数可缓解,少数残留症状或转为慢性。

（三）心理生理障碍

心理生理障碍是指一组与心理社会因素密切相关,但以身体症状表现为主的疾病。

1.心理生理障碍的特点

（1）以生理功能障碍或躯体器官病变为主要特征。

（2）社会适应良好,有自知力,能主动求治。

（3）有明确的生理功能障碍或组织和器官受损的证据。

2.心理生理障碍的类型

（1）进食障碍　包括神经性厌食症、神经性贪食症、神经性呕吐等。

（2）睡眠与觉醒障碍　失眠症、发作性睡病、睡行症等。

（3）性功能障碍　早泄、勃起功能障碍等。

（4）心身疾病　外界各种刺激引起人的心理活动特别是情绪反应,使人脑活动的功能通过神经系统、内分泌系统、免疫系统,使人的循环系统等产生疾病。这类疾病所包括的范围极广。

（四）大脑损害导致的心理障碍

生物或理化因素可直接或间接地损害人脑正常的结构与功能,引起心理异常。

1.大脑损害导致心理障碍的特点

（1）大脑功能和结构受到明确损害,心理障碍以意识、智力和人格损害尤为严重。

（2）社会适应能力部分或全部丧失,严重者生活完全不能自理。

（3）早期有部分自知力,能够主动求医,急性损害和疾病严重阶段丧失自知力。

2.大脑损害导致心理障碍的类型

（1）有害物质所致精神障碍　包括精神活性物质（鸦片、大麻、可卡因等）所致精神障碍和非依赖性物质（药物、一氧化碳、有机化合物、重金属、食物等）所致的中毒性精神障碍。

（2）脑器质性精神障碍　由外伤、炎症、血管堵塞、占位性病变、退行性病变等损害脑部所致的精神障碍。

（3）其他　躯体严重感染和内脏疾病的代谢产物引起的急性脑功能障碍。

（五）行为问题和人格障碍

行为问题是指个体行为偏离常态,人格障碍是指人格特征明显偏离正常,使个体形成了一贯的反映个人生活风格与人际关系的异常行为模式。

1.行为问题和人格障碍的特点

（1）个体的某一行为或某些行为偏离常态,本人不能靠意志约束自己。

（2）心理活动的某一部分或某些部分明显不能适应社会。

（3）自知力良好,知晓自己的问题,生活能够自理,只有损害的那部分不能自控。

2.常见的行为问题和人格障碍

（1）行为问题　酗酒、赌博、药物依赖等。

（2）人格障碍　反社会型人格障碍、依赖型人格障碍、分裂型人格障碍、强迫型人格障碍、癔症型人格障碍等。

第二节　心理活动异常

一、认知障碍

认知是大脑皮质复杂高级功能的反映,任何直接或间接导致大脑皮质结构和功能慢性损伤的因素均可通过不同机制引起认知障碍,现将其归纳如下。

（一）感知障碍

感觉和知觉(两者合称为感知)是人类最基本的心理过程。感觉是指客观事物的个别属性通过感觉器官在人脑中的反映。知觉则是客观事物作用于感觉器官,其各种属性在人脑中经过综合,借助于以往经验所形成的一种整体印象。

感知发生异常变化或明显失常,统称为感知障碍。感觉减退、消失或过敏,常是一些疾病的症状,尤以神经系统疾病多见;知觉障碍主要为错觉、幻觉和知觉综合障碍,是常见的心理现象。这类知觉障碍对个体的情绪和行为有很大的影响,可引起惊恐、拒食、出走、自杀或伤人。其形成原因除了某些心理异常外,常见于感染中毒性精神病、癫痫和精神分裂症等疾病。

1.感觉过敏　轻微刺激即引起强烈反应,患者对一般强度的刺激反应特别强烈和敏感,显得难以忍受。

2.感觉迟钝　感知觉减退,对外界刺激的感受性降低,对强烈的刺激感觉轻微。

3.错觉　指对客观事物的歪曲的知觉。健康人也能出现错觉,但是健康人对错觉能够自行矫正。病理状态下,常常出现错觉。

4.空间知觉综合障碍　患者对事物大小比例和空间结构的感知发生改变。如视物变大、变小,视物变形或视物错位等。

5.时间知觉综合障碍　患者对时间的体验发生改变。如觉得时间"飞驰而过"或"停滞不前"等。

6.体形知觉综合障碍　患者觉得自己的体形发生明显改变,如头部变大、四肢变长等。

7.运动知觉综合障碍　患者觉得运动着的物体静止不动或静止的物体正在运动。如觉得眼前房屋一幢幢迎面移来,或看到街上的车辆行人都停止不动。

8.幻觉　没有相应的客观刺激时所出现的知觉体验。主体的感受与知觉相似。这是一种比较严重的知觉障碍。幻觉与错觉不同之处在于前者没有客观刺激存在。

（二）思维障碍

思维是人脑对客观事物的间接和概括的反映。正常思维过程具有目的性、连贯性、逻辑性。思维内容付诸实践则产生一定效果，并能接受现实检验，自行矫正错误。此外，进行思维的人都有相应的内省体验，知道自己的思维活动属于自身，为自己所控制。如果思维过程和内容发生异常，上述正常思维特征常有改变，称为思维障碍。思维障碍是精神病患者的一组重要症状。

1. 思维形式障碍　亦称联想障碍，主要表现为联想结构松弛、缺乏目的指向、象征误用、不合逻辑。例如，思维散漫、病理性象征思维等。

2. 思维内容障碍

（1）妄想　指思维的内容没有或缺乏事实根据，难以动摇，与患者的社会地位和文化水平不相称。妄想的内容多种多样，有被害、关系、物理影响、夸大、罪恶、嫉妒、钟情、疑病等。妄想的内容常由患者的经历、社会文化背景所决定，随时代发展而有所变动。

（2）强迫观念　某种观念或概念反复出现在患者的脑海中，患者想摆脱，但摆脱不了，因此感到痛苦。常见的有强迫性回忆、强迫性穷思竭虑、强迫性计数等。

（3）超价观念　一种在患者意识中占据主导地位的错误观念。它的发生常有一定的事实基础，但患者的这种观念是片面的，与实际情况有出入。

（三）注意障碍

注意是人的心理活动选择性地指向某种目标。有主动与被动之分。注意障碍表现在强度、范围和持久性方面的改变。由于注意与皮质觉醒程度有关，注意减退常被视为意识清晰程度降低的指标。

1. 注意增强　为主动注意的增强。如有疑病观念的患者注意增强，表现为过分注意自己的健康状态。多见于神经症、偏执型精神分裂症、更年期抑郁症等。

2. 注意涣散　为主动注意的不易集中，注意稳定性降低。多见于神经衰弱、精神分裂症和儿童多动综合征等。

3. 注意减退　主动及被动注意兴奋性减弱。注意的广度缩小，稳定性也显著下降。多见于神经衰弱、脑器质性精神障碍及伴有意识障碍时。

4. 注意转移　主要表现为主动注意不能持久，注意稳定性降低，很容易受外界环境的影响而使注意的对象不断转换。可见于躁狂症。

5. 注意衰退　患者不能留意观察和主动将注意力集中于外界客观环境。也就是说，外界客观事物难以引起患者的注意，为精神分裂症基本症状之一。

（四）记忆障碍

记忆是使储存于脑内的信息复呈于意识中的功能，是保存和回忆以往经验的过程。记忆包括识记、保持、再认和回忆 4 个基本过程。识记是事物或经验在脑子里留下痕迹的过程，是反复感知的过程；保持是使这些痕迹免于消失的过程；再认是现实刺激与以往痕迹的联系过程；回忆是痕迹的重新活跃或复现。对既往感知的事物不能回忆称作遗忘。

1. 记忆减退　记忆的 4 个基本过程普遍减退，临床上较多见。轻者表现为回忆的减弱，如记不住刚见过面的人、刚吃过的饭。严重时远记忆力也减退，如回忆不起个人经历等。可见于较严重的痴呆患者。神经衰弱患者记忆减退都较轻,只是记忆困难。也可见于正常老年人。

2.遗忘症 指部分或全部地不能回忆以往的经验。一段时间的全部经历的丧失称作完全性遗忘,仅仅是对部分经历或事件不能回忆称作部分性遗忘。

(1)顺行性遗忘 即紧接着疾病发生以后一段时间的经历不能回忆,遗忘的产生是由于意识障碍而导致识记障碍,不能感知外界事物和经历,如脑震荡、脑挫伤的患者回忆不起受伤后一段时间内的事。

(2)逆行性遗忘 指回忆不起疾病发生之前某一阶段的事件,多见于脑外伤、脑卒中发作后,遗忘阶段的长短与外伤的严重程度及意识障碍的持续时间长短有关。

3.记忆增强 是一种病理性的记忆增强,表现为病前不能够且不重要的事情都能回忆起来。多见于躁狂症特别是轻躁狂患者。

4.错构 是记忆的错误,对过去曾经历过的事件,在发生的地点、情节,特别是在时间上出现错误回忆,并坚信不疑。多见于动脉硬化性、脑外伤性痴呆和酒精中毒性精神障碍。

5.虚构 是指由于遗忘,患者以想象的、未曾亲身经历过的事件来填补自身经历的记忆缺损。由于虚构患者常有严重的记忆障碍,因而虚构的内容自己也不能再记住,所以其叙述的内容常常变化,且容易受暗示的影响。多见于慢性酒精中毒性精神障碍、颅脑外伤后精神障碍、其他脑器质性精神障碍和各种原因引起的痴呆。

6.心因性遗忘 情绪因素既能影响识记,又能干扰追忆过程。焦虑、注意力涣散、内心矛盾或有一系列先占观念时,均可引起记忆障碍。同以往经历的某一特殊时期有关的或与强烈恐惧、愤怒、羞辱情境有关的记忆丧失,多见于分离性障碍,是心因性遗忘的典型表现。其遗忘的内容往往有高度选择性。有时,心因性遗忘局限于某一阶段的经历,对这一阶段中的事件毫无记忆,被称为界限性遗忘,但这类遗忘也可见于颅脑外伤。

(五)智能障碍

智能是人认识客观事物、积累经验、运用以往经验解决当前问题、适应新环境的能力。它是学习能力、概括能力、抽象思维和适应新环境能力的综合。集中表现在反映客观事物深刻、正确、完全的程度上和应用知识解决实际问题的速度和质量上,往往通过观察、记忆、想象、思考、判断和概括等表现出来。

智能障碍的原因主要有:各种原因引起的大脑发育迟滞、脑部器质性病变、环境剥夺或学习缺乏。上述原因中第三类与前两类不同,如果及时改善环境或学习条件,智能水平可以迅速提高,故被称为"低文化性精神发育不全"。

1.精神发育迟滞 也称为智力薄弱、低能,为大脑发育迟滞所致。病因可有遗传缺陷,孕期母体发生风疹、病毒感染或射线影响,产前出血及分娩时窒息、产伤等。主要特征是程度不等的智能缺陷,影响患者的学习和社会适应能力。根据智能发育程度,区分为以下4类。

(1)轻度 IQ 50~70。语言的理解力和使用能力有不同程度的延迟,但能掌握大部分日常生活与会话用语。个人的生活能够自理,能从事家务劳动。主要困难在于接受学校教育。抽象思维能力缺乏,概括水平低下,往往有特殊的读、写问题。但大多数患者能接受训练,从事非技术性的手工劳动。患者多有明显的情感和社交能力不成熟。其中有些患者在精神因素作用下可出现行为障碍或精神病样发作。

（2）中度　IQ 35～49。语言的理解和使用能力发展迟缓。有些患者可具备简单会话能力，另一些患者只能理解简单的指令，不会使用语言。生活自理能力亦有类似延迟、动作笨拙表现，一些患者常需要监护。学业进步有限，但少数患者能掌握简单的读、写与计算基本技能。提供专门的教育训练可使患者获得从事简单劳动的能力。但成年时期也很难达到完全独立生活的程度。大多数患者可发现器质性病因，癫痫、神经系统和躯体障碍也很常见。少数出现儿童孤独症或其他精神障碍。

（3）重度　IQ 20～34。临床症状、器质性病因及相关疾病方面与中度患者相似，但智力水平更低。

（4）极重度　IQ<20。成人智龄在3岁以下。语言理解和使用极为有限，最多只能理解最简单的指令或提问，严重者不识亲人，不会说话，只能发出单音呼喊，无目的地乱抓乱咬，不能自理生活和躲避危险。大多数可发现器质性病因，多数伴有身体畸形、神经系统体征、癫痫或视力与听力障碍。

2.痴呆　痴呆的智能损害是由慢性脑器质性病变引起的。与精神发育迟滞的概念不同。精神发育迟滞者出生后一直是低能的，痴呆患者则有过良好智能而在后来某一时期逐渐发生智能减退。痴呆早期首先表现为创造性思维受损，对复杂多变的环境适应能力降低，继而抽象推理能力减退，言语动作趋向迟缓，判断常有错误。痴呆明显时可有以下症状。

（1）记忆和定向障碍　患者记忆减退，遗忘加重，如重复购买相同物品、外出时迷路等。

（2）思维和判断障碍　抽象思维能力下降，不能概括事物特征。有时出现失语、失用、失认等皮质功能障碍。后期常识也可减退。

（3）性格改变　原有性格特点进一步加强，常表现为抑制自己的能力减退，或伦理道德观念缺乏。

痴呆早期也可有片断幻觉和不系统妄想，持续时间大多不长，也可有易激惹、轻度抑郁或欣快等情绪改变，甚至发生冲动行为，须防止把痴呆漏诊。

老年人因感染、中毒引起谵妄，可能由于躯体症状不显著而类似痴呆。但发病急骤，病程有波动性，仔细检查有意识模糊，二者仍可鉴别。

3.假性痴呆　又称心因性假性痴呆，是强烈的精神创伤引起的一种现象，实际上是一种意识障碍，只是给人以"痴呆"的印象。发病急剧，答案近似而不正确，或对简单问题的回答错误百出。经过治疗可迅速完全地恢复，与真正的脑器质性病变引起的痴呆迥然不同。

（六）自知力障碍

自知力是患者对自己所患疾病的认识与判断能力。大多数精神病患者自知力丧失，有的患者在患病初期尚有自知力，随病情加重逐渐丧失。经过治疗，病情好转后患者的自知力恢复，并能对患病期间的精神异常表现做出判断和认识。因此，自知力检查对判断疗效和预后有重要意义。

二、情感障碍

人在认识和改造客观现实的过程中，对事物采取各种不同的态度，产生各种不同的内心体验,如喜悦、悲伤、愤怒等,称为情感。与机体的基本生理需要或本能活动(如饥、渴、性活动)有关的内心体验,多伴有比较明显的躯体方面的变化,称为情绪。人的情感过程与其他心理过程密切相关。例如,情感可影响感知的清晰性、注意力的集中和持久性、记忆的保存和再现及思维的速度和指向等。情感高涨时思维敏捷、智力活动增强、动作增多,情感低落时思维迟钝、智力操作困难、动作减少或增多。情感活动常伴有明显的自主神经功能变化,特别是呼吸与循环的变化。如惊恐时,交感神经功能亢进,表现为心率加快、血压升高、呼吸加速、竖毛、皮肤血管收缩及皮肤呈鸡皮样变化等现象。持久的情绪基调会影响人们的内心体验和行为,称之为心境。心境好坏与客观发生的事件及自身感觉是密切相关的。健康不佳、自身感觉不良,心境亦不愉快。亲人去世,悲哀往往长时间占据了心境。暴发性的、强烈而短促的情绪反应,如暴怒、恐惧、绝望、狂喜等,称为激情。正常人久别重逢时的狂喜,称为生理性激情。癫痫、脑外伤或其他器质性疾病时出现暴怒甚至杀人,则称为病理性激情,往往伴有意识模糊。

(一)情感性质改变

1.情感高涨　情感高涨的患者常常面带笑容,心里高兴,自我感觉良好,精力充沛,内心充满幸福感,睡眠减少,爱管闲事。自我评价过高,自认为能力很强,花钱大手大脚,行为动作富有感染力。多见于心境障碍躁狂发作。

2.情感低落　患者常面带愁容,表情痛苦悲伤,精力不足,失眠。喜欢安静独处,愉快感缺失,自我评价过低。多见于心境障碍抑郁发作。

3.焦虑　患者在缺乏充分事实根据和客观因素的情况下,对其自身健康或其他问题感到忧虑不安,紧张害怕,顾虑重重,犹如大祸临头,惶惶不可终日,即使多方劝解也不可消除。常伴有憋气、心悸、出汗、手抖、尿频等自主神经功能紊乱症状。多见于焦虑性神经症。

4.恐惧　患者在遇到特定环境或特定事物时,会出现明显与处境不符的紧张害怕的情绪,明知没有必要,却无法摆脱。脱离特定环境或特定事物时可恢复正常。多见于恐惧性神经症。

(二)情感稳定性改变

1.情感脆弱　患者常因为一些无关紧要的小事而难以自控地伤心落泪或兴奋激动。常见于脑动脉硬化性精神障碍,或神经衰弱等功能性精神障碍。

2.情感淡漠　患者面对能引起正常人情绪波动的事情及与自己切身利益密切相关的事情时,缺乏相应的情感反应。对周围的事情漠不关心,内心体验缺乏。常见于精神分裂症衰退期和脑器质性精神障碍。

3.病理性激情　患者骤然发生的强烈而短暂的情感爆发状态,常伴有冲动和破坏行为,事后不能完全回忆。常见于脑器质性精神障碍、躯体疾病伴发的精神障碍、癫痫、酒精中毒、反应性精神病、智能发育不全伴发的精神障碍、精神分裂症等。

(三)情感协调性改变

1.情感倒错　患者的认识过程和情感活动之间丧失协调而产生的颠倒现象。情感反应与相应的外界刺激的性质及内心体验不相符合。如遇到悲哀事件,却非常高兴愉快;碰到高兴事件,却痛苦悲伤。常见于精神分裂症。

2.情感幼稚　患者的情感缺乏克制,极易流露,如同小孩子一般的表现。患者对外界刺激反应迅速而强烈,稍遇刺激即号啕大哭或暴跳如雷,而稍加安抚则破涕为笑。常见于精神分裂症青春型、癔症、痴呆。

三、意志行为障碍

意志是人自觉地确定行动的目的并支配自己行动实现预定目标的心理过程。它从人的行为中得到表现,受人的思维、情感的支持并受社会文化的制约,受到个体人格特征的影响。

（一）意志障碍

1.意志增强　患者的意志活动增多,不同的精神障碍表现不同。如躁狂状态意志增强时,患者终日不知疲倦,忙忙碌碌,但常常虎头蛇尾,做事有始无终;而被害妄想的患者意志增强时则因受妄想的支配,不断调查了解,寻找所谓的证据到处控告等。

2.意志减退　患者的意志活动减少,情绪低落,对一切事物缺乏兴趣,意志消沉,不愿活动。常见于抑郁症。

3.意志缺乏　患者的意志缺乏,对任何活动都缺乏动机要求,个人生活极端懒散,个人及居室卫生极差。常见于精神分裂症精神衰退时,也可见于痴呆患者。

（二）运动及行为障碍

1.精神运动性兴奋　患者言语动作均见增多,分为以下两种。

（1）协调性精神运动性兴奋　言语动作协调有序,动作有目的,与现实不脱节。常见于情绪性精神障碍躁狂发作。

（2）非协调性精神运动性兴奋　言语动作紊乱,动作缺乏目的,常有突然冲动行为,使人难以理解。常见于精神分裂症的青春型或紧张型,也可见于意识障碍的谵妄状态。

2.精神运动性抑制　患者的整个精神活动水平降低,言语动作普遍迟缓或减少。常见于紧张型精神分裂症。

3.违拗症　患者对他人提出的要求没有相应的行为反应,甚至加以抗拒。常见于紧张型精神分裂症。

4.刻板动作　患者持久地重复某一单调动作,常伴有刻板言语。常见于紧张型精神分裂症。

5.模仿动作　患者无目的地模仿他人动作,伴有模仿言语。常见于紧张型精神分裂症,也可见于脑器质性精神障碍等。

6.作态　患者会做出古怪、幼稚、愚蠢的姿势或动作。常见于精神分裂症。

第三节　神经症性障碍

一、神经症概述

神经症(neurosis)是一组主要表现为焦虑、抑郁、恐惧、强迫、疑病症状,或神经衰弱症状的精神障碍。本障碍有一定人格基础,起病常受心理社会(环境)因素影响。症状没有可证实的器质性病变作基础,与患者的现实处境不相称,但患者对存在的症状感到痛苦和无能为力,自知力完整或基本完整,病程多迁延。

(一)神经症的诱发因素

1. 遗传因素 不少研究报道表明,某些神经症的发病与遗传因素有关,多数的家系调查均发现神经症的血缘亲属中患病率高于一般居民。家庭中两系三代成员中有神经症者易患神经症。这里谈到的遗传,并不是说神经症是一种遗传性疾病,而是说易感素质可以遗传,至于是否发病,还受很多后天因素的影响。

2. 人格特征 人格因素常是神经症产生的基础,神经症患者在病前通常都有一定的人格特点,如多愁善感、焦虑不安、古板、严肃、悲观、保守、孤僻和安静等。这种具有易病素质的人,在环境因素的作用下较易发病。

3. 心理应激与生活事件 应激性的生活事件常常是神经症产生的直接诱因,这也是神经症的一大共性。面临的各种现实压力、挫折可直接诱发出人们的负性情绪,如不能适宜地处理常会迁延而致神经症,如长期的学习压力可致神经衰弱,婆媳不和导致癔症,父母感情不和导致孩子的焦虑或抑郁性神经症等。

4. 社会文化因素 社会文化因素与神经症的发病及临床表现密切相关,在不同文化背景和不同的人群中,神经症的患病率和表现形式也可能有很大差别。神经衰弱、强迫症和恐怖症的患病率农村低于城市。在文化水平较低的人群中,迷信观念、错误传说、不恰当的卫生宣传等,可成为癔症、疑病症和恐怖症的发病诱因;而在文化程度较高、脑力劳动者之中,神经衰弱和强迫症患病率较高。

(二)神经症的共性

1. 发病常与心理、社会因素有关 许多研究表明,神经症患者在病前较他人遭受过更多的应激性生活事件,主要以人际关系、婚姻与性关系、经济、家庭、工作等方面的问题较为多见。一方面可能是遭受应激事件多的个体易患神经症;另一方面则可能是神经症患者的个性特点更易于对生活感到不满,对生活事件更易感,或者是其个性特征易于损害人际交往过程,从而导致生活中产生更多的冲突与应激。引发神经症的精神应激事件常有以下特点:①应激事件的强度往往不十分强烈,而且往往多个事件反复发生,持续时间很长,换句话说,虽然灾难性的强烈应激事件也可引起神经症,但更多的是那些使人牵肠挂肚的日常琐事,这有别于反应性精神障碍;②应激事件往往对神经症患者具有某种独特的意义,即某些神经症患者对常人看来也许无足轻重的事情特别敏感;③患者对应激事件引起的心理困境或冲突往往有一定的认识,也知道应该怎样去适应,以消除这些事件对心理的影响,但往往不能将理念化为行动,将自己从困境和矛盾的冲突中解脱出来;④精神应激事件不仅来源于外界,更多地源于患者内在的心理欲求与对事件的不良认知,他们常常忽略和压抑自己的需求以适应环境,但又总是对他人和自己的作为不满,总是生活在遗憾和内心冲突之中。

2. 患者病前的人格特征 研究表明,在遭遇相同应激事件的群体中,最后发展成神经症者只是少数,提示个体的人格特征对于神经症有重要的病因学意义。患者的人格特征在一定程度上决定着个体罹患神经症的难易程度。如巴甫洛夫认为,神经类型为弱型或强而不均衡型者易患神经症;艾森克等认为,个性古板、严肃、多愁善感、焦虑、悲观、保守、敏感、孤僻的人易患神经症。另外,不同的人格特征可能与所患的神经症亚型有关。如有强迫型人格特征者易患强迫症、有表演型人格特征者易患癔症、有A型行为倾向者易患焦虑症等,而临床上也的确难以见到有表演型人格特征者罹患强迫症的情况。

3. 症状没有器质性病变基础　各种神经症的症状均可见于感染、中毒、物质依赖、代谢或内分泌障碍及脑器质性疾病等多种躯体疾病之中,尤其在疾病的早期和恢复期最为常见,此时不能诊断为神经症,而只能诊断为"神经症样综合征"。由此可见,神经症症状的产生必须是"功能性"的。然而,绝对的功能性的症状是不存在的,异常的精神活动必须有异常的物质活动为基础。因此,此处的"功能性"变化是指,就目前的科学技术水平还未能发现肯定的、相应的病理学和组织形态学变化。可以预料,随着研究水平的提高,现在的所谓"功能性"精神障碍,如神经症、精神分裂症等疾病都会找到器质性病因学证据。

4. 患者社会功能相对完好　神经症患者相对于重性精神病的发作期而言,多数患者的社会功能是完好的,即使在疾病发作期,他们一般也能自理生活,甚至能勉强坚持工作或学习,他们的言行通常都保持在社会规范所允许的范围以内;如果与正常人或与患者病前相比,其社会功能只能是相对完好,他们的工作、学习效率和适应能力均有不同程度的减退。此外,社会功能相对完好是从神经症这一群体的整体水平来考虑,并不排除某些神经症患者可能有严重的社会功能障碍。

5. 一般没有明显的精神病性症状　神经症患者罕见明显或持续的精神病性症状,如幻觉、妄想、思维连贯性和逻辑障碍,也罕见行为紊乱、怪异行为。尽管极少数患者可能出现牵连观念、幻听等症状,但大多持续时间短暂,绝非主要临床表现。个别强迫症患者的强迫行为可能显得非常古怪,但患者能就此做出心理学上的合理解释,通常是为了缓解焦虑。当然,临床上也可见到某些疑病症患者的疑病观念可能达到妄想的程度。

6. 一般自知力完整,有求治愿望　多数神经症患者即使在疾病的发作期也都保持较好的自知力,他们的现实检验能力通常不受损害。他们不仅能识别自己的精神状态是否正常,也能判断自身体验中哪些属于病态。他们常对病态体验有痛苦感,有摆脱疾病的求治欲望。

(三)神经症的诊断标准

1. 症状标准　至少有下列1项:①恐惧;②强迫症状;③惊恐发作;④焦虑;⑤躯体形式症状;⑥躯体化症状;⑦疑病症状;⑧神经衰弱症状。
2. 严重标准　社会功能受损或无法摆脱的精神痛苦,促使其主动求医。
3. 病程标准　符合症状标准至少已3个月,惊恐障碍另有规定。
4. 排除标准　排除器质性精神障碍、精神活性物质与非成瘾物质所致精神障碍、各种精神病性障碍,如精神分裂症、偏执性精神障碍、心境障碍等。

二、强迫症

强迫症(obsessive-compulsive disorder)是以强迫观念和强迫动作为主要表现的一种神经症。以有意识的自我强迫与有意识的自我反强迫同时存在为特征,患者明知强迫症状的持续存在毫无意义且不合理,却不能克制其反复出现,越是企图努力抵制,越是感到紧张和痛苦。

(一)发病原因

1. 遗传因素　患者近亲中的相同疾病的患病率高于一般居民。双生子调查结果也支持强迫症与遗传有关。

2. 器质性因素　临床上昏睡性脑炎、颞叶挫伤、癫痫的患者可见强迫症状。而外科治疗显示切除尾神经束边缘脑白质对改善强迫症状有效,提示与上述部位的功能有关。

3. 生化因素　有研究认为5-羟色胺神经系统活动减弱导致强迫症产生,用增多5-羟色胺生化递质的药物可治疗强迫症。

4. 心理社会因素　躯体健康不佳或长期心身疲劳,均可促进具有强迫性格者出现强迫症。

(二)临床表现

强迫症的症状多种多样,既可为某一症状单独出现,也可为数种症状同时存在。在一段时间内症状内容可相对固定,随着时间的推移,症状内容可不断改变。

1. 强迫观念

(1)强迫思想　患者脑中常反复出现一些词或短句,虽然毫无意义却无法摆脱。

(2)强迫性穷思竭虑　患者经常在一些毫无意义的问题上冥思苦想,无法克制。患者每天沉浸在这些思考中,正常的思维、活动都受到影响。患者知道自己这样的思考毫无意义,但是无法停下,必须不停地思考下去,希望能够找到一个答案后停止思考。

(3)强迫怀疑　患者对自己的行动是否正确,产生不必要的疑虑;对已经完成的事情仍不能放心,要反复核实。

(4)强迫联想患者脑子里出现一个观念或看到一句话,便不由自主地联想起另一个观念或语句。如想起"和平",立即联想到"战争";看到"拥护……"便联想到"打倒……"等。

(5)强迫意向　患者反复体验到想要做某种违背自己意愿的动作或行为的强烈内心冲动。虽然明知这些想法是很荒谬的,自己也不会如此做,但却无法摆脱这种内心冲动。

2. 强迫行为

(1)强迫检查　患者不能控制地反复检查自己刚做过的事情,有些强迫症患者会重复检查数次乃至数百次,如反复检查门窗是否锁好、炉子是否已熄灭等。这些强迫动作大部分都是由强迫怀疑引起的。

(2)强迫洗涤　患者多次反复洗手或洗物件,明知已洗净,但心中总摆脱不了"感到脏",因此无法控制,甚至将手洗破仍无法阻止自己的行为,为此痛苦不已。

(3)强迫性仪式动作　患者在做某一行为时必须按照一套固定的先后次序,并重复做这一系列动作,否则就会焦虑不安。如果出错或中间被打断,就必须重新开始,直到患者满意为止。

(4)强迫询问　患者常对自己所说的话或所做的事的正确性表示怀疑,反复询问别人自己有没有说错话或做错事。

（三）诊断标准

1. 症状标准

（1）符合神经症的诊断标准，并以强迫症状为主，至少有下列1项：①以强迫思想为主，包括强迫观念、回忆或表象，强迫性对立观念、穷思竭虑、害怕丧失自控能力等；②以强迫行为（动作）为主，包括反复洗涤、核对、检查或询问等；③上述的混合形式。

（2）患者称强迫症状起源于自己内心，不是被别人或外界影响强加的。

（3）强迫症状反复出现，患者认为没有意义，并感到不快，甚至痛苦，因此试图抵抗，但不能奏效。

2. 严重标准　社会功能受损。

3. 病程标准　符合症状标准至少已3个月。

4. 排除标准

（1）排除其他精神障碍的继发性强迫症状，如精神分裂症、抑郁症或恐惧症等。

（2）排除脑器质性疾病特别是基底节病变的继发性强迫症状。

（四）治疗方法

1. 药物治疗　抗焦虑药可减轻焦虑，有助于心理治疗与行为治疗的进行，但对强迫症的精神病理现象治疗效果欠佳。劳拉西泮对部分患者的强迫症状有较好的疗效。抗抑郁药已用于治疗本症，三环类抗抑郁药，特别是氯米帕明的疗效为佳，有将其列为抗强迫症药的倾向；丙米嗪、阿米替林也有一定疗效。部分患者的强迫症状对舒必利等抗精神病药有较好反应。

2. 心理治疗　心理治疗的目的是提高患者对自己的个性缺陷和所患疾病的客观认识，以减轻患者的精神负担和焦虑情绪，学习合理的应对方式，提高战胜疾病的信心。同时也可以提高家属对该病的认识，与患者共同努力，帮助患者治愈疾病。目前在临床上用于治疗强迫症的主要心理方法有：认知疗法、行为疗法、分析疗法（含弗洛伊德精神分析疗法、荣格心理分析疗法和拉康精神分析疗法）、钟氏认知领悟疗法、认知行为疗法、森田疗法等。

三、焦虑症

焦虑症（anxiety neurosis）是以发作性或持续性情绪焦虑和紧张为主要临床表现的神经症。主要分为广泛性焦虑症和惊恐障碍两种。常伴有头昏、头晕、胸闷、心悸、呼吸困难、口干、尿频、出汗、震颤和运动不安等明显的躯体症状，其紧张或惊恐的程度与现实情况不符。

（一）发病原因

1. 遗传因素　在焦虑症的发生中起重要作用，其血缘亲属中同病率为15%，远高于正常居民；双卵双生子的同病率为2.5%，而单卵双生子为50%。有人认为焦虑症是环境因素通过易感素质共同作用的结果，易感素质是由遗传决定的。

2. 乳酸盐假说　有人发现焦虑症患者运动后血液中乳酸盐较对照组高。如果给患者注射乳酸钠则大部分患者可诱发惊恐发作。另有国内资料发现，广泛性焦虑和惊恐发作的患者其血液乳酸水平均较正常对照组显著增高。

3.心理社会因素　焦虑反应的强弱程度与个体素质差异有关,应激性事件作为一种诱发因素,是在性格基础上发挥作用的。研究发现,有些患者表现为敏感、胆怯、易紧张、过分自责、适应环境差等,这种与性格特征关系密切的焦虑称为特质性焦虑。此外,胆小羞怯、缺乏自信或躯体情况不佳者,对心理社会应激的应对能力较差,易发生焦虑。父母的性格特征及社会的教育方式等与焦虑症的发病亦存在相关性。

(二)临床表现

焦虑症可起病于任何年龄,以40岁以前发病为多见。起病可急可缓,病前常有心理或躯体方面的诱因。

1.广泛性焦虑症　又称慢性焦虑症,是一种不能自控的,没有明确对象或内容的恐惧,察觉到有某种实际不存在的威胁将至,而紧张不安、提心吊胆的痛苦体验。还伴有颤动等运动性不安,胸部紧压等局部不适感,以及心慌、呼吸加快、面色苍白、出汗、尿频、尿急等自主神经功能亢进症状。

2.惊恐障碍　又称急性焦虑症,以反复的惊恐发作为主要原发症状。患者突然出现强烈恐惧,犹如"大难临头"或"死亡将至""失去自控能力"的体验,而尖叫逃跑、躲藏或呼救。可伴有呼吸困难、心悸、胸痛或不适、眩晕、呕吐、出汗、面色苍白、颤动等自主神经功能障碍。每次发作持续数小时,1个月可发作数次,间歇期可无明显症状。

(三)诊断标准

1.广泛性焦虑症的诊断标准

(1)症状标准

1)符合神经症的诊断标准。

2)以持续的原发性焦虑症状为主,并符合下列2项:①经常或持续的无明确对象和固定内容的恐惧或提心吊胆;②伴自主神经症状或运动性不安。

(2)严重标准　社会功能受损,患者难以忍受又无法解脱,而感到痛苦。

(3)病程标准　符合症状标准至少已6个月。

(4)排除标准

1)排除甲状腺功能亢进症、高血压、冠心病等躯体疾病的继发性焦虑。

2)排除兴奋药物过量、催眠镇静药物或抗焦虑药的戒断反应,强迫症、恐怖症、疑病症、神经衰弱、躁狂症、抑郁症或精神分裂症等伴发的焦虑。

2.惊恐障碍的诊断标准

(1)症状标准

1)符合神经症的诊断标准。

2)惊恐发作需符合以下4项:①发作无明显诱因、无相关的特定情境,发作不可预测;②在发作间歇期,除害怕再发作外,无明显症状;③发作时表现强烈的恐惧、焦虑及明显的自主神经症状,并常有人格解体、现实解体、濒死恐惧或失控感等痛苦体验;④发作突然开始,迅速达到高峰,发作时意识清晰,事后能回忆。

(2)严重标准　患者因难以忍受又无法解脱,而感到痛苦。

(3)病程标准　在1个月内至少有3次惊恐发作,或在首次发作后继发害怕再发作的焦虑持续1个月。

（4）排除标准

1）排除其他精神障碍，如恐怖症、抑郁症或躯体形式障碍等继发的惊恐发作。

2）排除躯体疾病，如癫痫、心脏病发作、嗜铬细胞瘤、甲状腺功能亢进或自发性低血糖等继发的惊恐发作。

（四）治疗方法

焦虑症是神经症中相对治疗效果较好、预后较好的疾病。通常采用心理治疗和药物治疗。

1.心理治疗

（1）支持性心理治疗　以同情的心情去关心体贴患者，给予恰当的安慰；对疾病的性质加以科学的解释，对病因有正确的认识，协助其消除病因；鼓励积极参加文体活动，培养广泛的兴趣和爱好；充分发挥自己的积极因素，敢于面对现实；学会正确处理各种应激事件的方法，增强心理防御能力等。

（2）认知疗法　使患者充分认识到焦虑症不是器质性疾病，对人的生命没有直接威胁，因此患者不应有任何精神压力和心理负担；帮助患者树立战胜疾病的信心，患者应坚信自己所担心的事情出现的可能性极小，经过适当的治疗，此病是完全可以治愈的；在医生的指导下患者学会调节情绪和自我控制，如心理松弛，转移注意力、排除杂念，以达到顺其自然，泰然处之的境界。

（3）行为治疗　常用的包括放松训练、系统脱敏治疗、冲击治疗、生物反馈治疗等。

2.药物治疗

（1）抗抑郁剂　焦虑会导致机体神经-内分泌系统出现紊乱，神经递质失衡，而抗抑郁药可使失衡的神经递质趋向正常，从而使焦虑症状消失，情绪恢复正常。

（2）β肾上腺素受体拮抗药　β肾上腺素受体拮抗药（如盐酸普萘洛尔）能够有效地改善躯体的症状，治疗各种焦虑障碍。因为心血管症状和焦虑密切相关，患者的肾上腺素升高意味着自主神经系统被激活。

四、恐怖症

恐怖症（phobia）是一种患者在面对某些特定的客体或处境时，产生异乎寻常的恐惧与紧张不安，明知没有必要，但仍不能防止恐惧发作的神经症。发作时常伴有显著的焦虑和自主神经症状。患者极力回避所害怕的客体或处境，或是带着畏惧去忍受，因而影响其正常活动。

（一）发病原因

1.遗传因素　有研究表明特定恐怖症具有家族聚集性，遗传因素可能起一定作用。对双生子同病率和家系的研究提示，遗传因素在社交恐怖症的发病中具有中等程度的作用。广场恐怖症具有家族遗传倾向，尤其影响女性亲属。

2.生化研究　有人发现恐怖症患者神经系统的惊醒水平增高，这种人很敏感、警觉，处于过度觉醒状态。其体内交感神经兴奋占优势，肾上腺素、甲状腺素的分泌增加。但这种生理状态与恐惧症的因果关系尚难分清。

3.心理社会因素　患者在首次发病前可能会有某种精神刺激因素，资料表明有近

2/3 的患者都主动追溯到与其发病有关的某一事件。部分患者具有内向、胆小、害羞、被动、依赖、焦虑等人格特点。幼年受到母亲的过度保护,成年后易患此症。

(二)临床表现

恐怖症通常急性起病,以面对某一物体或处境爆发一次焦虑发作为先驱,患者虽知道这种恐惧是过分和不必要的,但不能克制,不接触或脱离所恐惧对象时,则表现正常,因此,常伴有回避行为。根据恐惧对象的不同可归纳为 3 类。

1. 广场恐怖症　是恐怖症中最常见的一种,患者对某些特定环境感到恐惧,如空旷的广场、密闭的空间和拥挤的公共场所等。患者害怕离家或独处,因而回避这些环境,外出需人陪伴,严重者不敢出门,长期困居家中。

2. 社交恐怖症　患者害怕与人交往或当众说话,担心当众出丑或处于难堪的境地,因此尽力回避。常起病于少年或成年早期,常为隐渐起病,无明显诱因。也有在一次羞辱的社交经历后急性起病者。

3. 单纯性恐怖症　患者只害怕某些特定物体或情境,如害怕接近特定的动物如狗、蛇、昆虫,害怕高处、雷鸣、黑暗、飞行、封闭空间、公厕大小便、进食某些东西、目睹流血或创伤、尖锐的物品,以及害怕接触特定的疾病如放射性疾病、艾滋病等的患者或情景。因此,促发的情境很单一、很具体,并且能够像广场恐怖症和社交恐怖症一样诱发惊恐。

(三)诊断标准

(1)符合神经症的诊断标准。

(2)以恐惧为主,需符合以下 4 项:①对某些客体或处境有强烈恐惧,恐惧的程度与实际危险不相称;②发作时有焦虑和自主神经症状;③有反复或持续的回避行为;④知道恐惧过分、不合理,或不必要,但无法控制。

(3)对恐惧情景和事物的回避必须是或曾经是突出症状。

(4)排除焦虑症、精神分裂症、疑病症。

(四)治疗方法

1. 行为疗法　行为疗法是治疗恐怖症的首选方法,系统脱敏疗法、暴露冲击疗法对恐惧症效果良好。基本原则是消除恐惧对象与焦虑障碍反应的条件性联系,以及对抗回避反应。

2. 药物治疗　抗焦虑药与抗抑郁药能消除患者的焦虑和抑郁情绪,有利于行为矫正。常用的有苯二氮䓬类抗焦虑药。

五、神经衰弱

神经衰弱(neurasthenia)是指由于长期处于紧张和压力下,精神容易兴奋和脑力容易疲劳,常伴有紧张、烦恼、易激惹等情绪症状及肌肉紧张性疼痛、睡眠障碍等生理功能紊乱症状。青壮年期发病较多,脑力工作者较常见。

(一)发病原因

1. 精神因素　精神因素是诱发神经衰弱的主要原因。凡是能引起神经活动过度紧张并伴有不良情绪的情况都可能是神经衰弱的致病因素。如亲人死亡、家庭不睦、事业失败、人际关系紧张、生活节律颠倒及长期心理矛盾得不到解决等。

2.**性格特征**　敏感、多疑、胆怯、主观、自制力差。性格特征明显者可因一般性精神刺激而发病,性格特征不显者则须较强烈或较持久的精神刺激之后才发病。

3.**躯体因素**　各种躯体疾病或能削弱躯体功能的各种因素,均能助长本症的发生。

(二)临床表现

1.**脑功能衰弱的症状**　患者常感脑力和体力不足,容易疲劳。精神萎靡、疲乏无力、困倦思睡、头昏脑涨、注意力不集中、记忆力减退、近事遗忘、工作不持久、效率下降,但智力正常,意志薄弱,缺乏信心和勇气,容易悲观失望。对刺激过度敏感,如对声、光刺激或细微的躯体不适特别敏感。

2.**情绪症状**　情绪容易兴奋,可因小事而烦躁、忧伤,易激惹或焦急苦恼,事后又懊丧不已。

3.**心理生理症状**　神经衰弱患者常有大量的躯体不适症状,但经检查未见器质性病变。这些症状实际上是一种生理功能紊乱的现象,多与患者的心理状态有关。常见如睡眠障碍与紧张性头痛。

(三)诊断标准

1.**症状标准**

(1)符合神经症的诊断标准。

(2)以脑和躯体功能衰弱症状为主,特征是持续和令人苦恼的脑力易疲劳(如感到没有精神,自感脑子迟钝,注意力不集中或不持久,记忆力差,思考效率下降)和体力易疲劳,经过休息或娱乐不能恢复,并至少包含下列2项。①情感症状,如烦恼、心情紧张、易激惹等,常与现实生活中的各种矛盾有关,感到困难重重,难以对付。可有焦虑或抑郁,但不占主导地位。②兴奋症状,如感到精神易兴奋,回忆和联想增多,主要是对指向性思维感到费力,而非指向性思维却很活跃,因难以控制而感到痛苦和不快,但无言语运动增多。有时对声光很敏感。③肌肉紧张性疼痛(如紧张性头痛、肢体肌肉酸痛)或头晕。④睡眠障碍,如入睡困难、多梦,醒后感到不解乏,睡眠感丧失,睡眠觉醒节律紊乱。⑤其他心理生理障碍,如头晕眼花、耳鸣、心慌、胸闷、腹胀、消化不良、尿频、多汗、勃起功能障碍、早泄或月经紊乱等。

2.**严重标准**　患者因明显感到脑和躯体功能衰弱,影响其社会功能,为此感到痛苦或主动求治。

3.**病程标准**　符合症状标准至少已3个月。

4.**排除标准**

(1)排除以上任何一种神经症亚型。

(2)排除精神分裂症、抑郁症。

(四)治疗方法

原则上以心理治疗为主,辅以必要的药物治疗,加强身体锻炼、调整生活规律也有重要意义。

1.**心理治疗**

(1)**认知疗法**　改变患者不适当的认知或思考、行为习惯,可以从根本上解决问题。

（2）放松疗法　这是通过一定程度的训练,使患者学会精神上和躯体上放松的一种行为疗法。对缓解患者紧张的情绪有一定作用。

（3）森田疗法　主张顺应自然,是治疗神经衰弱行之有效的方法之一。注意养成起居定时、工作学习有计划、劳逸结合的生活习惯,也有助于恢复。

2.药物治疗　用来改变脑部神经化学物质的不平衡,包括抗抑郁剂、镇静剂、安眠药、抗精神病药物等。

六、癔症

癔症(hysteria)也被称为分离(转换)性障碍,是由明显精神因素、暗示或自我暗示所导致的、以分离症状(部分或完全丧失对自我身份识别和对过去的记忆)和转换症状(在遭遇无法解决的问题和冲突时产生的不快心情,以转化成躯体症状的方式出现)为主要表现形式的精神障碍。症状无器质性基础,起病常受心理、社会(环境)因素影响,病程多反复迁延。多见于女性。

(一)发病原因与发病机制

1.发病原因　癔症的发生与以下 5 个因素有关。

（1）遗传因素　国外资料表明,癔症患者的近亲中本症发生率为 1.7% ~ 7.3% ,较一般居民高。女性近亲中发生率为 20% 。我国福建地区报道,患者具有阳性家族史者占 24% 。提示遗传因素对部分患者来说比精神因素更为重要。

（2）个性特征　通常认为,具有癔症个性的人易患癔症。所谓癔症个性即表现为情感丰富、有表演色彩、自我中心、富于幻想、暗示性高。

（3）躯体因素　临床发现神经系统的器质性损害有促发癔症的倾向,在某些躯体疾病或躯体状况不佳时,由于能引起大脑皮质功能减弱而成为癔症的发病条件。

（4）精神因素　使患者感到委屈、气愤、精神紧张、恐惧等精神刺激或重大生活事件,往往是初次发病的直接原因。一般来说,精神症状常常由明显而强烈的情感因素引起,躯体症状多由暗示或自我暗示引起。首次发病的精神因素常决定以后的发病形式、症状特点、病程和转归。有部分患者在以后的发作中可无明显的诱发因素,而是通过触景生情或联想,或自我暗示而发病。

（5）社会文化因素　风俗习惯、宗教信仰、生活习惯等,对本病的发生与发作形式及症状表现等也有一定影响。

2.发病机制　学者们从心理学、生物学和生理学的不同角度加以解释,观点大致可归纳为两种:一是认为癔症是一种原始的应激现象,即人类在危机状态下所表现出的各种本能反应;二是认为癔症是一种有目的的反应,临床实践发现癔症常常发端于困境之中或危难之时,而且癔症的发作往往能导致脱离这种环境或免除某些义务。

(二)临床表现

本病的临床表现复杂多样,主要可分为以下两种类型。

1.分离性障碍　临床表现为意识及情感障碍。意识障碍以意识狭窄、朦胧状态为多见,意识范围缩小,有的呈梦样状态或酩酊状态。意识障碍时各种防御反射始终存在,并与强烈的情感体验有关,可以有哭笑打滚、捶胸顿足、狂喊乱叫等情感暴发症状。

有时呈戏剧样表现,讲话内容与内心体验有关,因此容易被人理解。根据其临床表现分为分离性遗忘、分离性神游、多重人格、人格解体障碍及非典型分离性障碍等。

2.转换性障碍 主要表现为随意运动和感觉功能障碍,提示患者可能存在某种神经系统或躯体疾病,但体格检查、神经系统检查和实验室检查都不能发现其内脏器官和神经系统有相应的器质性损害,其症状和体征不符合神经系统解剖生理特征,而被认为是患者不能解决的内心冲突和愿望具有象征意义的转换。常见的有运动障碍、痉挛障碍、抽搐大发作、视听觉障碍等。

(三)诊断标准

1.症状标准

(1)有心理社会因素作为诱因,并至少有下列1项综合征:①癔症性遗忘;②癔症性漫游;③癔症性多重人格;④癔症性精神病;⑤癔症性运动和感觉障碍;⑥其他癔症形式。

(2)没有可解释上述症状的躯体疾病。

2.严重标准 社会功能受损。

3.病程标准 起病与应激事件之间有明确联系,病程多反复迁延。

4.排除标准 排除器质性精神障碍(如癫痫所致精神障碍)、诈病。

(四)治疗方法

癔症的主要治疗手段是心理治疗。早期充分治疗对防止症状反复发作和疾病的慢性化十分重要。

1.心理治疗

(1)暗示治疗 适用于急性发作而暗示性又高的患者。可分为觉醒时暗示和催眠暗示两种。

(2)催眠疗法 在催眠状态下,可使患者被遗忘的创伤性体验重现,受到压抑的情绪获得释放,从而达到消除症状的目的。

(3)行为治疗 主要是采取循序渐进、逐步强化的方法对患者进行功能训练,适用于暗示治疗无效、肢体或言语有功能障碍的慢性病例。

2.药物治疗与物理治疗

(1)药物治疗 临床中发现分离转换障碍患者常有焦虑、抑郁、失眠、疼痛等症状。药物治疗可针对这些症状进行,从而改善患者的情绪,减轻患者的躯体不适感。

(2)物理治疗 针刺或电兴奋治疗对癔症性瘫痪、耳聋、失明、失音或肢体抽动等功能障碍,都可有良好效果,但应注意配合语言暗示进行。处于癔症性木僵或朦胧状态的患者,强刺激的针刺或电兴奋治疗,可促使患者意识状态恢复正常,可以选用。

第四节　人格障碍

一、人格障碍概述

(一)人格和人格障碍的概念

1.人格 人格(personality)或称个性,是用来描述个体心理差异的,指个体总的精神面貌,是个体心理特征的总和。由于人格差异,个体在各种不同的环境中表现出各自不同的稳定而持久的行为模式。

人格的差异有不同的程度。有些人的人格较为健全,在面对应激性事件时,依然能够很好应对。有些人的人格较为脆弱,在应激性事件作用下,易发生神经症性障碍。对于细小的事情总是忧虑的人,在困难的情境中更容易产生焦虑障碍,而相同的情境对其他人却没有这种影响。如果人格更为脆弱,那么,异常行为可能在没有应激性事件的情况下出现。有时,这种异常行为表现非常明显,以致难以判断这些行为是由于人格还是由于精神病所致。

2. 人格障碍 人格障碍(personality disorders)是指人格特征显著偏离正常,使患者形成了特有的行为模式,对环境适应不良,常影响其社会功能,甚至与社会发生冲突,给自己或社会造成恶果。人格障碍常开始于幼年,青年期定型,持续至成年期或终身。人格障碍有时与精神病有相似之处或易于发生精神病,但其本身尚非病态。严重躯体疾病、伤残、脑器质性疾病、精神病或灾难性生活体验之后发生的人格特征偏离,应列入相应疾病的人格改变。儿童少年期的行为异常或成年后的人格特征偏离尚不影响其社会功能时,暂不诊断为人格障碍。

(二)人格障碍的影响因素

1. 生物学因素

(1)遗传因素 家系调查资料提示先证者亲属中人格障碍的发生率与血缘关系呈正比,血缘关系越近,发生率越高。

(2)脑发育因素 有研究指出人格障碍者脑电图异常者比率高于正常人群,从而提示生物学因素对人格障碍有一定的影响。

2. 心理社会因素

(1)心理因素 幼年心理成长发育过程中遭遇过精神创伤或生活刺激均可对幼儿人格的形成产生不利影响。此外,家庭、学校教养方式不当也是影响人格发育的重要因素。

(2)社会因素 不良的社会生活环境、扭曲的价值观念对人格障碍的形成起到重要作用。

二、分型与临床表现

(一)偏执型人格障碍

偏执型人格障碍(paranoid personality disorder)是以明显的猜疑或偏执为主要特征的人格障碍。这类人自我评价过高,容易固执己见,对批评和挫折过分敏感,不能宽容;对他人不信任,多疑,易将别人无意的或友好的行为误解为敌意而产生歪曲体验;心胸狭隘,好胜心强,好嫉妒,常有某些超价观念和不安全、不愉快感,缺乏幽默感,人际关系不良。易发生偏执狂或偏执型精神分裂症。多见于男性。

(二)分裂型人格障碍

分裂型人格障碍(schizoid personality disorder)是以观念、外貌和行为奇特,人际关系有明显缺陷和情感冷淡为主要特征的人格障碍。一般在童年早期开始长期存在,主要表现为敏感、退缩、胆怯、孤僻、沉默,情感冷漠,不能表达对他人的情感,对表扬或批评无动于衷。爱好不多,过分沉湎于幻想,行为怪异,缺乏亲密人际关系。

(三)反社会型人格障碍

反社会型人格障碍(antisocial personality disorder)以行为不符合社会规范为主要特点。这种人情感淡漠,对他人漠不关心;易激惹,具有高度的攻击性;即使给别人造成痛苦,也很少感到内疚,缺乏羞耻感和罪恶感;他们的认识完好,但行为未加深思熟虑,不考虑后果,忽视社会道德规范、行为准则和义务,常发生不负责任的行为,甚至违法乱纪;不能从经历中吸取经验教训,因此虽屡受惩罚,也不易接受教训,屡教不改。不能与他人维持长久的关系,容易责怪他人,或为自己的粗暴行为进行辩解。临床表现的核心是缺乏自我控制能力。是人格障碍中对社会影响最为严重的类型,多见于男性。

(四)冲动型人格障碍

冲动型人格障碍(impulsive personality disorder)以无法自控的爆发性情绪和行为为主要特点。行为有不可预测和不考虑后果的倾向。这种人常因微小的刺激而突然爆发非常强烈的愤怒和冲动,这种突然出现的情绪和行为变化和平时是不一样的。他们在不发作时是正常的,对发作时所作所为感到懊悔,但不能防止再发。这种冲动发作也常因少量饮酒而引起。多见于男性。

(五)依赖型人格障碍

依赖型人格障碍(dependent personality disorder)以缺乏独立,多有无助感、无能感和缺乏精力,害怕被人抛弃为主要特征。这种人缺乏自信,极度依赖别人,没有别人的反复劝告和保证便无法做出日常决定;不能独立活动,为了获得别人的帮助,需要时刻有人在身旁。过分顺从于别人,当亲密关系终结时则有被毁灭和无助的体验。有一种将责任推给他人来对付逆境的倾向。多见于女性。

(六)自恋型人格障碍

自恋型人格障碍(narcissistic personality disorder)的患者具有自我夸大的倾向,他们渴望得到赞美,对别人缺乏同情心。具有这种障碍的人常常夸大自我重要感,沉浸在无止境的对成功、权力和美貌的幻想中。他们通常相信自己是出众的、特别的,或者是独一无二的,同时他们期望别人也这样看待自己。

(七)边缘型人格障碍

边缘型人格障碍(borderline personality disorder)是以情感、人际关系、自我形象的不稳定及伴有多种冲动行为为特征的一组复杂又严重的人格障碍。这种人缺乏自我目标和自我价值感,情绪常有强烈变化,非常害怕孤独和被抛弃;非常依赖身边亲密的人,但又无法控制与之争吵;常见的冲动行为包括自残、自杀、酗酒、大肆挥霍、赌博、偷窃、药物滥用、贪食、淫乱等;在应激情况下可有短暂的精神病性症状。女性多于男性。

(八)不成熟型人格障碍

不成熟型人格障碍(immature personality disorder)以强烈的自我中心、情绪幼稚、依赖性强为主要特征,缺乏道德感和同情心,胡作非为,蛮不讲理;不善于与人相处,自以为是,听不得一点批评意见;适应能力差,习惯让别人照顾自己,如处境不良或遭受挫折,则容易自暴自弃,轻率自杀,或暴怒发狂,残忍伤害别人。

三、诊断与鉴别诊断

(一)诊断

人格障碍是指人格特征明显偏离正常,使患者形成了一贯的反映个人生活风格和人际关系的异常行为模式。这种模式显著偏离特定的文化背景和一般认知方式(尤其在待人接物方面),明显影响其社会功能与职业功能,造成对社会环境的适应不良,患者为此感到痛苦,并已具有临床意义。患者虽然无智能障碍,但适应不良的行为模式难以纠正,仅少数患者在成年后程度上可有改善。通常开始于童年期或青少年期,并长期持续发展至成年或终身。如果人格偏离正常是由躯体疾病(如脑病、脑外伤、慢性酒精中毒等)所致,或继发于各种精神障碍,应称为人格改变。

1. 人格障碍的共同特征　人格障碍的诊断主要依据病史进行诊断,具有如下共同特征。

(1)开始于童年、青少年或成年早期,并一直持续到成年乃至终身。

(2)可能存在脑功能的损害,但一般没有明显的神经系统病理形态学改变。

(3)人格显著偏离正常,从而形成与众不同的行为模式,如情绪不稳、易激惹、情感肤浅或冷酷无情等。

(4)主要表现为情感和行为的异常,其意识状态和智力均无明显的缺陷,一般没有幻觉和妄想。

(5)对自身的人格缺陷常无自知之明,难以从失败中吸取教训。

(6)一般能应付日常工作和生活,能理解自己行为的后果。

(7)各种治疗手段对人格障碍效果欠佳,医疗措施难以奏效,再教育的效果也有限。

2. 症状标准　个人的内心体验与行为特征(不限于精神障碍发作期)在整体上与其文化所期望和所接受的范围明显偏离,这种偏离是广泛、稳定和长期的,并至少有下列 1 项。

(1)认知(感知及解释人和事物,由此形成对自我及他人的态度和形象的方式)的异常偏离。

(2)情感(范围、强度,以及适切的情感唤起和反应)的异常偏离。

(3)控制冲动及对满足个人需要的异常偏离。

(4)人际关系的异常偏离。

3. 严重标准　特殊行为模式的异常偏离,使患者或其他人(如家属)感到痛苦或社会适应不良。

4. 病程标准　开始于童年、青少年期,现年 18 岁以上,至少已持续 2 年。

5. 排除标准　人格特征的异常偏离并非躯体疾病或精神障碍的表现或后果。

(二)鉴别诊断

1. 品行障碍　品行障碍指儿童少年期反复而持久的反社会性、攻击性、对立性品行。18 岁前被诊断为青少年期品行障碍,如持续到 18 岁后可被诊断为人格障碍。

2. 人格改变　脑器质性疾病所引起的人格改变又称假性病态人格,大多有脑功能(包括智能)障碍和神经系统体征,结合脑电图、CT 等辅助检查,与人格障碍的鉴别并不困难。

四、矫正与治疗

（一）矫正

人格障碍特别是反社会型人格障碍患者往往有一些程度不等的危害社会的行为，收容于工读学校、劳动教养机构对其行为矫正有一定帮助。

（二）治疗

1. 心理治疗　心理治疗对人格障碍是有益的。通过深入接触，同他们建立良好的关系，以人道主义和关心的态度对待他们，帮助他们认识自己个性的缺陷，进而使其明白个性是可以改变的。鼓励他们树立信心，改造自己的性格，重建自己健全的行为模式。如遇到困境可进行危机干预。

2. 药物治疗　一般而言药物治疗难以改变人格结构，但在出现异常应激和情绪反应时少量用药仍有帮助。一般不主张长期应用和常规使用，因远期效果难以肯定。情绪不稳定者可少量应用抗精神病药物；具有攻击行为者给予少量碳酸锂，亦可酌情试用其他心境稳定剂；有焦虑表现者给予少量苯二氮䓬类药物或其他抗焦虑药物。

第五节　性心身障碍

一、性心理障碍

（一）性心理障碍的概念

性心理障碍（psychosexual disorders）又称性变态（sexual perversion）、性欲倒错（para-philias），是性心理和性行为明显偏离正常，并以这种偏离行为作为性兴奋、性满足的主要或唯一方式的一种心理障碍。对常人不引起性兴奋的某些物体或情境，对患者则有强烈的性兴奋作用，从而在不同程度上干扰了其正常的性行为方式。当已歪曲的性冲动付诸行动时多导致违纪违法。其正常的异性恋受到全部或者某种程度的破坏、干扰或影响。一般的精神活动并无其他明显异常。

（二）性心理障碍的成因

1. 生物学因素　有研究证明染色体的异常，尤其是性染色体的异常，会影响胚胎发育时的性激素水平，从而造成性身份障碍及性偏好障碍。颞叶病变可致恋物症、异装症、性施虐症等。某些精神障碍，如精神分裂症、精神发育迟滞、老年性痴呆等，可伴有性变态行为。

2. 心理因素　精神动力学理论认为，性变态是性心理发育过程中异性恋发展遭受失败，被阻于儿童的早期阶段。通常是男性，来源于儿童早期恋母情结时的阉割焦虑和分离焦虑，如母爱被剥夺、遭受遗弃等。这种压抑在潜意识中的幼儿性欲，如果冲破压抑直接地在意识行为中表现出来，便成为性变态，如露阴症、窥阴症、摩擦症、恋物症等。

3.社会因素　儿童期家庭教养不当、过早接触淫秽色情物品均可造成性变态。生活事件,如恋爱受挫、婚姻不满意、家庭气氛紧张、事业不顺等,也可造成性行为上的变态。此外,某些人格,如内向、怕羞、孤僻、缺乏社会交往能力等,也容易产生性变态。

(三)性心理障碍的诊断标准

在临床精神病学实践中,性心理障碍的定义或诊断标准不可能脱离社会文化的影响,不同的社会、不同的文化背景,对性行为有不同的评价。即使是同一社会、同一文化背景,在不同时期也会有不同的评价标准。因此,至今还没有衡量性行为正常或异常的绝对标准,区别只是有条件的、相对的。一般认为,凡符合某一社会文化的规范、法律,以及生物学需要的性行为,均被视为正常范围内的性行为。出现异常的性行为不一定表示存在性变态。那些为了变换性活动方式而偶尔进行的、尝试性的异常性行为,或者由于条件所限没有机会接触异性,性欲暂时得不到发泄而进行的异常性行为,不应归入性变态之列。只有成了习惯,变成了癖好,才考虑是性心理障碍。性心理障碍不包括单纯表现为性欲亢进或减退的性功能障碍。性心理障碍者的一般精神活动无明显异常。

(四)性心理障碍的特征

1.性心理障碍患者除了单一的性心理障碍所表现的变态行为外,一般社会适应良好,无突出的人格障碍。

2.他们大多数人并非性欲亢进,相反,多数性欲低下,甚至对正常的性行为方式不感兴趣。

3.他们具备正常人的伦理道德观念,因此常对自己发生性心理障碍触犯社会规范的性行为深表悔恨,但却常常屡教不改。

4.他们对寻求性欲满足的异常行为方式有一定的辨认能力与削弱的控制能力,事后多心存愧疚,想改变却又力不从心。

(五)性心理障碍的临床类型与诊断

性心理障碍主要分为性身份障碍、性偏好障碍及性取向障碍。

1.性身份障碍　性身份障碍主要是指易性症(transsexualism),患者心理上对自身性别的认定与解剖生理上的性别特征相反,持续存在改变本身性别的解剖生理特征以达到转换性别的强烈愿望,其性爱倾向为纯粹同性恋。

《中国精神障碍分类与诊断标准(第三版)》规定性身份障碍的诊断依据如下。

(1)女性易性症

1)持久和强烈地因自己是女性而痛苦,渴望自己是男性(并非因看到任何文化或社会方面的好处,而希望成为男性),或坚持自己是男性,并至少有下列中的1项:①固执地表明厌恶女装,并坚持穿男装;②固执地否定自己的女性解剖结构,如明确表示已经有了阴茎或即将长出阴茎,或者不愿意取蹲位排尿,或明确表示不愿意乳房发育、月经来潮。

2)上述症状至少已经持续6个月。

(2)男性易性症

1)持久和强烈地为自己是男性而痛苦,渴望自己是女性(并非因看到任何文化或社会方面的好处,而希望成为女性),或坚持自己是女性,并至少有下列1项:①专注于女性常规活动,表现为偏爱女性着装,或强烈渴望参加女性的游戏或娱乐活动,并拒绝参加男性的常规活动;②固执地否定自己的男性解剖结构,如断言将长成女人,明确表示阴茎或睾丸令人厌恶,或认为阴茎或睾丸即将消失或最好没有。

2)上述症状至少已经持续6个月。

2.性偏好障碍

(1)恋物症(fetishism) 表现为接触异性穿戴或佩带的物品作为引起性兴奋的主要方式。几乎仅见于男性。这类患者大多数性功能低下,对性生活胆怯。他们为了获得异性物品,不惜采取偷盗手段,以致触犯刑律,遭到逮捕或惩罚,但过后又会重犯。

《中国精神障碍分类与诊断标准(第三版)》对恋物症的诊断依据为:①在强烈的性欲望与性兴奋的驱使下,反复收集异性使用的物品,所恋之物是极重要的性刺激来源,或为达到满意的性反应所必需;②至少已经持续6个月。

(2)异装症(transvestism) 表现为通过穿戴异性服饰而得到性欲满足,喜欢从头到脚穿着打扮成异性。多见于男性。

《中国精神障碍分类与诊断标准(第三版)》对异装症的诊断依据为:①穿着异性服装以体验异性角色,满足自己的性兴奋;②不期望永久变为异性;③至少已经持续6个月。

(3)露阴症(exhibitionism) 以反复向陌生异性显露自己的生殖器而求得性欲满足为特征的性心理障碍。大多数是男性。常出没于昏暗的街道角落、厕所附近、公园僻静处或田野小径上,每遇到女性则迅速显露其生殖器,或进行手淫,从对方的惊叫、逃跑或厌恶反应中获得性满足。通常并无进一步的侵犯行为。

《中国精神障碍分类与诊断标准(第三版)》对露阴症的诊断依据为:①具有反复或持续向陌生人(通常是异性)暴露自己生殖器的倾向,几乎总是伴有性唤起及手淫;②没有与"暴露对象"性交的意愿或要求;③至少已经持续6个月。

(4)窥阴症(voyeurism) 以偷窥别人的性活动或异性裸露的身体取得性兴奋的一种性心理障碍。几乎只见于男性。大多数患者性格胆小,性生活能力不足,也不采用暴力来满足自己的性欲要求。常冒着被捕的危险,不择手段地去偷看异性洗浴或排便,多伴有手淫。

《中国精神障碍分类与诊断标准(第三版)》对窥阴症的诊断依据为:①反复窥视异性下身、裸体或他人性活动,伴有性兴奋或手淫;②没有暴露自己的意向;③没有同受窥视者发生性关系的愿望;④至少已经持续6个月。

(5)摩擦症(frotteurism) 指男性在拥挤场合或乘对方不备,伺机以身体某一部分(常为阴茎)摩擦和触摸女性身体的某一部分,以达到性兴奋的目的。

《中国精神障碍分类与诊断标准(第三版)》对摩擦症的诊断依据为:①反复靠拢陌生人(通常为异性),紧密接触和摩擦自己的生殖器;②没有与所摩擦对象性交的要求;③也没有暴露自己生殖器的愿望;④至少已经持续6个月。

(6)性施虐症(sadism) 指通过对性伴侣实施精神上或肉体上的痛楚或屈辱以获得性满足的性心理障碍。施虐程度不一,从轻微疼痛至严重的伤害。具体方式有鞭打、捆绑、脚踢、手拧、针刺刀割等。

(7)性受虐症(masochism) 以乐意接受异性施加的痛楚或屈辱而获得性欲满足为特征。其受虐程度从轻度凌辱到严厉的鞭打不一。

《中国精神障碍分类与诊断标准(第三版)》对性施(受)虐症的诊断依据为:①一种性活动偏爱,可为提供者(施虐狂),或接受者(受虐狂),或两者都有,并至少有下列1项,即疼痛、侮辱、捆绑;②施虐/受虐行为是极为重要的刺激来源或为满足性欲所必需;③至少已经持续6个月。

3.性取向障碍 性取向障碍是指性行为的选择对象异常,如恋兽癖和恋童癖等。需要注意的是,以往把同性恋视为性心理障碍,但1973年,美国心理协会、美国精神医学会,将同性恋行为自疾病分类系统去除。《中国精神障碍分类与诊断标准(第三版)》,在诊断标准中对同性恋的定义非常详细,指出同性恋的性活动并非一定是心理异常。但某些人的性发育和性定向可伴发心理障碍,如个人不希望如此或犹豫不决,为此感到焦虑、抑郁及内心痛苦,有的试图寻求治疗加以改变。所以只把自我不和谐的同性恋看作性心理障碍。

(六)性心理障碍的治疗

性心理障碍目前尚缺乏根本性防治措施,以精神治疗为主,常用方法有领悟、疏导等心理治疗。也有用厌恶疗法治疗露阴症、窥阴症、摩擦症等,效果较好、较易巩固。

二、性功能障碍

性功能障碍指性交过程中的一个或几个环节发生障碍,以致不能产生满意的性交所必需的生理反应及快感缺乏。

(一)常见的性功能障碍

1.性欲减退 表现为持续存在性兴趣和性活动的降低,甚至丧失,但不一定没有性的兴奋或快感。

2.勃起功能障碍 又称阳痿,表现为在性交时阴茎不能勃起,或勃起无力,或勃起不能持久,以致不能产生或维持满意的性交过程。但在其他情况如手淫、睡梦、早晨醒来时可以勃起。

3.阴冷 指成年女性有性欲,但难以产生或维持满意的性交所需要的生殖器的适当反应,以致性交时阴茎不能舒适地插入阴道。

4.性乐高涨障碍 男性在性交时不射精或射精显著延迟,难以达到性乐高潮。女性在性交时缺乏性乐高潮体验。此种情况时仍有性的冲动,性交时既能动情,又能进入高峰期,主观上也能获得一定程度的性快感,只是不能达到性乐高潮阶段而已。

5.早泄 性交时男性对于射精缺乏合理的控制能力,以致在双方不愿结束性交之前就射精,使双方均不能获得快感。严重者可在阴茎插入阴道前或尚未勃起时就射精。

6.阴道痉挛 女性在性交时阴道外端及会阴部的肌肉发生不自在的痉挛,使阴茎插入困难或疼痛。

7.性交疼痛 指性交时引起生殖器疼痛。

(二)性功能障碍的治疗

1.心理治疗 一般来讲性功能障碍的主要原因包括性观念错误、夫妻感情失和及曾有性创伤经历等,因此心理治疗的重点在于性知识的传授和指导,纠正错误的性观念和错误的性交方式,制订针对性的治疗方案等。认知疗法、家庭疗法、行为疗法、精

笔记栏

神分析疗法等心理治疗方法均可收到较好的效果。

2.药物治疗　药物治疗勃起功能障碍包括口服药物与外涂药物。口服药物主要原理是抑制神经反射阈值,延迟射精。外涂药物主要施用于龟头、冠状沟、系带等敏感部位,抑制敏感度。

 思考题

1.异常心理的概念和判断标准是什么?

2.简述认知障碍、情感障碍和意志障碍的临床表现。

3.简述感觉过敏、感觉迟钝、思维破裂、思维松弛、嫉妒妄想、超价观念、情感高涨、智能障碍、情感倒错和作态的概念。

4.神经症性障碍的诱发因素有哪些?

5.简述强迫症、焦虑症、恐惧症、神经衰弱和癔症的临床表现及常用治疗方法。

6.简述人格障碍的概念、分型、临床表现和治疗方法。

7.简述性心理障碍的概念、成因、诊断标准及治疗。

（潘　博）

第七章

心身疾病

学习要点：

- 心身反应、心身障碍和心身疾病的概念。
- 心身疾病的影响因素。
- 心身疾病的发病机制。
- 心身疾病的诊断、治疗与预防。
- 不同年龄阶段常见的心身疾病。
- 循环系统常见的心身疾病及其干预策略。
- 消化系统常见的心身疾病及其干预策略。
- 呼吸系统常见的心身疾病及其干预策略。
- 内分泌、代谢系统常见的心身疾病及其干预策略。
- 神经、肌肉系统常见的心身疾病及其干预策略。
- 妇产科、五官科和外科心身问题及其干预策略。
- 康复科心身问题及其干预策略。
- 肿瘤科心身问题的心理社会因素及其临床心理干预。

学习要求：

- 认知目标：掌握心身反应、心身障碍和心身疾病的概念与影响因素；认识不同年龄阶段的心身疾病特点；熟悉各个系统常见的心身疾病及其特点。

- 技能目标：了解并掌握常见心身疾病一些简单的诊断方法；能够对不同年龄阶段和各个系统常见心身疾病进行有效干预。

- 情感态度：通过对心身疾病的影响因素、发病机制、不同年龄和不同系统常见心身疾病知识的学习，形成对心身疾病正确的认识，从医学心理学视角对心身疾病患者进行有针对性的治疗与关爱。

案例引入

> 某女,55岁,护士。自幼学习成绩优秀,体育成绩突出。工作中处处争强好胜,在技术比武中常常名列前茅,在运动会比赛中也多次拿冠军。如果在工作中稍微比别人差,一定会加班加点地工作或学习,在下一次评比中肯定超过别人。一次在运动会比赛中名列第二,便宣称自己在比赛时未尽全力,对方获胜没什么了不起,下次比赛一定要超过她,弄得对方很尴尬。生活中也处处要强,找对象时模样、学历要不比别人差,家庭布置、生活水平也要超过别人一截,家里收拾得干干净净,经常为打扫卫生而忙到半夜。工作生活风风火火,天天忙忙碌碌,难得清闲。对女儿的要求也非常严格,从小就给女儿灌输要争第一的思想,给女儿报名参加了几个艺术培训班,要培养女儿的艺术素质和高贵气质,长大后全面超过自己。当得知自己患了高血压和冠心病后,认为自己是得了"文明病""富贵病",也比别的病高一等。
>
> 问题:分析该女士的行为方式与所患高血压和冠心病之间的关系。

第一节　心身疾病概述

传统的医学研究和实践注重于理解和控制疾病的解剖、生理和生化因素,而医学心理学则把注意力放在与疾病相关的心理因素的发现和干预上。随着时间的推移,科学范式不断变化着。从17世纪开始,在人类与疾病斗争的历史长河中,因果论曾经成为一个占据统治地位的医学科学范式。但是,从20世纪60年代开始,这个范式由于其明显的局限性而不断地受到挑战。1976年,世界卫生组织明确提出:"健康不仅仅是没有疾病,而且是一种躯体上、精神上和社会适应良好的状态。"人们开始认识到生物、心理、社会3个因素在疾病的发生和发展中共同起到不同的作用。一个新的科学范式——交互影响论正在逐渐替代原来的因果论,并且越来越被人们所关注。进入21世纪的今天,人们已经逐渐接受了任何疾病都是由生物、心理、社会因素共同作用而致的观点,那种认为在心理与躯体疾病之间存在着截然分界的说法已经过时。人是一个生理和心理紧密结合的有机整体,身心健康与疾病之间共同起着重要作用。

一、心身疾病的定义与特点

(一)心身疾病的定义

现代医学和心理学研究已经证实,许多疾病的发生都直接或间接与心理或社会因素有关,心身疾病所涉及的范围也越来越广泛。要理解心身疾病应该认识心身反应和心身障碍。

心身反应是指机体在应激状态下所出现的一系列短暂反应,如心率加快、血压上升、呼吸急促、骨骼肌张力增强或减弱等,机体警觉性增高。当应激状态解除后,上述变化也随之消失。心身反应是机体在应激状态下普遍存在的一种非特质性反应,它可使机体有效地对抗和耐受各种外界刺激的侵袭。

心身障碍是当心理应激持久而强烈时,机体难以适应,出现一系列自主神经功能、内分泌功能紊乱,机体内环境平衡失调,出现的系统性临床症状,但尚无显著的躯体器质性改变。如性障碍、睡眠障碍等。心身障碍进一步发展或合并其他致病因素,使机体发生病理改变,当具有器质性改变时,便称之为心身疾病。

心身疾病(psychosomatic diseases)又称心理生理疾病(psychophysiological diseases),是指心理社会因素在疾病的发生、发展和转归中起重要作用的躯体器质性疾病。其发生、发展、转归和预后,均与心理社会应激因素密切相关。心身疾病有狭义和广义之分。狭义的心身疾病是指心理社会因素在疾病的发生、发展过程中起着重要作用的躯体器质性疾病,如冠心病、原发性高血压和消化性溃疡。广义的心身疾病是指心理社会因素在疾病的发生、发展过程中起着重要作用的躯体器质性疾病和躯体功能性障碍。而这种心理社会因素在发病、发展过程中起着重要作用的躯体功能性障碍则称为心身障碍,如偏头痛。因此,广义心身疾病概念包括了狭义的心身疾病和心身障碍。从上述定义看,心身疾病是一种躯体疾病,即与一般的躯体疾病一样有着明确的器质性病理改变。从病因上,心理社会因素在心身疾病中起重要作用。如果要冠以心身疾病,需要符合以下两条标准:①有明确而具体的躯体症状或者病理改变;②心理因素对其形成或者恶化具有显著的作用。

(二)心身疾病的特点

心身疾病有下列几个特点:①以躯体症状为主,即有明确的器质性病理过程或已知的病理生理过程;②由情绪、人格和行为因素引起;③躯体变化与正常伴发于情绪状态时的生理变化相同,但更为强烈和持久;④区别于神经症或精神病。

二、心身疾病的分类

心身疾病的概念在临床上一直有所变化,从权威的美国的《精神障碍诊断与统计手册》来看,《精神障碍诊断与统计手册(第一版)》设有"心身疾病"一类。《精神障碍诊断与统计手册(第二版)》更名为"心理生理性自主神经与内脏反应",定义为"由情绪因素引起的单一器官系统的躯体症状";分类则按所涉及器官,如哮喘为"心理生理性呼吸系统反应"。《精神障碍诊断与统计手册(第三版)》及《精神障碍诊断与统计手册(第三版修订本)》均用"影响身体状况的心理因素分类"。世界卫生组织制定的《疾病和有关健康问题的国际统计分类(第十次修订本)》(*the International Statistical Classification of Diseases and Related Health Problems* 10*th Revision*,ICD-10)的分类,对经典的"心身疾病"名称已不再使用。但日本心身医学会仍然有心身疾病的分类。表7-1是日本学者提出的心身疾病分类方法。

20世纪中叶以后随着医学模式讨论的展开,心理社会因素在各种躯体疾病发病学中的作用越来越被重视。心身疾病的范围随之扩大,但仍然以传统医学的疾病诊断门类来确定心身疾病。在医学的各种疾病名单中,有许多被认为是心身疾病,主要涉及受自主神经支配的系统与器官,其种类很多。

表7-1　日本学者关于心身疾病的分类方法及各类主要疾病

分类	各类主要疾病名称
循环系统	原发性高血压、冠心病、冠状动脉痉挛、神经性心绞痛、阵发性心动过速、心脏神经症、血管神经症、功能性期前收缩、雷诺病、原发性循环动力过度症等
呼吸系统	支气管哮喘、过度换气综合征、神经性咳嗽、心因性呼吸困难、喉头痉挛等
消化系统	消化性溃疡、溃疡性结肠炎、部分板型胃炎、过敏性结肠炎、食管痉挛、反胃症、反酸症、胆道功能障碍、神经性厌食、神经性嗳气、神经性呕吐、异食癖、心因性多食症、习惯性便秘、直肠刺激综合征、气体潴留症、腹部饱胀感等
内分泌系统	肥胖症、糖尿病、神经性低血糖、心因性尿崩症、心因性烦渴、甲状腺功能亢进等
泌尿生殖系统	夜尿症、过敏性膀胱炎、原发性功能障碍、尿道综合征
神经系统	偏头痛、肌紧张性头痛、自主神经功能紊乱、心因性知觉障碍、心因性运动障碍、慢性疲劳症、面肌痉挛、寒冷症、神经症（包括器官神经症和神经衰弱、癔症及焦虑症、抑郁症、恐怖症、强迫症、疑病症等）
骨骼肌系统	慢性风湿性关节炎、全身肌痛症、脊柱过敏症、书写痉挛、痉挛性斜颈、局限性肌痉挛等
妇产科	痛经、原发性闭经、假孕、月经失调、功能性子宫出血、经前期紧张症、妇女不适感综合征、更年期综合征、心因性不孕症、原发性外阴瘙痒症、孕妇焦虑症、产妇疼痛症、泌乳障碍、扎管后综合征等
外科	外伤性神经症、频发手术症、手术后神经症、器官移植后综合征、整形术后综合征等
儿科	哮喘、直立性调节障碍、复发性脐疝、心因性拒食、神经性腹痛、遗粪症、遗尿症、神经性尿频、心因性发热、夜惊症、口吃、睡眠障碍、心因性咳嗽等
皮肤科	神经性皮炎、原发性皮肤瘙痒症、银屑病、斑秃、多汗症、慢性荨麻疹、过敏性皮炎、慢性湿疹等
耳鼻喉科	眩晕综合征、嗅觉异常、变应性鼻炎、咽喉异感症、神经性耳鸣、神经性耳聋、晕动症、癔症性失音等
眼科	原发性青光眼、飞蚊症、神经性大小变视症、眼部异物感、癔症性视力障碍、心因性溢泪、眼肌疲劳、眼睑痉挛、眼睑下垂等
口腔科	特发性舌痛症、口腔黏膜溃疡、部分口腔炎、心因性压痛、异味症、唾液分泌异常、口腔异物感、心因性三叉神经痛等
老年病科	老年冠心病、老年原发性高血压、老年心律失常、老年脑血管性疾病、老年性甲状腺功能亢进症、老年糖尿病、部分老年恶性肿瘤、老年性痛风、吸收不良综合征、老年尿失禁、老年性皮肤瘙痒、风湿性特发性肌痛、老年神经症、老年肥胖症等

三、心身疾病的影响因素

(一)情绪

一般认为,心理因素影响躯体内脏的重要媒介是情绪的活动,情绪可分为积极和消极两大类。积极情绪一般对人类的生命活动起着良好的促进作用,可以提高人体活动(脑力和体力劳动)的强度和效率,保持人体健康,但是过度兴奋也会对机体造成负面的影响。消极情绪包括愤怒、恐惧、焦虑、抑郁等。情绪的产生是适应环境过程中的一种必要的反应,但如果强度过大或持续时间过长,就可能导致神经及内分泌系统活动的失调,对机体器官功能产生不利的影响,最终导致某些器官或系统的疾病。这是因为,情绪活动的同时必然会伴随体内一系列复杂的生理、生化的变化,特别是自主神经功能的改变。例如,当个体受到来自外界的威胁时,会产生焦虑和愤怒的情绪,造成肾上腺素和肾上腺皮质激素的分泌增加、心率增加、血管收缩和血压增高,呼吸加深加快、胃肠蠕动减慢等生理变化。如果这种情绪是短时间的,则对机体的危害很小;如果持续的时间很长或频率增加,则这种持久的负性情绪会造成体内不可逆的生理、生化改变和自主神经系统的功能失调,持续下去会导致器官和组织的病变。

(二)人格特征

每个人都有自己独特的行为风格,这正是人的独特性的体现。但是,从人格的角度来看,人格特征对人体疾病的影响,尤其对心身疾病的发生、发展和转归过程的影响不难被发现。同样的致病因素作用于不同人格特征的人,就可能出现不同的结果。国外有研究者把某些心身疾病和某种特殊的行为类型或人格特征联系起来,如表7-2所示。

表7-2　常见心身疾病与人格特征对照表

疾病	人格特征
哮喘	过分依赖,幼稚,希望被别人照顾,对人对己在感情上都模棱两可
结肠炎	听话,带有强迫性,抑郁,心情矛盾,吝啬
冠心病	忙碌,好胜、好争斗,急躁,善于把握环境
荨麻疹	渴望得到情感,有罪恶感,自我惩罚
高血压	好高骛远,愤怒被压抑,听话
偏头痛	追求完美,死板,好争斗,嫉妒
消化性溃疡	依赖,敌意被压抑,感情受挫折,雄心勃勃,有魅力

人格特征对疾病尤其是心身疾病有明显的影响,这是由于人格特征在以下几个方面的作用:①人格特征可以作为许多疾病的发病基础或病因,如A型人格特征和冠心病的发病关系;②人格特征能改变许多疾病的转归过程,如A型人格特征的冠心病患者容易复发,病死率也大大高于B型人格特征的冠心病患者;③人格特征是个体面对疾病时的个体心理资源的重要组成,影响个体抵抗力;④人格特征影响患者的决策和

依从性,即影响患者在面对疾病时是否抛弃危险的生活方式,接受医疗建议,养成有利于健康的行为;⑤不同人格特征的患者,对其干预的效果不同,如对糖尿病患者的健康教育,改变其不健康的生活方式、减少致病行为是极为重要的,而这种健康教育对性格固执而不愿意改变饮食习惯的患者效果较差。

(三)生活事件

在日常生活中,每个人都会遇到给人带来应激的各种各样的生活事件,如亲友死亡、结婚、改变工作和生活环境,等等。面对这些生活事件,需要人们及时做出相应的调整,在一些人身上就可能出现不同程度的适应失调,造成紧张的情绪,对其身心带来危害,甚至造成各种身心疾病。1967年美国华盛顿大学教授霍尔姆斯等人对5 000多人进行了生活事件与疾病关系的调查研究。他们按生活事件对人群影响的大小排序,编制了一个包括43个生活事件的社会再适应评定量表。这些生活事件被认为会造成人们对疾病的易感状态,一些人经历了较多的生活事件后,出现疾病的可能性大大增加。

(四)个体易感性

在相同的社会心理刺激条件下,只有一部分人患了心身疾病,或者在同样的刺激条件下,人群中会出现不同的心身疾病。造成这种差别的原因,一般认为与个体的生理特点有关。沃尔夫等人认为情绪紧张对器官的影响不仅取决于心理社会因素,而且也取决于个体的遗传倾向,即个体的易感性。到目前为止,生物、心理和社会因素对人类疾病(特别是心身疾病)的交互影响仍然无法得到明确而有力的实证支持,主要表现在:①三者在不同疾病的发生和发展过程中各自起到的作用没有定量化;②个体生物素质、心理和社会因素在不同疾病发生和发展中的交互作用没有明确;③以交互影响论为指导的干预治疗方案的疗效仍然不甚明确。

为了探察心理因素在不同疾病的发生和发展过程中的明确作用,人们最关心的是以下几方面的影响。

1. 病因学(etiology) 重要的生活事件、行为、人格结构如何与生物和社会因素一起导致躯体疾病。

2. 个体抵抗力(host resistance) 个体心理资源,如应对方式、社会支持、人格特质,如何减轻应激的影响。面对生活事件,个体在自身身体和心理特点的基础上的反应方式如何对疾病产生影响。

3. 疾病机制(disease mechanisms) 应激源和不适应的行为如何对人体生理产生影响,这些影响是如何对免疫系统、消化系统和循环系统起作用。

4. 患者的决策(patient decision making) 患者在危险的生活方式和保持健康的行为之间的决策过程是什么。

5. 依从性(compliance) 生物、行为、自我调节、文化、社会、人际关系等因素对患者服从医疗建议的贡献有多大。

6. 干预(intervention) 心理干预,如健康教育、行为治疗,对改变个体或群体的不健康生活方式、减少致病行为的有效性有多大;对疾病的康复有多大的贡献。

笔记栏

四、心身疾病的发病机制

(一) 心理动力理论

心理动力理论重视潜意识心理冲突在心身疾病发生中的作用,认为个体特异的潜意识特征决定了心理冲突引起特定的心身疾病,未解决的潜意识冲突是导致心身疾病的主要原因。特殊的无意识的矛盾冲突情境,可以引起患者的焦虑及一系列无意识的防御性和退行性的心理反应。焦虑的唯一功能是向自我发出危险信号以便动员应对。如果危险无法摆脱会导致相应的自主神经功能失调,一旦作用在相应的特殊器官和易患素质的个体身上,最终将产生器质性病理变化或心身疾病。这一理论强调潜意识心理冲突在各种心身疾病发生、发展中的作用。

早期,亚历山大认为个体特异的潜意识动力特征,决定了心理冲突引起特定的心身疾病。例如,哮喘的发作被解释成试图消除被压抑的矛盾情绪(如与母亲隔离引起的焦虑)或避开危险物,此时患者不是以意识的行为,而是以躯体症状——哮喘来表达;溃疡病是由于患者企图得到他人喂食和款待的潜意识欲望被压抑;原发性高血压是由于患者对自己的攻击性决断的潜意识压抑等。

后来的一些心理动力学者修正了这种理论。目前认为,潜意识心理冲突是通过自主神经系统功能活动的改变,造成某些脆弱器官的病变而致病的。例如,潜意识心理冲突在迷走神经亢进的基础上可引起哮喘、消化性溃疡等,在交感神经亢进的基础上可引起原发性高血压、甲状腺功能亢进等。因而,他们认为,只要查明致病的潜意识心理冲突,即可弄清楚发病机制。

心理动力理论发病机制的不足之处是夸大了潜意识的作用。

(二) 学习理论

巴甫洛夫经典神经条件反射是狗的唾液分泌反射,说明条件反射是一种独立的生理反应。行为学习理论认为,某些社会环境因素刺激引发了个体习得性心理和生理反应,表现为情绪紧张、呼吸加快、血压升高等。由于个体素质的缺陷,或不良环境因素的强化,或通过感应作用,这些习得性心理和生理反应被固定下来而演变成为症状或疾病。心身疾病有一部分属于条件反射性学习,如哮喘儿童可因哮喘发作会获得父母的额外关爱而被强化;不孕妇女因求子心切可导致停经和早孕反应;医学生学习何种病就出现该病的症状,这属于认知后的自我暗示,是本能性强化。这说明人类的某些疾病可以通过学习的方式而获得,例如,血压升高或降低、腺体分泌能力的增强或减弱。基于此原理而提出的生物反馈疗法和其他行为治疗技术被广泛应用于心身疾病的治疗中。

行为学习理论对疾病发生原理的理解,虽然缺乏更多的微观研究证据,但对于指导心身疾病的治疗工作已显得越来越有意义。

(三) 心理生物学理论

心理生物学的研究侧重于说明发病机制,重点说明心理因素通过何种生物学机制作用于何种状态的个体,导致何种疾病的发生。它以著名生理学家坎农的情绪生理学说和巴甫洛夫高级神经活动类型学说为基础,采用严格设计的实验来研究心理因素在疾病中的作用,并用数量来表示研究中的变量;研究有意识的心理因素,如情绪与可测量的生理、生物化学变化之间的关系。目前的研究表明,心理神经中介、心理神经内分泌途径和心理神经免疫学途径是心身疾病发病的重要机制。心理生物学研究也重视不同种类的心理社会因素,如紧张和抑郁,可能产生不同的心身反应,强调了心理社会因素对人体的影响及机体对疾病的易感性、适应性和对抗性等概念在致病过程中的作用。心理生物学发病机制的研究重点包括:有哪些心理社会因素,通过何种生物学机制作用于何种状态的个体,导致何种疾病的发生。

根据心理生物学研究,从大体角度来看,心理神经中介途径、心理神经内分泌途径和心理神经免疫学途径,是心理社会因素造成心身疾病的三项形态学意义上的心理生理中介机制。由于心理社会因素对不同的人可能产生不同的生物学反应及不同生物反应过程涉及不同的器官、组织,因而不同的疾病可能存在不同的心理生理中介途径。

心理生理学研究也重视不同种类的心理社会因素,如紧张劳动和抑郁情绪,可能产生的不同心身反应过程。这方面也有许多研究证据,因而不同心身疾病的发生也可能与特定的心理社会因素有关。

心理生物学理论还重视心理社会因素在不同遗传素质个体上的致病性差异。有证据表明,高胃蛋白酶原血症的个体在心理因素作用下更可能产生消化性溃疡,从而确认个体素质上的易感性在疾病发生中的作用。

第二节　心身疾病的诊断、治疗与预防

一、心身疾病的诊断

(一)心身疾病诊断要点

1. 确定躯体症状　有明确的病理生理过程和临床躯体症状、阳性体征及实验室检查的异常发现。

2. 寻找致病的心理社会因素　可能发现某些心理社会因素与疾病的发生、发展和症状发作在时间上有密切关系,或者可能发现患者存在某种特定的个性特点和对某些疾病易感的心理素质。

3. 排除躯体疾病和神经症的诊断　根据定义,心身疾病与单纯的躯体疾病和神经症相鉴别。与心身疾病特别是心身障碍比较,神经症总体的特点包括:以心理症状为主,其伴随的躯体症状往往具有多系统多器官性质且反复易变或不符合病理生理规律,无实质性病理生理过程或组织损害,病因中心理社会因素成分比较大,可能有社会适应不良等情况。值得注意的是,这种鉴别有时会比较困难。另外,在实际工作中趋向于一部分神经症的病例和部分躯体疾病也被纳入广义的心身疾病研究范围。

4. 关注疾病症状与心理应激反应的相似性　心身疾病症状发作或加重,不但与心理社会刺激因素在时间上可能吻合,而且症状表现也可能与心理社会刺激因素所引起的心理应激反应有类似性。

(二)心身疾病诊断程序

1. 病史采集　除与临床各科病史采集相同外,还应特别注意收集患者心理社会方面的有关资料,如心理发展史、个体或行为特点、生活事件和社会支持程度等。

2.体格检查　与临床各科体检相同,但要注意体检时患者的心理行为反应方式,有时可以从患者对待体检的特殊反应方式中找出其心理素质的某些特点,例如是否过分敏感、拘谨等。

3.心理学检查　对于初步疑为心身疾病者,应结合病史材料,采用交谈、座谈、行为观察、心理测量直至使用必要的心理生物学检查方法,如给予一定的心理负荷刺激,用生理学的方法记录患者对刺激的应激反应情况。对其进行比较系统的医学心理学检查,以确定心理社会因素的性质、内容及在疾病发生、发展、恶化和好转中的作用。

根据以上程序中收集的材料,结合心身疾病的基本理论,对是否为心身疾病、何种心身疾病、哪些心理社会因素在其中起主要作用和可能的作用机制等问题做出恰当的估计。综合分析,做出诊断。

二、心身疾病的治疗

(一)心身同治原则

心身疾病应采取心、身相结合的治疗原则,但对于具体病例,则应各有侧重。

1.对于急性发病而躯体症状严重的患者,应以躯体对症治疗为主,辅之以心理治疗。例如,对于急性心肌梗死患者,综合的生物性救助措施是解决问题的关键,同时也应对那些有严重焦虑和恐惧反应的患者实施床前心理指导,如否认机制的诱导;又如对于过度换气综合征患者,在症状发作期必须及时给予对症处理,以阻断恶性循环,否则将会使症状进一步恶化,出现头痛、恐惧甚至抽搐等症状。

2.对于以心理症状为主、躯体症状为次,或虽然以躯体症状为主但已呈慢性的心理疾病,则可在实施常规躯体治疗的同时,重点安排好心理治疗。例如更年期综合征和慢性消化性溃疡患者,除了给予适当的药物治疗,应重点做好心理和行为指导等各项工作。

3.心身疾病的心理干预手段,应视不同层次、不同方法和不同目的而决定,支持疗法、环境控制、松弛训练、生物反馈、认知疗法、行为疗法、暗示或催眠疗法及家庭疗法等均可选择使用。

(二)心理干预目标

对心身疾病实施心理治疗主要围绕以下3种目标。

1.消除心理社会刺激因素。例如因某一事件焦虑继而使紧张性头痛发作的患者,通过心理支持、认知疗法、松弛训练或催眠疗法等,使其对这一事件的认识发生改变,减轻焦虑反应,进而在药物的共同作用下,缓解这一次疾病的发作。这属于治标,但相对容易一些。

2.消除心理学病因。例如对冠心病患者,在其病情基本稳定后对A型行为和其他冠心病危险因素进行综合行为矫正,帮助其改变认知模式,改变生活环境以减少心理刺激,从根本上消除心理病因学因素,逆转心身疾病的心理病理过程,使之向健康方面发展。这属于治本,但不容易。

3.消除生物学症状。主要是通过心理学技术直接改变患者的生物学过程,提高身体素质,促进疾病的康复。例如较长期的松弛训练或生物反馈疗法,能改善高血压患者循环系统功能,降低基础血压。

三、心身疾病的预防

心身疾病是心理因素和生物因素综合作用的结果,因而心身疾病的预防也应同时兼顾心、身两方面。心理社会因素一般需要相当长时间的作用才会引起心身疾病,所以心身疾病的心理学预防应从早做起。

具体的预防工作应包括:对心理素质上具有明显弱点的人,例如有易怒、抑郁、孤僻及多疑倾向的人应及早通过心理指导加强其健全个性的培养;对于有明显行为问题的人,如吸烟、酗酒、多食和缺少运动及 A 型行为等,应利用心理学技术指导其进行矫正;对于工作和生活环境里存在明显应激的人,应及时帮助其进行适当的调整,以减少不必要的心理刺激;对于出现情绪危机的正常人,应及时帮助,加以疏导。至于某些具有心身疾病遗传倾向的人,如有高血压家族史或已经有心身疾病的先兆征象等情况,则更应注意加强其心理预防工作。

第三节　不同年龄阶段常见的心身疾病

一、儿童期常见的心身疾病

(一)儿童消化性溃疡

1.症状与病因　不同年龄的儿童消化性溃疡的临床症状差异较大。新生儿期多为急性溃疡,呕血、便血、穿孔是最早出现的症状。婴幼儿期患者常表现为食欲差,多因呕血、便血就诊。学龄前及学龄儿童腹痛是最常见的症状,疼痛多为隐痛或钝痛。学龄前儿童的腹痛与进食无明显规律,而学龄儿童则与成人相似,典型腹痛常有周期性,胃溃疡的疼痛多在餐后半小时,持续 1～2 h 至下次进餐前消失,而十二指肠溃疡的疼痛,往往是空腹痛,进食后疼痛可缓解或消失。其他消化道症状,如嗳气、反酸、恶心、呕吐等。儿童消化性溃疡以学龄儿童发病率相对较高。与成人消化性溃疡类似,本病的发作主要与遗传素质、性格特征、刺激性食物和经常处于强烈紧张状态等心理因素相互作用有关,但也有儿童的特殊性。强烈的紧张状态和好胜心强是儿童消化性溃疡的主要心理因素,当这些心理因素出现于有溃疡家族史、高胃蛋白酶原血症、情绪不稳定型和依赖性强的儿童时,便易于发生消化性溃疡。

2.干预　儿童消化性溃疡的干预方法除了采取成人消化性溃疡的相关措施外,重点在于维持儿童稳定的情绪状态,以及回避相关的刺激性食物。

(二)神经性呕吐

1.症状与病因　又称心因性呕吐,属于精神因素的躯体反应,可见于任何年龄,甚至婴幼儿也可发生。表现为无恶心而反复呕吐,既不费力也不痛苦,往往吐后即可进食。临床检查除消瘦外,没有器质性疾病的表现。

病因包括各种因素导致的情绪混乱、对不愉快或可憎恶的思想或经验的反应、精神过度紧张、作为反对父母向家庭施加压力或引起父母关注的一种手段等。

笔记栏

2. 干预   本病的干预主要依靠发现与解决不良的心理因素,包括合理安排生活,建立规律的饮食制度,加强体育锻炼,增加生理睡眠时间,父母不能过分注意孩子的呕吐症状,避免在孩子面前因此而表现得紧张和顾虑等。对症治疗可联合使用相应的药物。行为治疗中的奖励强化法也可使用。

(三)支气管哮喘

1. 症状与病因   支气管哮喘的常见症状是发作性的喘息、气急、胸闷、咳嗽。通常出现广泛而多变的可逆性气流受限,多在夜间和清晨发作、加剧,部分患者可自行缓解或经治疗缓解。这是儿童比较常见的一种心身疾病。有人认为5%~10%的儿童在儿童期的某一阶段曾发生过支气管哮喘。在儿童中,该病男女发病率之比约为2:1。

支气管哮喘的病因比较复杂,与免疫、感染、内分泌、自主神经、生物化学和心理因素有关。研究认为,5%~20%的哮喘发作由情绪因素引起。在引起儿童哮喘发作的不良心理因素中,常见的有母子关系冲突、亲人死亡、弟妹出生、家庭不和、意外事件、心爱的玩具被破坏、进入托儿所导致突然的环境改变引起不愉快的情绪等。而长期反复哮喘发作又会引起患者的焦虑、抑郁、沮丧,过分注意自己疾病的行为模式,与家长过分关心、烦恼和焦虑的心情互为因果,形成恶性循环,促使哮喘的发作更加频繁。患儿的性格也具有一定特点,多为过度依赖、幼稚敏感和希望被照顾。

在哮喘的发病中,应激引起呼吸道平滑肌功能紊乱是由副交感神经活动相对亢进所致的。心理生理研究显示,暗示技术可诱发哮喘患者呼吸道阻力增加,并可由于应用阿托品而防止,因而提示胆碱能递质的通道受累。

2. 干预   支气管哮喘的反复发作会对患儿的生长发育和生活、学习产生较大影响,应尽早预防。包括避免劳累、淋雨、精神刺激;建立规律的生活制度;进行规律的体格锻炼,循序渐进地增加运动量,提高机体对外界环境变化的适应能力;鼓励患儿多参加集体活动,学会自我管理,提高战胜疾病的信心。

(四)遗尿症

1. 症状与病因   遗尿症是指5岁以上的儿童夜间尿湿床铺,白天有时也出现尿湿裤子的现象。男女比率约为2:1,6~7岁的孩子发病率最高。多数能在发病数年后自愈,女孩子自愈率更高,但也有部分可持续到成年。遗尿症可分为器质性和功能性两大类。

遗尿症的原因与以下因素有关:遗传因素,国外报道74%的男孩和58%的女孩,其父母双方或单方有遗尿症的历史;感染因素,由于尿路感染等引起局部刺激;功能性膀胱容量减少;睡眠过深不能接受来自膀胱的尿意而觉醒;心理社会因素,包括缺乏良好排尿训练、家长责骂、亲人变故、父母离婚、母子长期隔离或黑夜受惊吓等,均可导致孩子遗尿。遗尿儿童往往表现胆小、被动、敏感、孤独内向或易于兴奋等性格特点,但不能确定是遗尿的原因,而可能是长期遗尿导致不愿让别人知道,因而不喜欢与他人多接触或参加集体活动而逐渐形成了内向性格。

2. 干预   由于遗尿可使患儿害羞及畏缩,打骂惩罚会使其更加畏缩和抑郁,反而可能加重症状,因此安慰和鼓励是十分必要的。心理行为调整,包括建立合理生活制度,避免过度疲劳和精神紧张,按时睡眠,睡前不宜过分兴奋等。行为疗法是通过系统的行为训练过程,使患儿逐步建立起排尿条件反射。

二、青少年期常见的心身疾病

（一）学校恐怖症

学校恐怖症是指青少年对学校特定环境异常恐怖，以至于拒绝上学的一种情绪障碍。可伴发一定范围的躯体反应，是恐怖性神经症中的一种特殊类型。学校恐怖症的发病率为 1.0% ~4.7%，有 3 个发病高峰期：5 ~7 岁为第一高峰，可能与分离性焦虑有关；11 ~12 岁为第二高峰，与学业负担大和适应环境、人际交往困难有关；14 岁为第三高峰，与青少年期发育及特定情绪焦虑、抑郁有关。

1. 病因

（1）人格偏差　由于从小父母过分保护和溺爱，造成儿童依赖性强、胆小、害羞、害怕与父母分开而产生分离性焦虑。还有的由于过分依赖家庭，而不能在心理、生活及学习上自立，对集体生活无法适应。

（2）生活事件　如在学校中被老师责骂、批评，被同学欺负、嘲笑，无法达到家长过高要求等涉及学校、家庭的生活事件均可导致发病。同时，还有一些因素如迁移到一个陌生的地方、家庭环境不良、父母感情不和、离异或家庭成员不幸，这些也会对青少年产生压力，引发不良情绪，逐渐导致学校恐怖症的发生。

2. 临床表现　最突出的症状是害怕和拒绝上学，患者可能完全不去上学或连续几天缺课，有的早上到学校上课但很快打电话给父母，告之各种不适，如头痛、头晕、腹痛和呕吐等；有的表现为低热、全身疲劳、无法坚持上学，希望父母把其接回家。另一些能够坚持上课，也能在学校待上一整天，但每天早上到学校会发生强烈情绪反应。还有一些患者能够上学，但在学校感到无比痛苦，恳求父母不要让他上学。如父母强迫其上学，焦虑会加重；如暂时不去上学，患者焦虑立刻缓解。

3. 治疗　要根据患者不肯上学的原因，找他们谈心，消除上学的紧张情绪，同时要关心患者出现的各种躯体症状，采用安慰性药物治疗，并和患者建立良好互动关系。

（1）行为治疗　包括系统脱敏、放松训练、情感塑造和社会功能训练等。系统脱敏可以将患者逐步置身于他们恐怖的情境中，逐步消除上学恐怖。肌肉松弛训练可以帮助患者克服焦虑情绪。此外，从小培养孩子独立性、社会活动能力，以免造成孩子依赖、被动的性格。

（2）家庭、学校支持系统建设　请家长、教师参与开展广泛性的家庭心理治疗，纠正家长、教师的不良行为，创设家庭、学校互动的良好环境有利于患者康复。

（3）药物治疗　应与各种心理治疗相配合进行才能达到效果。除了应用安慰剂外，可选用的药物包括三环类抗抑郁药、5-羟色胺受体阻滞剂等。

（二）网络成瘾

网络成瘾是指由于重复使用网络所导致的一种慢性或周期性的着迷状态，并带来难以抗拒的再度使用网络的欲望。对于上网所带来的快感一直有心理和生理上的依赖。

1. 病因　网络成瘾行为的发生是一个复杂的社会和心理现象，受社会、心理和生理各方面因素的制约。一般认为以下几种原因可导致网络成瘾。

（1）网络自身成瘾特性　Young 提出 ACE 模型，认为网络具有三大特点可以导致用户成瘾。A 指 anonymity(匿名性)，人们在网络中可隐藏自己真实身份，做现实中不能做的事情，说现实中不能说的话。C 指 convenience(便利性)，网络可以提供网上游戏、购物、交友等。E 指 escape(逃避现实)，当碰到倒霉的事情时，可以通过网络发泄。

（2）认知偏差　涉及自我认知和关于世界的认知两个方面。自我认知主要包括自我怀疑、较低的自我效能感及否定性的自我评价；对世界的非适应认知包括认为网络给予了他一切、现实一无是处等。

（3）社会支持不良　社会支持度低、家庭不良等都可使青少年出现严重使用网络现象。同时，有研究表明，75％网络成瘾者有父亲功能缺失现象，如单亲（母亲）家庭、父亲过于繁忙不在身边或很少教育孩子等。

（4）情绪表达障碍　情绪表达能力不良，无法得到别人理解等，这些因素会促使他们求助网络得到补偿。

（5）人格特质　如有"不甘寂寞"人格特点者容易形成网络依赖。

2.心理治疗　主要是认知-行为治疗方法，其中普遍采用的有以下两种程序。

（1）Young 的心理治疗方法　包括以下几个步骤。

1）反向实践　使患者打破习惯定势，采用新的方式上网。

2）外部阻止物　把患者必须做的事情作为帮助他停止上网的督促者。

3）制订时间目标　即时间管理法，要求患者制订在线时间表，逐步缩短在线时间。为保证能够坚持，根据本人喜好进行适当的强化激励，逐步减少上网时间，直到一个合适的水平。

4）节制　如果某种特殊措施的运用被证实且节制失败，就应该终止特殊措施的运用，减少打开电脑的次数，使之经常处于关机状态。这里的特殊措施常见的有对缩短上网时间者给予适当奖励和对违反约定的失控上网者通过缩短其上网时间等方式进行惩罚等。

5）提醒卡　让患者随身携带两张卡片，一张写着网络成瘾带来的后果，另一张写着减少上网时间后带来的变化，随时拿出来提醒自己，通过多次重复来强化拒绝过度上网的选择。

6）个人目录　让患者列出自己因上网而推迟或忽视的活动，并按重要性等级排出顺序，以提高他们对现实生活向往的意识。

7）支持小组　由于很多患者在现实生活中情感缺乏，根据他们不同的背景让其参与到不同的社会团体中去，这样能得到来自现实生活中的帮助。

8）家庭治疗　对由于过度使用网络而使婚姻和家庭关系受到负面影响和破坏的患者来说，家庭治疗是必需的。家庭干预和治疗必须集中在这些领域：家庭教育成员认识到网络成瘾的严重性；减少对网络成瘾行为的责怪；对家庭中的不健康问题公开交流，以避免通过网络寻求感情满足的发生；通过新的爱好、长的度假、倾听患者的感受等方式，鼓励家庭帮助患者恢复；解决现实问题和困难，澄清网络成瘾背后的潜在问题，患者应该问自己是什么原因使自己逃避现实生活。在此基础上积极面对并寻求解决途径，即使暂时不能有效解决，积极面对本身也可以为今后解决做好心理准备。

（2）Davis 的认知-行为疗法　Davis 根据他的病态网络使用的认知-行为模型，提出了相应的认知-行为疗法。他把治疗过程分为 7 个阶段，大概用 11 周的时间完成治疗。

1）定向　让患者理解网络成瘾的性质、产生原因等，详细列出戒断网瘾要达到的具体目标。

2）规则　让患者讨论在治疗期间必须遵守的基本规则，包括一些与上网行为有关的具体要求。

3）等级　帮助患者制订计划，以消除与上网体验相联系的条件强化物。

4）认知重组　重新构建对由于使用网络而产生愉快感受的认知评价。

5）离线社会化　让患者学会在现实生活中有效地与他人交往。

6）整合　与患者讨论上网时的自我和离线后的自我有什么相同和不同之处，发现理想自我，并使他们意识到上网只是探查自己理想自我的一种正常方式，引导患者在现实生活中把上线与离线的自我结合起来，形成完整的自我。

7）通告　与患者共同回顾整个治疗过程，与他们讨论在这段时间中学到的东西，在治疗过程中已经达到的具体目标及他们的症状已经减轻了多少等。

3. 药物治疗　用于治疗网络成瘾的药物主要有抗抑郁药和心境稳定药，其目的是减轻与网络成瘾伴发的或作为网络成瘾诱发的抑郁和焦虑症状，这些药物对网络成瘾的治疗有明显效果。药物对网络成瘾障碍的治疗有一定的作用，但药物治疗仍处于尝试阶段，大多与心理治疗结合起来。

三、中年期常见的心身疾病

（一）原发性高血压

原发性高血压是一种常见的、以体循环动脉血压增高为主的临床综合征，表现为安静时血压经常超过 140/90 mmHg（1 mmHg＝0.133 kPa），约占高血压中的90%。本病在美国成年人的患病率为18%，中国成人患病率为7.8%。原发性高血压患病率男性高于女性，且随年龄增加而上升。女性闭经后性别差异消失，原发性高血压患者的人数开始增多。研究发现，收缩期血压的平均值男女都随年龄的增大而上升，舒张期的血压值以50岁为高峰，随年龄的增长而逐渐降低。另外，从按年龄阶段区分原发性高血压患者的就诊率来看，从50岁左右开始逐渐往上，该病的就诊率迅速增加。高血压不仅是动脉粥样硬化、脑血管疾病、缺血性心脏病等重大疾病的诱因，也是导致头痛、肩酸等非特异性症状的原因之一。长期精神紧张与情绪应激、体力活动过少、家族遗传病史、身体超重、食盐过多和抽烟等均与原发性高血压的发病有关，这些往往发生在中年人身上。

（二）糖尿病

糖尿病是一组由遗传、环境和免疫等综合因素所致的胰岛素绝对或相对不足而引起的代谢障碍，以具有明显异质性的慢性高血糖及其多种并发症为临床表现特征，严重影响了人们的身心健康。

（三）肥胖病

肥胖对身体健康危害明显，1999 年世界卫生组织将肥胖定义为一种疾病。随着人们生活水平的提高，以及日常膳食习惯的日渐西化，我国肥胖症的发生率迅速上升。肥胖是诱发高血压、冠心病、糖尿病、痛风等疾病的原因。心理学研究认为，人的观念、习惯、情绪、人格、行为等因素及外界刺激因素与肥胖有密切的关系。肥胖治疗上强调以行为、饮食治疗为主,药物治疗为辅的综合措施,坚持长期控制体重。

(四)消化性溃疡

研究发现,在情绪变化或精神应激的同时有胃肠功能的改变,并最终导致器质性疾病。消化性溃疡是一种常见病,发生率在发达国家比发展中国家高,城市比农村高。目前认为消化性溃疡的发病与多种因素有关,其中幽门螺杆菌感染、胃酸与胃蛋白酶起着重要作用。社会、心理应激与溃疡的关系十分密切。中年人工作繁忙、生活没有规律,再加上吸烟、嗜酒,成为消化性溃疡的易患人群。

(五)过劳死

过劳死并不是正式的医学用语,但它意味着由于业务、工作上的过度劳累而诱发突然死亡,主要作为工人灾害补偿的问题被提及。医学上多见于男性心脑血管疾病等导致的猝死,但最近也有研究者把因紧张、压力导致的出血性死亡和抑郁症导致的自杀等列入过劳死的范畴。预防过劳死,一方面,中年期人群应当关心自己的身体健康,定期检查,对自己所承受的压力状态进行评估;另一方面,从心身医学角度,不仅要治疗患者的躯体疾病,还要防止出现过劳死的倾向及帮助患者改变其自身所处的残酷职业环境等,从心身两方面给予支持性治疗。

(六)职业应激与职业倦怠

工作压力是中年人应激的重要来源。有学者提出了职业应激的概念,是指由于工作或与工作有关的因素引起的应激,是职业环境对工作者的影响或职业要求与工作者的能力和需要等因素不相匹配时,出现的有害的身体和情绪反应。一般情况下,职业应激同应激一样指伴随有心理和身体症状的适应过程,而职业倦怠则指适应过程中适应不良的最后阶段,其本质是工作要求和个体应对资源的长期不平衡或职业应激的持续。因此,职业倦怠是一种严重的职业应激状态,类似于应激过程中抵抗期的后段和衰竭期的前段,表现为情绪衰竭、人格解体及个人成就感丧失。中年人是社会中坚力量,肩负着重要的社会责任,任务重,责任大,对事业成就的期望高,其职业应激较重。

有研究发现,个人的个性特征及应对方式是职业应激和倦怠的主要原因,无论工作条件如何,他都会出现职业应激和倦怠,也就是说应激源的作用并不具有特异性。但是,另有研究发现,某些工作和条件对于大多数人都可能造成压力。

职业应激和职业倦怠的产生是一个综合的过程,是不良的个人期望、工作和生活方式、应对方式等在一定的职业和社会环境作用下发生的。因此,防治措施也要从个人、组织、社会及专业人员等多个方面入手,调整个人目标,学习应对技能,建立健康的生活方式等。另外,职业倦怠是个体不能顺利应对工作压力时的一种极端反应,是个体伴随于长时期压力体验下而产生的情感、态度和行为的衰竭状态,其发生发展更大程度上是由组织的特点决定的。恰当的政策和制度支持是预防职业应激和职业倦怠发生的重要保证。

四、老年期常见的心身疾病

人体的衰老是一个随年龄增长而逐渐演变的过程。按照国际惯例,老年期是指65 岁以上的人群,我国老年期一般指 60 岁以上。人进入老年期后都会出现生理老化,加之储备力的降低,进而出现病理老化。衰老给老年人的健康带来各种各样的影响,随着年龄增长,全身各脏器结构、功能都处于逐渐衰退的过程。衰老感是老年人的一种自我心理感觉,与本人的健康状况、心理素质及现实生活相关。老年人心理变化会导致情绪的变化,并可导致对环境适应能力的下降。

老年期心身疾病常见症状主要有:目眩、头痛、耳鸣、感觉异常、失眠、食欲减退、心悸、听力下降、视觉障碍、疼痛等。耳鸣、麻木感等感觉系统的症状常常由情绪问题引起,而失眠、心悸、食欲减退等则常由紧张压力引起,听力障碍者常会出现幻听和被害妄想。老年期常见心身疾病主要有以下几类。

1.循环系统疾病 循环系统心身疾病在老年人中非常多见,主要包括心脏神经官能症、缺血性心脏病、心律失常等。心悸、胸闷等症状及心脏疾病等容易使患者联想到心脏停止而死亡等,从而引起焦虑不安、恐惧反应,整天处于情绪紧张状态,常常也会带来不良后果。

2.消化系统疾病 消化系统心身疾病主要包括慢性胃炎、胃和十二指肠溃疡、过敏性肠症候群、肠胃神经症、非溃疡性消化不良等。消化系统易受紧张情绪的影响,应特别注意的是老年人的消化性溃疡容易因出血而导致死亡。胰腺癌和胃癌在初期常常出现抑郁症状,这点要多加注意。

3.神经系统疾病 神经系统身心疾病在老年人也比较常见,主要包括脑卒中、帕金森病、自主神经功能紊乱等。而且,此系统疾病中较多带心身疾病症状。

4.呼吸系统疾病 有支气管哮喘、神经性咳嗽、过度呼吸综合征等。

5.骨骼、肌肉系统疾病 纤维肌痛综合征、风湿性关节炎等。

6.内分泌、代谢系统疾病 肥胖症、糖尿病、甲状腺功能亢进、甲状腺功能减退等。甲状腺功能减退容易出现精神症状,易被误诊为抑郁症。

7.眼科疾病 青光眼、眼部神经过敏等。

第四节 不同系统常见的心身疾病

一、循环系统心身疾病

根据心身相互联系的特点,循环系统常常被认为是心身疾病的易罹患系统。循环系统的很多疾病,不仅在病因学方面与心理社会因素存在尤为密切的关系,而且由于患病后给患者带来的恐惧、焦虑等各种情绪的变化,也常常影响疾病的治疗和康复。

(一)冠心病

1.心理社会因素 冠心病(coronary artery heart disease)是危害人类健康的常见病、多发病、高发病,也被公认为循环系统主要的心身疾病,是成年人死亡的第一原因。冠心病的病因和发病机制迄今为止尚未完全阐明。大量研究表明,冠心病的发生、发展与生物、心理和社会等诸多因素有关。如高血压、高血脂、高血糖、高血黏度、肥胖、高龄、吸烟、缺乏运动、A型行为、遗传和人际关系不协调等,均被认为是冠心病的危险因素。存在上述危险因素的人群为高危人群。这些危险因素,有的虽然不属于心理、社会因素的范畴,但仍间接地受心理、社会因素的影响。而与心理社会因素关系最为密切的主要有以下几个方面。

(1)情绪因素　有的学者研究认为,情绪与冠心病的发生、预后有关,急剧情绪变化或痛苦的反应可引起猝死。国内外文献报道在猝死死因中,多为心肌梗死。Medalie 等研究发现,高度焦虑者心绞痛发生率为低焦虑者的 2 倍,在情绪变化时可引起心电图 ST 段和 T 波改变。

(2)A 型行为　20 世纪初,英国医生威廉·奥斯勒(William Osler)就提出,典型的冠心病患者是一类"敏感、有雄心的人,他的引擎表总是显示在全速前进"。20 世纪 50 年代,Friedman 等提出冠心病患者的行为特征与一般人有很大的不同,他们把这种行为特征称为 A 型行为类型。A 型行为具有以下特点:争强好胜,好争执,敏感而缺乏耐心,雄心勃勃,积极工作,而又急躁易怒,即具有时间紧迫感和竞争敌对倾向等特征。缺乏这些特点的行为称为 B 型行为,具有这些行为者经常从容不迫,悠闲自得,容易满足,随遇而安,无时间紧迫感,不争强好胜。研究发现,A 型行为者在整个观察期间冠心病的总发生率及各种临床症状包括心肌梗死、心绞痛等的出现率是 B 型行为者的 2 倍。这说明,A 型行为类型不是冠心病发病后出现的行为改变,而是冠心病的一种危险促进因素,所以有人将 A 型行为类型称为"冠心病个性"。世界心肺和血液研究会也于 1978 年确认 A 型行为属于一种独立的冠心病危险因素。

(3)社会环境因素　心理社会环境因素在冠心病发病中起着重要作用。当今世界科技飞速发展,各种竞争日趋激烈,工作和生活节奏加快,情绪紧张,心理压力增大,个体需要与社会环境的矛盾冲突,噪声及大气污染等,使机体的心理生理反应和身体反应显得过于缓慢,落后于社会和生产活动的节律,产生了社会-生物无节律。这些无节律构成了一系列疾病的共同前提,首先是心血管疾病,尤其是冠心病。流行病学资料研究表明,冠心病发病率西方国家高于东方国家,发达国家高于发展中国家,城市高于农村,脑力劳动者高于体力劳动者。国内外学者回顾性调查研究,心肌梗死患者发病前的 6 个月内,生活事件明显增多,高于对照组。研究结果证明,社会因素与冠心病发生有着密切关系,如果说生理性危险因素(高血压、高血糖、肥胖和遗传等)的组合或累积会导致冠心病的发生,那么心理-社会因素就会进一步加剧冠心病的危险系数。

(4)其他行为因素　行为因素除了 A 型行为是冠心病的行为危险因素外,还包括吸烟、缺乏运动、过量饮食、肥胖及对社会适应不良等。这些行为因素是在特定社会环境和心理环境条件下形成的,行为因素又进一步通过机体的病理生理作用,促进冠心病的形成。由此可见,社会因素与行为危险因素对冠心病是两类既互相联系又相互独立的致病危险因素,充分认识这一点,对如何预防冠心病具有重要意义。

2. 身心反应特点

(1)冠心病急性期心理反应　国外在冠心病监护病房研究中发现,80%的患者有焦虑情绪,58%的患者有抑郁情绪,20%的患者有敌对情绪,16%的患者烦躁不安,这些情绪因素对冠心病病情进展和治疗有重要作用。

(2)急性心肌梗死患者的心理特点　急性心肌梗死是冠心病的一种临床类型。根据赫克特与里译等对急性心肌梗死患者心理变化的观察及研究,认为急性心肌梗死患者的心理特点如下:第一阶段为焦虑期,发病 1～2 d 对死亡恐惧,焦虑不安,眼中出现惊恐症状,伴有不安、出汗、失眠及心跳加快、呼吸急促,强烈焦虑、惊恐发作导致猝死。第二阶段为否认期,发病 2 d 后,尤其 3~4 d,约 50% 患者出现心理否认反应。所谓否认反应,是指否定、漠视、淡化和回避应激事件的存在或严重性的一种心理应对方式,伴有一系列认知情绪和行为的相应表现。否认期有利于冠心病的心身适应。缺乏否认机制的患者往往表现较高的焦虑和抑郁反应,并影响预后。但否认机制在早期易导致延误诊断和治疗,在康复期的不利影响在于否认机制患者对康复治疗计划、不良行为矫正等往往不屑一顾。第三阶段是抑郁期,发病第 5 天,30% 患者抑郁,自感因病不能生活自理,丧失工作社交能力,担心经济损失及个人今后前途等,因而苦闷抑郁,丧失治疗信心。第四阶段是再焦虑期,患者离开监护病房,缺乏心理准备,或对监护病房有依赖、安全心态而易产生焦虑反应。当病情好转时,随时告诉患者,并给予祝贺和鼓励,减少照料,通知监护日期,以减轻焦虑情绪。

此外,有 11%~40% 冠心病患者出现欣快、淡漠、多动或少许兴奋不安等较严重精神症状,对此必须进行心理治疗和处理。

(3)冠心病的心理障碍　主要表现为焦虑障碍和抑郁障碍。焦虑障碍指持续性紧张或发作性惊恐状态。惊恐发作的特点为无明显原因,突然发生强烈惊恐感,甚至濒死感,伴有自主神经功能亢进症状,如心悸、胸闷、气急、被迫坐起、要求吸氧、头晕、出汗、肌肉紧张及发抖等。而抑郁症是死亡的一个明显预兆,抑郁障碍依据临床三低症状(情绪低落、思维迟缓、语言动作减少)结合汉密尔顿抑郁量表、抑郁自评量表和焦虑自评量表等量表诊断标准方可确诊。

3. 临床干预策略

(1)评估与诊断　冠心病的诊断主要依据病史、临床表现和实验室检查等临床医学方法。心理评估则可通过访谈,了解患者情绪状态,日常对生活事件的处理方式、应对风格,观察患者的行为反应等。心理测验常用 A 型行为问卷调查表、生活事件量表、特质应对方式问卷、抑郁和焦虑症状评定量表等。

(2)治疗方法　冠心病的临床药物治疗请参阅内科学教材。在药物等临床治疗的基础上可选用有针对性的心理治疗。首先进行心理支持和心理咨询。冠心病患者对病情过分担心、关注,因此对患者应热情和蔼、关心体贴,详细了解病情,认真做好各项检查,依据患者的特点,确定综合治疗方案,对临床不同特点进行解释性心理咨询,消除紧张,稳定患者情绪,增强战胜疾病的信心。其次是矫正 A 型行为。A 型行为不仅是冠心病发生的危险因素,而且是冠心病预后的重要危险因素。改变 A 型行为模式,可减轻机体对外界刺激的过强反应,降低交感神经张力,恢复良性负反馈调节,在医生指导下进行认知疗法、放松训练、想象治疗,配合气功、生物反馈及音乐治疗等效果更好。再次是矫正不良行为。对吸烟、酗酒、过食、肥胖、缺乏运动及嗜咸食等不良行为进行矫正。另外,参加文体活动,提倡健康文明的生活方式,对冠心病的防治有现实意义。

(二)原发性高血压

原发性高血压(essential hypertension)是以慢性血压升高为特征的临床综合征。世界面临高血压患者日益增多的趋势,且随着年龄增长,其发病率持续增高。原发性高血压不仅流行广泛,而且导致冠心病、脑卒中和肾衰竭等并发症,是致残率、致死率极高的疾病,国际上称之为"无敌杀手"。原发性高血压造成医疗、社会和经济上的负担过高,它不单是个人病痛问题,而且已变成严重的社会问题,因此积极探讨原发性高血压的病因,进行有效的防治,保护患者的健康,控制医疗费用的过快增长,具有现实意义。

1. 心理社会因素

(1)情绪因素 各类人际关系紧张、社会地位和职业改变、家庭矛盾、经济收入和居住困难等,这些生活事件应激导致的强烈焦虑、恐惧、愤怒和敌意情绪均可引起血压升高。

(2)不良行为因素 原发性高血压发病与高盐饮食、超重、肥胖、缺少运动、大量吸烟、酗酒和生活不规律等因素有关。大量调查研究实验结果说明,这些不良行为因素直接或间接受心理和环境因素影响。据美国统计,有原发性高血压、高胆固醇血症、吸烟的男性死亡率比对照组高出5倍。

(3)人格特征 多数学者研究表明原发性高血压与病前性格有关。亚历山大指出,原发性高血压的发生具有双重矛盾心理,一方面想要尽量地表达自己的躁动,另一方面心中有一种消极和迎合的需要。

邓巴曾提出原发性高血压患者的人格特征是怕羞、追求完善、沉默和自我控制,但是与权威发生冲突时,会出现"火山爆发式"的情绪。Cottier等人(1987年)认为,A型行为、敌意、神经质、过度焦虑和抑郁及缺乏应对能力可能都与高血压发病有关。

(4)社会环境因素 20世纪50年代大量流行病学调查与动物实验结果均发现,社会结构变化、生活事件、社会环境及生活方式的变化,均与高血压的发生有关。一般情况是,城市高于农村,发达国家高于发展中国家,脑力劳动者高于体力劳动者、男性高于女性。另外有研究表明,精神紧张的应激职业,长期警觉、高标准、严要求的从业人员高血压发病率较高,这些都说明环境因素所致心理压力与高血压有关。

2. 身心反应特点 原发性高血压是一个慢性疾病过程,在治疗上要有一个健康的心理和坚持长期服药及家庭、社会支持环境。高血压患者具有心情烦躁、敏感、容易紧张、易怒、记忆减退、注意力不集中、认知障碍、怀疑、否认、不在乎或拒绝服药等心态。常见心理生理症状有头痛、头晕、眼花、心悸、耳鸣和倦怠,以及睡眠障碍、呼吸急促、多汗等自主神经症状。

3. 临床干预策略 原发性高血压除按临床疾病诊断与治疗外,还可能通过晤谈了解患者心理、行为特点、生活方式和应对方式,也可结合各种评定量表进行测量。在临床实践中,除了使用药物控制血压外,心理行为干预对原发性高血压的治疗和保健也具有良好的效果。

(1)运动疗法 运动疗法是行为治疗方法之一。运动可以降低心搏次数,减少血压波动,改善左心室功能,降低血浆肾素活性与醛固酮浓度,降低收缩压和舒张压。

(2)松弛疗法 自我放松和自我心理调节是原发性高血压很有效的心理治疗方法,尤其适合于焦虑、烦躁、紧张、恐惧、易怒情绪的高血压患者。可根据患者自身的情况,采用各种放松训练,如渐进松弛疗法等,坚持不懈、持之以恒,以取得较好疗效。

二、消化系统心身疾病

消化系统的功能受神经和内分泌系统影响,因而心理行为因素、进食习惯和生活方式是消化系统疾病的重要致病因素。下面着重介绍几种消化道心身疾病的心身问题及临床干预策略。

(一)消化性溃疡

消化性溃疡(peptic ulcer,PU)发生于胃和十二指肠部位,所以又称为胃溃疡(gastric ulcer)和十二指肠溃疡(duodenal ulcer),溃疡形成与胃酸或胃蛋白酶的消化作用有关。

1.心理社会因素　生活事件、应激情绪、易感人格、情绪障碍和饮食习惯是消化性溃疡发病的重要心理社会因素。

(1)生活事件　战争、日常生活重大变故会增加个体患消化性溃疡的可能性或致使病情加重。国内学者也发现,政治运动的冲击和亲人丧失等生活变故是导致消化性溃疡的重要因素。

(2)人格特征　邓巴总结的消化性溃疡患者的人格特征是:工作认真负责,有较强的进取心,有强烈的依赖愿望,易怨恨不满,常常压抑愤怒。采用艾森克人格问卷调查,发现消化性溃疡患者具有内向及神经质特点。Alp等发现,溃疡患者具有孤独、自负与焦虑、易抑郁等个性者多于健康人。因此认为,不良个性染上不良习惯导致对社会的不适应,再加上较多生活事件压力而致消化性溃疡发生。

(3)应激情绪　应激状态中发生的焦虑和抑郁反应,是消化性溃疡的重要原因。溃疡患者常伴有抑郁症状,抗抑郁治疗有效果。肩负责任重大,工作负担过重,存在恐惧、角色模糊等体验者,在多变的环境中,长期的应激情绪易导致胃肠道障碍。

2.身心反应特点　焦虑和抑郁情绪伴随着消化性溃疡。这些情绪异常可能是造成消化性溃疡的原因,也可能是由于长期患病、备受折磨后,患者表现出的一种情绪体验。

消化性溃疡患者常伴有抑郁症状,应激时的抑郁情绪也很容易导致消化性溃疡的发生。临床上发现,有些患者报告自己存在消化道症状,但常常得不到检查的证实,采取抗溃疡药物治疗效果很差,可能的解释是这些人以抱怨身体不适来掩盖自己的抑郁情绪。

3.临床干预策略

(1)一般治疗　生活要有规律,避免过度疲劳。工作劳逸结合,注意饮食规律,戒烟和酒。

(2)临床治疗　治疗目的是消除病因、缓解症状、愈合溃疡、防止复发和并发症。

(3)心理治疗　①支持性心理治疗:解释、鼓励与安慰、保证、指导和积极暗示,对患者当前、表面、自己能意识到的问题给予指导、鼓励和安慰,以消除患者的心理问题或情绪困扰。②认知疗法:改变患者固定化的不良认知方式,治疗患者的抑郁或焦虑等情绪障碍。③生物反馈治疗:治疗的目的是训练患者在不用药的情况下,自动减少胃酸的分泌。配合一般性心理治疗效果更好。

(二)胃食管反流病

胃食管反流病是指胃食管反流所致的胃灼热、反酸症状或食管下段组织病理学改变。主要由抗反流防御机制削弱,反流物起攻击作用所致。可导致反流性食管炎和食管外组织损害,具有慢性复发倾向。

1.心理社会因素　过度生活事件刺激和工作压力引起的应激和情绪障碍,能造成自主神经系统功能紊乱。过量饮酒、吸烟,高脂饮食,过量进食,睡前进食和进餐后立即睡觉等不良饮食习惯,以及巧克力、咖啡和浓茶等,也是重要的因素。

2.发病机制　反流因素损害食管是重要致病机制。胃食管反流病是酸相关性疾病,胃酸、消化酶、胆汁和酒精、刺激性食物、药物等构成了攻击因子。近年研究表明,胃食管反流病中胆汁反流常见,且多与酸反流并存,形成混合型反流。

3.常见的心理问题　本病可引起紧张、担心等不良后果,焦虑反复发作或长期痛苦后会发生失望、无助感,甚至抑郁。有些患者存在感觉异常,出现咽部的异物感等,即便疾病得到控制,也可能会存在一段时间。

4.临床干预策略

(1)诊断　胃灼热和反酸是典型症状,吞咽困难和吞咽痛多与胃灼热和反酸同时存在,其他非典型症状还有胸痛、多涎、声音嘶哑及呼吸道症状。医生通过了解患者人格或情绪状况,评估可暗示程度,或采取适当措施,控制情绪障碍。

(2)治疗　胃食管反流病的治疗目的是改善症状和使食管黏膜的损伤愈合,预防复发和防止并发症。

1)一般治疗　指导患者改变生活方式可能有助于改善胃食管反流症状,包括限制饮酒和吸烟。

2)药物和手术治疗　采用抑制胃酸分泌药物和促胃肠动力药物治疗,严重者通过反流手术治疗。

3)心理治疗　采取支持性心理治疗,通过安慰、解释,保持患者心情舒畅和减轻精神压力。运用认知疗法改变不良认知模式,解除患者情绪障碍。

(三)神经性厌食

神经性厌食是以对肥胖的病态恐惧、体相障碍、过分追求苗条为特点的一种进食障碍,它涉及生理、行为及心理活动各个方面。

1.心理社会因素

(1)认知因素　追求苗条和怕胖是神经性厌食障碍的核心。近四五十年来,欧美国家女性身材美的标准就是"瘦"。英国把苗条作为具有自控力、举止文雅、有吸引力、有活力的象征。普通人也认为苗条女士更具有女性魅力。宣传媒体、同辈也影响患者"美的标准"。

(2)应激因素　个体因生活境遇发生重大改变,自觉难以应对时发病。月经初潮的到来、第二性征的出现、进入青春期自身身份的变化、升学、搬迁和参加工作、突然离开亲人及熟悉的环境、改变已习惯的生活方式和规律时均会引起神经性厌食。频发抑郁和焦虑情绪、他人赞许的需要、低自尊的个体易患本病。

(3)人格特征　与其实际年龄相比,患者较稚气和不成熟,常表现为胆怯、保守、偏食、疑病和焦虑等特点,早期可能有癔症倾向,有的可能有强迫性格和内向性格。

(4)家庭因素　有些家长错误地认为吃得越多越健康,因此鼓励孩子多吃,无节制地反复诱导进食。这些会使孩子产生逆反心理,甚至害怕进食和厌食,使摄食中枢兴奋性下降,久之产生厌食和呕吐。

2.身心反应特点　此病的最重要特点就是过分关注体形、过度节食以致体重显著降低。患者开始时多以减少能量的摄入为特点。逐渐地,他们就完全避免食用含有高糖分或高蛋白的食物。除了控制饮食之外,患者大多增加运动量,跑步、游泳、跳舞和练健美操等,而且运动的习惯一旦形成,往往不会短期内消失,即使体重已经降低得很明显,患者仍然认为自己的体形不满意,我行我素,继续节食或加强锻炼。

3.临床干预策略 本症的治疗目的主要是保持患者的正常营养,防止产生电解质紊乱、酸碱平衡失调和恶病质等造成死亡。但由于患者对变胖非常恐惧,自主性的食疗有困难,病情严重者最好住院,在医护人员监督指导下进行治疗。心理治疗仍是重要的治疗方法,但患者多不愿接受治疗。因此,医务人员要耐心而热情地对待,尽量消除患者的消极情绪。要取得患者的合作,理解其发病诱因。采用疏导、解释、支持与暗示等手段,使其改变认知,愿意接受治疗,并共同确定目标体重。患者有形体恐怖,害怕发胖,应通过认知指导,帮助其消除以苗条为美的社会文化习俗的影响,消除怕胖的想法,提高自我评价能力。

(四)神经性贪食

患者存在一种持续的难以控制的进食和渴求食物的优势观念,并且患者屈从于短时间内摄入大量食物的贪食发作。摄食后会因后悔而采用一些方法以抵消食物的发胖作用,如呕吐、间歇禁食、使用厌食剂等。常有神经性厌食既往史,两者间隔数月至数年不等。发作性暴食至少每周 2 次,持续 3 个月。

1.心理社会因素 暴食行为受到应激、负性情绪、冲动性人格、身体不满意与限制性进食及父母的喂养方式影响。

有关于暴食行为的研究指出,暴食者承受着更多的生活事件压力,多数暴食者将日常生活困难看作是压力,感知到高水平压力的个体表现出较严重的暴食行为。

暴食症的一个显著特征是在进食过程中失去控制感。在暴食的发作和维持中,冲动性是一个非常重要的因素。一般认为,冲动性是一种人格特质,由两部分组成:一是奖赏敏感性,力求欲望或奖赏刺激;另一部分是自发冲动行为,行动不计后果,抑制控制能力差。研究发现,暴食个体有较高的奖赏敏感性和较高的冲动行为。针对暴食行为的元分析研究发现,暴食者具有较高的食物相关的冲动性。

源于欧美的"瘦"文化开始在全球电视节目中流行,影响个体的进食习惯。研究显示,每周观看电视的总时间与暴食症状显著正相关,即观看电视时间越长,暴食症状越严重。在社会大众媒体"以瘦为美"的压力下,越来越多的年轻女性会产生对自己身体的不满意,即对自己的身体外貌产生负面的评价。有研究发现,身体不满意与暴食行为有很强的相关。身体不满意水平较高的个体会报告更多的暴食行为,身体不满意可以引起限制性进食,进而引起暴食。同时,在这种"瘦"文化的影响下,女性也会进行节食或限制性进食,即限制热量摄入,以保持身材和体重。对具有暴食遗传基因的个体来说,限制性进食是一个很重要的风险因素。由社会文化因素带来的对体重和体形的不满意及节食行为,往往不是单独发生的。它们的共同作用大大提高了暴食症发生的风险。

人际关系也是影响暴食症的因素。横断研究发现,人际关系问题与进食障碍有关,其中包括暴食。一项研究考察了肥胖个体的人际关系问题与暴食之间的关系,研究发现,充满敌意的人际关系与暴食行为和低自尊相关显著,其中,低自尊还是敌意人际关系与暴食行为之间的中介变量。除了肥胖的暴食个体更容易愤怒外,也可能是由于人际关系问题导致低自尊,进而引起暴食行为。有一项研究调查了肥胖暴食者的社交技能,结果发现,那些不自信、情感表达能力不足、与陌生人打交道能力差、不能站在他人角度理解问题及悲痛水平高的肥胖女性更有可能被诊断为暴食症患者。缺乏社交能力的个体在人际交往中容易产生挫折感,导致自尊下降,进而用暴食行为来缓解人际交往中产生的负性情绪。

在家庭环境中,父母的喂养方式也会影响子女的进食问题。当子女表现出正确的行为时,父母会用食物给予子女奖励,相反则用剥夺食物作为错误行为的惩罚,这就是所谓的工具性喂养。有研究已经发现,在儿童期被父母采用过工具性喂养方式的成年人有更多的暴食行为。父母的进食行为也会对子女产生影响。一项在青少年群体中进行的研究显示,女孩的暴食行为与父亲的暴食行为显著相关。也有以大学生为样本的研究发现,和与父母共同居住的大学生相比,离家独自生活的大学生报告的暴食症状是前者的3倍。暴食往往是单独进行的,父母的陪伴和监督会减少子女的暴食行为。父母对子女进食行为的影响是双重的。当父母采用不恰当的喂养方式或自身具有进食问题时,子女往往也会表现出较多的进食问题。

2. 身心反应特点　特征为反复发作和不可抗拒的摄食欲望及暴食行为,患者有担心发胖的恐惧心理,常常采取引吐、导泻、禁食等方法以减轻暴食引起的发胖。可与神经性厌食交替出现,两者具有相似的病理心理机制及性别、年龄分布。多数患者是神经性厌食的延续者,发病年龄较神经性厌食晚。该病的发病机制尚不清楚,一般认为可能与心理因素、家庭环境因素、社会文化因素、遗传因素、生化代谢因素有关。

其主要临床表现为发作性不可抗拒的摄食欲望和行为,一般在短时间摄入大量食物、进食时常避开人,在公共场所则尽量克制。过后因担心发胖的恐惧心理或为了减轻体重,反复自我引吐、服用泻药或利尿剂、节食及大量运动,随着病情的进展,患者可根据自己的意愿吐出食物。反复呕吐会导致机体电解质紊乱和躯体并发症(手足抽搐、癫痫发作、心律失常、肌无力、月经紊乱、皮肤及口腔溃疡等),以及随后体重的严重下降。

3. 临床干预策略　治疗的目标是纠正营养状况,重建正常的进食行为。治疗方案包括营养状况的恢复、药物治疗和心理治疗几个方面。

(1)躯体治疗　①躯体支持治疗,主要针对不同并发症进行对症处理。②改善饮食,防止低血糖反应。③精神药物治疗,抗抑郁药、抗精神病药、锂盐等均可试用。

(2)心理治疗　首先要取得患者的合作,了解其发病诱因,给予认知疗法、行为治疗、精神分析疗法和家庭治疗。认知疗法主要针对患者的体像障碍,进行认知行为纠正。行为治疗主要采取阳性强化法的治疗原则,物质和精神奖励相结合,重建正常的进食行为。家庭治疗针对与起病有关的家庭因素,系统的家庭治疗有助于缓解症状、改善抑郁情绪及减少复发。

(五)酒精依赖与滥用

酒精依赖是由于长期大量饮酒而产生的对酒的强烈渴望和嗜好,以致饮酒不能自制,一旦停止饮酒则产生精神和躯体的各种症状。酒精依赖的发生率由于社会文化背景不同而不同,男性明显高于女性,白种人高于黄种人。从经常性饮酒发展到酒精依赖要经过10~20年。酒的代谢主要通过乙醇脱氢酶和乙醛脱氢酶的作用,乙醛脱氢酶活性较低的人少量饮酒即可感到身体不适,因此不会大量饮酒,也就难以产生酒精依赖。

酒精依赖症(慢性酒精中毒)是长期过量饮酒引起的中枢神经系统严重中毒,表现为对酒的渴求和经常需要饮酒的强迫性体验,停止饮酒后常感心中难受、坐立不安、或出现肢体震颤、恶心、呕吐、出汗等戒断症状，恢复饮酒则这类症状迅速消失。由于长期饮酒，多数合并躯体损害，以心、肝、神经系统为明显，最常见的是肝硬化、周围神经病变和癫痫性发作，有的则形成酒精中毒性精神障碍及酒精中毒性脑病。

1. 心理社会因素　压力、获得性学习、期待效应和人格因素是重要的心理因素。心理依赖学说认为，个体在饮酒后可体验到欣快感、缓解焦虑、轻松感等诸如阳性强化因素，奖励个体不断饮酒，一旦个体中止饮酒行为，血液中酒精含量下降，导致个体产生一系列不快的生理和心理体验，出现阶段症状，这种负性强化促使个体继续饮酒。

社会学说认为饮酒与家庭环境因素、同辈影响和榜样示范作用等因素有关。2006年爱荷华州立大学医学院儿童心理学研究中心库伯曼认为，儿童时期的心理阴影、学业上的不成功、业余生活的单调及对于生活满意度的下降等是酒精依赖的危险因素。

病因和发病机制：①生物学因素。遗传学研究发现，某些人具有对酒精依赖的先天遗传倾向。②心理因素。性情抑郁、羞怯、焦虑、紧张、不善交际的人，为了克服这些缺陷而饮酒，久而久之容易发生酒精依赖。③社会因素。如地区、种族、习俗、环境、职业及公众和政府对酒的态度等，对酒精依赖的发生肯定是有影响的。

2. 临床干预策略　早期干预是针对潜在的酒精依赖易感人群进行有关饮酒方面的健康教育，包括适量饮酒的概念及安全饮酒量。制定严格的饮酒法律，控制青少年饮酒。《中华人民共和国预防青少年犯罪法》第十五条规定，应当教育未成年人不得酗酒，任何经营性场所不得向未成年人出售酒精饮料。

预防和治疗酗酒的有效方法：①关键在于戒酒，以住院治疗为宜，要逐渐减少酒量以致最后完全戒绝。②戒酒硫是一种抑制乙醛脱氢酶的药物，服用后再饮酒，因酒精的中间代谢产物乙醛不能进一步代谢而在体内积蓄，引起恶心、呕吐、头昏等严重不适，使患者对酒产生厌恶和恐惧心理，从而达到戒酒目的。③加强营养，治疗各种并发症。出现意识障碍时要防止意外，有幻觉、妄想时应用抗精神病药。④心理治疗有助于坚定戒酒信心，防止反复。

三、呼吸系统心身疾病

呼吸系统直接与外界接触，常因感染、过敏或吸入有害物质发生疾病。心理社会因素对呼吸系统功能产生影响。常见呼吸系统心身疾病包括支气管哮喘、神经性咳嗽和过度换气综合征等。下面着重介绍过敏性哮喘和过度换气综合征的心身问题及临床干预策略。

（一）过敏性哮喘

哮喘是嗜酸性粒细胞、肥大细胞和 T 淋巴细胞等多种炎症细胞残余的器官慢性炎症，这种炎症使易感者对各种激发因子具有器官高反应性，并可引起气管狭窄，表现为反复发作性喘息、呼吸困难、胸闷或咳嗽等症状。哮喘的本质是过敏性炎症引起的慢性气管炎症。哮喘的病因十分复杂，其发病有家族性，提示与遗传因素有关。精神刺激以及社会、家庭和心理等因素也可诱发哮喘。下面主要介绍心理社会病因学及相关诊断和治疗。

1. 心理社会因素　哮喘的原因复杂且因人而异。现在已经发现有许多不同的触发因素，除变态反应、感染和生化因素之外，心理社会因素也被认为起着始动作用。

1950 年,亚历山大提出哮喘是呼吸系统经典的心身疾病。一般倾向于认为,情绪因素通过自主神经系统(迷走神经)引起哮喘。研究发现,心理社会因素与过敏性抗原的联合作用是引发哮喘的重要原因,其中精神刺激是支气管哮喘发作的重要环节。情绪可以直接导致哮喘的发作。过度焦虑、愤怒等均可导致哮喘的发作,长时间处于情绪压抑或焦虑状态,会诱发哮喘的发作。有研究发现,哮喘发作的诱因,按其出现频度高低依次为焦虑、愤怒、抑郁、恐惧、兴奋。

有学者将情绪导致哮喘发作总结为两种模式。第一种,情绪—发病,是由不良情绪导致哮喘发作。这种模式又可以分为两种形式:直接型和间接型。直接型是在不安、生气时突然涌出的感情与发病直接相关。间接型是长期处于焦躁、不安和压抑等情绪状态下,蓄积的压力导致疾病。第二种,情绪—行为方式—发病,是不良情绪通过一定行为后致病。由于不满、不安等情绪促使患者为满足期望而付出超强的努力,但努力的结果并不能让患者满意,而且使其心力交瘁,诱发哮喘发作。个性与哮喘发作也有密切关系。支气管哮喘患者的主要个性心理特征是内向、情绪不稳定、被动和好高骛远等。还有研究认为,自我克制、情绪压抑、内敛性强的性格,即所谓 C 型行为特征者易患哮喘。

2. 身心反应特点　不仅支气管哮喘的病因与心理因素密切相关,而且由于患者的心理特点和疾病的痛苦体验,哮喘患者会出现各种心理问题,主要表现在以下几个方面。

(1)哮喘发作时的紧张焦虑　哮喘发作时呼吸困难,患者会产生濒死感,出现极度紧张、焦虑和恐惧状态,而焦虑和恐惧的情绪又会加重哮喘发作,形成恶性循环。在未发作时,也会因担心再次发作而紧张焦虑,特别是在接触变应原、气候转冷等外在条件下,紧张、焦虑加重,促发了哮喘的发作。

(2)对哮喘产生多种不良情绪　成年哮喘患者躯体化、强迫症状、易于冲动、人际关系敏感、恐惧、焦虑、抑郁、敌对、偏执和精神性因子分明显增高。恐惧是哮喘患者的不良情绪之一。由于哮喘反复发作,患者因过分担心疾病的预后,易产生抑郁、悲观、感情脆弱、易于冲动、过分敏感和疑病倾向。患者的恐惧主要来自以下几个方面:恐惧哮喘引起的死亡;害怕运动加重哮喘;对抗治疗的心理;自卑感和依赖感。在心理层面,患病使患者回避应该面对的问题,缺乏应有的锻炼,心理依赖性增强,自立能力不足。

3. 临床干预策略　从心理社会角度,可通过听取患者诉说、观察患者反应、与患者的访谈来了解其情绪状态、个性特点、成长历史、生活状态和家庭关系等方面情况,并从以下几个角度分析与发病有关的社会心理因素:①发病前有无丧失亲人等重大应激事件;②发病前有无就职、结婚、生育、下岗和职位变化等社会事件;③发病前有无人际关系冲突、生活环境显著变化;④发病与某一特定情境如节假日、考试和考核等有无直接关联;⑤哮喘发作的过程及患者对此的认识;⑥发作时患者的具体行为;⑦发作时家人的态度和行为;⑧未发作时患者的行为表现。从以上几个方面分析患者哮喘的可能诱因,为有效的心理干预做好准备。

对住院治疗的患者,应进行系统、完善的心理干预。一般可以经过 4 个阶段:第一阶段,良好治疗关系的确立。建立良好医患关系是进行心理干预的基础,在临床问诊、身体检查和治疗、护理过程中,与患者进行有效的沟通,了解患者的心理困惑和与疾病有关的信息,向患者提供必要的预防和治疗知识等均可促进良好治疗关系的建立。第二阶段,解除压力,减轻症状。帮助患者认识心理社会因素和哮喘的关系,释放日常生活中压抑的不良情绪,对患者进行自我放松训练,让患者从压力状态中解脱,加上药物治疗的作用,患者逐渐感受到症状缓解。第三阶段,促进对身心的进一步理解。与患者研讨其症状表现及发病过程,帮助患者进一步理解人际关系、生活方式和学习工作问题等社会心理因素与哮喘发病的关系,让患者明确其对疾病的认知方式及自我防御机制和哮喘发作的关系,通过交流分析,形成对哮喘发作过程的正确认识。第四阶段,形成新的认知行为模式。在理解心身关系的基础上,帮助患者纠正认知错误,训练患者形成对人对己的正确态度,学会应对日常生活中各种问题的方法,促进人格完善。

（二）过度换气综合征

过度换气综合征表现为反复发作的意识丧失,但无癫痫、发作性睡病的证据。临床上可由各种原因引起连续的快速深呼吸,或者让患者快速呼吸 2～3 min 就可诱发,患者会出现心慌、焦虑、呼吸窘迫、头晕、四肢刺痛或麻木、眼前发黑等症状,继而有眩晕、昏厥或感觉头昏,产生脱离现实的情感;可有耳鸣、眼花、肌肉僵硬和手足痉挛等表现,同时伴有不能控制的大笑、大叫。患者往往能意识到这些症状,但不能控制自己的过度呼吸。

1.心理社会因素　心理社会因素被认为是过度换气综合征的主要原因。

（1）不良情绪　情绪的变化与呼吸的频率、深度有密切关系。过度紧张、焦虑不安、恐惧和激动等不良情绪可以诱发过度换气。

（2）精神刺激　由精神刺激引起的心理应激也是导致过度换气的原因。遭遇精神刺激,个体会因交感神经或副交感神经的兴奋和抑制影响脏器的功能。

（3）人格特点　研究表明,过度换气综合征患者一般有神经症性人格倾向。敏感、多疑,情绪不稳,有神经质或癔症人格倾向,有人格不成熟等特点。研究发现,过度换气综合征患者不同程度上伴有焦虑症、癔症、疑病性神经症、恐惧型神经症及强迫性神经症等几乎所有类型神经症的症状。

2.身心反应特点　过度换气综合征在发作过程中,患者会出现多种主观不适,在未发病时,也会有不良心理反应。

（1）发作期的心理反应　在过度换气综合征急性发作时,患者会出现发作性呼吸加深加快,加速而不规则,自觉口唇发麻、四肢麻木、肌肉震颤或肌体抽搐,感到心悸、胸闷、呼吸困难,并有头晕目眩、恶心、四肢发冷等表现。还会产生明显的急性焦虑反应。

（2）反复发作引起的不良情绪　过度换气综合征常反复发作,发作时极度的痛苦及发病的突然性,使患者对疾病再次发作产生恐惧和担忧。患者需要经常关注自己呼吸的频率和强度,避免过快过深的呼吸,希望通过自己的努力防止过度换气再次发作,但不能控制而再次发作后,又会产生抑郁、焦虑、悲观失望、自责和无助等消极情绪体验。

（3）活动消极,社会功能受影响　过度换气综合征患者在不发作时虽然没有明显躯体功能异常,但对再次发作的恐惧,使他们不愿过多参与活动,在工作、学习中表现消极,认为自己没有能力工作学习或参与社会活动,在行为上消极被动。

3.临床干预策略　对患者的心理社会因素同样需要进行评估和诊断。应理解患者的情绪状态、行为模式、对疾病的认知,并收集成长史、工作学习状态、人际关系和家庭关系等方面的资料,根据所收集到的资料判断患者的社会生活环境和个人心理状态。心理治疗和干预可以从以下4个方面开展工作。

(1)解释病因,增强信心 心理干预首先要以亲切的态度、平等的交流赢得患者的认可与信任,与患者建立良好的医患关系。在此基础上,向患者介绍心理对生理的影响、心身疾病发病的一般原理和过度换气的发病机制,心理调节对预防过度换气发病的作用等,帮助患者树立战胜疾病的信心,提高对疾病的认识,消除其对过度换气发作的担心和恐惧。

(2)心理支持,消除不良情绪 过度换气患者多存在精神刺激等方面的诱因,或失恋、家庭不和和夫妻吵架等原因。要给患者以心理社会支持,以关心、尊重的态度与患者交谈,鼓励其讲出所遭遇的生活事件,并讨论如何正确地面对各种压力和打击,帮助患者掌握情绪调节的方法。

(3)心理暗示 过度换气患者有敏感多疑等特点或癔症人格倾向,多容易接受暗示,所以,暗示法常能起到治疗作用。

(4)完善个性,消除易感素质 敏感多疑、压抑、悲观、神经质或癔症人格倾向是过度换气综合征的个性基础,在心理干预中,可以采用认知疗法操作模式,帮助患者最终认识自己个性上的缺陷,调整对人、对己的态度,改变不良行为习惯,增强对挫折压力的耐受力,消除个性中的不良因素。

四、内分泌系统、代谢性心身疾病

内分泌系统是人体内分泌腺及某些脏器中的分泌组织所形成的一个体液调节系统。其主要功能是在神经系统支配和物质代谢基础上释放激素,以维持正常的新陈代谢,维护内环境相对稳定并适应多变的体内外变化。不良情绪可直接影响内分泌系统的活动,进而影响其他脏器,导致心身疾病的发生。

(一)糖尿病

糖尿病是一组由遗传、环境和免疫等综合原因所致的胰岛素绝对或相对不足而引起的代谢障碍,以具有明显异质性的慢性高血糖及其多种并发症为临床特征。临床上早期无症状,到症状期有多食、多饮、多尿、容易饥饿、消瘦或肥胖、疲乏无力等表现,久病者常伴发心脑血管、肾、眼及神经系统等病变。

1. 心理社会因素 糖尿病的发病与心理社会因素密切相关,紧张、焦虑和孤独等不良情绪,易紧张和竞争性强等个性特点是糖尿病的促发因素,而生活事件、社会地位、经济状况和文化习俗等社会因素与糖尿病的发病也有一定关系。社会因素通过心理因素发生作用,并经过神经-内分泌系统的调节影响脏器功能。

(1)生活事件 生活事件是能够造成心理应激并有可能进一步损害身心健康的生活变化,是生活中面临的各种打击、压力和问题。个人的工作问题、恋爱家庭问题、人际关系紧张、经济拮据、个人健康问题和喜庆事件等均可构成生活事件。面临生活事件时,由于应激反应,脏器功能发生变化,应激反应强度过大或持续时间过长,均可诱发疾病。有研究显示,1型糖尿病症状出现常有重大事件,如丧失亲人和父母离异等诱因。生活事件在2型糖尿病发生中也有一定作用。

（2）社会支持与应对方式　在以往研究中,有关社会支持与应对方式在糖尿病发生中作用的研究较少,而大多研究这些因素对糖尿病发展和转归的影响。有研究显示,糖尿病患者组与健康人群组相比,更具有孤独性、无子女或独生子女、提前退休等倾向,这些倾向的共同特点就是缺乏广泛的社会关系和相应的社会支持。多元回归分析和路径分析表明,应对方式和社会支持通过影响生活事件所致的心理应激,进而影响糖尿病的发生。因此,应对方式和社会支持在糖尿病发生中具有间接的作用。

（3）人格因素的影响　人格因素在糖尿病的发病中起到一定作用。一些研究认为,A 型行为特征者的血液中肾上腺素、肾上腺皮质激素、血脂及血糖常处于较高水平,因此推测 A 型行为类型可能是糖尿病的潜在致病原因之一。人格因素在糖尿病发生中的作用尚不十分明确,但人格因素决定了人的情绪模式和习惯化的行为方式,对个体应对环境压力的方式也有决定作用。因此,虽然不能确定何种人格特点和糖尿病有特异性关系,但是,容易引发消极情绪的不良人格特征,如敏感、孤独、缺乏安全感和易紧张等在心身疾病发病中的作用是不可否认的。

2. 身心反应特点　糖尿病是一种终身性疾病,目前尚无有效的根治方法,因此患病本身就是一个严重的应激事件。除了疾病给患者带来的痛苦,长期治疗的经济负担、患病对工作和生活的直接影响,都会使糖尿病患者出现多种心理问题。

（1）一般心理反应　人一旦患上糖尿病,就需要频繁地接触医学检查、各种药物及医护人员,需要严格遵守糖尿病自我管理的各项约束,让糖尿病患者的生活发生根本性的变化。所以,在患病初期,患者会进行自我概念调整,重新定位自己的工作和生活,容易出现悲观失望和焦虑紧张等不良情绪,工作生活消极被动,心态消沉。

随着时间的推移,一些患者开始逐渐接受患病的现实,能够比较平静地看待疾病,并且按照医生的建议调整自己的生活。也有一些患者不接纳现实,怨天尤人,长期处于消极悲观的情绪之中,而且不配合治疗,这种状态很可能成为疾病恶化的原因。

（2）情绪障碍　抑郁情绪是糖尿病患者最常见的一种严重的心理障碍,糖尿病患者抑郁发生率大约是一般人群的 3 倍。有文献报道,超过 40% 的糖尿病患者伴有明显的抑郁性障碍,尽管其中部分患者未达到临床诊断的严重程度。糖尿病患者的抑郁比一般抑郁患者症状更严重,病程更长,更容易反复发作,每个患者平均要反复发作 4 次左右。而且,抑郁性障碍会严重破坏患者的糖代谢控制,加快糖尿病并发症的发生。焦虑也是糖尿病患者的常见不良情绪。

（3）进食障碍　糖尿病患者需要控制糖类食物的摄入,因为担心不当饮食加重病情,患者会采取一些措施调节饮食习惯,如果处理不当,就可能发生进食障碍。在美国,糖尿病患者中进食障碍发生率显著高于一般人群,而最近德国的一项研究结果表明,糖尿病患者中符合进食障碍临床诊断标准者并不比一般人群高,但大多数这方面的调查结果显示糖尿病患者的进食障碍患病率是同性别一般人群的 1～1.5 倍。严重的进食障碍有两种形式:一种是神经性厌食,另一种是神经性贪食,这两种进食障碍可加重糖尿病病情,影响治疗效果。

3. 临床干预策略

（1）心理诊断与评估　对糖尿病患者,不仅要根据临床表现进行医学诊断,而且要充分理解其心理因素和社会因素的性质和程度,为心理干预做好准备。

对糖尿病患者心理诊断和评估的内容主要包括情绪状态、工作生活和人际状况等。评估的方法包括晤谈和测验。

对糖尿病患者的晤谈,首先要根据糖尿病患者的常见心理问题和社会因素设计晤谈大纲,然后与患者进行交谈。晤谈一般是根据医生的经验判断患者心理问题的性质和程度,评价其生活状态和社会环境。晤谈法的主观性强,晤谈的效果依赖于医生的经验和能力。

在对糖尿病患者的诊断和评估中,可采用贝克抑郁自评量表、抑郁自评量表、焦虑自评量表和状态-特质焦虑问卷等来评定患者的抑郁及焦虑程度;可采用生活事件量表、社会支持量表、应对方式问卷等来评定患者的社会生活及应对状况。

(2)临床心理干预　心理干预是糖尿病治疗的重要辅助方法,对早期的 2 型糖尿病患者,单用心理干预也能起到稳定糖代谢的作用。在心理干预的各种方法中,以糖尿病健康教育、血糖察觉训练、认知行为治疗及生物反馈治疗最为常用。

1)健康教育　临床观察和相关研究发现,糖尿病患者普遍缺乏对所患疾病的基本知识,并因此明显地影响治疗的效果,掌握一定的糖尿病发病原因、发病机制和治疗常识,对患者积极配合治疗,有效进行自我管理有非常重要的意义。糖尿病患者的健康教育内容较为广泛,包括糖尿病基础知识、饮食控制、运动锻炼、降糖药物的使用、低血糖的预防与处理及尿糖和血糖的自我检测等。

对糖尿病患者进行健康教育的意义在于可以使患者意识到糖尿病的可治疗性,使其了解各种治疗方法及其必要性,消除对治疗的一些误解,减少患者对疾病本身的恐惧,提高对治疗的依从性。还可以帮助患者控制饮食,加强体育锻炼,掌握自我检测方法,从而起到改善糖代谢的作用。健康教育还可以帮助糖尿病患者改善对疾病的态度,减少由之引起的不良情绪和适应不良,提高他们的生活满意度。

对糖尿病患者进行健康教育的形式一般可分为说教式教育、强化教育、饮食教育、运动指导和自我监测指导等。说教式教育主要是通过相对固定的形式,如讲课、计算机教育课程和发放宣传资料等,向患者介绍糖尿病知识。强化教育是结合多种指导技术对患者进行教育。

2)血糖察觉训练　血糖察觉训练是主要用于 1 型糖尿病的一种心理-教育干预方法。通过训练患者利用内部的和外部的线索作为反馈信号来了解和觉察自己的血糖水平,学会对血糖进行自我调节,达到预测和避免血糖大幅度波动的目的。

3)认知行为治疗　认知行为治疗是一种常用的心理治疗方法,可用于治疗各种心理障碍。它是在认知理论的基础上,针对不同的人群、不同的疾病,可建立不同的治疗方案,其效果也各不相同。目前在糖尿病治疗中多采用集体认知行为治疗的形式。糖尿病是一种慢性终身性疾病,在长期的治疗过程中,可能多次出现血糖控制失败,使得患者有严重的挫败感和无望感,可能出现自我怀疑,如怀疑是自己在治疗过程中做错了什么而感到内疚,产生一系列的负性情绪,这种负性情绪加重了患者对糖尿病的负性态度,以至于不再坚持自我管理,而采取"随它去"的态度,使得血糖控制更加糟糕。血糖控制失败的经历也可使患者产生扭曲的认知,认为自己没有办法也没有能力去控制血糖,并认为治疗与否对血糖的控制和并发症的预防没有多大价值。这些错误观念很容易引起不愉快的情绪和不良的自我管理行为,进一步导致血糖的控制不良。集体认知行为治疗是以认知行为治疗和理性情绪治疗为理论基础,采用几种认知和行为技术来帮助患者消除与糖尿病有关的痛苦,提高其应对技巧,促进自我管理,改善血糖控制。

4)生物反馈治疗　生物反馈治疗在糖尿病中应用的主要目的是:增加患者的感知能力,有效地管理应激;减少神经内分泌系统对血糖和胰岛素的影响;降低平均血糖,在目标范围内降低空腹血糖值或缩小血糖波动范围;在血糖控制良好的前提下减少降糖药物的剂量。

生物反馈的方法很多,但目前应用于糖尿病治疗的方法主要是皮温反馈和肌电反馈,即借助生物反馈的方法进行放松训练和外周皮肤温度升高训练。

(二)肥胖症

肥胖症是指体内脂肪积聚过多及分布异常,并且体重增加。一般认为,体重超过标准体重的20%可被诊断为肥胖症。肥胖症一般分为3种类型:第1种是单纯性肥胖,是单纯由于营养过剩所造成的全身脂肪过量累积,这类患者一般全身脂肪分布较均匀,没有明显的神经、内分泌系统形态和功能的改变,但伴有脂肪、糖代谢调节障碍,往往有肥胖家族史,无家族史者常食量大而运动少。第2种是继发性肥胖,是以某种疾病为原发病的症状性肥胖。第3种是遗传性肥胖,指由遗传基因及染色体异常所致的肥胖,极为罕见。

1.心理社会因素　肥胖症的病因包括遗传、心理和社会等方面。个体遗传素质在肥胖症的发病中起到一定作用。家系调查发现人类肥胖病为多基因遗传,这类肥胖的遗传因素赋予个体的是发生肥胖症的易感性。

心理社会因素与肥胖症的发病有密切关系,主要包括以下几个方面。

(1)饮食观念和生活习惯　人们自幼形成的饮食观念对进食行为有一定影响。父母普遍认为进食量大有利于儿童的发育和健康,因而经常鼓励自己的孩子多吃,这样,较多进食能得到父母的肯定和鼓励,久而久之使孩子形成了多食才能长高、才能健康的观念。还有一些父母缺乏经验,不能分辨婴儿啼哭的真正原因,而把太热、太冷或身体不适等原因导致的啼哭都误以为是因饥饿引起,于是,只要婴儿啼哭,父母就立即喂奶,结果使孩子无法学会辨别饥饿与愤怒、恐惧、焦虑等情绪状态的区别,以为通过进食可以解决这些情绪问题,养成了一有情绪问题就进食的习惯,从而导致肥胖。

饮食习惯可能诱发肥胖。有的人不考虑身体的实际需求,一味追求高营养、高蛋白,饮食中摄入较多高能量的食物,导致肥胖。日常生活中体力活动的多少也与肥胖有关。一般来说,体力活动是决定其能量消耗多少的一种最重要的因素。在进食量不变的情况下,体力活动少者能量消耗少,多余能量会转化成脂肪囤积下来。

(2)情绪和人格因素　情绪与肥胖也有密切关系。在工作顺心、生活幸福的时候,人们的情绪愉快,使肠胃功能增强,摄入的能量多而消耗少,产生肥胖。

人格特征和肥胖也有一定关系。人格是人的基本态度、行为模式等的综合反映,某些人格特点的人容易产生肥胖。有研究认为,神经质、渴求被爱、被动、依赖性强和应对能力差等特点是肥胖的易感人格,还有人把肥胖解释为为失败寻求理由所采取的一种自残性策略。

(3)社会习俗与文化　社会文化观念、习俗和群体效应等也是肥胖的原因之一。由于历史上长期存在食物匮乏的现象,人们形成了"胖是身体好""能吃是福"和"体胖说明身体好"等社会观念,这些观念影响一些人,导致他们因进食较多而长胖。也有的人是长期形成了爱惜粮食、节俭的习惯,为了不浪费粮食,在吃饱之后还强迫自己吃完剩余的饭菜,日积月累,导致肥胖。

群体效应也是使人过多进食的原因。在一些进食场所,由于群体中的人际互动导致了较多的进食行为。如参加聚会或野餐时,多数人容易吃得比平常多,这是因为团体成员的密切互动形成了一股相互影响的力量,受到那种融洽和谐气氛的感染而较多进食。工作中有较多聚餐机会的人容易肥胖正是这个原因。

2. 身心反应特点 肥胖症患者体态臃肿,行动不便,给学习、工作和生活带来了许多不便,特别是儿童和青少年处于心理发展和成熟时期,肥胖的体态更容易给其带来不良影响。其心理问题主要包括以下几个方面。

(1)自我意识较差 自我意识主要指对自己身体、心理和社会等方面特征的认识和自我评价,以及在此基础上形成的自我情绪体验和自我行为控制,包括对自己在社会环境中所处地位的认识及自身价值观念的评价等。肥胖对儿童自我意识影响的研究结果不一,但大多认为肥胖损害儿童的自我意识,主要表现为自我评价差、内向、抑郁等心理行为异常。

自尊是自我意识的一个方面。许多研究表明,肥胖儿童和青少年的自尊水平比体重正常的儿童要低。研究还表明,与正常体重的儿童相比,低自尊的肥胖儿童更容易出现吸烟、饮酒及抑郁等问题。

(2)不良情绪 由于对自己体态不满意、不被同伴接纳、社会适应差等原因,肥胖患者容易出现抑郁、自卑、焦虑和孤僻等不良情绪,以及被动、退缩、多疑和害羞等情绪行为特征,社会适应能力差。也有研究发现,肥胖儿童和成人更容易出现分离性焦虑和社交恐惧。有研究显示,肥胖儿童中的抑郁发生率高于体重正常儿童。

(3)人际交往和社会适应问题 肥胖者与人相处时容易不自在,交往缺乏主动性。肥胖的儿童往往过分地依赖家庭、依赖父母,不愿与社会接触,害怕批评。这使得肥胖儿童在交往中更被动,导致社交能力下降和社交技巧缺乏。

在交往中,肥胖者经常会受到来自他人的歧视和偏见。与同伴相处时,肥胖儿童和青少年容易受到取笑和排斥,在展示不同体型的儿童图片时,孩子们把肥胖者归为最不喜欢的玩伴。肥胖儿童往往动作笨拙,在集体活动中常常受到排斥和讥笑,使他们的自尊受到伤害。

肥胖者常存在社会适应问题。由于社会偏见,肥胖者被描述为懒惰、笨拙、丑陋和不诚实。社会对肥胖者的接受性低,使他们在就业、教育及健康护理方面受到明显的不公待遇。

(4)不良行为 肥胖学生较正常学生更容易出现不良行为。男生表现为不能很好与人相处、强迫、不遵守纪律等,女生表现为与年龄不符的幼稚行为、过分依赖、不听话、逃学等。调查显示,26%被讥笑的肥胖儿童考虑过自杀,9%有过自杀企图,而且肥胖学生的自杀意念存在随年龄增长而上升的倾向。

(5)精神障碍 一些研究表明,肥胖与某些精神障碍有一定关系。Mills 等研究表明,儿童期就发展为肥胖的个体,比那些在成年后发展为肥胖的个体表现出更多的精神障碍。同时指出,儿童期的肥胖可以作为肥胖人群中发生远期心理障碍的一个预测因子。

3. 临床干预策略 正因为肥胖与多种疾病有关,会影响健康,所以越来越多的人认识到肥胖的危害,主动地控制饮食,消除肥胖,但要减肥远非人们想象的那么简单:

有的人滥用减肥药物减肥,不仅未达目的,反而引发了其他疾病;还有人处在强烈的进食欲望和对肥胖后果的恐惧矛盾之中,出现神经性贪食症,这种患者在过多进食后悔恨自责,采用催吐和导泻等手段减少能量摄入,之后又会过量进食,如此反复不已。除了生理性原因,多食行为是导致肥胖的主要因素,因此通过改变多食行为,形成良好饮食习惯是解决肥胖问题的根本途径。这里介绍改变多食行为的步骤和方法。

(1)澄清问题,分析原因　由于多食肥胖的原因是多种多样的,进行心理干预不能一概而论,应根据不同情况具体分析,采用不同的干预策略。在心理干预前,应做必要的躯体检查,如果仅仅是激素异常、内分泌紊乱、代谢异常等生理原因所致的肥胖,则应以药物治疗为主。如果排除了躯体疾病因素,则应以心理干预为主要治疗手段。在心理干预的初期,可以从以下3个方面了解患者的问题行为,分析评价多食行为的原因及影响因素。

首先,了解患者对饮食、体态等问题的基本认识和态度。有多食行为者常存在某些对营养、体态等问题的错误观念。在心理干预初期,应在收集患者相关资料的基础上了解患者的基本观念,这是进行心理干预的必要条件,也是建立良好治疗关系的一个重要环节。

由于一些错误观念,肥胖者存在多食行为。例如,有人认为能吃能睡就是健康,不了解肥胖对躯体的危害;有人觉得高蛋白、高能量的食物有营养,较多食用能增强人的免疫力,有利健康;有人认为吃是人生的一大快乐,对进食有强烈的兴趣,一有机会就以吃来享受人生;还有人认为胖是有福,体胖就会有较好的命运;等等。

其次,评估原有饮食行为。纠正多食是一个行为改变的过程,在实施心理干预的前期,有必要和患者一起澄清其原有的饮食行为习惯或模式。一般可采用记饮食日记的方法收集患者饮食行为的资料。

再次,分析多食行为相关因素。在了解患者情况的基础上对多食行为进行分析,可以揭示多食行为的原因及影响,为提出有针对性的心理干预方法提供依据。对多食行为的分析和探讨,应在医生和患者共同参与,相互交流认识,澄清问题实质等氛围中进行,应注意启发患者分析问题的主动性,摒弃单向的说教。

(2)传授知识,调整观念　不少肥胖者缺乏饮食营养的知识或存在对饮食营养的偏见,因此,对肥胖者进行营养学知识教育是纠正多食行为的必要环节。相关知识的传授可以借鉴预防医学中健康教育的各种做法,如知识讲座、媒体宣传和群众活动等,在心理干预中也可以用一对一的形式,针对患者对某方面的知识缺陷讲授相关内容。人的心理是知、情、意的有机统一,其中认识因素在情绪产生和行为促进方面有着十分重要的意义。认知调整应有明确的目标性,要求医生通过与患者较长时间的深入交流,了解患者的基本情况、病史,患者对多食行为的认识,以及患者的成长史、个性特点和社会生活状况等问题,将这些问题与患者的多食行为进行比较分析,寻找患者存在的不良认知,并以之作为改变的目标。然后以讨论和辩论的方式,针对每一个错误认知进行分析讨论,启发患者发现认识上的错误所在,并逐渐形成正确的认知。讨论和辩论也可以小组活动的形式进行,组织多名肥胖者共同参与讨论,往往可以起到互相启发,互相促进的作用。

(3)纠正不良饮食行为及生活习惯　在明确患者原有多食行为模式的基础上,采用行为干预的方法逐步纠正肥胖者的多食行为。根据行为主义理论,行为是条件反射

笔记栏

形成、强化及模仿学习的结果,对多食行为的干预可在此理论基础上选择具体的方法,对于和情绪有关的多食行为,可采用情绪调节及应对模式调整的方法进行纠正。

(4)心理干预的注意事项 心理干预不同于药物治疗,需要耐心细致的工作,而且耗时较长,心理治疗师应充分考虑到可能遇到的困难,比如会遇到来自患者本人的不配合甚至刁难,有时经过许多努力可能仍然效果不佳,需要调整心理干预策略。在实施心理干预中应注意以下几个方面的问题。

第一,心理干预的目标要具体、明确,目标要细化,要让患者知道每一步骤的具体目标。明确的治疗目标既是给患者的希望,也是对患者提出的要求,又是评价治疗效果的依据,所以在治疗初期应树立治疗的总目标和各阶段的目标。

第二,心理干预过程应系统化,目标、方法和评估措施等应相互协调。对多食肥胖的心理干预应符合心理咨询和治疗的一般要求和原则,根据所采用方法的不同,制订详细的干预计划并遵照计划认真实施。心理干预过程中尤其应注意评估措施的运用,在每一治疗阶段和治疗结束时,都应进行效果评估,依据评估结果调整治疗方案或决定是否结束治疗。

第三,应及时鼓励患者,让患者看到心理干预的效果,增强自信心。要让肥胖者放弃持续多年且能带来快乐的多食行为并不是一件容易的事情,许多患者能认识到肥胖的危害,也想纠正多食行为,但减肥的痛苦和习惯的作用使他们在治疗中常常容易悲观失望,丧失信心,因此,心理干预中应及时让患者看到治疗的成绩,启发和维持其治疗动机,这是使治疗得以顺利进行的关键。

第四,注意医患关系,争取患者配合,防止减肥药物滥用。心理干预中患者是治疗的中心,不能将一般医疗中的医患关系模式带到心理干预中。融洽和谐的医患关系是心理干预的重要环节,通过改善医患关系赢得患者的配合才能取得良好的治疗效果。有些患者迷信某些药物减肥,应向患者说明药物的作用及局限,避免减肥药物的滥用。

五、神经系统心身疾病

(一)脑卒中

脑卒中是当前严重危害人类生命与健康的常见病和多发病,是目前人类三大死亡原因之一。国内外学者多从生理、生化、遗传、免疫和分子生物学等方面进行研究。但是,对脑卒中进行生物-心理-社会医学模式的研究匮乏。脑卒中防治仅限于生物医学模式。缺少对脑卒中进行医学-心理-社会的综合研究,更缺少对脑卒中患者进行心理卫生和行为方式的指导。因此,熟悉和掌握脑卒中的心理问题,进而进行心理治疗和预防,具有重要的临床和现实意义。

1.心理社会因素

(1)情绪因素 不良情绪是脑卒中的危险因素,大笑狂喜也可导致脑卒中的发生。临床研究表明,急性脑卒中的发生往往由突如其来的愤怒、惊恐、狂喜、兴奋、焦虑不安等情绪应激而触发。已确定情绪因素是脑卒中诊断要点之一。

(2)紧张性生活事件 根据对脑卒中生物-心理-社会因素的综合研究,从紧张性生活事件评定量表的调查结果分析,被试者1年内生活事件次数越多、强度越大,心理紧张程度越大,越容易发生脑卒中。紧张性生活事件频度和强度叠加就会形成心理上的高度紧张,强烈的心理和生理过强反应促使急性脑卒中的发生。

(3)不良生活习惯 吸烟和酗酒是脑卒中的危险因素,饮酒者近3年发生脑卒中的概率是不饮酒者的2倍以上。酗酒者能影响血压和血小板功能,与血小板聚集呈正相关,使血黏度增高。此外,缺乏运动、业余生活单调、喜欢咸食和长期便秘等不良生活方式对脑卒中的发生有重要作用。不正常的心态可直接影响患者不良行为,不良行为又可强化不正常的心态,其结果增加脑卒中危险性。

2.心理生物学机制 脑卒中是多病因、多危险因素和心理社会因素密切相关的一组疾病,高血压和动脉硬化是脑卒中的基础病因。心理社会因素作为脑卒中的促发因素,与多种病理生理过程有关:长期紧张、焦虑、抑郁及恐惧等情感障碍,可引起交感神经兴奋性增强,心率加快,血压急剧升高,可促进血管收缩,引起出血。

3.身心反应特点 脑卒中具有死亡率高、致残率高、复发率高及康复期长的特点,因此,患者容易产生特殊的心理压力,表现出恐惧、发怒、悲观、抑郁和社会隔离等心理行为反应。即便病情稳定,看到自己半身不遂,语言障碍,生活不能自理,需要人照顾,也容易产生无价值感和孤独感,甚至悲观厌世心态,在治疗上采取抗拒态度,对生活无兴趣,表现烦躁、抑郁、缄默,有的情感幼稚、脆弱,因小事哭泣、伤感及行为上退化依赖等。因此,对脑卒中患者不能只偏重药物治疗,还要根据脑卒中患者不同的心理特点进行干预。

4.临床干预策略 对于脑卒中患者除可采用晤谈、评定量表测验外,必要时可进行神经心理学测验、记忆测验和人格测验,了解患者的心理状态,以便有针对性地开展心理干预。心理干预措施一般有以下几种。

(1)危险因素的干预 在治疗脑卒中躯体危险因素的同时,还要对吸烟、酗酒、肥胖、嗜咸食、缺乏运动和高烦恼等行为因素进行干预,这不仅对脑卒中的康复治疗重要,也对脑卒中复发的预防有重要作用。

(2)心理护理 脑卒中患者往往存在躯体功能障碍且难以恢复正常,悲观情绪多,心理压力大,对他们进行积极而有效的心理护理显得尤其重要。应根据脑卒中患者心理特点和异常行为进行有针对性护理,应以真挚的感情与患者沟通,通过对患者语言、表情、态度和行为的了解来熟悉患者,掌握其适应能力、性格特征,分析其心理反应的主要问题,制订心理护理和康复计划。同时,对患者及家属进行脑卒中健康教育,与家属和单位合作共同进行支持性心理治疗。

(3)认知障碍治疗 使用日常生活功能量表和总体退化量表等,确定轻度认知功能损害,实施理性情绪治疗及认知行为治疗。认知行为治疗是康复治疗的重点,因为认知活动参与卒中康复全过程,认知行为影响神经功能的康复和生活能力的提高。治疗时不能单纯从生理功能去探索,还应该放在认知技巧上,塑造理性思维及行为。此外,还应使用血管活性药物、影响神经元代谢的药物及脑保护药物。

(二)心因性头痛

心因性头痛是以顽固性头痛为主要症状,多种检查明确无器质性病变,久治不愈的头痛。

1.心理社会因素 心因性头痛与脑力劳动、女性、各种精神刺激和某种特殊个性有关,如癔症性头痛患者具有情感丰富、暗示性强、喜欢处处吸引他人注意和爱炫耀等癔症性格。抑郁症、妄想和转化性障碍等心理因素也可引起头痛。

2. 身心反应特点 症状不典型是此种头痛的特征之一。症状的出现形式也各种各样,通常会感觉到隐隐作痛,也有患者会感觉剧痛。抑郁症的头痛常具有上午症状加重、下午症状减轻的倾向。自我感觉头痛的程度与此种头痛给生活带来的影响不一致,是本病的一个特征。

3. 诊断 以精神病学的观点看,被诊断为转化性障碍和情绪障碍等的患者人数较多。但从临床医学的观点来看,对患者心身两方面严重程度进行比较,如果能用心因性头痛解释,则尽可能用此诊断。

心因性头痛的诊断重要的是应排除器质性疾病,找出引起头痛的心理因素。相较其他类型的头痛患者,让心因性头痛患者记录疼痛日志更为重要,经常发现疼痛程度的评价与日常生活的程度不一致。

4. 临床干预策略 慢性头痛的患者心理社会因素或多或少地影响症状。因此,心因性头痛的治疗原则是采用以心理治疗为主的综合治疗方法。

(1)心理治疗时,首先使患者弄清楚自己的性格特点、头痛的原因、精神刺激等因素,而后指导患者发挥其主动性,去除病因和对疾病的焦虑抑郁情绪,但有时不要过分地追求消除症状。心理治疗不仅具有治疗作用,而且也有预防效应。

(2)鼓励患者参加力所能及的工作和文娱活动,使患者情绪放松,避免整日沉浸在病态之中,促进身心健康,对缓解头痛也具有治疗意义。

(三) 自主神经功能紊乱

自主神经功能紊乱是一种内脏功能失调的综合征,包括循环系统功能、消化系统功能和性功能失调的症状,多由心理社会因素诱发,人体部分生理功能暂时性失调,神经内分泌出现相关改变而组织结构上并无相应病理改变的综合征。患者主诉繁多,如头痛、失眠、记忆力减退、心悸、胸闷、消化不良、便秘和焦虑烦躁等,但经一些客观检查如心电图、超声心动图和纤维胃镜检查却又查不出客观病理改变,往往被误诊为冠心病等。因此,对内科医生检查告之"任何部位均未异常",或对原因不明的症状要注意。

1. 心理社会因素 各种引起神经系统功能过度紧张的心理社会因素,都会成为该病的促发因素。研究表明,精神刺激、压力过大可造成内分泌和自主神经功能紊乱。随着现代生活节奏的加快、社会工业化、人口城市化、居住稠密、交通拥挤、竞争激烈,以及长期的精神心理创伤,如家庭纠纷、婚姻不幸、失恋、邻里关系紧张、工作压力大,都会使人们的精神过于紧张、心理负荷过重而出现自主神经功能紊乱。研究表明,自主神经功能紊乱的患者发病前一年内经受的生活事件的频度明显高于对照组。

自主神经功能紊乱与个体的性格特征有很大关系。一般认为,性格内向、情绪不稳定者,多表现为多愁善感,焦虑不安,保守,不善与人沟通,遇事闷在心里,得不到及时发泄,时间久了容易导致自主神经紊乱;但是脾气暴躁、心胸狭窄、争强好胜、以自我为中心的人也容易导致自主神经功能紊乱。

2. 临床干预策略

(1)支持性心理治疗 建立良好的治疗关系是治疗成败的关键。本病患者因为漫长的无效的就诊经历,精神紧张焦虑。医生要特别耐心、理解与同情,让患者对医生产生信任,对治疗有耐心。告知患者疾病的性质及良好的预后,以解除患者对疾病的疑虑。

（2）认知疗法　首先让患者意识到，虽然病痛是他的真实感受，但并不存在器质性病变，对生命、健康不会带来威胁；要纠正错误的认知，重建正确的疾病概念和对待疾病的态度，学会与症状共存；要转移注意力，尽量忽视它；并鼓励患者参加力所能及的劳动。

（3）环境和家庭治疗　调整患者所处的环境对纠正疾病行为、发展健康行为至关重要。医生要鼓励患者增强对环境和家庭的适应能力，鼓励患者努力学会自我调节，尽早摆脱依赖性。

（4）催眠疗法　对某些暗示性强的患者有短暂的疗效。一般认为单用催眠治疗效果不明显，疗效也不持久。

第五节　有关医学专科的心身问题

一、妇产科的心身问题

（一）社会、心理、生物学因素

社会、心理、生物学因素在妇产科疾病的发生和发展中起着重要的作用。

1. 社会因素　在不断发展变化的社会经济生活中，来自升学、就业、家庭、婚姻和计划生育等方面的问题，更多地冲击着女性的心理，影响着女性的心理平衡。

2. 心理因素　较之男性，女性感情丰富而细腻，心理敏感度高，既容易感知外界的各项刺激，又容易出现情绪波动，因而更容易产生心理压力、心理冲突，造成身心功能障碍。

3. 生物学因素　女性生殖系统功能受丘脑下部-脑垂体-卵巢轴直接控制。社会心理因素以情绪反应为中介，作用于自主神经系统内丘脑-垂体-内分泌轴，进而影响女性生殖器官功能状态，以致引起平衡失调而致病。另外，乳房发育、月经的来临和消退、妊娠和分娩等女性特有的生理现象，有时也会成为妇女的心理问题，并可引起强烈心身反应或转化成妇产科心身障碍。

（二）痛经

痛经是女性经期或经期前后发生下腹疼痛或伴有其他不适，以致影响日常工作与生活的病症。临床可分为原发性、膜样性、充血性与继发性痛经4种，尤以未婚未孕妇女多见，其中原发性者生殖系统无明显器质性病变，常在月经初潮即开始出现，心理因素常贯穿始终。

1. 病因　痛经的生物学因素包括组织解剖因素、内分泌因素及遗传因素等。但痛经的心理因素是明显的。临床心理研究发现，心理发育不成熟、有神经质性格，当今为保持体型苗条而节衣缩食导致消瘦体虚的女性，或性情急躁、倔强、冲动、对自身过于敏感、暗示性强和自控力差易感受应激者，易发生痛经。

2. 治疗　心因性痛经的治疗应从改变患者对月经的错误认识入手，这样才能消除紧张、焦虑及恐惧状态，减少机体的过度反应，促进良性循环；对于具有不良性格特征的人，应让她认识自己性格的缺陷，树立信心，使个性全面和谐发展，增强自己适应社

笔记栏

会、战胜疾病的能力;多数痛经紧张焦虑症状严重的,可运用心理放松疗法,分散对痛经的注意力,缓解其紧张情绪,从而减轻症状。

(三)妊娠、分娩、难产的心身问题

大量的临床实践研究证实,各种不良心理社会因素对孕产妇的母子身心健康均有重大影响。妊娠期间各种情绪创伤、重大生活事件等心理社会因素可导致情绪异常和中枢神经系统功能紊乱,从而诱发早产、妊娠剧吐、流产、胎位异常、胎儿发育障碍、分娩时产力异常和难产的发生。不良的行为方式和生活习惯,如吸烟、酗酒、生活不规律、睡眠不足等,可导致流产、早产;性开放、性生活不节制,易导致异位妊娠、流产和早产等。

1. 常见心理问题　研究发现,孕产期出现心理障碍者可占17%。常见的有:妊娠心理冲突,如初次妊娠常有期盼和担心,包括担心胎儿畸形、胎儿性别、难产和自己是否能做好母亲等多种矛盾心态;情绪不稳定,不少孕妇有莫名的恐惧或烦恼,可能与妊娠不适有关;分娩时的恐惧-紧张-疼痛综合征。性格脆弱的初产妇尤其易发生。恐惧紧张情绪可通过内分泌及神经通路致使分娩无力,平滑肌紧张,痛阈下降,敏感性增加;未婚先孕者情绪复杂,反应强烈,有的自责悔恨,甚至可致精神异常。

2. 心理干预　①心理咨询。应对初次妊娠者提供妊娠分娩知识的心理咨询,改善她们的认知方式,调动其主观能动性,减轻她们的心理压力和恐惧情绪,以积极乐观的态度对待妊娠分娩。②松弛疗法。孕妇应保持良好的心情,思想松弛,精神乐观,生活规律,这些有助于神经内分泌的平稳协调。③音乐疗法。优雅的音乐与胎教,利于母亲及胎儿身心健康,对减轻紧张、恐惧、烦躁和不安有很好的疗效。

二、五官科的心身问题

五官科的疾病不仅涉及个体的视、听、嗅和味觉,还和个体的外表容貌有很大关系,因此经常被心身障碍患者作为躯体化障碍的形式表现出来。

(一)病因

1. 人格障碍　患者有特定的神经质人格特征,如敏感多疑、易受暗示和性格内向等。

2. 生活事件　生活事件是其发病的重要诱因,并且可以造成病程的迁延。一些创伤性经历的记忆可被遗忘,并以各种面部躯体化症状形式表现出来。

(二)心理治疗

以提高内省力为目的的心理治疗可以帮助患者克服疾病引起的冲动。在采用心理治疗时技术的应用非常重要。

1. 暗示性心理治疗　采用安慰剂进行暗示性治疗的效果是确切的。

2. 承认和重视患者所诉症状　不要一味否认患者的症状存在,因为他们并非说谎。在治疗过程中也要有针对性地对症状进行治疗,这样可以建立起良好的医患关系,为进一步心理治疗打下良好基础。

3. 放松训练　鼓励患者参加体育锻炼,通过练气功、练瑜伽、打太极拳等方法分散患者注意力,提高其对症状的耐受和生存能力。

4. 整合心理治疗　根据医生掌握的知识,可采用精神分析、认知疗法和森田治疗

等对患者进行干预,但对患者症状的心理原因揭示应慎重,同时强调整合应用各种心理治疗方法。

三、外科的心身问题

(一)心理社会因素与外科感染性疾病

外科感染性疾病的直接原因是致病菌,但是致病菌往往只有在躯体防御功能低下时才繁殖致病。心理应激能降低机体的免疫功能,这就在外科感染性疾病中起了间接的致病作用。许多外科患者来自内科,由于病情发展的需要而求助于手术治疗。如消化性溃疡的胃切除手术、冠心病的冠状动脉架桥手术、脑出血的脑部手术、肝癌患者的肝切除手术等,其原发病就属于心身疾病,因而心理社会因素在其发病中的作用不言而喻。

(二)心理社会因素与外科手术

个性特征、情绪状态、应对能力、社会支持和生活事件数量等心理应激因素对外科手术患者的应激强度、手术顺利程度及术后康复状况都有影响。

有研究发现,当外科医生向患者提供信息与保证时,患者体验不到焦虑;护士、配偶及病友在提供消遣与保证时,患者的焦虑分也降低。可见,社会支持有利于减轻术前焦虑,改善手术应激效应,而且社会支持可以通过广泛的角色形象,从许多途径来提供。

(三)术前焦虑与手术结果的关系

术前恐惧与焦虑反应,往往能降低患者的痛阈及耐痛阈,结果在手术中和手术后可产生一系列的心理生理反应,如感觉痛苦、全身肌肉紧张、对止痛药的依赖及卧床不起等,影响手术预后。临床上不少患者由于心理上不适应,虽然手术顺利成功,但手术后自我感觉欠佳。近几十年,这方面的研究报告大多集中在讨论术前焦虑与术后心理生理适应之间的内在联系方面。

Janis(1958年)首先采用访谈法及临床评价法研究手术应激的心理生理效应。他提出了术前焦虑程度与术后效果之间存在着"U"字形的函数关系。那些术前表现高度焦虑和恐惧的患者,以及术前表现很低焦虑的患者,手术后都可能有较高的心身反应,包括术后焦虑和躯体康复过程延缓等。相反,术前表现中等程度焦虑的患者,术后康复结果最好。

(四)心身反应特点

1. 外伤患者的心理反应 由于受伤者往往原来身体健壮,事件发生突然,后果严重,因而造成严重心理冲突,常表现出共同的心理反应模式。

外伤初期的"情绪休克":急性外伤者,如果神志清楚,常可以表现为出人意料的镇静和冷漠,被称为"情绪休克"。这是一种心理防御机制,实际上也是一种超限抑制。伤者的反应阈值提高,速度变缓,强度减弱,对治疗的反应平淡。这种心理反应有时可以持续多天,直至转变为其他的心理反应。"情绪休克"可以减少由焦虑和恐惧而造成的过度心身反应,因而在一定程度上对个体起保护作用。但是医务人员切不可被受伤者这种"安静"的表面现象所迷惑,以免延误抢救时机。

外伤造成的焦虑和抑郁反应：由于缺乏思想准备，"情绪休克"期一过，伤者可因面临一系列身体、生活问题而表现出焦虑不安、心情恶劣、激动易惹。此时，医务人员应予理解，并进行必要的解释和指导，严重者应给抗焦虑药物，以减轻焦虑对治疗和康复的不利影响。

2.外科手术患者的焦虑反应　术前焦虑不但是外科手术患者最常见的身心问题，而且在所有临床创伤性或侵入性医疗操作程序中，包括活检、注射、内镜检查及某些特殊医学程序，均存在不同程度的术前焦虑。

术前焦虑容易出现在以下一些患者身上：①对手术的安全性缺乏了解，特别是对麻醉不了解。②担心手术的效果，这主要取决于病情的严重程度，不得不手术的重病者，此项原因相对次要一些；但多数择期手术或整形外科者，情况则相反。③挑剔手术者，对手术医生的年龄、技术和经验反复琢磨，并为此预感到焦虑。④怕疼痛，包括术中和术后。手术越小，患者往往越怕手术期间的疼痛。⑤其他方面原因，包括家庭、单位、工作、环境等问题。

此外，还存在一些特点：①年龄。年龄大且属于再次手术者，焦虑反应较轻，而年龄小和小手术者则较重。②性别。女性术前焦虑相对明显。③职业。知识分子有时顾虑较多。④心理因素。内向而不善言语或既往有心理创伤者易致焦虑。

根据心理行为科学原理，术前焦虑可能存在以下一些机制：①认知作用。患者的认知焦点是医疗环境的不可知性和威胁性，手术或检查器械的致痛性和可怕性。这种对医疗操作的不可预见性和不可控制感越强，患者产生的焦虑和害怕情绪越强。②条件反射作用。以往有医源性疼痛的经历或生活中的痛苦经历，由于条件反射作用使目前的医疗操作环境或器械也变为一种条件刺激。③示范作用。曾因现场观看过别人手术或分娩时的痛苦行为表现，通过示范作用，自己现在也产生对各种医疗操作的恐惧和害怕反应。④失助机制。许多手术或检查过程都是使患者处于一种被强制服从的状态，患者由于"失去独立性"而产生失助感，从而增加焦虑反应。

3.外科手术后患者常见的病理心理反应　一些研究认为，手术患者的高焦虑反应并不仅仅局限于手术前，也不一定终止于手术完毕时，许多患者在手术后仍有高水平的焦虑体验。此外，某些患者在手术后还可能出现一系列病理心理反应，从而影响手术预后。

手术后的病理心理反应常见的有以下3种：①手术后意识障碍。在术后2~5 d突然出现意识混乱，大多在1~3周消失，少数可继发抑郁。②术后精神病复发。③术后抑郁状态。

因此，探索手术前后心身反应规律，以期减少术后心理反应和促进康复就成为心身医学的一项重要研究课题。

（五）手术心理干预策略

研究发现，对应激医疗程序采用一定的心理干预方法包括心理指导和行为训练等，可以调节患者的焦虑情绪，增强心理应对能力，使之尽快地在心理和行为上适应手术，并促进术后躯体和心理的康复。这些心理干预方法除了适用于医学临床各种手术和检查，也适用于社会生活中许多应激场面。

1.提供信息　根据准确期望理论，向患者提供某种应激性医疗程序的真实信息，将会减轻患者的害怕情绪，使其忍耐性增强。目前有两种信息提供模式，即客观信息和主观信息。客观信息就是在术前向患者讲解手术的实际过程。主观信息是向患者提供有关手术时的各种真实感受、患者可以提出的要求和医生采取的相应措施。

2. 示范作用　儿童手术前的心理干预可采用示范法。一些国外研究者采用术前电影教育(替代示范法)取得良好的效果。示范法也可采用生活示范,即请做过类似手术并且现在恢复良好的患者进行现身说法。示范作用的其他条件是:模型和对象之间要尽可能在年龄、性别、手术种类等方面有类似性,采用的方式可以是现场、电影、录像或木偶剧等。示范作用也可用于成人。

3. 松弛训练　松弛训练是作为对手术刺激的一种行为应对策略,通常使用简单松弛反应法。腹式深呼吸是最简便,也是最常用的诱导方法。

通常认为,患者的焦虑会导致呼吸急促并以胸式呼吸为主,胸式呼吸又反过来刺激胸腔迷走神经,引起更高的焦虑反应。通过腹式呼吸可以阻断这种循环,使全身紧张性下降,焦虑程度减轻。

4. 认知疗法　这是一种应付应激情景的认知调整方法,在此又称"应激无害化训练"。其根据是,患者应激性焦虑反应的程度和方式取决于患者自己对应激事件的感知和思考,因此,通过帮助患者改变认知结构,焦虑即可减轻。

5. 刺激暴露　刺激暴露是行为治疗的一种,其依据是条件反射理论。研究证明,患者对医学操作的害怕反应有些是由过去的厌恶条件反射所形成,这种条件反射性的害怕反应,可通过反复暴露在能引起害怕的刺激之中而消退。因此,利用刺激暴露法可以克服患者对医疗操作或其他应激场面的焦虑反应。

6. 分散注意　该方法特别适用于短时的应激医疗操作,如注射、牙科检查和分娩等。分散注意的手段可由医生掌握,也可指导患者自己去掌握。

7. 家庭支持　在若干医疗操作程序中,只要有可能,应允许患者的家庭成员在场,以降低患者的焦虑反应。但是,也要注意避免家庭成员可能产生的负性示范作用或负性暗示作用。一般主张家人应和患者一起接受术前教育,表现良好者才可担当起家庭支持重任。

8. 采用催眠暗示法　对手术患者还可采用催眠暗示法,以降低其心理应激程度。但是,由于医院缺乏专门催眠人员,而短期内使患者学会自我催眠又不容易,所以限制了催眠法的使用。不过,在日常医疗操作过程中,医务人员可适当增加一些带暗示性质的良性暗示语,以增加患者安全感而不会有什么坏的影响。

四、康复科的心身问题

目前,世界卫生组织对康复所下的定义是指综合地、协调地应用医学、社会学、教育、职业和其他措施,对残疾者进行训练或再训练,以达到减轻致残因素造成的后果,尽量改善其功能,使其重新参加社会活动目的的一种过程。

(一)康复医学与康复心理学

1. 康复医学　第一次世界大战时期,战争造成了大量残疾者,在西方政府有关机构的支持下,康复服务机构开始出现,目的是帮助伤残者尽可能地恢复工作和生活能力。早期的康复服务机构只使用矫形手术和各种理疗方法。第二次世界大战期间,在腊斯克(H. A. Rusk)教授等的努力下,康复医学在美国成为医学的一个独立学科。而目前,康复医学的作用已经明显扩大。从工作对象来看,除因病、因伤而导致躯体或心理功能障碍外,还包括慢性病患者的身心康复和老年人的某些心身问题。从工作手段来说,包括手术的、理疗的、体育的、心理行为的各种技术的应用,涉及医疗康复、教育康复、职业康复和社会康复4个方面。

2.康复心理学　康复心理学是研究康复医学中的各种心理行为现象及其规律的一门学科。国外从事康复心理学工作的心理学家,其知识结构属于混合型,他们来自各种心理学机构。康复心理学的主要任务是促进残疾人和患者适应工作,适应生活和适应社会,从而最大限度地恢复和提高患者的社会生存能力。康复心理学的研究和工作内容包括以下几个方面。

(1)心理行为因素与残疾的关系　研究心理行为因素对伤残发生的影响和残疾对个体心理行为的影响及其适应过程。研究哪些心理、社会、环境及行为易造成伤残,如何改造环境、行为模式以减少残疾的发生;研究残疾人与慢性患者的心理行为反应及其适应过程,从而为他们提供准确及时的心理学帮助。

(2)对残疾人和患者开展综合性的社会服务　这项内容一方面是给患者以心理上的疏导与支持,特别是帮助他们克服悲观、焦虑、抑郁的消极心理,还要帮助患者进行认识重建,提高自身心理调控能力,增强自立自强意识,形成良好的行为习惯等;另一方面是消除社会对残疾人的偏见,消除影响他们日常生活工作的物理障碍,以提高其社会适应能力。对某些急性致残者,应当进行危机干预,帮助患者克服短期内出现的情绪危机。

(3)开展各种心理行为治疗技术的应用　目前各种心理治疗技术在康复心理学中得到普遍应用,其中行为技术的应用最为普遍,包括自我调整疗法、松弛训练、生物反馈疗法和运动疗法等。集体心理治疗在康复医学中有着特殊的意义。许多具有类似问题的残疾人,集体或定期集中接受心理治疗,患者之间互相交流治疗经验和心得,可以得到其他成员心理上的支持和鼓励,有利于在整个治疗过程中保持稳定情绪和坚定信念,因而可以获得更好的疗效。

(4)康复的心理评定工作　通过使用各种心理测量手段对康复过程及康复后的心理行为进行测评,及时把握心理状态,提高康复效果。

(二)伤残患者某些心理行为问题的干预

心理干预技术在康复科的应用涉及心理指导、心理治疗和社会干预等方面。

处理伤残患者的心理行为问题,应当采用综合的心理行为措施。但不论哪类伤残、因为什么原因导致的伤残,医护人员都应以认真负责的态度在精神上给予支持和启迪,这是最基本的处理方案。

1.心理危机　突然致残往往会使个体陷入严重焦虑状态,造成心理危机。患者表现恐慌和不知所措、态度被动、不思饮食、睡眠障碍,甚至处于意识混浊状态。此时,应采取积极干预措施,帮助患者渡过危机。

第一,应分散患者的注意力,争取时间等待其积极心境的出现。此时,可鼓励患者进行一些简单的操作训练,并告之这种训练将为整个康复计划做准备。

第二,将患者注意力吸引到那些经过努力较容易达到的目标上。一旦成功,患者易产生成功感,容易获得周围人的注意奖励,通过正强化取得心理上的支持,缓解消极的情绪状态。

第三,心理危机患者容易受到别人的暗示影响,倾向于仿效周围人的行为。因此,医生应在患者面前表现自然、镇静和有信心。对那些不能控制自己情感的亲友,暂时不应让其探视。

2.抑郁和自杀倾向　轻度的焦虑和抑郁,是残疾患者经常表现出的一般性行为反应。但如果经常显现或抑郁程度严重而不能克服,则容易产生自杀意念,必须及时发现和处置。

首先是辨别自杀倾向。具有自杀倾向的患者,往往语调悲哀,表现孤独,应引起医生的重视。对有自杀倾向的患者,要设法通过支持疗法使其重建起新的生活动机,使其对伤残条件下也能创造良好前景抱有信心。其次,自杀动机通常与抑郁发展有关,因此,处理好抑郁非常关键。除了必要时应用抗抑郁药物外,主要还是应针对患者存在的各种问题做深入的心理干预,应向患者说明哪些功能在今后可以得到恢复或补偿,哪些将会继续存在。这种实事求是的态度将会使患者对医生产生信任感。在此基础上,通过解释、支持和激励,鼓励患者面对现实,提高信心。但必须注意,不能在患者面前经常提起或暗示有关自杀的问题。良好的环境氛围对于克服抑郁也有帮助,明亮的光线、美好的图片等有利于减轻孤独感。

3.依赖感　依赖感会严重影响康复目标的实现,因此在康复过程中应始终注意防止其形成。伤残早期出现的依赖现象,一般在病情趋于稳定后会自行消失。但是,也有一部分患者在病情好转后反而更趋明显,形成依赖性,严重影响进一步的康复。依赖性实际上是一种习得性反应模式,其形成与操作条件学习中的正强化、负强化、惩罚和消退等行为学习机制有关。患者表现出对康复训练不感兴趣,对自身健康不负责任,安于接受亲友和护理人员的生活服务等。

在康复医疗过程中,应及早制订渐进性康复训练计划,根据病情及时督促和激励患者进行行为训练,通过有序的行为强化过程,能够有效地防止和克服依赖性的形成。

(三)社会因素在康复过程中的作用

在帮助残疾人和患者康复的过程中,社会因素的影响是不可忽视的,它直接关系到患者的心身康复过程。

1.消极社会因素　社会生活环境中对残疾人不良的态度和看法,往往给他们带来心理上的创伤,使之产生悲观消极的心理效应。例如,社会上有嘲弄与侮辱残疾人或患者,甚至虐待、遗弃残疾人或慢性病老人的现象。有时在交往中对残疾人流露出怜悯,这虽无恶意,但却会不经意中伤害其自尊心。

另外,享受优抚、劳保和残疾补助金等因素,有时会通过负强化作用而影响康复过程。例如,虽然已经可以出院,或应该开始康复训练计划,但他们可以表现或夸大不适感而不能执行。这时需要给予必要的教育和心理疏导,帮助其建立起自我护理和社会适应能力。

2.积极社会因素　目前,健全的残疾人社会福利事业正在发展之中。通过职业评价、职业指导、职业训练和就业等4个阶段的职业康复过程,帮助残疾人培养自立自强意识,学习生活和工作技能,提高社会适应能力。

五、肿瘤科的心身问题

肿瘤包括良性肿瘤和恶性肿瘤,由于恶性肿瘤对人体健康的危害严重,国内外对其有较深入的研究,而关于良性肿瘤与心身关系的研究较少。因此,本章节在此仅讲恶性肿瘤的心身问题。

恶性肿瘤的发生、发展、治疗和转归与心理、社会因素密切相关,因而可以被看成一类心身疾病,在临床工作中需要对肿瘤患者的心身问题给予更多的关注。

(一)恶性肿瘤的心理社会因素

心理社会因素是恶性肿瘤形成的重要影响因素,同样,恶性肿瘤患者的不良心理行为反应,也会严重影响病情的发展和患者的生存期。目前,心理社会因素与恶性肿瘤之间的关系大致包括以下几个方面:具有某些情绪或个性行为特征的人,其恶性肿瘤发病率较高;对恶性肿瘤发展和转归有直接影响的内分泌和免疫功能受患者情绪和行为反应的影响;具备某些心理行为特征的患者生存期较长;情绪支持和行为干预等心理治疗可使恶性肿瘤患者的平均生存期延长。

现代心理学的理论及其研究对肿瘤发展过程的解释如下:个体的情绪、人格等影响躯体生理功能,不良情绪、人格与行为方式长期作用可以导致躯体疾病,心理社会因素与恶性肿瘤的发生密切相关。有心理学家总结了肿瘤病因中心理、社会因素直接和间接作用的模式:间接的心理社会因素是指人类行为使个体增加暴露于致癌物质中,如吸烟对肺癌、阳光直射与黑色素瘤、酗酒与肝癌等,其机制较为复杂。直接心理社会因素主要指心理应激,如失去亲人的悲痛通过心身中介过程引起内分泌、免疫系统的改变,导致恶性肿瘤的发生。

(二)恶性肿瘤患者的心身反应

恶性肿瘤的诊断对患者而言是严重的应激事件,意味着健康、生命的丧失,加之公众对恶性肿瘤的理解基本是负性的,因此,诊断为恶性肿瘤会导致患者产生严重的应激性反应,引发各种心理和躯体问题。调查发现,恶性肿瘤患者中约有66%患抑郁症,10%患神经衰弱症,8%患强迫性神经症。80%的恶性肿瘤患者不是死于治疗期,而是死于康复期。肿瘤患者常出现抑郁、焦虑、精神错乱、厌食症、疼痛、恶心和呕吐等问题,其中抑郁症和焦虑性神经症具有较高的发病率。精神崩溃导致25%的恶性肿瘤患者治疗后存在复发转移。

1. 一般性应激反应　恶性肿瘤诊断是强大的心理应激事件,会对个体的心理、生理和行为产生巨大的影响,从而引发机体功能的进一步紊乱。主要表现为以下几个方面。

(1)认知反应　指强烈的心理应激破坏了个体的认知功能,导致感知觉过敏或歪曲、思维或语言迟钝或混乱、自制力下降、自我评价降低等现象。

(2)不良情绪反应　表现为焦虑、恐惧、愤怒和抑郁等多种不良情绪。其中,最常见的情绪反应是焦虑。在获得诊断的初期阶段,患者会处在极度焦虑状态,过度的焦虑又可破坏认知能力,使人难以做出符合理性的判断和决定。

(3)个体的行为主要表现为"战"或"逃"两种类型　"战"表现为接近应激源,分析现实,研究问题,寻找解决问题的途径;"逃"则是远离应激源的防御行为。此外,还有一种既不"战"也不"逃"的行为,称为退缩性反应,表现为顺从、依附和讨好。

(4)自我防御反应　表现为患者运用各种自我防御机制以减轻应激所引起的紧张和内心痛苦,但多数自我防御只能暂时减轻焦虑和痛苦。

另外,个体调动应对资源对应激源和反应进行应对,应对方式对恶性肿瘤治疗和病程产生影响。应对方式是指个体应对应激事件时所采取的心理和行为策略。良好的积极应对方式有利于患者应付应激事件,不良的消极应对方式不利于问题的解决。

2.诊断初期恶性肿瘤患者常见的心理变化

(1)焦虑 一旦确诊恶性肿瘤,焦虑是患者最早也最常见的心理反应。焦虑表现为对象不明确的恐惧,也即患者主观上体验到的是担心、害怕和恐惧,但又不能明确恐惧的对象是什么。焦虑除情绪上的表现外,还伴有交感神经功能亢进的躯体症状,表现为心慌、失眠、出汗、胃肠功能紊乱及烦躁不安、坐卧不宁。进入治疗阶段后,由于对治疗的效果、不良反应、手术可能给自己带来的痛苦和残疾及放射治疗和化学治疗的损伤等不确定事件担忧,会加重这种焦虑情绪。康复期的患者,病灶虽已被清除或控制,但"罹患恶性肿瘤"的标签作用依然困扰着他们,加之需要重新考虑工作、人际关系和可能的复发,患者会时时处在焦虑的情绪状态之中。

(2)否认 在一项对100例恶性肿瘤患者的调查中发现,有34%的患者开始不相信自己会得恶性肿瘤。心理学家认为这可能是患者使用"否认"的心理防御机制的结果。其目的是缓解内心的焦虑和不安。在否认阶段,患者可表现为对诊断结果无所谓,治疗的积极性也不高,幻想着诊断上的奇迹出现。不同的患者这一阶段的持续时间也不相同,对治疗的影响程度各异。一旦否认失败,患者会立即陷入严重的不良情绪之中。

(3)愤怒 有些患者在得知自己患恶性肿瘤后,怨天尤人,烦躁不安。甚至为一些微不足道的小事大发雷霆。这是愤怒情绪的出现。引起愤怒的原因是患者不甘心,但不得不接受罹患恶性肿瘤的事实,回想自己为人正直善良、工作兢兢业业,而灾难却偏偏降临到自己身上,内心的不公感油然而生。

(4)抑郁 58.3%的恶性肿瘤患者表现出消极悲观的情绪。具有抑郁情绪的患者得知自己罹患癌症又认为癌症可怕,会夺走自己的生命而无能为力。悲观失望,对前途失去信心,情绪低落,自我评价降低,自我感觉不良,对日常生活的兴趣缺乏,消极厌世。抑郁时常伴有失眠、食欲减低,无精打采,唉声叹气,严重者会出现自杀的愿望和企图。

(5)孤独 患者一旦进入患者角色,会暂时脱离家庭,脱离原先的工作岗位和亲朋好友,产生孤独感。有些恶性肿瘤患者的家属不想让患者知道病情,甚至不让医生告知患者诊断和治疗情况,无形中孤立了患者,也使之产生孤独感。

(6)多疑 多疑是恶性肿瘤患者较为普遍的心理现象,表现为患者过分关心自己的身体变化。表现在两个方面:其一是对诊断、治疗手段和病灶是否被清除等,表现出疑虑;其二是由于患者处在焦虑、抑郁的不良情绪状态下,心理上和生理上都较为敏感,对自己的身体和心理变化有较多的关注而导致焦虑。疑虑使患者忽略外界环境和自己的生活质量,陷入恐惧、焦虑的恶性循环。

(7)适应障碍 临床研究证明,有接近1/3的男性罹患恶性肿瘤后表现出不同程度的社交障碍,表现为不愿和别人交往,觉得自己的前途没有希望,甚至将自己和社会隔离起来。在疾病的治疗过程中,所有患者都会出现程度不同的角色适应问题,表现为在患病的初期,不能尽快进入患者角色,出现不遵医嘱、不配合治疗的现象;而在疾病的康复期,又拒绝恢复到正常人的角色中,不愿出院,不愿见人,不愿承担家庭和工

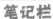

作义务。

3.恶性肿瘤手术治疗常见的心理问题　临床上,恶性肿瘤手术多为中、大型手术,手术对机体的损伤和破坏较大,危险性也较高。因此,面临恶性肿瘤手术的患者有较多的心理问题。

恶性肿瘤手术患者的突出心理问题主要表现在手术前和手术后。手术前患者由于对手术的安全性、手术能否成功担忧、害怕而产生强烈的焦虑情绪。某些手术不可避免会引起疼痛或功能障碍甚至残疾,也导致患者害怕、焦虑。

(1)手术前患者焦虑的原因

1)认知因素　医疗环境具有威胁性和不可预知性,手术和器械检查会带来痛苦和损伤等,这些不可控制因素可引起恐惧和焦虑。患者的不可预见性和不可控制感越强,焦虑和恐惧就越严重。

2)学习因素　以往有医源性痛苦的患者,如经历手术并引起痛苦,则会因曾经类似的条件学习而对目前的手术产生焦虑反应。没有医疗焦虑的人,如果目睹别人接受医疗操作引起痛苦,可由于示范作用产生恐惧和焦虑。

3)失助机制　某些手术或操作需要限制或固定患者,使之处在"被人控制"的情境中,患者因失助(缺乏控制的感觉)而焦虑。

(2)手术后患者常见的心理问题

1)抑郁　手术造成较大的心理压力或心理上的丧失感均会引发抑郁情绪。临床调查显示,乳腺癌根治手术、全盆腔脏器切除术和直肠全系膜切除手术等,易于造成器官损伤和功能障碍而较多引发抑郁情绪。

2)焦虑　手术后疼痛和对预后的担忧会导致患者出现焦虑情绪。患者会出现烦躁、失眠和感觉过敏等症状。同时,还会出现心率加快、出汗和呼吸不畅等自主神经紊乱的症状。

3)适应能力降低　因患病后需要进行各种检查和手术治疗,绝大多数患者依赖感增强,表现为虚弱、需要人照顾和陪伴。这种现象如果延续到手术后的康复期,会影响患者的社会适应能力,使患者长期处在患者角色之中。

4)康复动机降低　表现为患者对康复治疗和今后的社会功能恢复缺乏信心。

4.恶性肿瘤放射治疗和化学治疗常见的心理问题　手术、放射治疗(简称放疗)和化学治疗(简称化疗)是恶性肿瘤的三大治疗手段,从恶性肿瘤的治疗发展历史看,恶性肿瘤生存率的提高离不开综合治疗。手术和放疗是局部治疗手段,而化疗则是全身性治疗。放疗的优点是一定的放射剂量在杀死肿瘤细胞的同时,对正常细胞的损伤较轻微。

20世纪70年代以后,恶性肿瘤生存率的提高主要归功于化疗的进步,作为全身性的治疗手段,化疗对预防复发、转移有极其重要的作用。因此,绝大多数恶性肿瘤患者在经历了手术治疗后,还要进行化疗。放疗和化疗都有一定的不良反应和并发症。放、化疗患者的心理问题包括以下几种。

(1)由心理冲突导致的情绪与行为问题　放疗和化疗虽然是恶性肿瘤治疗的有效措施,但同时也会引起患者的痛苦。其中,常见的毒性反应是骨髓抑制和消化道毒性,患者会出现恶性、呕吐、消化道溃疡、白细胞降低等一系列反应,极大地影响患者的生活质量。放、化疗意味着痛苦,患者不愿接受;放、化疗又是治疗必须采取的措施,要生存就必须接受它。这时,强烈的心理冲突会导致患者出现怨恨、不满和抑郁等不良情绪,患者也可能出现攻击、防御等行为反应。

（2）对毒副作用的担心导致的恐惧与焦虑情绪　研究证实,放、化疗患者普遍存在对放、化疗毒副作用的恐惧。具有焦虑特质的患者与一般患者相比,恐惧和焦虑情绪更为严重,化疗引起的恶心与呕吐也会更严重、更频繁。

（3）由挫折导致的心理和行为反应　恶性肿瘤的放、化疗是一个相对长期的治疗过程,其间,患者不仅会经历放、化疗的毒副作用,还会经历治疗效果不明显或因毒副作用太强须终止治疗的种种不良事件。这些不良事件与治疗和康复的目标是相反的,背道而驰的。这时,患者将会体验到挫折,从而引发挫折后的心理和行为反应,如攻击、倒退、失望和失助等。

5.恶性肿瘤康复过程常见的心理问题　经过系统或姑息治疗以后,大多数恶性肿瘤患者的生理状况恢复良好。如果康复治疗顺利,很多患者可达到躯体功能的基本康复。

（1）康复过程常见的心理问题

1）恐惧心理　罹患恶性肿瘤及其治疗的不良感受和体验不会马上消失和淡忘,它会时时浮现在患者的脑海里,引起恐惧和其他不良反应。另外,对转移、复发和治疗不够彻底的担忧也是导致恐惧的主要原因。

2）自卑心理　恶性肿瘤的治疗可能破坏了个体形体的完整与美观,如乳腺癌根治术、直肠癌切除术等。由于形体美遭到了破坏,导致个体产生自卑心理。

3）抑郁情绪　患病使个体丧失健康、美丽甚至经济和社会地位。这些丧失带给患者的直接感受就是不愉快和抑郁。加之恶性肿瘤的康复期较为漫长,某些丧失和功能障碍是永久性的,患者会产生因自己患病而拖累家人的想法,使抑郁情绪加重。

4）躯体主诉　患病使个体经历痛苦的体验并得到了家人的照顾,长期的患者角色使患者安于现状,不敢或不想再承担正常人的责任。因此,患者的躯体主诉较多且与康复程度不相符合。加之患者处在这样或那样的不良情绪之中,导致自主神经功能紊乱,躯体不适感随之增加。

（2）康复期消极心理对康复的影响

1）使患者不积极采取必要的治疗措施,从而延迟或耽误有效的抗肿瘤综合治疗,失去确诊后的早、中期有利治疗时机,导致肿瘤的迅速发展扩散。

2）使患者不主动配合医护人员的治疗,医生难以采取有效的治疗措施,勉强接受的治疗手段不能有效地发挥作用。此外,消极情绪还可能使患者饮食锐减,因营养不良而迅速消瘦,甚至导致恶性病症的提前发生。

3）使患者错误地认为癌症是不治之症,听天由命,任其自然,无所作为。患者不注意生活的合理安排,失去了宝贵的综合系统治疗机会,加速了病情的发展。

4）使患者机体早已存在的神经内分泌失调进一步加剧,促使病情恶化。消极情绪直接影响下丘脑对机体的神经内分泌调节,促使肿瘤快速生长。

5）不良心理状态和紧张情绪可以通过中枢神经系统使机体的免疫功能降低,表现为巨噬细胞吞噬能力下降,胸腺功能失调,抑制抗体产生,自身稳定与免疫监视功能进一步发生障碍,从而使机体的抗肿瘤能力降低,促进肿瘤的复发和恶化。

（三）恶性肿瘤患者的临床心理干预

在对恶性肿瘤患者的心理困扰及其严重程度进行评估和诊断后，可进行临床心理干预，具体方法如下。

1. 一般性心理治疗　根据心理治疗的难易程度，可将心理治疗分为两个层次，即一般性心理治疗和特殊心理治疗。一般性心理治疗是指医务人员在与患者交往过程中，通过举止、表情、态度和姿势等影响患者的感受、认知、情绪和行为的过程。一般性心理治疗的基础是每个就诊的患者对医务人员都怀着一种崇敬、期望和求助的心理，医务人员的言行时刻影响着患者的心理。当患者处在患病状态，具有强大的心理压力时，医务人员给予一般性心理治疗能增强患者战胜疾病的信心。一般性心理治疗的常用方法如下。

（1）解释　患者罹患恶性肿瘤后，对自己所患疾病缺乏认识和了解，容易产生焦虑、紧张的情绪，对治疗过程所产生的不良反应和预后也存在担心和恐惧心理。医务人员及时向患者进行解释，对治疗过程和预后作科学性的说明，树立恶性肿瘤并非不可治性疾病的信念，可帮助患者消除顾虑，树立信心，加强配合，为治疗创造良好的条件。

（2）鼓励和安慰　患者由于疾病的折磨和对未来的担心，情感非常脆弱。医护人员将治疗方案的科学性、有效性和先进性告诉患者，可以消除患者的顾虑，坚定治疗的决心和信心。

（3）保证　患者在诊断之初，会因否认的心理防御机制而迟迟不进入患者角色。治疗阶段，患者往往担心治疗方案是否合理、医生是否有经验等。这时，医生如以科学的态度、充分的临床经验和科学研究为依据，向患者做解释和保证，则可消除患者的疑虑。

2. 支持性心理治疗　支持性心理治疗始创于 1950 年，是目前使用很广的心理治疗概念。这一疗法内涵广泛，一般是指医生采用合理的劝导、启发、鼓励、同情、支持、说服、消除疑虑和提供保证的方法，帮助患者认识问题、改善心境、提高信心、促进康复的过程。

罹患恶性肿瘤对个体而言是巨大的心理刺激，心身难以应付。这时，医生给予权威性的支持，使之增强抵御能力，恢复正常心理状态，进而适应环境。这种方法还可以帮助患者进行疏导，消除对某些敏感问题的恐惧和疑虑；可以公开讨论患者心中的委屈和不满，使焦虑的情绪得以缓解和消除。

支持性心理治疗注意充分调动患者心理上的积极因素加以支持和发扬，对患者心理上消极的一面积极给予疏导和宣泄，对灾难性情景有良好的指导作用。具体包括以下几个方面。

（1）针对应激源的应对　个体一旦被诊断患了恶性肿瘤，患者就处在察觉到面临死亡的威胁之中。要经受手术、放疗、化疗等一系列治疗过程，甚至要承受治疗无效的后果。这一重大的应激事件会对个体的心理产生强烈的冲击。另外，治疗过程中所遭遇的诸多事件也是不少患者过去未曾经历过的，患者对治疗过程充满不确定感。这时，医生要及时向患者提供疾病的性质、程度、可能的治疗方案的优缺点、治疗过程中的注意事项等信息，增加患者对疾病的控制感。

（2）减轻不良情绪　罹患恶性肿瘤对个体而言是重大的心理应激源，会产生强烈的应激反应,导致焦虑、抑郁、愤怒和无助等不良情绪,引发或加重原有的不良行为。倾听、疏导、支持和放松等方法均可减轻不良情绪。对具有严重不良情绪的患者,必要时应该给予抗焦虑或抗抑郁药物。

(3)提高应对技巧 不同的人对待应激事件的反应、处理方式不同,与个体的人格特征有关。有些人喜欢直接面对应激事件,及时解决问题;另一些人习惯采用"否认"的心理防御机制;还有的人则希望找他人倾诉以宣泄自己的紧张情绪。不同的应对技巧在不同患者可取得不同的应对效果。研究表明,对癌症及其治疗较恰当的应对技巧是接受、降低期望值和积极生活。

(4)恢复社会支持系统 研究表明,在得知诊断后数周到数月之内,患者的配偶也出现应激反应并表现出情绪症状。西德尼等对58名恶性肿瘤患者及其配偶进行的调查结果表明:①一方的焦虑与抑郁与患病方的症状呈正相关;②男性患者的回避与妻子的焦虑和抑郁呈正相关;③患者回避可预期较为明显的忧虑,男性患者的回避可预期其妻有较大的忧虑。这一结果提示,恶性肿瘤诊断不但可以引起患者的心理反应,也可以引起其家庭成员的心理反应,严重者可破坏原有的社会支持系统,而广泛的社会支持是减轻不良情绪、提高机体免疫力的重要环节。

3.认知行为治疗 认知心理学的观点认为,人不是刺激的被动接受者,人脑会积极地对所接收的信息进行加工,并把它们变成新的形式和范畴。认知理论认为,发生在刺激和反应之间的认知过程在决定人的行为方面起着非常重要的作用。认知活动决定着人的情绪和行为。不良情绪和心理障碍的产生是由个体歪曲的、不合理的信念和消极的思维方式造成的,对心理障碍的纠正和治疗是要发现和纠正个体的错误认知。

在恶性肿瘤的诊断和治疗过程中,患者会出现各种不良的认知,如"恶性肿瘤等于死亡,是不治之症""恶性肿瘤治不好,治好不是恶性肿瘤"等。上述不良认知可降低患者的依从性,并带给患者恶劣的情绪。虽然不良的认知与早年的生活经验、重大的挫折有关,但通过认知疗法可达到改变认知结构、消除不良情绪的目的。

认知疗法的步骤包括:对患者的心理、行为进行诊断;寻找认知偏差或不合理信念;进行选择式干预。具体步骤如下。

(1)教育 即向患者介绍有关疾病的科学知识,纠正错误观点(信念),指出公众对恶性肿瘤普遍存在一些错误观念,如恶性肿瘤不能治、罹患恶性肿瘤等于死亡、化疗难以忍受等。上述种种不正确的关于罹患恶性肿瘤的观念会使患者丧失治疗的信心。可通过宣传教育等方法矫正患者的不良认知。

(2)认知重建 包括帮助患者改变不正确的认知和态度,特别是帮助患者改变自我失败的消极思维。

(3)语言重构 以积极的语言代替具有消极作用的语言,但并不改变说话的内容。

(4)角色转换 引导患者进行换位思考,多从与自己相关的人的角度考虑问题。对每一个给自己造成困扰的问题进行多方位考虑,寻求多种解决途径。

4.团体心理治疗 团体心理治疗的基本观点是:许多情绪问题都源于与他人交往的困难,如感到孤独和被抛弃,不能与他人建立有意义的关系等。个别心理治疗虽能在这样的问题上给患者以帮助,但心理治疗的最终目的是让患者将在治疗中获得的看法和技巧运用到日常生活之中。团体心理治疗的优势就是让患者能够在他人在场的情况下解决问题,观察他人的行为反应,学习他人的行为方式。

团体心理治疗是将问题相似(如同是恶性肿瘤康复期)的患者组成小组(以 6～12 人为宜),治疗者一般待在相对隐蔽的地方,使小组成员彼此交流经验,评论自己和他人的行为,讨论自己和他人的问题,在逐渐暴露自己的弱点和相应的防御机制以后,患者对自己的行为逐渐表现得客观,逐渐习得了与他人共情的能力,当自己帮助别人时,也获得了自尊。同时,治疗者通过集体辅导、讨论和训练等手段,实施心理干预技术。

团体心理治疗的优点是:①节省时间,一个心理治疗师能同时帮助多个患者;②患者从观察别人的带有相似的甚至是更严重的问题中得到安慰和支持,更易改善心境,提高康复信心;③患者能够依靠与多种不同人的相互交往探索看法和反应,使某些操作性心理治疗技术更容易被患者接受。

 思考题

1. 简述心身反应、心身障碍和心身疾病的概念。

2. 分析心身疾病的影响因素。

3. 试述心身疾病的发病机制。

4. 简述心身疾病的诊断、治疗与预防方法。

5. 试述不同年龄阶段常见的心身疾病。

6. 试述循环系统常见的心身疾病及其干预策略。

7. 试述消化系统常见的心身疾病及其干预策略。

8. 试述呼吸系统常见的心身疾病及其干预策略。

9. 试述内分泌、代谢系统常见的心身疾病及其干预策略。

10. 试述神经、肌肉系统常见的心身疾病及其干预策略。

11. 试述妇产科、五官科和外科的心身问题及其干预策略。

12. 试述康复科的心身问题及其干预策略。

13. 试述恶性肿瘤患者心身问题的心理社会因素及其临床心理干预。

(贺　斌)

第八章

患者心理

学习目标

学习要点:

- 患者的概念。
- 患者角色的概念。
- 患者的权利与义务。
- 患者角色的适应类型和行为。
- 患者的心理需要。
- 急性期患者的心理特征及心理干预措施。
- 慢性期患者的心理特征及心理干预措施。
- 临终患者的一般心理特征及心理干预措施。
- 器官移植患者的心理特征及心理干预措施。
- 美容整形术后的心理特征及心理干预措施。

学习要求:

- 认知目标:掌握患者角色、权利与义务,了解各种患者的心理特点、心理需要。
- 技能目标:掌握各种患者的心理特征及心理干预措施。
- 情感态度:通过对患者角色和心理需要的认识和学习,在临床工作中对各种患者的心理问题进行指导,预防各种不必要的医患纠纷。

案例引入

刘阿姨,公务员,退休3个月,子女均在外地工作。自诉半年来全身乏力、心悸、气短,时有头晕,经常告诉家人身体不适,要求到医院住院检查。查房时自述不适症状特别多,医生在与其交谈过程中了解到其对自我能力表示怀疑、失望,自信心不足,情感幼稚,凡事都依赖医护人员和家人,希望家人陪伴。

问题:刘阿姨的行为属于患者角色类型中的哪一型?

笔记栏

第一节　患者心理概述

一、患者的概念与患者角色

(一)患者的概念

1.患者　传统的医学生物模式认为,只有生物学病变并具有求医行为和处在医疗中的人才能称为患者。随着社会的发展,健康和疾病的概念也发生了转变。当代的生物-心理-社会医学模式认为,健康不仅是没有躯体疾病,而且是在身体、心理和社会功能 3 个方面的完善和谐状态。无论是躯体病变还是心理疾病,都会影响一个人的情绪、思维和社会活动。因此,患者的概念应该是患有各种躯体疾病包括生理功能障碍、心理障碍或者精神性疾病的个体,不论其求医与否,统称为患者。

2.病感　病感是个体患病的主观体验。往往表现为各种躯体和心理不适的临床症状,但在疾病的早期或者病情轻微的情况下也可以没有病感。病感可以源于躯体疾病,也可以由心理与社会功能障碍引起。患者患病的主观体验与医生对疾病的实际判断,在性质上和程度上可能会有所不同。在临床工作中应该注意这个差异。

3.患病　健康的实质是机体内环境的相对稳定,身心统一,以及人体与环境的和谐。传统的医学生物模式认为,患病只是患者具有生物学上的病变,而忽略了心理和社会功能方面的因素。患病包括机体组织器官的器质性病变和生理功能的损害、个体主观体验的病感及心理和社会功能异常等几个方面。

(二)患者角色

1.患者角色的概念　美国社会学家米德(G. H. Mead)于 20 世纪 30 年代将原本是戏剧术语的"角色"一词引入社会心理学领域,认为每一个人在社会中都扮演不同的角色,一个人就是所扮演的各种社会角色的总和。社会角色是与人的社会地位、身份相一致的一整套权利、义务和行为模式。人的社会地位与身份在不同的社会条件下会有所不同,所以一个人可以同时和相继扮演不同的社会角色。

患病时的个体被疾病的痛苦所折磨,有治疗和康复的需要和行为,个体需要从其他社会角色中转换到患者角色。美国社会学家帕森斯(T. Parsons)从社会学的角度,观察患者与周围人的互动。他认为,患者角色的概念应该包含以下 4 个方面的内容。第一,患者可以从常态的社会角色中释放出来,免除其原有的社会责任和义务。第二,患者对其陷入疾病状态是没有责任的。疾病是超出个体自控能力的一种状态,也不符合患者的意愿。患者本身就是疾病的受害者,他无须对此负责。第三,患者应该努力使自己痊愈,有接受治疗、努力康复的义务。第四,患者应求得有效帮助并在治疗中积极配合。主要是寻求医生的诊治,并与医生合作。

2.患者的权利与义务　患者作为一种社会角色,享有其特殊的权利,并承担相应的义务。我国学者将患者的权利和义务概括如下。

(1)患者角色的权利　第一,享有医疗服务的权利;第二,享有被尊重、被了解的权利;第三,享有对疾病诊治的知情同意权;第四,享有保守个人秘密的权利;第五,享有监督自己医疗权利实现的权利;第六,享有免除病前社会责任的权利。

（2）患者角色的义务　第一,及时就医,争取早日康复;第二,寻求有效的医疗帮助,遵守医嘱;第三,遵守医疗服务部门的各项规章制度,支付医疗费用;第四,患者要和医护人员合作,配合诊治护理工作。

（三）患者角色的适应类型

1.角色适应　角色适应是指患者与患者角色期望基本符合。如承认自己患病,积极接受治疗。主动采取各种措施促进恢复健康,疾病痊愈后能及时从患者角色再转换到正常的社会角色。

2.角色阙如　患病后不承认或者没有意识到自己是个患者,没有或拒绝认同患者角色。如缺乏医疗知识的人因不能识别疾病,而不认同患者角色。经济紧张的人怕花钱而不愿治疗。还有人由于社会文化的原因,认为不需要治疗而没有进入患者角色。

3.角色冲突　患者在角色转换中不愿和不能放弃原有的角色,行为与患者角色行为相互冲突。常见的有因为工作繁忙不能安心治疗,因不能放弃家庭责任而影响治疗等。另外,还有因长期担任某种社会角色形成行为习惯,干扰患者进入患者角色。角色冲突多见于承担较多的社会或者家庭责任,而且事业心、责任心较强的人。

4.角色强化　随着躯体的康复,患者角色也应转化为正常的社会角色。如果这种转化发生阻碍,个体安于患者角色现状,角色行为与其躯体症状不相吻合,过分地对自我能力表示怀疑、失望和忧虑,行为上表现出较强的退缩和依赖性,这就是患者角色强化。角色强化常出现在病程后期,患者已适应其角色行为,而不愿从中解脱。有的患者角色强化是因为继发性获益,如患病后可以从原来的各种生活、工作的压力中解脱,并可以得到各种补贴、赔偿或来自亲友和医护人员的关心和照顾。

5.角色减退　个体进入患者角色后,由于某种原因又重新承担起本应免除的社会角色的责任,放弃了患者角色去承担其他角色的活动,而使患者从患者角色中退出。家庭工作中的突发事件,如家属突发疾病、工作单位发生事故等,均可导致患者角色减退。工作中向患者提出新的要求,如考评、考核等,也可导致角色减退。

6.角色异常　这是患者角色适应中的一种特殊类型。患者无法承受患病或不治之症的挫折和压力,对患者角色感到厌倦、悲观、绝望,由此而导致行为异常。表现出绝望,冷漠,拒绝治疗,直至以自杀手段来解脱病痛之苦,对医护人员产生攻击性行为等。多见于慢性病患者、长期住院患者和治疗困难的患者。

二、患者的角色行为

（一）求医行为

1.求医的原因　患者察觉到自己有病时是否有求医行为,与个体的生理、心理和社会等方面的因素有关。

（1）生理原因　身体某些部位发生病变,患者主观感受到身体不适或者疼痛难忍而求医。实际上不论患者所患的疾病性质和严重程度如何,患者的主观感受常常是促使患者产生求医行为的重要因素。

（2）心理原因　某些生活事件使个体精神遭受刺激而导致心理紧张、焦虑、恐惧,为缓解负性心理反应和精神痛苦而求医。

（3）社会原因　某些疾病对社会产生现实的或者潜在的危害而求医。如传染病等。

2. 求医行为的类型　求医行为是人类进行防病、治病和保持身体健康的一种重要行为，可分为主动求医行为、被动求医行为和强制性求医行为。主动求医行为是患者主动采取相应的行为治疗疾病，是最常见的求医行为。被动求医行为是指患者无法和无能力做出求医决定和实施求医行为，在他人的帮助下寻求医疗帮助，如婴幼儿患者、处于休克昏迷中的患者、垂危患者等，必须有家长、亲友或者其他护理人员的帮助才能去求医。强制求医行为是指公共卫生机构或者患者监护人为了维护人群或者患者健康和安全而给予强制性治疗的行为，主要是针对有严重危害的传染病患者和精神病患者。

3. 求医行为的影响因素　求医行为的影响因素主要有以下几个方面。①动机：包括疾病的诊治和保健检查的目的及非医疗目的，如法律纠纷方面的动机等。②对疾病的认知程度：包括对疾病严重度和后果的认识，是否有一定的医学常识等。③经济因素：包括医疗费用的负担等。④求医条件：包括医院距离、交通、医疗水平高低等。⑤心理因素：包括对疾病和某些医疗手段是否过于恐惧和害怕，由于求医经验形成对医院的心理定势等。⑥社会文化因素：如社会习惯、文化背景、宗教信仰等。

（二）遵医行为

遵医行为是患者对于医务人员医疗行为的认同与执行。遵医行为在患者的就医行为中是十分重要的组成部分，医生对患者诊治疾病是否顺利、临床疗效及康复的完整都与患者的遵医行为有着密切的关系。患者只有和医生密切合作，严格遵守医嘱才能使身体尽早康复。否则医生的技术水平再高、医院的设备再先进，也达不到预期的治疗效果。所以是否有良好的遵医行为，是影响疾病治疗的决定性因素。

1. 影响遵医行为的因素　影响患者遵医行为的因素主要有以下几个方面：①与患者对医生的信任和满意程度有关，医生的知名度、服务态度直接影响患者对医生的信任和尊重的程度，也影响患者遵医嘱的程度；②与疾病的种类、严重程度和患者的就医方式有关，慢性病患者、轻症患者和门诊患者不遵医嘱的情况较多，急性病患者、重症患者和住院患者，对医嘱改变较少，遵医嘱程度较高；③与患者的主观愿望和医生治疗措施的吻合程度有关，当患者希望使用的治疗与医生所给予的治疗，两者发生矛盾和差异时，不遵医行为就不可避免地发生了；④与患者对医嘱内容的理解和记忆及治疗方式的复杂程度有关，医嘱中的一些医学术语，可能让患者产生理解上的偏差，或者服用的药物过多，用法过于复杂，往往使遵医行为发生偏差，老年人、文化程度低及智力低下者尤其如此；⑤与患者经济条件及继发获益有关，药物及检查等费用相对较高，或者因医疗保险及其他方面的影响，可能使患者拒绝治疗。

2. 强化遵医行为的方法　强化患者遵医行为需要患者、医院和社会多方面的共同努力。作为患者，应该通过学习了解有关医药卫生知识，正确认识健康与疾病，加强对遵医行为重要性的理解，提高治疗疾病的责任感，并及时与医务人员交流思想，消除对治疗的顾虑和偏见；作为医院，应切实加强医患双方沟通，改善医患关系，加强医院管理，使医务人员有精湛的技术、和蔼的态度以赢得患者的信任，医务人员在开医嘱时尽量简明扼要，并向患者做恰当的说明，执行医嘱时应注意调动患者积极性，使患者理解医嘱，主动执行医嘱；从社会的角度上，健全医疗保健制度、加强健康教育等因素都可以起到提高社会成员遵医行为的作用。

第二节　患者的一般心理特征

在患病状态下,患者会出现一些和健康人不同的心理反应。健康人的心理活动主要是适应社会生活,而患者的心理活动则更多地指向自身与疾病。不同年龄、性别及不同种类疾病的患者其心理变化都有不同的特点。研究表明,患者在患病期间普遍会有以下几种心理特征。

一、患者的一般心理特点

(一)患者认知、意志活动特征

1.认知活动特征　患者认知活动特征可分为以下两个方面。

(1)感知觉异常　在感知方面,患者的注意力由外部世界转向自身的体验和感受,感知觉的指向性、选择性及范围都发生了相应的变化。进入患者角色后,由于疾病的反应和角色的变化,患者的主观感觉异常,敏感性增强。患者对自然环境的变化,如声、光及温度等特别敏感,稍有声响就紧张不安;对躯体反应的感受性增高,尤其对自身的呼吸、血压、心搏、胃肠蠕动及体位等感觉都异常敏感,对症状的敏感性增强。由于主观感觉异常,患者还会出现时间知觉异常和空间知觉异常,有的人甚至会出现味觉异常等现象。

(2)记忆和思维能力受损　在记忆方面,患者存在着不同程度的记忆力异常。一些躯体疾病伴发明显的记忆减退,如某些脑器质性病变、慢性肾衰竭等。另外,患者的思维活动也受到一定的影响,判断力下降,猜疑心理明显,也常常影响患者对客观事物的正确判断。

多数脑血管疾病的患者伴有不同程度的认知功能损害。例如,血糖的波动可直接影响糖尿病患者的注意力、定向力、记忆和思维等,慢性阻塞性肺疾病可导致呼吸衰竭和脑缺氧。对病情严重的患者在病情缓解时做神经心理成套测试表明,其注意测绘、语词性及视觉记忆、一般智力及数学问题解决等认知功能均有损害。

2.意志活动特征　治疗疾病的过程对患者来说也是一个以恢复健康为目的的意志活动。患病后患者主要表现为意志行为的主动性降低,对他人的依赖性增加,如有的患者意志力减退,不能按医生要求完成治疗,使疗效受到影响。许多患者有行为退化的现象。行为退化指的是患者的行为表现与年龄、社会角色不相称,显得幼稚,退回到婴幼儿时期的模式。如躯体不适时发出呻吟、哭泣,甚至喊叫,以引起周围人的注意,获得关心与同情。自己能料理的日常生活也要依赖他人去做,希望得到家人、朋友、护理人员无微不至的照顾与关怀。

(二)患者的情绪特征

1.情绪活动特征的变化　情绪不佳,是患者普遍存在的一个情绪特征,尤其是危重疾病、慢性病、疾病的开始期,和一些疗效不佳、后果严重的不治之症的患者,心境更差。情绪不稳定是患者的另一个情绪特征,常因较小的刺激而产生明显的情绪波动,

笔记栏

变得容易激惹,情感脆弱,易受到医务人员的消极语言诱导或暗示,导致情绪紧张,心神不宁。

2.患者常见的情绪反应　临床常见的患者情绪问题,有焦虑、抑郁、恐惧、愤怒等。

(1)焦虑　焦虑是人们对环境中一些危险或重要事件即将来临时紧张不安的情绪状态。在焦虑状态下伴随明显的生理反应,引起许多身体不适感,自主神经系统活动增强,肾上腺素分泌增加,引起血压升高、心率增快、呼吸加深加快、出汗、面色苍白、口发干、大小便频率增加等。如果这种状态持续存在,还会出现坐立不安、来回走动和发抖等现象,并且对消化和睡眠也有明显影响。产生焦虑的原因主要是患者对疾病的担心,对疾病的性质、转归和预后不明确;对带有一定危险性的检查和治疗怀疑其可靠性和安全性;对医院陌生环境和监护室的紧张氛围感到担心和害怕等。

(2)抑郁　抑郁是以情绪低落、兴趣缺乏等情感活动减退为主要特征的一组症状。在抑郁状态下,个体会有悲观、失望、无助、冷漠、绝望等不良心境,并产生消极的自我意识,如自我评价下降,自信心减退,有自卑感及无用感。在行为方面,个体会有活动水平下降、言语减少、兴趣减退、回避他人的特点。在生理功能方面,还会出现睡眠障碍,食欲、性欲减退,内脏功能下降及自主神经紊乱的症状。严重的器官功能丧失、预后不良的疾病、危重疾病及某些对工作和生活影响较大的疾病更容易使患者产生抑郁情绪。另外,抑郁情绪的产生,还与患者的个性及社会经济因素有关。

(3)恐惧　恐惧是企图摆脱某种不良后果和危险而又无能为力时产生的紧张情绪。恐惧常导致回避和逃避行为,能使机体避免接触某些对个体有危害的事物,对保存个体有积极意义。个体在恐惧时会有血压升高、心悸、呼吸加快、尿急、尿频及厌食等生理反应。在许多情况下患者都可能出现恐惧情绪。一些非常规的检查和治疗,如腰椎穿刺、截肢、摘除器官等都会带来痛苦引起患者恐惧情绪。其中手术患者的恐惧情绪最为常见,儿童患者恐惧也是其主要的心理反应。

(4)愤怒　愤怒是人在追求某一目标的道路上遇到障碍,受到挫折时所产生的一种紧张情绪。令人愤怒的事通常和个人的愿望相违背,愿望不能实现并一再受到阻碍时,便产生愤怒情绪。患者往往认为患病对自己是不公平的,加上疾病的折磨,而感到愤怒。愤怒会使患者产生攻击行为,攻击的对象可以是引起愤怒的对象,如医护人员,也可以是患者自己。虽然攻击可以缓解患者心理紧张,但也可能造成医患关系紧张,影响治疗进程,并会因此产生新的心理问题。对于愤怒的患者,医护人员应该冷静对待,通过关心与解释,平息其愤怒情绪。

(三)患者的行为反应

1.依赖行为　依赖行为是指患者在治疗过程中,因疾病的影响和医护人员及家属的关怀和照顾等因素,使其主动性下降,遇事没有主见,对他人的依赖性增高。在遇到一些事情、选择和困难时,表现出过分依赖的心理,同时渴望医务人员及家属对自己表示友好的感情,如果对自己非常友善,心情就会愉快,反之就会沮丧到极点。

2.不遵医行为　不遵医行为是指患者对于医务人员医疗行为的不认同与不执行。常由医患关系不良,患者不能很好地理解医嘱,治疗效果差,患者缺乏相关的医药卫生知识,对不遵医嘱的后果认识不足,患者以往的不良经验和对治疗的偏见等原因导致。

3.退化行为　当患者因疾病受到挫折无法应付时,放弃已经学会的成熟态度和行为模式,使用以往较幼稚的行为,其行为表现与年龄、社会角色不相称,退回到婴幼儿时期的模式。表现为自我中心加强、依赖性增强、兴趣狭窄等。

4.攻击行为　患者因自身患病,加上疾病的折磨、治疗受阻、病情严重或者医患冲突等原因,而产生攻击行为,攻击的对象可以是患者自身,也可以是医护人员、医疗设施等。对于具有攻击行为的患者,医务人员应该通过关心、照顾和解释来改善其情绪,使其攻击性降低。

二、患者的心理需要

人们在健康时往往能够去主动满足自己的各种需要,而患病后往往无法按照通常的方式去满足需要,而且因社会角色的变化还会产生新的需要。所以,医护人员应了解并帮助患者满足其心理需要,促进疾病的康复。

(一)生存需要

人们在身体健康时对饮食、呼吸、排泄、运动及睡眠等生存需要很容易被满足。患病后这些基本生存需要的满足则受到阻碍和威胁。不同种类的疾病及不同的病情严重程度对生存需要的影响程度不一样。例如,大小便失禁患者对排泄需要的满足受到影响、瘫痪患者对于肢体活动的需要受到影响等,不仅直接影响患者的生理功能,也对情绪有极大的影响。

(二)安全需要

疾病本身就是对人安全的威胁。病情越严重或患者自认为病情越严重,安全需要就越强烈。例如,危重患者、急诊患者安全需要十分强烈;儿童、老年患者和有夸大病情倾向的患者,常因认为病情严重而有较强的安全需求。由于安全的需求,患者会对医疗条件有一定的要求和期望。良好的医疗条件是满足患者安全需求的一个重要方面,这包括安静舒适的环境,完备先进的检查设施设备,严格的医院管理制度,医务人员较高的医疗水平、和蔼的态度、认真负责的工作作风等。

(三)交往需要

患者的正常活动与交往因疾病受到不同程度的限制,因而出现人际隔离和信息隔离的现象,使患者产生交往需要,尤其是住院患者。患者的交往,主要有两大方面。一方面是在医院环境中建立新的社会联系和交往。在医院期间,患者需要围绕治疗疾病这个中心建立联系,需要和医生、护士、病友交往,在交往中交换有关疾病的进展、诊断和治疗方面的信息。另一方面是希望保持和原有社会环境的接触,患者需要与家庭成员沟通,与同事和朋友保持联系和交往。

(四)尊重需要

尊重需要是人的基本需要之一。患者希望在医疗过程中被认识、被理解、被尊重。但是,由于医患之间患者一方常处于被帮助、被支配的地位,处于相对劣势的位置,临床上不尊重患者现象屡见不鲜。因为暂时脱离了正常的社会角色,所以患者原来满足尊重需要的途径暂时缺乏,使者变得自尊心更强,更敏感,尊重的需求更强烈。不被尊重常会引发患者的不满和愤怒,不仅影响医患关系,而且也是患者心理问题的来源,必须引起医护人员的注意。

(五)自我成就需要

患病时最难以满足的就是自我成就需要,主要表现在表达个性和发展个人能力方面感到力不从心,成就感下降,特别是有些意外事故致残者,其自我成就需要受挫更严重。因此,鼓励患者战胜病痛,对生活充满信心,就显得尤为重要。

患者的心理需要会以各种方式表现出来,若得不到满足便会产生一些抵触行为。所以,医护人员应认识和了解患者的心理需要,根据具体患者的心身特点加以引导和解决。

第三节　各类患者的心理特征及心理干预

一、不同病期患者的心理特征及心理干预

(一)急性期患者的心理特征及心理干预

1.心理特征　急性期患者许多病情较重,需要紧急处理,患者的心理反应往往非常激烈。常见的心理特征主要为以下几个方面。

(1)焦急心理　由于起病急骤,疾病发展迅速,患者对突如其来的疾病缺乏足够的心理准备,加上疾病本身带来的痛苦,并且患者没有时间安排工作和家庭生活,导致患者产生严重的焦急心理。

(2)惧怕心理　很多病急性期患者需进入抢救室接受治疗。神志清醒的患者目睹了紧张的抢救过程和死亡的情景,对抢救室的各种医疗设备也会产生恐惧心理。有些疾病本身对患者造成了心理压力。如心肌梗死患者可因持续性剧痛,而产生濒死的惧怕心理。车祸患者看到自己大量出血,浑身剧痛时精神极度紧张,更加重了惧怕心理。

(3)依赖心理　突然发生的疾病和创伤对患者是一个严重的应激。有的患者可能会使用一些不成熟的心理自我保护措施,以减轻巨大的心理压力。急性期患者常会出现依赖心理,表现为主动性下降,遇事没有主见,对他人的依赖性增强。在遇到一些事情、选择和困难时,表现出过分的依赖心理。

2.心理干预　医务人员的心理素质和技术水平对急性期患者的心理反应起重要作用。医务人员积极、快速、有序地投入抢救和治疗,可以减轻或消除患者的紧张心理;医务人员沉着、冷静和果断的处理措施可以增加患者及其家属的安全感。对于急性期患者,主要是给予对症、支持治疗,要尊重、理解患者的情绪,耐心安慰和鼓励患者,帮助其正确地对待疾病,积极配合医务人员进行检查和治疗,促进病情稳定和早日康复。

(二)慢性期患者的心理特征及心理干预

1.心理特征　慢性病指病程超过3个月、症状相对固定、常常缺乏特效治疗的疾病。如原发性高血压、冠心病、糖尿病、慢性阻塞性肺疾病及类风湿关节炎等。慢性病的发病率在我国呈逐年上升的趋势,严重危害人们的健康,给社会经济的发展造成巨大的损失。包括心理干预在内的慢性病的综合治疗对控制慢性病的发展有重要意义。疾病慢性期患者的心理特征主要有以下几个方面。

(1)主观感觉异常　慢性期患者常常将注意力转向自身,感觉异常敏锐,对自己

身体的细微变化感受性明显增高,对疾病的症状反应明显。患者常会诉说自己的各种不适,并且总是思虑着自己的疾病,而对其他事物很少关心。

(2)抑郁心理 慢性病长期迁延不愈,患者的生活和工作受到了很大的影响,甚至丧失劳动力,经济上也蒙受巨大的损失。慢性病给患者的事业、家庭带来了负面影响,使患者感到沮丧、失望、自卑和自责,对生活失去热情。有的患者经受了长期的疾病折磨,对治疗缺乏信心,悲观绝望,甚至感到生不如死,产生轻生念头。

(3)怀疑心理 慢性病病因复杂、病程长、见效慢,患者常因对疾病缺乏正确的认识、疗效不明显,而怀疑治疗方案和医生的治疗水平。有的患者会到不同的医院去检查和治疗;有的患者会反复要求会诊和改变治疗方案,甚至自行更换药物。这都会影响医患配合,严重影响治疗效果。

(4)患者角色强化 慢性期患者长期休养、治疗,已习惯于别人的照顾,行为上表现出较强的依赖性,更强烈地需要他人关注;因为长期处于患者角色,患者心理变得脆弱和社会退缩,回避复杂的现实。这些都使得患者角色强化。

(5)药物依赖和拒药心理 许多慢性期患者需要长期服用药物,因病情稳定需要停用某些药物和因病情变化需要更换其他药物时,患者会变得非常紧张和担心,甚至出现一些躯体化症状;有些慢性期患者则担心药物的不良反应大,对药物产生恐惧心理,甚至干脆拒绝执行医嘱或偷偷将药扔掉,导致治疗困难。

2. 自我概念 自我概念一般是指个体对其自身品质和特性的相对稳定的看法,也是对自身生活许多方面的自我评价的总和,包括躯体自我、成就自我、社会自我和私人自我等方面。

(1)躯体自我 身体意向是对个体躯体功能和形象的察觉和评价。研究发现住院患者的身体意象明显下降。慢性期患者不仅负性评价疾病本身,而且整个身体意象都笼罩在负性评价之中。

(2)成就自我 在职业和非职业活动中取得成就是获得积极自我概念的一个重要因素。许多人的满足感主要来自于工作和职业,另一些人则从业余爱好和休闲活动中获得乐趣。慢性病在一定程度上威胁着这些重要方面,患者的自我概念会受到损害。

(3)社会自我 重建社会自我是患慢性病后重新适应生活的重要方面。与家人和朋友的交往是自尊的重要源泉。社会资源可以使慢性期患者获得他们迫切需要的信息、帮助和情感支持。支持系统的崩溃会影响生活的各个方面。因此,要鼓励家属积极参与患者的康复过程。

(4)私人自我 疾病慢性期使个体的私人空间严重受限,许多疾病使患者不得不依赖他人。这种个体独立性的丧失给他人增加的负担都是对于自我概念造成的严重威胁。患者个性残留的核心部分,即对未来的抱负、目标及欲望,也可因疾病慢性期而受到影响。

3. 心理干预 疾病慢性期的综合治疗是一个长期的过程,要有一个科学合理的治疗计划。除了常规的医学治疗以外,还要对患者进行自我健康管理,对患者进行心理健康辅导,并对心理问题进行干预,主要包括以下几个方面:①支持性心理治疗,慢性病病程长,病情容易反复,所以要充分理解和尊重患者,给予心理支持和安慰,帮助患者建立社会支持系统,树立战胜疾病的信心;②情绪管理,帮助患者学习识别和察觉自已的情绪变化,培养积极乐观的情绪,让患者意识到保持积极乐观的情绪有利于机体的康复;③认知行为治疗,以更加合理的思考模式来评价自己的疾病、生活和工作,发展有效的应对策略应付生活中的变化,学习适应性的行为,使患者保持良好的心态,提高患者对疾病慢性期综合干预计划的依从性。

二、临终患者的一般心理特征与临终关怀

(一)临终患者的一般心理特征

大多数临终患者的心理特征可分为以下 5 期。

1. 否认期　肿瘤患者在被告知自己患上癌症,即将离开人世时,不能接受现实。通常采用否认机制来应对这一信息所引起的惊恐。这时患者表现为焦虑和忧郁。

2. 愤怒期　当患者意识到死亡不可避免时,常常表现为愤怒,愤怒可指向周围环境和所有人,包括医护人员。

3. 协议期　处于极度痛苦中的晚期患者,为减轻疼痛、痛苦,延长生命,常表现为一个服从医疗的"好患者",要求做各种检查,希望以此来换取痛苦的暂时解除。

4. 抑郁期　当疗效不满意,病情不断恶化时,情绪沮丧,对事物淡漠,心灰意冷。需要亲人在旁,以免孤独地离开人世,患者表现为焦虑、恐惧、失望、消极抵抗的心理。

5. 接受期　患者从恐惧、焦虑不安中解脱出来,以积极乐观的态度面对现实。

临终患者的心理状态极其复杂,绝大部分患者首先是对疾病的否定,表现为忧虑、抱怨和发泄,接着开始对疾病妥协,听天由命,进而出现自卑、自责和忧郁,最终接受事实,变得平静、安然。这时患者特别需要他人的关怀和尊重。要主动与患者进行沟通,多接近患者,充分了解其心理的活动情况,对患者多一些同情和安慰,耐心地安抚患者,分散其注意力,尽力驱散围绕在脑海中的死亡阴影。

(二)临终关怀

临终关怀是一门以临终患者生理、心理特征和临终照护实践规律为研究对象的新兴边缘学科,其目的在于使临终前患者的生命质量得到提高,减轻其肉体及精神上的痛苦,使其平静、舒适、无痛地度过人生的最后时光。根据我国国情改进临终关怀模式,改善伦理环境,加强政府支持和社会资助,有助于临终关怀事业在我国的发展。

1. 临终关怀对象及形式　临终关怀的主要服务对象是各种急、慢性损伤或疾病致心、肝、脾、脑、肺、肾等器官功能衰竭,面临生命危险的患者或各类晚期癌症等绝症患者,尤其是剧烈疼痛导致身心极度痛苦者。目前世界上临终关怀机构的组织类型有 3 种:一是独立病院;二是在医院内设置专科病区或病房;三是家庭临终关怀。在我国以家庭临终关怀为主,其具体内容包括:对临终患者注册登记,到患者家中提供全面的身心照顾与支持,使患者与亲人共同走过人生路程的最后一段。

2. 临终关怀的性质及其意义　了解人类临终问题的普遍性和严重性是认清临终关怀的性质与意义的关键。预计到 2025 年,我国 60 岁及以上的老人将达到 2.8 亿,占我国总人口的 18.4%;到 21 世纪中叶,将达到 4.5 亿,占世界老年人口总数的 24%,占亚洲老年人口总数的 36%。也就是说到 21 世纪中叶地球上每 4 个老年人中就有 1 个是中国的。从这些数据可以看出"人口老龄化"已是非常严峻的问题,在我国大力推广临终关怀刻不容缓。随着老龄人口的增多、疾病谱的改变,目前,心脑血管

疾病、恶性肿瘤是导致老年人死亡的重要原因。这些疾病均表现为相对缓慢的发展过程,其共同点一般有以下2点。①患者在晚期出现明显衰弱阶段,以恶性肿瘤患者最为典型;②经历长期令其丧失生活能力的疾病折磨,合并阶段性的病情恶化,最后缓慢地衰竭死亡,以慢性病患者为典型代表。临终关怀应立足于提高临终患者的生命质量,使其安详、有尊严地走完人生的终点。临终关怀的意义远远超出了医学的范畴。人们也越来越认识到,对于临终老年人来说,传统的、机构化的卫生保健形式可能并不是帮助他们和提供爱心的最有效途径。对于一些临终患者来说,尽管卫生保健系统不断有技术革新,却没有强调减轻患者的痛苦和提供尊严。临终关怀是一个节省费用、解决濒危患者家庭照料困难的重要途径。

(1)减轻痛苦　对临终患者的治疗与护理,本着减轻痛苦的原则,不以延长临终患者的生命为目标,而以对患者的全面照护为宗旨,以提高患者临终阶段的生命质量,通过舒缓治疗和护理,其疼痛等临终症状得以缓和与改善,从而获得一种舒适安宁的状态。

(2)树立信念　有生便有死,死亡和出生一样是客观世界的自然规律,是不可违背的,是每个人都要经历的事实,正是死亡才使生显得有意义。而临终患者只是比我们早些面对死亡的人。死赋予生以意义,死是一个人的最终决断,所以,我们要珍惜生命,珍惜时间,要迎接挑战,勇敢面对。

(3)关心体贴　在临终阶段,恶性肿瘤患者除了生理上的痛苦之外,更重要的是对死亡的恐惧。美国的一位临终关怀专家就认为,"人在临死前精神上的痛苦大于肉体上的痛苦"。因此,一定要在控制和减轻患者身体痛苦的同时,做好临终患者的心理关怀。

(4)尊重人格　患者尽管处于临终阶段,但个人尊严不应该因生命活力降低而递减,个人权利也不可因身体衰竭而被剥夺,只要未进入昏迷阶段,就具有思想和感情,医护人员应维护和支持其个人权利,如保留个人隐私和生活方式,参与医疗护理方案的制订、选择死亡方式等。

(5)调适关系　死亡并不仅仅是患者一个人的事情,参与其中的,还有患者的家属、朋友和医护人员等。因此,一定要调节好患者和亲人、朋友之间的关系,让患者安详地离开,亲人、朋友平静地陪患者走完生命的最后一程,不留下遗憾。

3.我国临终关怀事业面临的问题

(1)缺乏应有的死亡教育和伦理道德教育　中国人对死亡的看法深受传统文化如儒家、道家、佛家思想的影响,许多人对死亡的认识还很原始,仅仅处于恐惧和孤独痛苦中,而科学的死亡观是"不以延长生命为目的,而以减轻身心痛苦为宗旨",实际上就是为死亡寻求心理适应,这种良好的心理适应对于临终者的家属也同样必要。因此,在中国发展临终关怀,必须突破传统的思维定式,使更多的人彻底更新观念,完善死亡教育和伦理道德教育,建立正确的生死观。

(2)传统医学理念的影响　临终关怀是由医护人员、社会学者、心理学者、伦理学者、律师、志愿人员和宗教人士等共同参与和完成的,是一个立体化社会服务机构。临终关怀的服务对象是各种疾病末期、恶性肿瘤晚期的患者,此时期治疗已不再生效,生命即将结束。所以患者最需要的是身心舒适,对这些患者不是通过治疗使其免于死亡,而是通过全身心照护,提供姑息性治疗,控制症状,解除痛苦,消除焦虑、恐惧,使其获得心理、社会支持,得到安宁。因此,临终关怀的理念是由过去以治愈为主的治疗转变成为以对症为主的照护。对临终患者使用高技术的抢救设备,只能使患者挣扎在死亡线上,延长其死亡过程,增加痛苦,同时也加重家属在情感、心理和经济上的负担。因此,要开展临终关怀服务就要求我们必须进行理念的更新。

(3)实施临终关怀的决定权问题　由谁来决定对患者放弃治疗,实施临终关怀?在患者的治疗过程中,医生最了解患者病情,根据病情可以判断预后。但在我国,在现行医疗体制下,医生对治疗无望的患者没有决定放弃治疗、实行临终关怀的权力。只要家属或患者坚持医治,医生将竭尽全力挽救患者生命。对濒临死亡的患者,还要应用呼吸机、除颤仪等医学技术手段强行延长生命,使患者挣扎在死亡线上。这实质上是延长了死亡过程,对其本人来说已无任何意义,只会增加痛苦。抢救患者需要消耗大量的医疗资源,支付巨额的医药费用。另外,家人在看护中会出现体力耗竭,对治疗无望的情感痛苦。当经济和体力均出现透支时,才消极地放弃治疗,使患者在痛苦、绝望中离开人世。这值得我们深思。

(4)临终关怀机构数量不足　我国每年新发现的恶性肿瘤患者有200万之多,每年死亡约140万。在我国已经进入老龄化社会的今天,老人越来越多,人们对有尊严地死亡的关注及在临终方面费用的增加等,促使临终关怀服务的需求量大大增长。我国自1998年7月天津医学院第一所临终关怀研究中心成立后,全国各地也因地制宜地创办临终关怀服务机构,目前已有120多家。但对于我们这个有14亿人口,尤其是老龄人口逐渐增多的大国,无疑是杯水车薪。大部分患者都还是在综合性医院的病房中走向生命的终点。临终关怀机构的缺乏限制了临终关怀事业的发展。

4. 我国临终关怀事业发展的展望　根据目前临终关怀在世界范围内的发展,结合我国的实际情况,我们认为临终关怀在我国的发展应着重注意以下几个方面。

(1)将国家、集体作为发展临终关怀事业的最重要主体。国家要制定相关政策、法规及相关的法律条文,并认真地组织实施;民办临终关怀事业是一支重要的力量,应充分挖掘,使之发挥更大的效能;动员全社会力量,大力开展死亡教育和临终关怀知识的普及及宣传工作,扩大临终关怀在公众中的影响,引起社会的重视与关注。

(2)临终关怀应走上制度化道路。临终关怀服务大部分应纳入医疗保险之中,从而扩大临终关怀服务的覆盖面,使得更多的患者能享受这一福利。

(3)临终关怀的发展要注意多渠道。可建立多种形式的服务机构,如独立的临终关怀医院、在综合医院开设临终关怀病房、家庭临终关怀病房、临终关怀的居家服务等。

(4)加强对临终关怀专业人员的培训。编写相关科普文章、教材,举办各种培训班、讲习班,在医学院校增设"临终关怀学"等课程,逐渐形成一支临终关怀的专业骨干队伍;设立临终关怀学专业,加强对临终关怀基本理论的研究。

(5)我国临终关怀事业的发展必须从国情国力出发,应该循序渐进,逐步扩大。临终关怀将家庭成员的工作转移到社会,使照料工作社会化,将家庭责任转由社会来承担,而社会承担离不开经济条件支持。

(6)临终关怀的推广需要人们在观念上进行一场革命。一是要改变死亡的传统观念,二是要改变使用卫生资源的传统观念。

总之,随着我国人口老龄化的发展,社会对临终关怀的需求将越来越强烈。临终关怀是一个节省费用的有效照料方法,是解决濒危患者家庭照料困难的重要途径。注重临终关怀,使濒危老人尽量获得善终的关怀,有尊严和安详地告别人生。发展具有中国特色的临终关怀事业,是一项庞大的系统工程,需要全社会的广泛参与,才能不断地将临终关怀事业引向深入。

三、器官移植患者的心理特征及心理干预

器官移植是20世纪生物医学工程领域中具有划时代意义的技术,是医学的一大进展。中国器官移植始于20世纪60年代,虽然起步较晚,但发展较快,50年来取得了令人振奋的成果。在1972年成功完成了国内第1例肾移植手术,1977年成功完成了国内第1例肝移植手术和第1例心移植手术。1979年卫生部与同济医科大学联合成立了中国第1个器官移植研究所,建立了器官移植登记处,拥有了一大批优秀的器官移植专家。20世纪80年代后,随着有效免疫抑制剂的出现,移植技术的改进,围手术期处理的加强与经验的积累,器官移植的成功率与长期存活率明显提高,患者的生活质量也随之改善,器官移植由临床试用成为功能不可逆转器官的一种公认治疗方法。然而,随着人们生活质量的提高以及对心理健康认识水平的提高,由器官移植引发的不同群体的心理问题越来越凸显出来,随着生物医学模式向生物-心理-社会医学模式转化,移植受者出现的情绪障碍、心理排斥反应、心理社会功能康复、心理社会因素等引起国内外学者广泛关注。

(一)器官移植患者的心理特征

身临绝境,不得不移植他人器官的患者,焦虑和抑郁情绪伴随着对疾病的发现和了解而产生。当患者被告知需要进行器官移植时,昂贵的手术费用和对手术的恐惧、担忧,使手术成为新的焦虑源。决定进行移植手术后,因供体器官来源不足,许多患者往往要等几个星期、几个月、几年,甚至更多时间。在此期间由于新生的希望随时可能被健康状况的恶化或等待时间的延长所磨灭,患者做着生与死的准备,抑郁、焦虑和暴躁情绪随之加剧,对自身病情及未来失望,情绪低落,有的出现自责自罪感,甚至自杀倾向。有了供体后,手术前患者热切希望通过移植手术彻底治愈,认为手术是能带来新生活的唯一希望,同时又存在对手术的焦虑、恐惧及术后效果的担心等情绪。表现为注意力不集中、睡眠障碍、易怒、烦躁、心悸、多汗等。对生命前景非常关注,担心出现生理排斥反应等。另外,患者同时存在一般手术患者共有的心理特征,如依赖性增加、猜疑心重、感情脆弱、情绪不稳等。由于疾病折磨,患者迫切希望能通过手术彻底治愈疾病,解除痛苦,恢复健康,对手术抱有极强的生存寄托,乐观期待心理由此而生,激发出积极向上的乐观心情。关心手术前后检查的结果,往往将手术视为一种奇迹,对手术效果期望值过高。

器官移植后受者的心理特征:一个人的心理是否健康和其自我意识水平密切相关。自我意识也称自我概念,是个体对自身生理、心理和社会功能状态的知觉和主观评价,包含个体在社会实践中对自己及自己与周围关系的认识。包括生理自我、社会自我和心理自我。自我概念具有保持个体内在一致性、解释经验及决定期待的功能。对于器官移植受者,已形成自我概念中的生理自我会因移植手术而被破坏,进而影响自我概念保持个体内在一致性、解释经验等功能,并导致其心理上产生一系列的变化。

器官移植受者在心理层面上接纳移植器官是一个心理同化过程,也就是其自我概念重新整合的过程,一般分为2个阶段。

　　1.异体物质期　见于术后初期。受者想到的是以损害他人的健康,来延续自己的生命,即使器官来自刚死的人,也是将自己的生存机会建立在别人死亡基础上,患者会陷入深沉的抑郁。一种不属于自己的物体进入体内,会产生一种强烈的异物感,觉得这一脏器功能活动与自己的功能不相协调,自己的身体完整性受到了破坏,因此担心自己的生命安全而恐惧不安,为自身脏器的丧失而抑郁、悲伤。有时,这种排斥还受到供者与受者个人关系的影响。如果是活着的供者,其原先与受者有矛盾,使受者从心理上厌恶这一器官,可拒绝来自该供者的脏器。

　　2.部分同化期及完全同化期　不良心理反应大为减少。此时部分受者到处走访打听,希望详细了解,使他获得第2次生命的供者的全部历史、特征甚至生活琐事,犹如我们所得到心爱物品,总是想详尽地了解一样。曾有报道,供者的详情被受者了解后,其心理特征可能对于受者的心理活动及人格产生影响。如女性受者移植男性的肾后,心理活动变得男性化;反之,男性受者性格也可变得女性化。受者已很自然地接受其新脏器为身体的一部分,除非被问或检查,他不会提到其存在。新器官已被统合在受者身体及自我内部意象里。

　　(二)器官移植患者的心理干预

　　如果受者总把新器官作为一个独特的部分对待则是心理整合过程中可能出现问题的表现。心理排斥是心理整合过程出现问题的表现之一,主要表现为焦虑与忧郁情绪,时刻感到不属于自己的物体进入了体内,与自身的功能不协调,自身完整统一性遭到破坏。心因性排斥反应可能表示受者处理其下意识冲突的失败,这种下意识心理冲突所引发的忧郁可能会降低患者对免疫药物治疗的顺从性,从而导致排斥反应的发生。所有患者在移植后早期阶段均有欣慰感和再生感,随着继续治疗及并发症的发生又会变得沮丧万分。患者的精神状态受移植器官在体内功能的影响巨大,尤其排斥作用、长期使用免疫抑制剂、发生其他并发症等都会引起精神症状,尤以抑郁和焦虑常见,有的甚至有自杀意念或行为。在术后2周以内,一些受者出现了焦虑、妄想、抑郁等心理异常状态。究其原因,除上面所提到的几个方面之外,还和术后病房ICU的特殊环境有关。不同性别、年龄、文化程度移植患者术后焦虑抑郁症状的严重程度不同,中年人出现率高,可能是中年人承担家庭和社会多种角色,心理压力较重,极易发生心理冲突和应激的缘故;学历愈高者焦虑程度愈重,女性比男性更易产生抑郁症状,可能由于对手术成功的期望值过高所致。

　　1.对术前和术后继续治疗中焦虑、抑郁情绪的干预　焦虑是一种伴随着不祥预感而产生的令人不愉快的复杂情绪状态。

　　(1)术前心理干预　术前心理干预可减轻患者的应激反应,缓解疼痛和焦虑。手术前的心理准备可以减轻患者的焦虑、恐惧等不良反应心理,减少手术后的并发症,促进伤口愈合,利于康复。术前访视和心理疏导能有效降低患者的心理应激反应水平,为手术的顺利进行创造良好条件。患者术前对手术期望越符合实际,对手术基本过程越了解,术后生活质量提高越多,术后恢复就越快。将病例资料分类储存,让患者及家属了解其所患疾病的基本病理、目前最新治疗方式及预后,同时提供类似患者病情的成功病例资料,尤其是反映术后功能结果的影像学资料,使患者对疾病有充分的了解和心理准备,提高患者战胜疾病的信心,鼓励他们为战胜疾病做好身体和心理上的准备,对他们克服焦虑、抑郁、恐惧情绪和积极主动地配合治疗具有良好功效。

(2)术后健康教育 移植术后患者最关心的是移植器官的存活与功能状态,因此,加强术后患者的健康教育很重要。使患者掌握自己的病情发展情况,术后早期的病理、生理特点及护理重点,日常生活中的注意事项等,使患者在康复阶段能够有效发挥自身的主动性,这不仅提高了患者的自信心,锻炼了患者的意志,还有利于康复治疗的顺利进行。除此之外,医院还可以指导患者和家属,让患者有合理释放内心不良情绪的机会,如对坐立不安处于高焦虑状态的人给其独处时间或不予打扰,让他们有整理自己情绪的机会;对情绪低落、缺乏意志力、处于抑郁状态的人给以安抚,鼓励他们说出来、哭出来。

2.对心理排斥的干预 心理排斥是在器官移植中越来越被关注的问题。目前一些医院为了帮助患者解决术后心理排斥问题,术前对患者进行心理健康知识的教育,让其了解心理情绪与自身健康的关系,鼓励其积极主动掌握有利于心理健康的防御和应对措施;鼓励患者了解移植器官的结构位置、手术方式、术前及术后注意事项,对移植后出现的问题及应对措施做出预测和解释;鼓励患者多读书、看报、听轻音乐,减少在ICU的社会隔离和精神隔离感。

3.社会心理支持 随着生物医学模式向生物-心理-社会医学模式转化和人性化服务需求的提高,医生和护士无疑成为患者家属和亲友之外有力的社会心理支持源。社会及家庭对患者的理解、支持、关心、鼓励,不但使患者感受到亲情的温暖,而且可以获得精神上、心理上的安慰,减轻心理负担,提高患者的生活质量。社会支持能有效地缓解移植术后患者的心理压力,提高患者的生活质量,减少患者对术后治疗的依从性。而近几年国内出现的病友联谊团体或组织,则为器官移植受者康复阶段提供了更有力的帮助。这种组织不仅让患者找到知音分享他们相似的经历体验,而且,那些手术后成功重返社会生活的病友对于其他人是一个好的榜样,激励其他人建立新生活的信心。医院利用这种联谊组织对患者进行健康教育、回访服务,积极诱导患者的健康心理,帮助患者顺利进行由患者向正常人角色的转化,促进其社会功能的恢复。

四、医疗美容整形中患者的心理特征及心理干预

(一)美容整形术后的心理特征

科学技术的迅猛发展,使人们通过整形美容外科的技术手段实现重塑自身美丽成为可能。然而外科手术本身就是一种高风险的治疗措施,术后可能带来疼痛、继发畸形等负效应,甚至更为严重的后果,同时在围手术期受术者还可能出现一系列诸如焦虑、担心手术失败后社会角色变化等心理并发症。整形美容外科由于受术群体的特殊性,围手术期心理并发症发生率可能更高,发生情况可能更严重,重视不够或处理不当可能导致受术者术后恢复延迟,治疗的依从性和对手术效果满意度下降,甚至引发医患之间的敌对情绪和医疗纠纷。因此,了解整形美容受术者的心理特征和术后心理并发症的发生情况有助于提高认识,加强应对措施和减少医患矛盾。

术后心理并发症主要有焦虑、抑郁、睡眠障碍、失望。其中面部除皱术患者焦虑发生率最高,为85.7%;隆鼻术、眼部整形手术受术者术后失望发生率较高,分别为

67.1%、65.6%；而隆乳术受术者抑郁和睡眠障碍发生率最高，分别为 86.8%、92.1%。整形美容外科医护人员面对的不是一般意义上的患者，而是整形美容受术者或求美者。美容手术的效果不是以单纯的症状解除、功能改善为标准，而是与就医者的心理因素密切相关。另外，美容手术也是一种外科手术，具有手术所具有的风险和恢复过程。但目前一些整形美容医疗机构为追逐经济利益，无视科学，通过各种媒体大肆夸大整形美容手术的实际效果，严重地混淆了整形美容受术者对手术风险、恢复过程及其实际效果的认识。整形美容外科手术除本身作为外科手术是一种创伤，可能出现瘀斑、淤血、身体不适等反应外，绝大多数受术者还会出现不同程度的心理并发症，而且心理并发症比一般外科手术易于出现。

眼部整形手术和隆鼻术后失望发生率高，可能与眼部在人的容貌中占据重要位置，而术后局部肿胀等导致受术者面部外观怪异从而易使受术者对手术效果即刻产生失望的情绪变化有关。而面部除皱术受术者焦虑发生率高，这可能由于手术范围较大、疼痛、担心并发症等，易产生焦虑的情绪变化。隆乳术受术者国外报道易出现自杀倾向，隆乳术受术者抑郁心理并发症发生率高，持续时间长，推测乳房发育不良或认为自己乳房不够大的求美者，本身可能潜藏着严重的心理问题，或者术后的"假乳房"能否被性伴侣接受等因素导致了心理异常。在各个年龄段的受术者中，中年尤其是更年期女性心理并发症发生率最高。不同年龄段接受的手术种类不同，社会需求、文化层次、世界观、生活环境、审美观及对手术认识和理解上的较大差异，因而心理特点和对手术的要求也不一样。中年妇女由于生理的变化，更渴望年轻，因而心理因素更为复杂。20 岁以下求美者年轻，心理上相对单纯，因此术后心理并发症相对较轻。

（二）美容整形患者的心理因素分析及心理干预

在整形美容手术咨询过程中存在心理问题的患者达 47.7%。美容整形行业将患者分为以下 3 类：先天性缺陷患者、后天性畸形患者和追求完美要求整形的患者。在美容整形前，了解患者的心理状态，必要时对患者进行相应的心理干预，能够有效缓解患者的不良状态，获得良好的临床疗效，同时缓和医患关系，避免医疗纠纷的产生。

1. 先天性缺陷患者的心理因素分析及心理干预措施

（1）先天性缺陷患者的心理因素分析　由于孕妇妊娠期用药不当或遗传等因素，有些患者具有先天性的外貌缺陷，如先天性小耳畸形、唇裂、鼻畸形、大面积黑色素痣等。此类患者心理上比其他人更为敏感早熟，在容易形成社会认知的儿童时期，周围都是正常人，尤其是同龄的小伙伴外貌都正常，会使先天性缺陷患者格外注重外貌的差异，加上周围孩子年少无知进行嘲笑、讥讽，使此类患者极易产生强烈的自卑感，形成内向孤僻的性格，与周围世界脱节，自我封闭严重，更有甚者出现自闭症、孤独症及人格障碍等。因为其相貌、性格的问题在交友、工作方面也不太顺利，先天性缺陷患者一般长期生活在自卑与压抑之中。美容整形可以使其相貌上获得改善，心理上得到安慰。因此，随着美容整形行业的发展，先天性缺陷患者对于运用手术方法改变自己的外貌具有强烈的渴求，但很多患者因为所抱希望太大，整形之后效果没有完全达到预期要求而使医患之间产生不必要的纠纷。在患者进行手术前，医院应向患者耐心详细说明手术所能达到的效果，让患者做好心理准备，以免期望过高。

（2）先天性缺陷患者的心理干预措施　先天性缺陷患者性格较木讷，不善言辞，如先天性小耳畸形患者患有心理问题的检出率高于健康正常人群，主要为缺乏自信心,抑郁、焦虑及人际关系敏感和社交困难,较严重的还有敌对及攻击性等。医生是通过手术修复来完成耳郭再造,需要与小耳畸形患者进行有效的沟通和交流,促进其主动配合医生治疗,在术后的恢复阶段应用放松训练技术消除紧张、焦虑等不良情绪。鼓励患者面向社会,积极参与集体活动,能够主动地表达自己的情绪、情感,克服自己的强迫观念,转移注意力,同时克服术后反应所引起的情绪变化。

2. 后天性畸形患者的心理因素分析及心理干预措施

（1）后天性畸形患者的心理因素分析　后天性畸形患者很多情况是由意外伤害造成的,如烧伤、烫伤、砍伤等,也有一部分是因肿瘤的生长而致的后天性畸形。这些患者一直拥有正常的容貌,前者因为意外事件而突然致伤,这种瞬间性的意外会使患者产生极大的心理负担,对意外形成的畸形怀有恐惧心理,对自己产生厌弃,情绪不稳定,暴躁易怒,常常迁怒他人。尤其是年轻人群正处于人生最美好的时期,有激情有活力,突然受伤会担心自己的学业、工作、婚姻、前程,因而产生焦虑、恐惧、悲观心理。特别是女性患者,容貌受损会使其情绪波动剧烈,产生抑郁焦虑心理。中年人一般是家中的顶梁柱,容貌受损一般会担心丢失工作,不能为家庭创造经济利益,同时也担心为配偶和孩子带来影响,会产生暴躁、易怒心理。老年人则主要担心会为儿女增添负担,成为包袱、累赘,常会表现为烦躁、孤独、抑郁等。后者多为良恶性肿瘤的生长及病变导致的畸形,患者术前多表现为思想负担大,担心,焦虑情绪明显,心烦,易怒,饮食、睡眠情况不好。

（2）后天性畸形患者的心理干预措施　对于此类患者,必要的心理护理是必不可少的。因是意外致伤,或者肿瘤致畸,面部又是关键部位,患者常常期望过高,希望医生妙手回春,恢复原有模样。医生应该对求助者形成初步印象,对一般心理健康水平有一个初步的分析,热情、真诚地根据患者情况把治疗方案及时与患者讨论,使患者能够心中有数,端正心态,从而积极配合治疗,达到良好的临床效果。心理护理中,医生可以运用轻柔礼貌的语言以拉家常、聊天的方式与患者进行沟通交流,了解致伤原因,充分共情、积极关注同时以合理情绪疗法进行心理疏导,消除患者的不良情绪,同时让患者全面了解术后的恢复状况,形成全面认识,增强信心。

3. 追求完美要求整形的患者的心理因素分析及心理干预措施

（1）追求完美要求整形的患者的心理因素分析　美容整形中此类患者占大多数。这类患者外貌上均属正常,有的由于工作原因要求整容,如演员、主持人等,期望通过整容使自己变得更为完美;有的认为自己某一部分存在缺陷而想修复弥补,如单眼皮者想做成双眼皮、鼻部垫高、隆胸,等等。患者一般心态健康正常,能够克服手术前产生的害怕紧张心理,会积极主动配合医生治疗。

（2）追求完美要求整形的患者的心理干预措施　追求完美而整形的患者一般要求进行重睑、隆鼻、面部除皱等手术治疗及微整形塑形注射治疗。如轮廓塑形患者,一般追求脸部比例符合黄金标准,医生可以结合患者的脸部轮廓特点,采用假体植入、磨骨、削骨及注射类整形美容技术达到改善轮廓的效果。接诊医生应热情、礼貌、诚恳,行动、言语轻柔,使患者心理上有信任感、安全感。医生要以愉快的情绪去感染求美者,唤起患者对生活的热情,增强患者的信心,建立良好的信任基础上的医患关系,从而使患者对医生产生认同感。医患关系越好,认同点越多,患者越会对医生产生肯定定势,从而会对治疗后效果较为满意,会以更积极的心态回到社会。

笔记栏

 思考题

1. 患者的概念是什么?

2. 患者角色的权利有哪些?

3. 患者角色的义务有哪些?

4. 角色阙如的表现是什么?

5. 求医行为的类型有哪些?

6. 临床常见的患者情绪问题有哪些?

7. 患者的行为反应有哪些?

8. 患者的心理需要有哪些?

9. 急性期患者的心理特征主要包括哪些方面?

10. 慢性期患者的心理特征有哪些?

11. 临终患者的心理特征可分为哪几期?

12. 临终关怀的措施有哪些?

（冯淑曼）

第九章

医患关系

学习目标

学习要点:

- 医生角色、医患关系和医患沟通的定义。
- 医生角色的心理修养,医生的责任、权利和义务。
- 社会文化因素对医疗行为的影响。
- 医患关系的基本结构、特点和类型。
- 医生因素对医患关系的影响。
- 患者因素对医患关系的影响。
- 就医过程对医患关系的影响。
- 社会媒体导向对医患关系的影响。
- 医患沟通的形式和层次。
- 医患沟通不当的主要表现形式。
- 言语沟通和非言语沟通的技巧。
- 沟通技巧在临床中的应用。

学习要求:

- 认知目标:掌握医患关系的概念、医患关系的基本模式及医患沟通的方式;熟悉良好医患关系的重要性;影响医患关系的要素及医患沟通不当的表现形式。

- 技能目标:掌握言语沟通和非言语沟通的技巧,并能熟练运用于临床工作中。

- 情感态度:学习医患关系有关知识,并能采用适当的交往方式,形成良好的医患关系。

案例引入

　　一位少女因阴道出血在其母陪同下来医院就诊。自述是骑自行车时摔伤后腹痛不止。体格检查未发现丝毫损伤的痕迹，X 射线也未查出疼痛和出血的原因。接诊医生根据观察和经验，怀疑其为异位妊娠，建议转妇产科进一步检查和治疗。但是患者及其母亲都坚持少女未婚、月经一直正常，何来异位妊娠而拒绝转诊。无奈之下医生只好给予患者常规的镇痛、止血治疗。可是当天夜里患者就因异位妊娠大出血导致休克而紧急住院，经全力抢救虽保住了性命，但却因宫体破裂出血过多而不得不摘除了子宫，留下终身遗憾。

　　问题：医生应如何行使权利和履行义务？如何承担医生的角色和责任？

第一节　医生角色与医疗行为

一、医生角色

　　医生角色(role of doctor)是一种社会角色，与患者角色相反。社会对于医生角色的界定在不同的社会背景或不同的历史时期内容有所不同。但总的说来，当前社会对医生角色的认定基本一致。医生角色是指在医患关系中占据主导地位，并遵从与诊断、治疗相关的职业规范，通过一定的行为模式对患者负责的群体。其职责有三方面：一是诊断和治疗的责任；二是预防和保健的责任，如健康体检、对工作和生活起居的建议、对不同年龄组饮食结构的建议、进行保健性的心理咨询等；三是为社会提供安全感，这是这一行业存在的重要价值之一，医院及医生的存在就是为现实中的群体健康提供生理、心理上的安全保证。

　　加拿大皇家内科及外科医生学会曾发起过一个"医生新千年能力项目"，是定义医生角色的完美例子，被多个国家应用。该项目定义的 7 种医生角色为：①医学专家，具有诊断和治疗的能力，以符合伦理和高效的方式照护患者，寻找相关信息并将其应用于临床实践，提供关于患者治疗、教育和法律意见的有效咨询建议；②沟通者，与患者建立良好的治疗关系，收集并整理患者资料，和医疗团队讨论与病情相关的信息；③合作者，和其他医生有效协商，有效帮助其他跨学科团队的活动；④管理者，有效利用资源以在患者照护、学习需求和外部活动之间实现平衡，睿智分配有限的医疗资源，在医疗保健组织中高效地工作，利用信息技术来优化对患者的照顾，终生学习，并参与其他活动；⑤健康倡导者，能识别影响患者健康的重要决定性因素，为有效改善患者和社区的健康做出贡献，识别和应对这些问题，并做适当的宣传；⑥学者，制订、实施和监督个人继续教育项目，批判性评价医疗信息的来源，使患者、学生和其他卫生专业人员的学习变得更方便，为新知识的发展做出贡献；⑦专业人才，以诚信、诚实和同情心实现最高的医疗质量，具有恰当的个人和人际专业行为素养，以符合医生义务和伦理的方式行医。

（一）医生角色的心理修养

在各种社会文化中,医生角色是指直接从事疾病诊疗的医务人员,通常具有社会文化规定的角色行为,这些角色行为规定了医生的职业行为,也保证医生角色能行使其职责和义务。要胜任医生这个职业,需要具备符合职业要求的心理修养。主要表现在以下几个方面。

1.角色形象 全世界对医生角色的社会文化要求都规定,医生需着职业装。白大褂是医生角色的形象表征,因此医务工作者被誉为白衣天使。医生形象应传递给患者安全、信任、责任和智慧的信息,使患者能将生命托付,成为患者及家属健康的承担者。只有了解医生角色,才能恰当表现医生的社会形象,包括着装、发型、言谈、行为举止等。例如,患者就诊时,医生的角色形象会影响患者对医生的选择。医生不适当的打扮有时会降低患者的信任感。患者可能会认为,过度时髦打扮的医生不够严肃认真,衣着很随意的医生使人缺乏安全感。当然,这可能是患者对医生责任感和专业技能的判断有先入为主的偏见。

2.角色行为 社会文化规定了医疗行为发生在特定的从事专门医疗服务的医院或诊所,即医生角色只出现在医疗环境中。这不仅因为医疗行为需要特殊的设备、条件和环境,还因为医疗服务关乎生命,必须在符合进行医疗服务的特定场所开展服务。在医疗场所发生的角色行为,也使患者对医生角色行为有更好的专业认同度,增强患者的安全感和信任感,同时有利于医患沟通和其他诊疗行为。不同的医疗服务任务,执业的场所可能不同,如在基层卫生院,防病、治病有时可能需要走访患者的家庭,上门调查和指导。不同专业涉及不同的治疗方法也需要不同的场所。如门诊诊疗室、手术室、导管或器械检查室、重症监护病房等。

3.医生的语言 在医疗服务过程中,医生角色要求医生使用职业语言,包括口头语言、书面语言及肢体语言。口头语言表现在与患者的沟通、收集病史、协商诊疗方案、教育患者、告知病情和预后等过程中。书面语言表现在病例记录及医疗文书的书写,病情证明、会诊记录、医学鉴定等方面。肢体语言是医疗行为中常见的交流语言。肢体语言包括眼光接触,诊疗中的躯体接触,床旁的检查,对各种检查和化验单结果的肢体反应、表达和指示等。医生语言需要专门的训练,良好的职业语言不仅促进医患沟通,还能提高依从性,提升患者的满意度,减少医患矛盾和医疗纠纷。相反,训斥患者,不负责任的病情告知,以诋毁同行来展示自己个人价值的语言都会对医疗行为带来不良影响,甚至影响患者病情。医学之父希波克拉底曾经说过,"医生有三大法宝,语言、药物和手术刀"。语言与药物、手术刀同等重要。一名优秀的医生除了具备精湛的医术、良好的医德,更重要的是学会与患者的交流。因此,医生在告知患者病情或需要进一步检查时要注意语言的表达,既让患者理解接受需要的检查,又不让患者从此心生疑虑,甚至诱发焦虑。当然,个体的性格、躯体情况、生活经历等都会影响患者对医生医疗行为的反应。医生的语言除了对患者表达医学科学知识外,更重要的是能够用患者的知识和文化能理解的语言或通俗的比喻,让患者对自己的疾病及治疗方案有清晰的认识和了解,以便患者在更知情的情况下参与诊疗过程,体现对患者权益的尊重。

4.态度与价值观 世界上几乎所有国家对医生职业态度与价值观的认识,都已达成共识。医生的态度与价值观也是《全球医学教育最基本要求》之一。对医生态度和价值观最具影响力的是400年前的希波克拉底誓言。该誓言一直被作为每一个医学生步入医学殿堂之前的行为规范。1948年在瑞士日内瓦举行的世界医学会——日内瓦大会采用《日内瓦宣言》取代了希波克拉底誓言作为医学生毕业时的宣誓誓言。《日内瓦宣言》经过多次修订,2006年5月,世界医学会第173次理事会修正直译版本如下:"当我成为医学界的一员,我郑重地保证自己要奉献一切为人类服务。我将会给予我的师长应有的尊敬和感谢。我将会凭着我的良心和尊严从事我的职业。我的患者的健康应是我最先考虑的。我将尊重所寄托给我的秘密,即使是在患者死去之后。我将会尽我的全部力量,维护医学的荣誉和高尚的传统。我的同僚将会是我的兄弟姐妹。我将不容许年龄、疾病或残疾、信仰、民族、性别、国籍、政见、人种、性取向、社会地位或其他因素的考虑介于我的职责和我的患者之间。我将会保持对人类生命的最大尊重。我将不会用我的医学知识去违反人权和公民自由,即使受到威胁。我出自内心以我的荣誉庄严地作此保证。"可见,医生的职业态度是有共识的,是几乎所有的文化都要求和认可的。

5.认知特征 在认知方面,医生需要保持知觉的敏锐,对患者在临床中呈现出来的各种征象、体征、检查报告有敏锐的知觉和判断。需要有客观、真实、科学的态度对待患者的病史、诊疗过程、成功与失败的经验与教训。思维的敏捷、严密的逻辑判断和推理、记忆力、综合分析的能力,对概率的把握和风险评估的能力都是重要的医生的认知特征。他们具有以临床问题为导向对医学领域的问题不断提出质疑,并不懈寻求答案的能力;具有在困难和挫折面前不畏惧而勇于承担责任,发挥自己的知识和才能,机智而富有创造性地解决临床复杂问题的思维能力。具备这些认知品质无疑是医生重要的认知特征。

6.情感 医生最重要的情感特征就是情绪的稳定性与共情的能力。医生必须能理解患者的痛苦,设身处地站在患者的角度理解患者的感受和需要,为患者提供情绪支持,但不做情绪化的判断和决定。有时医生的一个眼神、面部表情都在患者细致的观察之下,好像医生的眉宇间都传递出患者疾病的重要信息,可从中判断这位医生的个性和专业水平是否可靠。临床上,为什么有时给熟人看病反而容易出差错?这是因为,这种情况下患者与医生的关系不是专业的医患关系,这种过于"亲密"的医患关系干扰了医生的理性分析和判断。

医生对自己情绪的知觉是十分重要的,因为医生在情绪极不稳定或强烈的负性情绪状态下,难以完成责任重大的医疗任务。在经历重大生活事件后的医生,如果无法保持稳定的情绪,不仅难以集中注意力完成诊疗工作,也十分容易把自己的情绪投射到患者的身上,引发医患矛盾。此外,单位时间内过度超负荷的医疗工作,不仅会降低医生诊疗的效能和精确性,也使医生对情绪理智控制和管理的能力下降,常表现为烦躁、易怒,这是影响医生服务态度的因素之一。长期下去,可能会引发医生的职业倦怠。医生稳定的情绪和执业中的理性思维,有时会被患者误认为医生对患者的痛苦感到麻木,没有同情和关爱的热情。因此,医生需要通过自己稳定的情绪、理智的态度和负责任的行为,为患者提供合格的医疗服务,来体现对患者需要得到的重视和关注。

7.胜任力 Epstein和Hundert对临床医生胜任力的定义为:习惯和明智地使用沟通、知识、技术性技能、临床推理、情感、价值观和反思于日常实践,以使所服务的个体和社区获益。它包括7个维度,33个胜任特征成分,得到广泛的认同,是目前最具代表性的临床医生胜任力研究。医学毕业生胜任力特征的 7 个维度:职业发展能力、人际关系能力、个人特质、医学专业知识和技能、辅助知识、成就导向和行动力。

(二)医生的责任

医生作为社会角色承担着相应的角色责任。主要包括两方面的责任:一方面是医生对个体健康的责任;另一方面是医生对群体健康,甚至一个民族的体魄和寿命的责任。

1. 医生对个体健康的责任　医生对个体健康的责任包括:对寻求医疗服务的患者提供高质量的医疗服务,让患者的疾病得到正确的诊断和科学的治疗。医生还有责任在不影响治疗效果的前提下,尽可能减轻患者痛苦,制订符合患者付费方式和医疗费用承受能力的优化治疗方案。如果需要创伤性治疗也要考虑治疗后机体最大的功能康复和最小的残疾,以及患者的职业能力发展、家庭和社会生活的重建。美国医学研究院曾提出,高质量医疗卫生服务包括 6 个要素:有效、以患者为中心、及时性、有效率、公平性和安全性。后来有学者又提出,医患关系是高质量医疗服务的第七大要素。

2. 医生对群体健康的责任　医生通过开展对不同年龄、群体的医疗保健服务,参与以疾病防治为目标的流行病学研究,医学技术的研发和推广,大众健康知识的普及性著作和读物的撰写,承担起群体的健康促进和维护责任,一些高发病率、高死亡率的疾病,例如,已成为我国城市前 4 位死因的心脏病、呼吸系统疾病、恶性肿瘤、脑血管疾病,其防治和相关的对群体的健康教育就非常重要。此外,慢性病、精神病也越来越成为巨大的疾病负担,医生有责任通过参与政府的卫生政策制定,实现国家卫生保健目标。由于每一个人对自身健康的不确定性,以及对健康长寿的追求,对医生及医疗机构的要求也就成为普遍的需要。医生和医疗资源的存在,为群体的健康和生命提供了心理上和现实中的安全保证。

(三)医生的权利

1. 诊断权　医生通过医学院校 5~8 年的医学基础理论学习、见习和实习,再接受一段时间上级医生指导下的临床医疗实践,即毕业后教育,通过国家的执业医师资格考试,才具备独立从事医疗工作的资格,也就是说,一个医生的成长需要 8~10 年,一个专科医生的成长需要更长时间。医生的诊断权是医生对患者疾病和健康状况的医学裁判和定论的权利。医生所做的疾病诊断使个体因健康状态的变化而发生一系列心理和社会方面的变化。医生做出的疾病诊断不仅是对患者疾病的一个医学标签,也是具有社会文化意义的术语,影响着患者的生活方式和人际关系等。有的患者因患有某种疾病失去恋爱、结婚甚至受教育的机会,失去职业生涯的发展。有的疾病诊断使患者不能从事自己感兴趣的职业,如视力缺陷、癫痫、精神疾患等。有的诊断可使患者得到特殊的医学照顾和社会福利待遇,如硅肺等职业病。

正因为医生的诊断具有如此的权威性,因而医生对自己的诊断权就不可滥用,没有依据和不负责任的诊断会给患者带来巨大的躯体和经济方面的负担,甚至法律纠纷。如严重伤人行为,如错误地把当事人诊断为精神分裂症从而使其免除刑事责任,就会给受害者带来严重的后果。误诊可能导致不正确的治疗,让患者接受错误的治疗方案,不仅耽误了病情,还让患者承担不必要的痛苦和医疗费用。拥有诊断权的医生应该按照《中华人民共和国执业医师法》(简称《执业医师法》)和医疗规章制度行使自己的诊断权。有时患者出于各种动机不愿接受医生的诊断,或者感到这个诊断给他带来病耻感或社会生活的不便,希望医生按照自己的意愿换一个诊断,有的医生在患者的要求下任意改变诊断,其结果纵然满足了患者的要求,但是可能违反了医师法,也是对社会不负责任,同样可能造成严重后果。医生错误的诊断导致的免除或授予某个个体的行为权限,还可能伤害更广大的群体。医生的诊断权并非永久的权利,许多国家需要医生定期接受继续教育才能保持医生执业资格,也才拥有诊断权。

2. 了解患者相关隐私的权利　获得执业医师资格的医生,由于对疾病正确诊断和治疗的需要,有权利了解与疾病有关的各种个人信息,包括个人隐私。患者出于对自己的健康负责,也需要向医生提供全面详细的病史,哪怕有些个人私生活也不应该轻易隐瞒。因为医生正确诊断和治疗的基础之一,是患者提供全面详细的病史。医生有了解患者隐私的权利,不是医生可以任意打听患者的所有隐私,而是只涉及疾病的预防、诊断和治疗有关的信息。所谓不能"讳疾忌医",就是说在医生面前患者什么事情都可以暴露,而医生出于诊断和治疗的目的,什么都可以询问患者。这实际上是职业角色给医生的一种权利。

3. 对患者进行相关检查的权利　为了诊断和治疗的目的,医生有权检查患者躯体的任何部位。当然,检查敏感的部位前,应保证患者知情同意权。医生对患者的躯体检查必须遵守职业道德,既不漏掉每一个重要的体征,也不可以向患者提出与患者疾患无关的躯体检查。

4. 对患者进行救治的权利　医疗过程中,根据患者的病情可能会有不同的治疗,包括药物治疗、外科手术治疗、放射性治疗等。治疗的目标不同,使用的治疗手段也不同。随着医学技术的发展,医学微创技术也不断出现。在面临救命为主,不能保全身体的完整性或不得不丧失一些器官和组织时,医生有进行各种治疗的权利,甚至可能是带有创伤性的治疗,如癌症的根治术就涉及较大组织和器官的切除,有时可能会留下一定程度的残疾,如眼球摘除、截肢、高强度的局部放射性照射、恐怖症患者的暴露治疗等。医生对患者进行治疗的权利,特别是带有创伤性的治疗时,必须告知患者及其家属,得到患者及家属的知情同意,并最大限度地把创伤降到最小。医生的这种权利也受法律和伦理的限制,不可滥用。

5. 参与医学司法活动的权利　司法活动中有许多地方要借助于医生的医学知识和医疗记录来进行司法判决。第一,当患者涉及刑事、民事纠纷时,当事人(患者)的行为责任能力往往需要给出医学的司法鉴定。如某人因意识障碍或智能障碍失去自控能力,或在幻觉、妄想等症状支配下出现了伤人毁物行为,此时决定该当事人是否具有民事或刑事责任能力的判断权就在具有相应知识的专科医生手中,医生对当事人的医学鉴定会对最终的判决产生重大影响。第二,在医疗活动过程中,医患纠纷也需要医生提供相关的医学诊疗的客观数据和记录,甚至要求出庭。第三,有的患者的医学诊断涉及赔偿也需要医生提供诊断的客观资料和依据。第四,涉及患者残疾评定问题上,医生需要客观地对患者的疾病及治疗和预后进行评定,确定患者是否达到残疾的标准。因此,医生参与医学司法活动的权利更凸显了医学的客观、科学,不受其他因素干扰的特殊学科地位,社会在赋予医生权利的同时也赋予了相应的责任。

6. 从事医学研究和学术交流的权利　医生在长期的临床医疗活动中,一方面积累了丰富的经验,另一方面又遇到许多医学还不能解决的问题,由于这两方面的因素,医生有权利对医学上尚未解决的难题和顽疾,进行专门的科学研究。正是通过医学研究,并把结果和发现作为学术内容进行学术交流,才不断解决临床医学中的难题,提高整个医生群体的医疗技术,发展医学科学,改善人类的健康。因此,开展医学研究和学术交流,既是医生的权利,也是社会希望医生从事的工作内容之一。

7. 从医学活动中获取劳动报酬的权利　医生作为一种职业,其劳动应该受到社会认可而获得相应的劳动报酬。由于医生的培养比其他职业需要更长的时间,教育成本也高于其他职业,其工作压力大、工作时间长,因此医生有获得与其劳动价值相应报酬的权利。为了准确诊断和有效治疗疾病,医生需要学习很多的理论知识,学习和掌握很多复杂的技能和诊疗技术,还需要不断积累临床经验。多年的在校学习,才仅仅是医学生涯的起点,以后还需要不断地终身学习。医学的不确定性和人类对疾病和健康认识的有限性,患者对健康和长寿的高期望值,使诊疗工作具有较大风险,而医生必须担当起很大的责任。这种高技术性、高复杂性、高不确定性及社会对医生的高期望都是医生获得较高报酬的因素。这在几乎所有的社会文化中都得到了体现。无论是发达国家和地区,还是发展中国家和地区,医生的收入总是高于社会平均收入水平。医生在生存得到保障、劳动得到认可的情况下,才能全心专注于患者的诊疗工作。

(四)医生的义务

1. 人道主义的义务　医生在治疗疾病和抢救生命的时候,需要实行人道主义的义务,例如,超时而不计报酬地工作,这种情况最常出现在重危患者需要抢救的时候。而在一些灾难、疫情发生,影响群体的健康,甚至危及群体生命的时候,对于医生来讲,不仅仅是时间的花费及收入与付出不平衡的问题,有时甚至可能会危及医生自身的健康,甚至是生命。应该明确,这是医生应具备的基本素质。

2. 告知义务　医生有向患者如实告知其健康状况和病情的义务,包括患者的检查结果、病情严重程度、可能需要接受的治疗、医疗费用及疾病的预后等。患者有权利了解自己的病情,并在此基础上决定是否接受医生建议的治疗。

3. 为患者保密的义务　出于医疗目的所收集的患者的个人信息,不论是身体健康状况、精神状况,还是社会经济状况、职业、身份等,在未获得患者的同意和授权的情况下,不得向他人透露。如患有癌症的患者可能同时也是具有特殊社会角色的个体,个人健康的信息透露,或许对患者的诊疗和康复不利,或违背了患者的希望和要求。当然,在特殊的紧急情况下,保密也是有条件的。如患者有自杀、攻击、恐吓他人行为,影响社会公共安全或自身安全,这种情况下应首先告知患者的亲属,联系不到亲属时应向相关部门报告。

4. 健康教育的义务　由于医患之间在医学问题上的信息不对等,而医生拥有更多的相关医学知识,所以医生有义务对患者进行健康教育,解答和提供关于患者疾病的医学知识,指导患者的健康管理,促进康复。例如,对心脏病患者生活方式的指导,高脂血症患者的饮食营养指导,各种疾病知识及疾病发展规律的教育,服药的方法及避免不良反应的知识等,通过各种健康教育使患者能成为自己的健康管理者。

5. 为患者提供其他医学资源的义务　医生不仅要完成自己专业的临床工作,而且对于那些自己专业无法解决的问题,医生也有义务向患者提供获得进一步诊治的医疗信息资源,使患者不至于延误病情失去治疗的时机。如转诊的医院名称和电话号码,紧急医学服务的机构名称或电话,康复机构名称及联系的电话,健康指导的网站,其他社会医学救助的资源信息等。

二、医疗行为

医疗行为,总是发生在特定的社会文化环境中,也总是与社会文化紧密相关。不管何种社会体制,关切健康与生命都是人类的基本需要,也是人类幸福的基础。作为关系生命与健康的医疗行为,必然会受到社会文化的影响。社会文化因素对医疗行为的影响主要有以下几方面。

(一)患者医疗费用支付方式对医疗行为的影响

不同的社会文化,有不同的医疗费用的支付方式。在我国,医疗费用的支付方式包括政府基本医疗保障金支付、商业医疗保险金支付、个人支付等。不同的医疗费用支付方式,可能影响医生为患者疾病制订诊疗方案时的一些决策。如何为患者的疾病确定疗效好、痛苦少、患者的支付形式能够支付得起、诊疗成本较低而效果最优化的诊疗方式,是医生必须综合考虑的。当然,在一些特殊情况下,即便患者没有能力支付医疗费用。还会有社会的其他补助方式保障患者得到治疗。在危及生命的紧急情况下,"救命第一"是医生的工作原则,其医疗行为是不受医疗支付方式左右的。医生需要熟悉基本的社会医疗支付制度,才能更好地提供符合患者条件的医疗服务。

(二)患者隐私权对医疗行为的影响

为了提供更有效的治疗,医生具有了解患者隐私的权力。为了得到有效治疗,减轻病痛,患者在医生面前也常常毫不保留自己的隐私,有些隐私甚至没有告诉任何人,包括家人。患者隐私,包括身体私密部位的隐私、与疾病发生有关的生活经历方面的隐私及个人内心世界的隐私。当疾患涉及需要检查身体私密部位时,患者常常会有顾虑,一方面感到羞耻不愿意暴露自身的私密部位,另一方面又恐耽搁病情,这时医生需要理解患者的心理感受和情绪,敏感知觉到患者的心理需要,为患者的诊疗过程提供安全的、尊重其隐私权和有尊严的医疗服务,包括选择安全、安静、不被打扰的检查地点和场合等,不仅可降低患者的焦虑和恐惧,而且对医生本身也是一种保护,以免发生误会。疾病诊断名称,未经患者的同意不得随意告诉其他人,包括患者单位的同事、记者甚至家人。但是,在紧急情况时例外,如精神病患者存在强烈的自杀动机和威胁他人和社会安全的行为时,需要及时告知患者家属或相关机构。重视和尊重患者的隐私权,体现了医生医疗行为的技术性与人文关怀的结合。

(三)患者病耻感对医疗行为的影响

疾病不仅是躯体的损害或功能障碍,疾病也是一个文化的符号。同样的疾病,在不同的社会,人们对疾病的社会文化理解是不同的。在几乎所有文化,都有一定程度病耻感的疾病,包括性传播疾病、艾滋病、精神病等。有的病耻感是相对的,如很有声誉的明星、重要政治角色和社会要职的人员,或从事特殊工作的人员,拥有严重或慢性疾病的标签也常常有病耻感,特别是这些疾病被社会文化认为涉及个人生活品质或公众形象时。医生需要注意患者对疾病的认知反应,对那些不接受自己所患疾病或不愿意别人知道自己患有某种疾病的患者,在医疗行为上需要考虑患者的感受,选择符合医疗规范同时最大程度降低患者病耻体验的诊疗行为。因此,医生在诊疗行为中,应考虑患者对疾病的体验、认知反应,综合考虑诊断和治疗带来的生理、心理、社会功能影响。需要注意的是,有时病耻感会使患者不愿被贴上这个疾病的标签,如因为带有社会文化病耻感的诊断可能对请假、就业、升学、恋爱及社保等带来一定影响,患者可能希望医生不在医疗记录上写这样的诊断,希望写一个不那么有病耻感的疾病诊断。这种情况下,一方面对患者的要求有所理解,另一方面,在不影响医疗文件客观性和科学性的条件下,尽可能不增加患者的病耻感。当然,任何情况下不能违背科学、违背《执业医师法》等法律法规,不能任意写不符合客观事实的诊断和病历。在很好地与患者沟通后,通常患者是可以接受客观诊断的。

第二节 医患关系

一、医患关系的定义及基本结构

(一)医患关系的定义

医患关系是指医生与患者在健康与疾病问题上建立起来的真诚、信任、彼此尊重的人际关系,是一种特殊的人际关系。在诊治患者的过程中,医患关系非常重要。当患者求助医生时,医生一定要对这个患者的病情进行整体的评估和治疗,包括从躯体方面到精神方面。为了取得理想的治疗效果,医生不但须与患者建立良好的医患关系,同时也要与患者的家属建立良好的沟通关系。临床上,医患关系是构成医疗关怀的重要组成部分,也是反映医疗质量的重要指标之一。医患关系作为治疗过程的成分,有可能改善患者的疾病预后和健康结局。

(二)医患关系的基本结构

医患关系包括4个基本结构:医生对患者病情的了解,患者对医生的信任、忠诚和相互尊重。患者不喜欢总是看到陌生面孔,不希望对不同的医生重复述说自己的病史,因此,与那些对患者病情十分了解的医生,甚至对患者的个人、家庭和社会信息都了解的医生更易建立良好稳定的医患关系。患者对医生的信任,被患者体验为病情被了解、受到关注、有安全感、医生有能力和责任感。同时,患者对医生的信任也建立在医生对患者真诚的基础上,如对患者说明自己的工作范围,以及尽力救助的态度。患者对医生的忠诚,可以通过对治疗不满意的容忍度来反映。有学者把这种现象叫作满意程度矛盾。忠诚,体现在患者即便由于医院原因带来的就医不便或不满意(如挂号难、流程复杂、没有回复电话等)仍然坚持要找他信任的医生看病,这种忠诚是患者在长期的就医过程中发展起来的。患者和医生建立的医患关系,是基于患者对通常时候治疗是满意的,而愿意接受和忍受哪怕不是很好的就诊环境。可见,医患关系中患者对医生的信任在其求医行为中具有很大的作用。医患关系中的尊重是相互尊重:一方面医生需要尊重患者,不论患者的年龄、性别、民族、职业、贫富、患何种疾病等;另一方面是患者对医生的尊重,当患者从医生那儿体会到关心、接纳和理解时,就会对医生尊重。患者对医生的尊重,反过来也促进医患关系的积极发展。

二、医患关系的特点

医患关系既是一个结果，也是一个过程。它既具有相对稳定性，又具有动态性。与其他类型的人际关系比较，医患关系具有以下特点。

（一）目的指向性

医患关系，是为解决患者的健康和疾病方面的问题而建立的一种人际关系。患者因疾病而寻求医疗服务，医生为了解除患者的痛苦，促进健康的恢复，需要与患者建立一个共同进行医疗工作的联盟。在这样的关系中，患者对医生具有了信任、尊重，把自己的健康甚至生命托付给了医生，可见医患关系可谓健康所系，性命相托。作为职业医生，医患关系具有明确的目的指向性，就是对患者进行诊疗，消除患者的痛苦，促进健康。医患关系的目的指向性体现了医生对患者生命权的尊重、忠诚和责任。具备了这样的医患关系，才具备了医疗服务的基本条件。所有的诊疗过程，均在此关系构架中开展。

（二）职业性

医患关系，是职业行为过程中出现的一种特殊人际关系，这体现了医生要通过劳动和服务来获取报酬。这种关系有一个发生、发展和结束的过程。经历了从初期的患者求医、病史采集、完善检查、诊断、治疗方案的制订、实施治疗，到后期随着患者治愈或死亡而结束。医患双方虽然在人格上是平等的，但就患者疾病与治疗方面的知识和信息是不对等的，因此医患关系在互动过程中也常会有变化。患者常常希望发展更个人的非职业关系，得到更方便的健康照顾。如患者希望得到医生的私人电话，请医生外出吃饭，有些患者因病耻感不愿到医院看病，但又需要医生的帮助，也希望医生成为朋友或改用其他称谓，以改变医患关系的职业性特点。通常，医生在职业关系以外，也不希望被患者过多打扰，以及参加工作时间以外的医疗职业活动。因为如果医患间没有职业界限，医生可能会逐步出现职业倦怠。当然，一些医学情况则例外。如有些医学问题，需要医生在一段时间内跟踪患者的治疗反应，病情突然变化或患者出现紧急情况，医生则必须全力以赴。这是医生的责任和义务所决定的，不能与上述职业性混为一谈。

（三）时限性

从患者的求医行为到疾病治疗结束，医患关系也经历了建立、发展、工作及结束等不同时期。与其他类型的人际关系比较，医患关系有一个明确的特点就是有时限性，也就是患者的治疗结束后，这种特定的医患关系也就结束了。在医患关系结束后，医生愿意作为个人与曾经的患者交朋友，那是医生自己的选择，也对自己的选择负责。

（四）动态性

医患关系不是一成不变的，随着医疗服务的过程和结局，医患关系也在发生着变化。良好的医患关系，可能会因为疾病治疗结局不好而变成患者对医生愤怒或不和谐的医患关系，使医患关系失去了基本的信任、忠诚、相互尊重。也可能会因严重的疾病或痛苦的症状经过治疗很快消失，身体很快康复而使不太信任的医患关系发展成积极的、和谐相融的医患关系。因此，医生不仅要建立良好的医患关系，还有通过有效的沟通,维护积极的良好的医患关系。建立和维护良好医患关系的能力是一个医生最基本的技能之一。

三、医患关系的类型

根据患者的个体差异及所患疾病的性质,医患双方在医患关系中扮演的角色,以及在双方的交往活动中所发挥的作用不同,按照美国学者萨斯和霍华德的观点,可以将医患关系分成3种基本模式。

(一)主动-被动型

这是一种以生物医学模式及疾病的医疗为主导思想的医患关系模式。其特征是"医生为患者做什么",医生是完全主动的一方,患者被动地接受医疗活动。医患双方存在显著的心理差位,医生的权威不会被患者所怀疑,患者一般不会提及任何异议。

这种模式常常用于昏迷、手术、全麻、休克、严重创伤患者,某些精神病患者及婴幼儿等。这些人或者神志不清,或者智力低下,或者年幼无知,难以表达自己的意见,完全排除患者的主观能动性。由于是单向作用于患者,因此,医生必须具有高度的责任心,采取损伤最小、收益最大、最好的诊疗手段,这样才符合医生良好的职业道德。

(二)指导-合作型

这是一种一方指导、另一方配合的有限合作模式。其特征是"医生告诉患者做什么",医患双方在医疗活动中都是主动的。医生运用技术上的权威性,在指导患者治疗疾病的过程中占主导地位,而患者的主动性是以配合和服从医护人员的意见为前提的,他们承认并尊重医生的权威,并乐于合作,但可以对医生提出疑问并寻求解释。

这种模式主要适用于急症、危重患者,手术前、手术后患者及少年儿童患者等。此类患者神志清晰,但病情重,对疾病的治疗及预后了解少,需要依靠医生的指导和帮助。因此,需要医生有高度的工作责任感,良好的医患沟通技巧,指导患者更好地配合治疗。

(三)共同参与型

这是一种生物-心理-社会医学模式及健康为中心的医患关系模式。其特征是"医生帮助患者自我恢复",医患双方的关系建立在平等地位上,有近似的同等权利,双方均主动地进行着双方都满意的诊疗、康复活动,彼此相互依存。医患之间都具有治疗好疾病的共同愿望。

这种模式适用于慢性疾病的患者,如慢性期、康复期、门诊和家庭病床的患者。由于患者神志清楚,并对疾病的诊疗过程比较了解,患者的主观能动作用得以发挥。医护人员和患者在智力上、受教育程度和一般经验方面相似性越大,在诊疗过程中运用"共同参与"的可能性就越大、越适合、越需要。在现代诊疗活动中,医患双方平等磋商的共同参与型模式逐步占重要地位。

以上3种医患关系的模式不是固定不变的,患者疾病性质不同、病程的阶段不同,医患关系的模式可能会变化。如对一个因昏迷而入院的患者,首先可采用"主动-被动型";当他意识恢复时,可逐渐转为"指导-合作型";当他进入康复期时,采取"共同参与型"则较为适宜。只有医患关系的模式与患者的疾病性质、病程相符合时,才能使患者得到优质的医疗服务。

四、影响医患关系的因素

医患关系不仅是执业医生提供医疗服务的基础和前提,而且也明显影响医疗服务的质量。良好的医患关系,能促进医患的良好沟通,达到医患之间的信任、尊重和理解。医患关系受到诸多因素的影响,主要是医生和患者两个方面的影响。

(一)医生因素对医患关系的影响

医生是影响医患关系的主要因素,必须学习接诊不同性别、年龄、文化、社会角色的患者。以下几点尤为重要。

1. 沟通技巧　医患沟通是影响医患关系最重要的因素。良好的沟通是医疗服务的基础,是体现医学关怀的重要环节,也是患者寻求医学帮助的基本需要。缺乏沟通技巧的医生,在医患关系中表现为对患者缺乏共情,在其言语及非言语沟通中,都可能伤害患者及家属的自尊和尊严,甚至侵犯患者的权利。未尊重患者的隐私或未履行告知义务等,都会严重影响医患关系。不良的沟通还会增加患者医源性应激的风险,给患者的精神和躯体带来损害。

2. 医生个人应激性事件　医生既是具有执业医生特征的社会角色,同时也是带有独特个性特征的个体。如医生在经历严重的应激(家庭关系的剧烈变故、各种功能丧失或慢性的高强度的应激事件)时,可能会影响医患关系。这时,如果医生对患者表现为冷漠、厌恶、忽视、易怒,甚至会影响医疗决策,这是非常危险的。

3. 医生对患者的反移情　在医患关系中,医生除了从医生角色的角度来对待患者外,医生个人无意识的需要、欲望、价值观等,有时也会无意识地投射到患者身上。如在面对很有性吸引力的异性患者时,医生的理性思维可能有瞬间"被夺"之感,无意识地希望发展与患者更亲密的医患关系,希望在这位有诱惑力的患者身上施展技能,达到"征服"患者的目的,其结果使医患关系偏离职业关系,最终可能发展为个人之间的亲密关系。这是医生应该避免发生的。

4. 医生的职业素养　医生的职业素养表现为临床能力、沟通技能和伦理学修养,在此基础上弘扬应用职业素养的原则:专业水准、人道主义、诚信和利他主义。专业水准是每一位医生或医学生都承诺应具备的技术知识和技能、伦理和法律修养及沟通技能,这样可以提高患者的安全性,减少医疗失误,推进医疗质量的持续改进。人道主义意味着对人性的真挚关怀和关注,包括尊重、怜悯和同理心,兼以荣誉和正直。尊重是指以尊敬、敬重和尊严的态度对待他人,是人道主义的一个基本要素。怜悯是对身心遭受痛苦的人表示同情。同理心是一种既能理解他人的观点、内在经验和感情,又不至于过度介入他人情绪的能力。同理心不仅是理解他人的一种能力,也是指设身处地地以患者的眼光看待世界,同时又不至于丧失自我的角色和责任,而且,同理心比理解更进一步。荣誉和正直是指坚持公平和真实,信守诺言、履行承诺、正直、坦率,这些品质包含于与患者、同事、其他医疗卫生专业人员和学生的关系中。诚信是指一方证实其行为的合理性并承担相应责任的程序和过程,其多重性包括对患者的责任、对同事的责任、对职业的责任和对社会的责任,责任是诚信最个人化的行为表现。在医学上,利他主义要求以患者的最佳利益而非医生的利益作为行为的出发点,包括紧急状态下的施救行为、亲社会行为、正面社会行为、慈善行为、社会责任和志愿行为等。

5.医生的人格特征　有研究发现,医生的人格对医患关系的影响也十分明显。医患关系作为特殊的人际关系,也折射出医生的人格特质,如具有焦虑特质、缺乏安全感的医生,表现在医患关系中,会有更多的紧张、犹豫不决,回避责任,处于更高的职业应激中。医生情感饱满而稳定、丰富的知识面、熟练的专业技能,尊重患者而不失自信,温暖而不失理智,接纳患者又有主见,细致而又果断,都是有利于建立良好医患关系的品质和个人人格魅力。医生幽默的谈吐,是医患交流重要的组成部分之一。对于那些充满恐惧和焦虑紧张的患者来说,它往往是最好的"松弛剂"。

(二)患者因素对医患关系的影响

医患关系是医患相互的动态变化过程,除了医生以外,患者对医患关系也有影响。

1.疾病因素　不同的疾病使患者在医患关系中表现出不同的行为,重症患者、慢性病、精神病常常使医患关系具有不同的类型。如身患癌症的患者,会因治疗不理想而把自己的愤怒、悲伤投射到医务人员身上,甚至拒绝治疗;也有患者,因对疾病的过度恐惧和担心,希望反复得到医生的保证和安慰。

2.患者对医生的移情　患者角色的社会合理性,使部分患者长期以患者角色的身份与医生保持长期的关系。由此,医患关系成了患者生活中重要的关系,以代替患者匮乏的人际关系和社会支持,患者无意识地将个人关系中的亲密关系和情感投射到医生,这就是移情。在这种医患关系中,患者的症状受到无意识的控制。可能长期存在,医生也感到这样的患者症状迟迟不能消除,虽然生物学上并没有可证实的异常,但治疗效果不好,症状持续存在,很使医生有挫败感。这种情况下,医生需要理解患者症状的意义,患者通过症状而维持着对自己很有价值的人际关系,医生若能对此关系有所知觉,就不会特别焦虑和受到挫败,可以介绍患者到心理治疗师或精神科就诊,但一定要注意沟通技巧,特别是让患者体验到医生的关怀,而非把他当作有精神问题的人,否则患者可能因为被医生转介给心理卫生专业人员而愤怒。曾经发生过一位神经内科医生因把一位长期以头昏、疲乏就诊的患者诊断为抑郁症,建议其看精神科,患者在愤怒之下把医生的耳朵割了的惨剧。良好的医患沟通有助于避免这样的悲剧。

3.患者人格　在临床工作中,医生会面对不同人格特质的患者。有些人格偏倚的患者,会给医患沟通带来特别的困难,或使医患关系难以健康发展。如有的患者表现为对医生的过分依赖;有的患者有诸多诉求,需要不断得到关注;还有的患者固执地坚持自己对症状的解释,难以接受医生的解释。这都会明显地影响医患关系。

4.患者文化因素对医患关系的影响　患者的年龄、职业、受教育水平、民族和信仰等这些影响到医患沟通的因素,有时也会对医患关系造成一定的影响。对此,医生更需要从患者不同文化的视野和角度,了解患者对疾病的认识、理解和治疗期望。

(三)就医过程对医患关系的影响

1.就医时间　那些需要长期有规律地定期在医生那里复诊的患者,对医患关系的维护和动态变化有明显的影响。在同一位医生那里的就医时间越长,表明患者对医患关系越满意,医生在彼此尊重、忠诚、信任和疗效方面越能得到患者的认可;而那些不断更换医生的患者则难以建立稳定、良好的医患关系。

2.患者对就医过程的体验　就医过程中,如医生的诊疗行为能让患者有所理解,医生对患者症状的解释与患者对自己疾病的认识基本达成一致,以及对患者需求充分了解,患者对医患关系的体验更满意,更愿意寻找这样的医生就医。总之,患者更希望寻找那些能满足他们服务期望的医生。当患者感到他的医生不具备他期望的特征时,就会中断医患关系,寻找他期望的医生。这也是为什么有的医生技能水平虽然并不一定很高,但患者却一直坚持在他那里看病的原因。

(四)社会媒体导向对医患关系的影响

传媒作为现代社会的重要信息传播方式,包括电视、电台、报纸、网络等。由于媒体在信息传播方面影响面广,大众获得信息便捷,传媒对群众态度、情感和行为具有一定的冲击力和导向性。对个别医疗负性事件如果作为普遍性事件的典型加以报道,无疑会增加医患之间沟通的距离,甚至使患者对医生的基本信任感受到影响,这对医患双方都不利。负有社会责任的媒体应在促进社会民众的健康意识,帮助他们寻求科学有效的医疗服务方面起到积极的作用。

第三节 医患沟通

医患沟通不仅是医疗行为中非常重要的技能,也是医生的责任和义务。《全球医学教育最基本要求》将交流与沟通能力作为全世界医生必须具备的基本技能之一。

一、医患沟通概述

(一)医患沟通的定义

医患沟通(doctor patient link up),是人际沟通在医疗情境中的具体形式,是指医患双方为了患者疾病的治疗与康复,运用相同的方式,遵循共同的规则,所进行的互通信息、互相影响的过程。

(二)医患沟通的形式

1.面对面的言语沟通 在诊疗过程中,医生与患者为诊断与治疗进行的交流,通过语言、语音、表情、姿势等面对面与患者的沟通。

2.书面沟通 医生在诊疗过程中,对患者重要的告知,获得患者及家属的授权(如手术前需要患者知情并授权的知情同意书),明确医患双方的责任等问题上,往往需要进行书面沟通。书面沟通也是体现对患者权益和人格的尊重。

3.非言语沟通 如医患双方目光、表情、姿势、动作等都传递着重要的信息,包括态度、情感、评价、价值等内容。

(三)医患沟通的层面

医生不仅要有精湛的医术,而且要学会怎么与患者沟通及交流。实际上一个真正有成就的医生,都很善于与患者交流。有效的沟通与交流包括3个层面。

1.情感层面 面对患者和家属有关疾病的痛苦诉说,作为医生一定要带着感同身受的态度去倾听。这是建立良好医患关系的前提。每一个患者就医都有自己的期望,需要表达的情感和态度;患病后的体验、情绪及个人生活中的感受。这些情感往往会带到医患沟通中来,医生能理解和感受患者的情绪对患者就是一种医疗关怀。诊疗过程中,患者对疾病治疗的体验也是医患情感交流的一部分,有疾病治好的喜悦和感激,也有疗效不好的焦虑甚至绝望。

2. 文化层面　在处理患者病情时,医生应当意识到自己与所服务的患者在文化及社会背景方面的差异性,这能帮助医生获得更好的治疗效果。用符合患者文化背景和认知水平的语言和通俗的比喻,让复杂的医学术语浅显易懂,使患者对治疗更有信心。如疼痛症状,患者对疼痛症状的理解可能与医生的不一致,这种差异除了医学知识不对等外,还有文化的差异。文化的差异会影响患者对疾病的认知,导致患者寻求符合自己疾病认知的治疗方式。

3. 知识层面　患者总是希望从医生那里得到对自己健康有益的医学专业知识的指导,这就需要医生在知识层面与患者交流。医生在接受长程训练和教育中,学习了很多的专业技术知识,无论在专业知识方面还是在社会知识方面,与没受过医学教育的患者相比,一般说来都有很大的差距。一个成功的医生,能够克服这个差距带来的问题,通过生动通俗的语言和交流,将专业知识传递给患者,帮助患者理解自己的疾病及诊疗过程,配合治疗,最后得到康复。这也是全球医学教育所要求的医生的基本能力之一——教育患者的能力。

医生若能从以上3个层面与患者交流,就能给患者最大程度的心理支持与满足。如果医生不懂得怎么与患者交流,让患者没有安全感、信任感,患者就可能会挑剔医生的专业技能,甚至引发医患纠纷。

(四)医患沟通不当的主要表现形式

1. 不予沟通　一些临床医生对医患沟通的重要性无认识或认识不足,忙于具体的诊疗操作或医疗文案的书写,不愿花费时间对患者进行解释,使患者对自己的病情预后、目前采取的诊疗措施的目的和意义不甚了解,同时难以在心理上与医生建立良好的信任关系。因此,一旦发生医疗意外及并发症,即使是医疗过程中不可避免的现象,患者也无法接受,从而导致医疗纠纷。

2. 不及时沟通　医生虽有一定的沟通意识,但沟通不及时,存在明显的滞后现象,往往在医疗风险已经出现时才与患方沟通,造成患方的不理解或拒绝接受现实,从而引发医疗纠纷。例如,一名发热患者,入院后医生按诊疗常规为患者做了必要的检查,并按病情进行了规范治疗,但未及时向患者说明发热这一症状的复杂性及确定病因的难度,使患者误认为是一般的呼吸道感染,认为几天之内就会明显好转,因而在第9天仍有高热时,患方认定是医护人员诊疗技术太差,连小小的发热都不能治愈。此时再与患者做详细的解释,患者亦不能理解,从而引发纠纷。又如,一名直肠癌术后患者,因术中失血较多,术后给患者输血治疗。由于输血前未向患者说明输血潜在的风险,以致在输血发生严重不良反应时医生再向患者解释,患方拒绝接受而发生纠纷。

3. 沟通不当

(1)语言简单粗暴,内容表述不清　部分医生尚未完全转变服务观念,受传统的患者"求医"模式的影响,在与患者沟通时用居高临下的态度说话,语言简单甚至粗暴,使患者在心理上产生反感,影响沟通效果;有的医生由于语言表达能力及技巧欠佳,在与患者沟通时,概念模棱两可,内容不清,使患者对医生的技术水平产生怀疑,为医疗纠纷的发生留下隐患。

(2)夸大疗效及对不良预后估计不足　医疗卫生行业是高风险行业,它具有技术水平要求高、面临医疗情况复杂多变、不确定因素多、风险后果严重等特点。目前医疗技术水平的发展与患者对医疗结果的期望之间还存在巨大差距,同时社会对医疗行为的特殊性缺乏应有的认同。在这种情况下,医生在向患者交代疗效及预后时更应客观,切忌为了取得患者的信任而夸大疗效,导致患者对医疗行为的期望值过高,一旦结果与期望不符时引发纠纷。例如,一位癌症晚期患者因深度黄疸需做胆道引流手术,医生在向患者做术前谈话时,未实事求是地分析手术可能导致的近期及远期并发症,以及疾病的最终发展结果,只是片面地强调手术给患者带来的好处,并说术后可能存活2～3年,使患者家属对手术抱有很高的期望。而此患者术后1周出现癌性腹水,切口裂开,并发感染,全身多脏器衰竭,尽管患者的预后与医疗行为并无因果关系,但患者家属坚持认为这一结果是由医方造成的,从而引发医疗纠纷。

(3)抬高自己,贬低别人　由于各个医疗单位的条件不同及疾病发展各个阶段的特殊性,不同的医疗单位及医生对同一患者的处置方案存在差异,这就要求我们的医生在涉及一个患者的前期诊疗时,抱审慎、客观的态度。部分医生由于个人修养及职业道德上存在问题,在与患方谈话中为显示自己的能力,随意评价他人的诊疗,抬高自己,贬低他人,使患者对前期治疗的医疗单位及医生个人产生不满,从而引发纠纷。例如,某院一位发热患者确诊病因后治疗10多天仍发热,患者家属要求转院治疗,转院当天患者体温即降至正常,负责医生没有客观地评价前期治疗的效果,而是对患者家属说:"如果早一点转院,就不至于发那么长时间的热了。"导致患者对前一家医院的诊疗行为不满而要求医院赔偿前期治疗的"损失"。有的上级医生在查房时当着患者及患者家属的面批评下级医生的诊疗方案,认为已经实施的治疗方案存在这样那样的不足,导致患方对下级医生产生不满,成为产生医疗纠纷的原因。

(4)解释内容前后不一　医疗行为是集体实施的过程,需要多方协作,患者最终接受的是这种协作的结果。这就需要医护人员在向患者做解释说明时,保持内容的相对一致,以保证医疗行为的权威性。而有的医护人员,不了解这种协作的重要性,在未全面掌握患者病情的情况下,仅凭了解的片面依据,不经集体讨论,擅自向患者做出诊断及治疗建议,就可能出现多名医师诊查,说法前后不一的情况,使患者对诊疗的正确性产生怀疑。这一现象容易产生在会诊及转诊的过程中,如一名心脏病患儿,曾先后3次请他科会诊,3位会诊医生对患儿家长的说法都不一致,而会诊医生与儿科医生的说法也不一致,从而使患儿家长对诊断的正确性产生疑义,在患儿因病情危重死亡后引发纠纷。

二、言语沟通

(一)言语沟通的技巧

1.投入情感引导谈话　临床调查证明,医生对患者是否有同情心,是患者是否愿意和医生谈话的关键。对于患者来说,他认为自己的病痛很突出;而对于医生来说,患者有病痛是正常的事。如果医生不能投入情感,理解患者,就会缺乏对患者的同情心。如果患者感到医生缺乏同情心,他就不会主动和医生交谈。即使交谈也仅限于病患诊疗的技术性内容,而不流露任何情感和提出对诊疗工作的看法,而这些看法往往包括诊疗的意见,对自己病情的理解、担心和自我心理状态的描述等。这样就失去了进行诊疗的基础资料。所以,医生只有取得患者的好感,才能引导患者说话;患者说了话,就有了诊疗的依据,才可以对症进行诊疗。

此外,对谈话内容感兴趣,也是使谈话成为可能的前提。特别是在引导那些沉默寡言的患者说话时,一方面要着意找出患者感兴趣的事件;另一方面在谈话开始时,对任何话题都要表示出相当的兴趣。但也要注意,和患者闲聊、对患者热情过度,也会收到相反的效果。

2. 采用开放式谈话 如果有患者告诉医生说:"我头痛。"医生回答:"吃片止痛片吧。"这样,就头痛问题的谈话,则无法继续了。这种谈话就是封闭式的谈话。如果医生这样说:"哦,怎么痛法,什么时候开始的?"或问:"痛得很严重吗?"这种谈话患者不能用"是"或"否"的答案结束提问,医生可以从患者的回答中继续提问,这种谈话就是开放式的谈话。如有一位第 2 天将接受胃切除手术的患者对医生说:"我有点害怕。"医生答:"你不用害怕。"谈话就这样中止了。这位医生可能很想安慰患者,但他缺乏语言沟通技巧,采用了封闭式的谈话,结果患者心理未能进一步表露,医生未做心理护理,使患者陷入痛苦的深渊。封闭式谈话需要患者回答"是"或者"否",或者在两三个答案中选择一个。这样的谈话限制了患者的主动性,使之觉得受审问而不自在。开放式谈话使患者有主动、自由表达的可能,这既体现了医生对患者独立自主精神的尊重,也为全面了解其思想情感提供了最大的可能性。患者越觉得受尊重,感到无拘束,他就越发会在医生面前显露自己最真实的面目。但为了防止患者谈话跑题,不着边际,可使用封闭式谈话进行总结,弄清楚某个症状的确切部位和性质等。两种谈话方法的适当运用,能达到较好的沟通效果。

3. 使用过渡性语言 过渡性语言又称为连接语或桥梁性语言。在问诊过程中,医生必须从关爱患者的真实感情出发,灵活地运用过渡性语言,酝酿一种相互理解、相互信任的融洽气氛,使患者能无所顾忌地诉说病情和表达自己的想法、感情,医生也能获得较多的信息,从而全面深入地理解患者的想法、情感和行为,使诊断得以顺利进行。由于患者的生活和心理都处于弱势,这就要求医生说话一定要有的放矢,说到患者的心上,让患者听得进、理解得清楚。医生的语言得体,还能使患者心理上产生共鸣,从而激发强烈的抗病意志和乐观的人生态度。

4. 妥善处理谈话中的沉默 沉默是沟通的一种技巧,运用得当可起到很有价值的作用。在患者焦虑时,医生可以告诉患者:"您不想说,可以不说,可以待一会儿。"这样可以使患者感到舒适和温暖,患者在沉默中体验到医生正在替他分担忧愁,感到医生与他的情感正在相互交融;在患者感到孤独、悲伤时,让其默默地坐一会儿,能够提供支持力量,鼓舞其信心;在患者烦躁、情绪激动时,恰当的沉默能使其冷静下来。有时谈话看起来暂时停顿了,实际上是谈话内容正在富有情感色彩地引申。沉默本身也是一种信息交流,所谓"此时无声胜有声"。医生对患者谈话时,也可运用沉默的手段交流信息。但长时间的沉默又会使双方情感分离,应予避免。打破沉默的最简单方法是适时发问。

（二）交谈中应注意的问题

医生语言美,不只是医德问题,而且直接关系到患者的生命与健康。因此,医生一定要重视语言在临床工作中的意义,不但要善于使用正性语言,避免伤害性语言,而且要讲究与患者的沟通技巧。

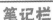

1.避免使用伤害性语言 伤害性语言可以代替种种劣性信息给人以伤害刺激,从而通过皮质与内脏相关的机制扰乱内脏与躯体的生理平衡。如果这种刺激过强或持续时间过久,还会引起或加重病情。例如,医务人员一句漫不经心的话可以导致严重的医源性疾病,一声恶语可以使冠心病发作甚至猝死。临床上引起严重后果的伤害性语言有如下几种。

(1)直接伤害性语言 包括对患者训斥、指责、威胁、讥讽和患者最害怕听到的语言。例如,一名肝硬化患者因大便弄到了手上,被医生训斥一顿,几分钟后患者出现了肝昏迷;一名肺心病患者,因自己调整氧气阀受到了医生的严厉指责,因而加重了心力衰竭,经抢救无效而死亡;还有的医护人员当面告诉患者疾病治疗无望,也能加速患者的死亡。

(2)消极暗示性语言 医护人员有意或无意的言语导致患者严重的消极情绪。比如有个患者害怕手术,提心吊胆地问医生:"我这肺叶切除手术有危险吗?"医生冷冰冰地说:"那谁敢保证! 反正有下不来手术台的!"结果这个患者拒绝手术,拖延了手术期。

(3)窃窃私语 由于渴望知道自己的病情,患者会留意医务人员的言谈,并往往与自己联系。医务人员间在患者面前窃窃私语,患者听得片言只语后乱加猜疑,或根本没听清而纯属错觉,这都容易给患者带来痛苦或严重后果。

2.善于使用正性语言 美好的正性语言,不仅使人听了心情愉快,感到亲切温暖,而且还有治疗疾病的作用。医生每天与患者接触,频繁交往,如果能注意发挥语言的积极作用,必将有益于患者的身心健康,大大提高医护水平。在临床实践中,医生应当熟练运用的语言主要有如下几种。

(1)安慰性语言 医务人员对患者在病痛之中的安慰,其温暖是沁人肺腑的,所以医生应当学会讲安慰性语言。例如,对刚进院的患者,医生主动对他说:"我是您的负责医生,叫×××。有事请找我,不必客气。"在早晨见到刚起床的患者就说:"您昨晚睡得很好吧,看您今天气色很好。"话虽简短,但患者听后感到亲切愉快,这可能会使他这一天的心境一直很好。

对不同的患者,要寻找不同的安慰语言。对牵挂丈夫、孩子的女患者,可以安慰她:"要安心养病,他们会照料好自己的。有不少孩子,当大人不在的时候更懂事。"对事业心很强的中年人或青年人,可对他们说:"留得青山在,不怕没柴烧。"对于病程较长的患者,可对他们说:"既来之,则安之,吃好、睡好、心宽,病会慢慢好起来的。"对于较长时间无人来看望的患者,一方面通知家属亲友来看望,一方面对患者说:"您住进医院,亲人们放心了。他们工作很忙,过两天会来看您的。"

(2)鼓励性语言 医务人员对患者的鼓励,实际上是对患者的心理支持。它对调动患者的积极性与疾病做斗争是非常重要的。所以,医生应当学会对不同的患者说不同的鼓励性的话。比如,对新入院的患者说:"我们这里经常治您得的这种病,比您重得多的都有治疗效果不错的病例,所以,您一定要相信我们,好好配合治疗。"对病程中期的患者则说:"治病总得有个过程,贵在坚持!"对即将出院的患者说:"出院后要稍加休息,您肯定能做好原来的工作!"曾有一名23岁的男青年,因公负伤,从昏迷中苏醒过来时,发现自己半身活动困难,疑为偏瘫,极为悲痛,屡次寻求自杀。医生为此不仅加强监护,而且一再耐心劝慰,对他说:"您身强力壮,新陈代谢旺盛,只要积极配合治疗,将来再加强功能锻炼,会比现在恢复得好。"热情的鼓励,使这名青年增强了生活的勇气,结果恢复良好。后来他经常来看望那位医生,说医生的几句话救了他一条命。

（3）劝说性语言　患者应当做到而一时不愿做的事,往往经医生劝说后顺从。例如,有位52岁的男性早期胃癌患者,因害怕手术,宁肯速死也不肯做手术。家人再三劝说无效,而医生的一席话却使他愉快地接受了手术,结果预后颇佳。

（4）积极的暗示性语言　积极的暗示性语言可以使患者有意无意地在心理活动中受到良好的刺激。比如,看到患者精神比较好,就暗示说:"看您气色越来越好,这说明治疗很有疗效。"对挑选医生治病的患者说:"别看××医生年轻,可他治您这种病还真有经验。"给患者送药时说:"大家都说这种药效果很好,您也一定要坚持吃药。"

（5）指令性语言　有时对有的患者必须严格遵照执行的动作和规定,医生用指令性的语言也是必需的。比如,做精细的处置时指令患者"不许动";患者必须空腹抽血或检查时,指令患者不得进食;静脉滴注时指令患者"不得随便调快速度";对肾病和心脏病患者,告诉他们"一定要低盐饮食";等等。医生在表达这种言语时,要显示出相当的权威性。

说话不但要注意上述几种方式,还要因人因病采用不同的谈话技巧。急性人喜欢说话开门见山,慢性人喜欢慢条斯理,思维型的人喜欢言语合乎逻辑,艺术型的人喜欢言语富有风趣,老年人喜欢言语唠叨重复,青年人喜欢言语活泼一些,儿童则喜欢言语滑稽一些。医生的言语要与之相适应。对急性或很痛苦的患者,言语要少,要深沉,给予深切的同情;对长期卧床的患者,言语要带鼓舞性;对抑郁型或躁狂型患者,言语则以顺从为宜。

三、非言语沟通

(一)面部表情

面部表情对人们所说的话起着解释、澄清、纠正和强化的作用。面部表情动作包括眼、嘴、颜面肌肉的变化。因此,医生应学会观察患者面部表情的各种含义,如嘴唇紧闭、表情抑郁,可能表示拒绝或不满意;嘴角下斜、目光斜视,可能表示怀疑、抗议或轻视等。

面部表情的变化是医生观察患者获得其心理变化的一个重要信息来源;同时,也是患者了解医生心灵的窗口。医生既要善于通过面部表情表达自己的情感,也要细心观察患者的面部表情。

(二)目光接触

俗话说"眼睛是心灵的窗口"。目光既可以表达和传递情感,也可以揭示某些个性心理特征,是非言语交往中的主要信息渠道。临床上,医生与患者交谈,双方往往通过目光接触判断对方的心理状态和信息接收的程度。如互相正视片刻表示尊重、坦诚,互相瞪眼表示敌意;医生温和的目光可使新入院的患者消除焦虑,亲切的目光可使孤独的患者感到亲人般的温暖,镇静的目光可使危重患者获得安全感。因此,医生应注意用自己的目光与患者真诚、自然地交流。

（三）身体接触

人体触摸是非语言沟通的一种特殊形式，具有其他沟通形式不可取代的作用。人体触摸包括握手、抚摸、依偎、搀扶、拥抱等形式。

在临床实际工作中，触摸既是评估和诊断疾病的重要方法，也是表达情感、促进交流的主要形式，在伴随语言交流时效果更好。例如，为呕吐患者轻轻拍背，为动作不便者轻轻翻身变换体位，搀扶患者下床活动，对手术前夜因惧怕而难以入睡及术后疼痛患者进行背部按摩，以示安慰并分散注意力，以及双手久握出院人的手，以示祝贺。这些都是有意的接触沟通。对神经症患者的接触，更有鼓励支持作用，可使患者愿意说话，愿意剖析自己，改善态度，增强病愈信心。

由于沟通双方对触摸的理解有差异，并且受到性别、年龄、环境、触摸形式、双方关系及各自礼节等因素的影响，因此，医务人员应特别注意，要根据不同情况选择不同的触摸形式。当对方有误会或效果不佳时，应随时调整。

（四）人际距离

医患双方都需要有自己相应的位置和空间。当患者得到的实际空间大于他所需要的空间距离时，就会感到孤独、寂寞，容易产生被遗弃、受冷落等情绪；当患者得到的实际空间小于他所需要的空间距离时，就会感到受压抑，产生恐惧、焦虑等情绪。

医患双方空间距离的远近不同，所代表的含义也有差异。美国心理学家霍尔（G. S. Hall）博士将人际沟通中的距离划分为4种：亲密距离、个人距离、社交距离和公众距离。在临床工作中可选择参考。

1. 亲密距离（0.5 m以内）　亲密距离一般是指医患双方伸手可触摸到的距离，往往表示医患双方感情密切，沟通内容以安慰、爱抚、保护为多。在医患沟通过程中，双方有时需进入亲密距离范围，如换药、注射、口腔及皮肤护理等操作，医生要主动解释清楚，并争取患者的积极配合，以免引起误会。

2. 个人距离（0.5～1.1 m）　个人距离是一种比较亲密的沟通距离，在工作中，表示沟通双方有进一步密切关系的愿望。医生与患者在个人距离范围内交流，传递了关心、爱护、友好等良好的信息。

3. 社交距离（1.2～4.0 m）　在此范围内，沟通双方以目光交流为主，或伴以动作、体态。医生与刚接触的患者之间的沟通往往是在社交距离范围内。此时，医患初识，彼此尚未深刻了解，医生不宜表现过于亲切，以免让患者感到不自然。

4. 公众距离（4.0 m以外）　医生给患者或群众进行集体健康教育、学术报告、演讲时，都是在公众距离范围内进行的。

在医患交往中，距离的含义并非固定不变，它与沟通个体的年龄、性别、地位、人格特征等有一定关系，受社会传统文化、风俗习惯等影响较大。医生应注意观察，随时调整空间距离，满足患者需要。

四、沟通技巧在临床中的应用

医患间的沟通包括认知、情感和意志互动，是一种心理层次的，属于人的内部的深刻的交往和互动。

（一）医患间的认知互动

医疗服务是以专业知识和技术为主的高科技服务,医患的认知交往存在于诊疗过程的始终。具有主体意识的人,不是被动的被实行医疗技术操作的单纯对象,他要求了解诊疗操作的意义、方法和效果,具有知情同意的权利。

1.患者的认知需求 患者患病后,由于受到病痛的困扰和折磨,迫切需要了解自己所患疾病的种类、性质、诊断结果、治疗方法及预后,总之,要求对疾病及其后果有最为详细的了解,要求医务人员能够给他们提供最为详细的说明。满足患者的认知需求,解答患者的种种疑问,消除他们不必要的思想顾虑和不良的心态,是医务人员必须履行的职责,也是他们亲切对待患者,履行医德行为的一个重要环节。由于医生在医患关系中处于指导者的地位,他们既要施行诊断和治疗技术,又要和患者进行深入的认知交往;由于他们掌握医疗知识和技术,是患者求医这一特定领域的专家,他们的话对患者具有权威性,会产生重大的影响,这也是患者要与医生进行认知交往的原因所在。因此,医生在满足患者的认知需求时,就要坚持诚挚亲切、慎重科学和详细周密的原则,要坚持科学性、准确性、完满性和真诚性的原则。诚挚亲切是出于对患者的关爱,使患者深切地感到医生对他们的关怀;慎重科学是要把有关疾病的信息准确地传达给患者,不能走样,不能引起患者不必要的顾虑和误解。鉴于在任何两个主体间,由于他们所处的社会地位不同和社会经历积累经验的不同,对同一种语言概念,常会产生不同的理解。所以在科学慎重的要求上更要严格,决不要因此带来一些不必要的问题。详细周密是为了使患者准确地了解,让患者对疾病的治疗、治疗后的保养及预防有一个全面的了解。可见,在认知交往中,医生应当让患者听得懂、记得下,还得让他们想得开、理得清,不能引起任何负面影响。医患间的认知交往对患者不但具有导向作用,而且具有心理治疗作用。其实,医患间在诊疗过程中的一切交往,对患者的心理活动都会产生影响。从某种意义上说,都具有心理治疗作用,这是医生在履行自己职责时,不得不具有的道德思维。

2.诊疗过程中的医患认知交流 诊疗过程即诊断和治疗的技术操作过程,是医生面对患者这一具有主体意识和主体行为的人,在躯体上或心理上施行操作的过程。在进行这种操作时,无论是诊断检查方法的选择和实施上,还是治疗方案及治疗方法的选择和实施上,都要向患者进行说明,进行指导。在征得患者同意的基础上,施行操作。在具体操作过程中,还要不断指导患者应当采取的配合动作,以期顺利地完成诊治技术操作过程。在操作完成后,则需要向患者告知检查或治疗的情况,以及需要采取的进一步措施。可见,诊疗的技术操作过程同时也是医患间在认知上反复进行信息传递和认知交往的过程,是医生不断向患者提出应该怎样做的过程。而这一过程必须有患者的主动参与,有患者的知情同意,有患者的主动配合,有患者的积极建议,才能顺利地保证质量地予以完成。在诊疗操作中的认知交流,是一个很细致的过程,也是对患者履行道德责任的过程。在这一过程中,如注意事项、手术协议、药物可能发生的不良反应、患者须做的准备等,该讲的一定要讲完整、讲透彻。该讲的没讲到,就可能导致不良后果。例如,有些患者因不按医嘱办事,私自服用某些药物,从而导致意外情况发生,这虽然不应当由医生负责,但医生却一定要向患者反复说明遵守医嘱的重要性,一定要向患者讲清各种利害关系。一切从对保障患者健康需要出发,讲解要不厌其详。由于人生活在复杂的社会网络中,常会有一些不负责任的言论影响患者的心理和行为,医生应有针对性地向患者讲解,消除社会舆论中对患者产生负面影响的消极因素。医生在操作中边做边讲,讲得好,针对性强,对患者产生强烈的影响,就利于操作,也利于医患间的相互配合,从而为提高医疗质量创造了条件。

3.医患认知互动中的解释与引导 具有主体性的人,喜欢追问为什么,喜欢探索因果关系。患者对于关系到自身健康乃至存亡的疾病,更要求对疾病产生及预后的前因后果进行了解。向患者解释疾病现象、治疗对策及如何促进康复,是医患认知交往的一个核心问题。由于医患交往是医生与患者之间的一种个体性的交往,诊断治疗疾病也须坚持个体性的原则,因此,医患间的认知交往也必须坚持个体性的原则。个体性原则包括年龄、性别、社会角色等方面的状况,更重要的是个体的体质与个性、个人的心理素质等能体现个体性特征的东西。诊断治疗实质上就是把一般的具有共性的理论性的东西与患者的个性特征相结合的过程。因此,医生在向患者进行解释,指导患者的心理行为时,也必须结合患者的个性特征,用患者听得懂、听得进的办法进行认知交流。医患之间个体化的认知交往过程,是认知交往不断发展和深化的过程,是双方不断契合和相互认知的过程。一般来说,疾病的治疗是一个发展变化的过程,由采用诊断手段到确诊,由确诊到治疗方案及治疗措施的不断调整,就是一个不断观察、不断进行认知交往的过程,是一个对个体化不断了解和把握的过程。个体化的治疗和个体化的交往,个体化交往中认知交往的深化,使医生的主导作用和患者的参与作用日益契合,是推动医德行为发展的内在动力。在这种不断深化的认知交往中,医生必须坚持正确的认知导向,即一切从患者的健康利益出发,作为与患者进行认知互动的核心。

(二)医患间的情感互动

情感是和行动联系最密切的心理因素,也是对身心健康影响最直接的心理因素,在医患间的互动中,调整患者的情感,使之保持良好和稳定的心境,是心理治疗极为重要的方法。

1.患者的情感特征 患者由于受疾病的折磨,日常生活和工作秩序被扰乱,社会交往和活动范围受到很大的限制,对未来身体健康及工作期望十分担心,加上疾病给躯体带来的痛苦和心理上的焦虑,患者心理上处于消极失望、烦躁不安和极端痛苦的状态。尽管由于年龄、疾病轻重和疾病种类及患者的性格特征、社会角色、社会经历的不同,面对的问题有着很大的差异,心理反应也很不相同,但在大体上存在着一些共同的心理特征。焦虑和抑郁都是患者最常见的一种心理特征。患者在疾病的威胁面前,感到难以应付又无可奈何,对医疗效果的期望与担心并存,对预后可能带来不良后果的担心,使患者处于紧张、恐惧、忧虑、焦急的状态。在疾病的冲击下,患者乐观上进的情绪被打断,容易呈现抑郁状态,表现为悲观失望、情绪低落、注意力不集中等。患者还往往会自怨自艾、自责自疚、陷于消极被动状态而难以自拔。由于疾病的激惹,患者变得敏感多疑,怀疑家人对自己厌弃,怀疑朋友或社交圈子内的人对自己抛弃,怀疑医务人员有意隐瞒自己的病情来安慰或欺哄自己。生活上变得依赖脆弱,行为有时幼稚化。有些患有严重疾病的人则幻想诊断不正确,希望否定掉自身疾病或从心理上千方百计去拒绝疾病的诊断,或希望治疗上有奇迹出现。患者这种躁动不安的不良心态常会成为治疗上的一道障碍,有时还会成为加重疾病的一种因素。医生有责任使患者从这种不良心绪中解脱出来,有责任在与患者的心理互动过程中使之摆脱不必要的焦虑和抑郁状态,保持心理平衡状态。这些是医务人员对患者人道关怀的重要内容,和对疾病的诊断治疗一样,组成治疗的一个重要环节。

2. 消除患者的焦虑与抑郁情绪 焦虑与抑郁情绪属于负性的心理情绪,是困扰患者的比较普遍的心理问题,从患者的具体病情出发,根据引起患者焦虑和抑郁的原因,根据他们所担心的问题和思考的焦点,进行有针对性的疏导,从认知、情感和意志几个方面综合起来入手,改变患者的心理状况,既是心理治疗的手段,又是履行医德的重要环节。在这里,治疗行为和医德行为是合二为一的,是很难拆解得开的。而要做到这一点,情感互动又是关键的一环。医生以诚挚关爱的态度去帮助患者摆脱感情上的困扰,以赤诚而又热情的心去温暖患者,去融化其感情障碍形成的冰层,使患者感到亲切、诚恳、关怀和温暖,这是改善患者心境最为有效的方法。会使患者感到巨大的心理支持和社会支持,易于摆脱孤立无援、消极被动的心理状态。医生的真挚和带有激励性的情感,是激发患者良性情绪发展的重要条件,也是消除患者疑虑、猜疑和过度敏感的一剂良药。医生的人道关怀,全心全意为患者着想的情感,以及与患者之间热情的心理互动,让患者尽情倾诉,心无挂碍,身受关怀,这是人与人之间一种最深切的情感交流,也是医生良好道德素养的体现。在这一基础上,再动之以情,喻之以事,明之以理和鼓之以行,是消除或减少患者抑郁和焦虑情绪最有效的方法。在所有技术科学中医学技术是最富于人道精神的技术,是渗透着人的情感和在医患情感互动中施行的技术,在医患情感互动中得到最充分的表现。

(三)医患间的意志互动

意志是人的自我意识中最富有实践精神的心理因素,是最能体现人的主观能动力量的心理因素。调动患者的抗病意志是医生的道德责任,也是促使患者消除消极心态推动身心健康发展的重要心理支持力量。

1. 医患意志互动的主要特征 坚强的意志是医生重要的心理素质。意志是一种理性力量,是驾驭认知和情感的内在心理因素。医生在医患关系中属于救助者的角色,处于引导和指导的地位。医生的意志努力,医生在与患者交往中以自身的意志力量鼓舞患者的意志,以积极的治疗调动患者的抗病意志,都具有明显的道德色彩。道德要求实践,要求行动,但更要求实践的效果,要求行动的后果是良好的。要取得良好的道德效果,单有医生的意志努力不行,必须有患者的意志努力配合,才能获得良好的效果。从这个意义上讲,医患间的意志互动较之其他方面的互动,更具有道德价值。医患意志互动的道德特征有以下几个方面的内容:一是主导性。医生的意志主导着患者的意志,很难设想,一个缺乏坚定意志、工作不负责的医生,能够使患者安心、放心地进行治疗,他只能使患者的安全感受到威胁,影响患者的抗病意志。而一个敢于面对困难、善于克服困难、充满活力的医生,对患者意志会起很大的鼓舞作用。二是激励性。医生对患者意志的鼓励,不能靠说教,只能够引导。要研究对患者抗病意志的激励机制,患者抗病意志的提高是一个过程。要注意通过诊断治疗活动逐渐向患者进行思想转化的过程,要及时肯定患者的进步,哪怕是微小的进步。抗病意志是逐步发展起来的,良好的诊疗再加上良好的心理互动是激励患者抗病意志增强的最好方法。三是自觉性。医生要引导患者逐步摆脱情绪性行为,在诊疗过程中增强患者的理性思维,使患者理性地对待疾病,这是使患者摆脱因疾病产生的心理困扰和消极情绪的重要环节。在与患者建立亲切感情基础上开展的意志互动,把认知互动与意志互动结合起来,患者的抗病自觉性必然会得到增强。

2.激励患者的意志力 医生为了履行医德,激励患者的抗病意志,必须研究激励患者意志的机制和患者的意志构成。一方面,患者存在强烈的康复动机,激发和增强这种动机是激励患者意志机制的内在根据;另一方面,患者受疾病困扰会产生抑郁、悲观等消极情绪,医生为了帮助患者消除这些消极情绪,增强患者的理性活动因素及自我保健意识,而采取的激励手段、方法和技术构成了激励患者意志的外部根据。所以,激励患者意志本身有其特有的机制,特有的内在规律。而且由于患者的个性特点、个人社会特征不同,患者所患疾病不同,采用的治疗手段和技术不同,所采用的激励方法和技术也应当有所差异。从医生的坚强意志到患者抗病意志的发展,这一意志互动过程,既体现了人的能动作用,也生动地反映出医德的能动性的本质。

(四)医患沟通不当的对策

1.转变医疗服务模式,加强职业道德教育 随着医疗卫生改革的进一步深化及医疗市场竞争的日趋激烈,建立以患者为中心的医疗模式,已成为我国医疗单位的共识。这一模式的建立需要医务人员具有良好的职业道德。加强医务人员的职业道德教育是现代医院管理的当务之急,必须使医务人员树立全心全意为患者服务的理念,具有高度的责任心和同情心,设身处地为患者着想,注重患者的心理及情感需求,让患者体会到医务人员的真诚关怀,从而促进医患关系的融洽和协调,建立良好的医患沟通基础。

2.建立医疗安全管理体系,重视医患沟通 为保证医疗安全措施的落实,医院应建立自上而下的医疗安全管理体系。如院级设立由院长负责的医院医疗安全管理委员会,各科成立医疗安全管理小组,定期对医疗安全方面存在的问题进行分析、讨论,尤其对医患沟通不当的情况进行分析,提出整改措施。规定医务人员每天与患者接触的次数与时间;对疑难危重患者,重大手术患者必须经由会诊、集体病案讨论后再向患者交代诊断及治疗方案;会诊医师不得直接向患者解释病情及诊疗方法,患者病情变化时要及时向患者家属交代,并说明采取的处理措施等。医院应经常对科室医疗安全小组工作情况进行检查,检查结果与绩效工资分配挂钩,从而使医患沟通制度化、规范化。

3.尊重患者的权利,完善各种知情同意书 随着医疗服务理念的进一步发展,患者不再是被动的医疗行为的接受者,而成为医疗活动的共同参与者。因此必须尊重患者的各种权利,让患者明白诊断、预后、检查、治疗、用药等。并尊重患者的选择权,详细提供各种不同的诊疗方案的优劣点及所需费用,允许患者做适当的选择。医院应制作各种知情同意书,严格执行谈话签字制度。如病情知情同意书,要求在入院 3 d 内向患者交代初步诊疗结果及准备采取的诊疗措施,病情变化时及时交代可能发生的危险;特殊检查、特殊用药同意书、特殊治疗同意书,对诊疗过程中花费较大或可能发生危险的诊疗措施,事先对患者家属说明情况,以征得患者及家属的同意与理解,如 CT、MRI 检查同意书,输血同意书,化疗、放疗同意书,乙类、丙类药品使用同意书,麻醉、术前谈话记录,病情、病危通知书等。患方放弃治疗自动出院或拒绝抢救均在详细写明后果的前提下要求患方签字。这些知情同意书及谈话签字制度,是医患沟通的一种文件形式,既能使患方行使自己的知情权、选择权,又能使医务人员的医疗行为得到有效保护。

4.提高病历管理质量　病历是医疗行为的客观记录,是具有法律效力的重要文件。在诊疗过程中,医患沟通的情况要及时详细地记录在病历中,并有患方签字为证,从而可使医方在医疗纠纷发生时避免一些不必要的麻烦。医院要加强对病历质量的管理,如可专门成立由退休老专家组成的督导组对病历质量进行监控检查,并严格执行奖惩制度,对及时发现医患沟通不当的情况及各种医疗隐患提出有效的整改措施,保证医疗质量,可有效避免医疗纠纷的发生。医患沟通是医疗安全的需要,也是医疗市场的需要。然而,沟通是一门艺术,如何掌握沟通技巧,建立良好的医患关系,仍是今后值得我们探讨的问题。

思考题

1.试述医生角色、医患关系和医患沟通的定义。

2.简述医生角色的心理修养,医生的责任、权利和义务。

3.试述社会文化因素对医疗行为的影响。

4.简述医患关系的基本结构、特点和类型。

5.试述医生因素对医患关系的影响。

6.试述患者因素对医患关系的影响。

7.试述就医过程对医患关系的影响。

8.试述社会媒体导向对医患关系的影响。

9.试述医患沟通的形式和层次。

10.试述医患沟通不当的主要表现形式。

11.试述言语沟通和非言语沟通的技巧。

12.试述沟通技巧在临床中的应用。

（顾红霞）

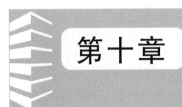

心理咨询

🌿 学习目标

学习要点：

● 心理咨询的基本概念。

● 心理咨询的基本过程。

● 心理咨询对专业人员的要求。

● 心理咨询的主要理论。

● 心理咨询的常用技术。

● 心理咨询过程中的常见现象和处理。

学习要求：

● 认知目标：掌握心理咨询的基本概念，掌握心理咨询对专业人员的要求、心理咨询的主要理论、专注与倾听技术、共情技术、表达技术、提问技术和情感反应技术等的基本概念和应用。

● 技能目标：熟练应用心理咨询的一些常用方法，对来访者进行有针对性的心理咨询。

● 情感态度：通过对心理咨询相关知识的学习，使学生能从来访者和患者的视角，在认真倾听和共情的基础上，形成对来访者的科学态度与敬业精神。

🌿 案例引入

李某，男性，44岁，某大学教授。因6 h前吃药时不慎误吞义齿，胸部上段疼痛、发胀、憋气感来院就诊。胸部X射线平片显示相当于第3~4胸椎水平处有一食管异物。急诊入院后在全麻下行食管镜异物取出术，术中发现带金属钩的义齿卡在食管中段，取出顺利。术后患者仍感到胸部疼痛，且体温升高（最高38.5 ℃），白细胞偏高，于术后第5日做胸部X射线钡餐检查，并经胸科医生会诊，疑为食管中段纵隔瘘形成，继续抗感染治疗并需行鼻饲。在插鼻饲管过程中，他因实感难忍而怀疑会不会有什么意外，将管自行拔出。

在护士的耐心开导下,李某道出了他内心的真实想法:"我是由于偶然不慎将假牙吞入,人们一旦住上医院,就意味着从正常生活的轨道上甩了出去,而将人推到了一个更加严峻的生活角度去对待一切,即便是健康时的平凡小事,也都归结到'活'还是'死'这样一个哲理中去。我心急如焚地期待着尽快手术,同时也反复思索着手术是否能成功,会不会遇到万一,也许弄不好很快就会到另一个极乐世界去了。经过钡餐检查发现食管还有问题,我泄气了,悲观的情绪占了上风,有时甚至失去了治疗的勇气。对我最大的挫折莫过于插鼻饲管了,从鼻腔插管到胃里,直观上看是很可怕的,因为它改变了进食的正常渠道,因而在思想上就产生了紧张。我询问过护士,她们说不痛。但实际操作时,我实感难忍而无法抑制地痛哭流涕,而越发怀疑我会不会有什么意外呢,无奈只好拔出。"

问题:李某的主治医生可以选择哪些心理咨询技术与李某进行沟通?

第一节　心理咨询概述

一、心理咨询的概念和分类

随着社会的发展和进步,竞争的日趋激烈,人们生活节奏的加快和生活压力的增大,心理上的压力与矛盾也愈加突出,近年来出现心理健康问题的人数呈上升趋势。越来越多的人倾向于选择心理咨询来缓解心理压力,维护和提高心理健康水平。

(一)心理咨询的概念

心理咨询最早兴起于美国,发展到现在已经有近百年的历史,是一个相对新兴却又发展迅速的学科。心理咨询的渠道、方式随着时代的进步越来越多,研究方向也越来越广。专家为了对心理咨询做出准确定义,都站在各自所擅长的领域内进行说明。而不同领域所侧重的疗法理论等又各不相同,因此不同的专业人士对心理咨询的定义也各不相同。如《中国大百科全书·心理学》对心理咨询的定义为:"一种以语言、文字或其他信息为沟通形式,对来访者予以启发、支持和再教育的心理治疗方式。其对象不是典型的精神病患者,而是有教育、婚姻、职业等心理或行为问题的人。"朱智贤主编的《心理学大词典》将心理咨询定义为:"对心理失常的人,通过心理商谈的程序和方法,使其对自己与环境有一个正确认识,以改变其态度与行为,并对社会生活有良好的适应。"中国著名的心理学家钱铭怡将心理咨询定义为:"通过人际关系,应用心理学方法,帮助来访者自强自立的过程。"

综合各家观点,并结合编者的认识,本书将心理咨询定义为:受过专业训练的心理咨询师运用心理学的专业理论、方法和技术,帮助和启发来访者(即要求进行心理咨询的人)解决各种心理问题,恢复社会功能,维护心理健康。心理咨询的对象主要是正常人,心理咨询所提供的全新环境可以帮助人们认识自己与社会,处理各种关系,逐渐改变与外界不合理的思维、情感和反应方式,并学会与外界相适应的方法,提高工作效率,改善生活品质,以便更好地发挥人的内在潜力,实现自我价值。

(二)心理咨询的分类

按咨询方式不同,可将心理咨询分为如下几类。

1. 门诊咨询　指专业心理咨询机构或医院开设的心理咨询门诊,是一种首选的心理咨询方法。这种方式可以使心理咨询师与来访者进行面对面的交流,便于良好咨询关系的建立。双方可以不受干扰地投入问题的解决中,心理咨询师不仅可以听到来访者的口述,还可以通过来访者的表情、语速、肢体动作等接收更完整真实的信息,感知其情绪和态度的变化,更快速地了解来访者的思维模式和行为模式等。并且心理咨询师可以不受限制地选择咨询方法,这也是其他咨询方式无法比拟的优势。但这种方式也有一定的局限性,如受到时空的限制,对异地来访者来说不太方便,并且因为需要专程抽出特定时间,对于忙碌的现代人来说有时时间会比较难以协调;并且这种方式需要来访者亲自到达某一特定地点进行咨询,这会让某些来访者担心隐私被泄露。

2. 信函咨询　指用通信的方式进行咨询。来访者来信提出自己要求咨询的问题,心理咨询师给予回信答复。优点是不受地域限制,能够充分保护来访者的隐私,适用于不善口头表达或性格内向拘谨的人。这种形式,只能初步了解情况,进行安抚和稳定情绪工作,无法面对面地深入磋商,并且咨询效果也会受来访者的书面表达能力、文化程度、理解能力和个性特点的影响。随着通信交流工具愈加便捷化和多元化,这种咨询方式已逐渐退出历史舞台。

3. 电话咨询　指利用电话开展的心理咨询。多用于处于心理危机状态下,精神崩溃或有自杀观念的来访者,对其进行劝慰、鼓励和指导。电话心理咨询自 20 世纪 50 年代开始出现,现已普及至世界各国。我国很多城市现也开通了电话咨询,24 h 有人值班,随时帮助来访者摆脱心理困境,化解心理危机。由于电话咨询方便快捷、保密性强,深受来访者的喜爱,但由于缺乏面对面的直接交流,难以进行准确的心理评估,因此限制了心理咨询师的干预程度。

4. 现场心理咨询　指心理咨询师到某特定现场进行的心理咨询。如到学校、工厂、部队、病房、家庭等现场,对来访者进行个人或团体咨询。优点是波及范围广,为由于种种原因无法去门诊进行咨询的人提供便利,可筛查出有心理问题者做进一步咨询;缺点是由于受时间限制,咨询无法深入,可能会暴露个别来访者的隐私。

5. 互联网咨询　指利用互联网进行的心理咨询。这是近年来兴起的一种新型的咨询方式。通过网络,来访者能够毫无顾忌地倾诉自己的隐私,暴露自己的问题,从而使心理咨询师能够及时掌握来访者的情况,做出恰当的分析判断,并可以通过实时交谈不断矫正其分析判断,做出切合实际的引导及处理。互联网以其极强的保密性、灵活性、快捷性及时效性,为心理咨询提供了广大的发展空间。但互联网咨询也限制了心理咨询师对咨询方法的选择。

以上所述咨询方式各有其优缺点,互为补充,许多咨询者通过信函、电话、现场、互联网等咨询方式,了解自己的问题或改善自己的问题,然后通过门诊的方式进行深入的咨询或治疗;也有些门诊的来访者在毕业、搬家、工作调动之后,继续通过信函、电话、网络等方式得到心理咨询师的指导;也有在现场咨询中发现有心理问题的人,需要专程到门诊进行进一步咨询。因此,多种咨询形式相互配合,有利于心理咨询的广泛开展和咨询效果的提高。

（三）心理咨询的机制

大量研究证明,不同流派的心理咨询方法都是有疗效的,且总体疗效没有显著差异。这就说明不同的心理咨询方法之间具有若干起作用的共同因素,并且这些共同因素与不同流派咨询方法的独有成分结合在一起对来访者的进步有实质意义。也就是说,心理咨询效果的产生可能有两种作用机制:一种是基本的作用机制,另一种是特殊的作用机制。所谓基本的作用机制,是指各种咨询方法所共同具有的、能对来访者产生积极影响的因素;特殊的作用机制,是指每种咨询方法所独有的、能对来访者产生积极影响的因素。

有关心理咨询的特殊作用机制将在本书有关咨询理论的章节中详细介绍,这里仅对心理咨询的基本作用机制,或者说各种心理咨询方法共有的、起积极作用的因素进行介绍和讨论。

1.宣泄　是来访者将内心积蓄已久的负面情绪倾诉给心理咨询师的过程。这种发泄内心痛苦的方式本身就具有缓解内心紧张、减轻心理压力的积极作用。这也是心理咨询师深入了解来访者内心真实想法的重要方法,并且可以促进良好咨询关系的建立,使心理咨询师和来访者建立起有效的感情沟通。

2.领悟　是指来访者在心理咨询师的帮助下,全面、深刻地认识其心理不适与情绪障碍的过程。所有的心理咨询都会伴有心理咨询师对来访者问题的各种阐释,因此也就伴随着来访者对自身问题认识的飞跃、对偏见的改变和行为方式应对的变化,使人得以积极地协调自我与环境的关系,防止和减弱不良情绪对身心的危害。

3.强化自我控制　是指强化个人自我控制的能力。心理咨询理论认为人之所以内心失衡,是因为失去了自我控制的能力。因此,要让来访者强化自我控制,破除不良情绪和不良行为对自我的控制,协调个人与环境的关系,从而获得内心的和谐。这样,就可以消除自我意识中的混乱与偏差,进而有效地控制其心理失常和变态行为的发展。

4 增强信心　心理咨询的最终目的是帮助来访者增强信心,摆脱负面情绪,积极面对生活,调节自我与环境的不协调,以积极乐观的态度对待人生。

二、心理咨询的基本过程

心理咨询不是随意的谈话或聊天,而是心理咨询师按照心理学理论和技术规范进行的有序操作。心理咨询是一种帮助过程、教育过程和成长过程,这个过程是由若干阶段构成的。在心理咨询过程的阶段划分问题上,心理学家们的看法并不完全一致。但无论咨询时间长短,心理咨询师运用何种咨询理论与方法,来访者的情况有何不同,一个完整、有效的咨询过程都包含以下 3 种基本的、必须经过的阶段。

（一）初期阶段

心理咨询师在这个阶段需要收集来访者的信息,并与来访者建立良好的咨询关系。

1.收集来访者信息　收集来访者的信息,是整个咨询工作的基础。应着重了解以下信息:①来访者的基本情况,主要包括姓名、性别、年龄、民族、职业、婚姻状况、工作情况、身体状况、家庭情况、特长爱好等。②来访者的社会文化背景,主要包括:家庭背景,如父母的职业、文化程度、宗教信仰、兴趣爱好、健康状况、教育方式、对子女的期待等;学校背景,如教师态度、班风、校风、学校的文化环境等;工作背景,如所在工作单位的社会声誉及经济效益、与领导及同事之间的关系、工作单位的管理模式、本人在组织中的地位等;社区背景,如居住社区的社会治安状况、文化、卫生服务设施等。③来访者的心理问题,这是收集信息的核心内容,常见的有学习问题、工作问题、社会适应问题、智能发展问题、人格发展问题、情绪困扰问题、人际冲突问题、性心理和婚恋问题、行为或品德问题、职业选择问题等。

2. 建立相互信赖的咨询关系　在咨询过程中,心理咨询师与来访者之间的相互关系是很重要的。良好的咨询关系是开展心理咨询的前提条件,也是咨询达到理想效果的先决条件。建立相互信赖的咨询关系的方法是:①心理咨询师以热情、真诚的态度对待来访者,给来访者留下良好的第一印象;②心理咨询师尊重来访者,以平等的身份对待来访者;③心理咨询师耐心倾听来访者的叙述,不要轻易打断来访者。

良好的咨询关系固然重要,但如果来访者与心理咨询师关系过分亲密,则可能会对心理咨询师产生依赖心理,阻碍自身能力的发展。并且过分亲密可能会导致移情或反移情,从而导致丧失职业道德或诱发心理疾病。因此,良好的咨询关系必须有一定的限度,使之既能顺利地进行工作,又不使来访者产生依赖。

(二)中期阶段

在这个阶段,心理咨询师需要根据来访者提供的信息对其进行诊断分析,并确立咨询目标,选定咨询方案并解决问题。

1. 对来访者问题的诊断分析

(1)区分咨询对象　首先要确定来访者的问题是否属于心理咨询可以解决的范畴,如果心理咨询不能解决,则应及时转介。

(2)确认和分析来访者的问题　对于适合心理咨询的来访者,要进一步确认他的问题并分析其原因。①问题的具体情况:要搞清楚发生了什么问题,问题是何时发生的,问题在何处发生,来访者对问题的反应是什么,来访者对自身问题的看法怎样。②问题形成的可能原因:问题形成的原因多种多样,可能与来访者看问题的方法有关;也可能与其个人经历、人格特征有关;也可能与其家庭、单位等环境背景有关;还可能是生活中发生了重大变故;或与事前的原因、事后的强化有关。可能的原因有很多,心理咨询师要边提问、边分析,一个一个地排除,最后找出问题产生的真正原因。

2. 确立咨询目标　确立咨询目标有助于咨询双方明确努力方向,有助于双方积极合作,有助于对咨询效果进行评估。确立咨询目标的原则有以下几点。

(1)咨询双方共同制订咨询目标　咨询目标的制订,必须要心理咨询师和来访者共同配合、互相交流并最终达成一致。这样的咨询目标才比较客观、真实,才能使双方共同努力去实现。共同制订咨询目标,首先要求咨询双方在心理问题的把握和原因分析上取得一致意见,为此心理咨询师要鼓励并引导来访者全面、深入地倾诉和反映,同时心理咨询师也必须将自己的认识、看法、结论反馈给来访者。其次,心理咨询师要引导和鼓励来访者思考和提出自己的要求,坦诚提出对咨询目标的看法。若双方意见有分歧,应认真分析,是表述上的不同还是内容上的差异,是掌握材料不够还是看问题角度不同,是不是局部目标与整体目标上的差异等,在此基础上逐步达成一致。

（2）中间目标与终极目标相统一 中间目标是心理咨询过程中所要达到的具体目标,而终极目标则是实现人心理的健康、潜能的充分发掘和人格的完善。中间目标是向终极目标发展的步骤。确定心理咨询的目标,应强调中间目标与终极目标的辩证统一,即咨询双方不仅要解决来访者当前所面临的具体问题,更应该从提高心理健康水平、充分发掘潜能、促进人格发展着眼,把终极目标融于中间目标,以终极目标引导中间目标,通过中间目标的实现达到终极目标的完成。在心理咨询的实践中,要实现两种目标的统一,咨询双方不仅要发现具体的心理问题及引发原因,还要就此发掘其人格特点、心理素质等方面的不足;不仅要使来访者在具体问题上掌握心理调节的技能与方法,而且要使这些技能迁移到类似的情境中去。

（3）目标要具体化,具有可操作性 心理咨询目标必须具体、可行。来访者的表述有时比较具体、明确,如考试焦虑、失眠问题等,但有时比较笼统、抽象,如希望有较强的学习能力、善于交往等。这样的目标由于大而空泛,既难以操作、落实,又无从对咨询效果进行评估,因此,咨询很难进行。这就需要咨询双方经过商讨,共同将抽象的目标具体化,模糊的目标清晰化。

3.选定方案,解决问题

（1）选定方案 选定方案对解决问题具有重要意义。解决问题的方案可有多种选择,心理咨询师根据自己的理论倾向,针对来访者的问题,选择适当的咨询技巧和干预技术,或探寻潜意识,或矫正行为,或改变认知,也可以几种方法结合使用。在此阶段咨询双方需要明确各自的责任、权利与义务。

（2）解决问题 方案选定后,就要依据方案具体实施。解决问题时,要分清主次,优先解决主要问题。由于心理现象的复杂性、多变性,某些心理问题在解决过程中会出现反复或显效迟缓,这在咨询过程中是常见的。关键在于咨询双方都应对咨询过程的这一现象有足够的认识,互相合作、彼此信任、持之以恒,这样才有可能达到预期的效果。

（三）后期阶段

这一阶段是咨询的总结、提高阶段。要做好咨询的回顾总结,巩固咨询成果。这既是对来访者的负责,也是为了更好地总结咨询经验,提高心理咨询师自身的咨询水平。

1.对来访者的问题全面回顾 在咨询结束之前,心理咨询师要与来访者做一次全面的总结,回顾整个咨询过程,强调咨询要点,使来访者对自己有一个更清醒的认识,进一步了解问题的前因后果,明确今后的努力方向。

2.帮助来访者运用所学的经验 心理咨询师要引导来访者把咨询中学到的新经验应用到日常生活中去,提高自己的心理健康水平。

3.心理咨询师逐渐退出自己的角色 心理咨询师要渐渐退出自己的角色,摆脱来访者的依赖,使其逐渐做到不需要他人指点也能应付周围的环境。

三、心理咨询对专业人员的要求

心理咨询专业人员是运用心理学及相关学科的专业知识,遵循心理学原则,通过心理咨询的技术与方法,帮助来访者解除心理问题的专业人员。心理咨询是一项重要又复杂的工作。心理咨询师面对的是在心理上需要帮助的人。这些人的文化水平、性格特征、社会阅历等各不相同,遇到的问题各种各样。他们前来咨询是为了能够调整好自己的心态,以便能更有效地学习和工作,更积极地面对生活中的各种问题,从而提高生活质量,充实愉快地生活。心理咨询师的任务就是要提高他们的这种能力。因此,心理咨询师的责任是重要而又艰巨的。这就需要心理咨询师经过严格的专业训练,并具备以下基本条件。

(一)专业知识、技能方面的要求

心理咨询是一门专业,它有自己的理论、方法与技术。从事心理咨询工作的人,必须经过专门的培养与训练,取得合格证书后方能上岗工作。心理咨询师必须潜心钻研心理咨询的理论知识,掌握心理咨询的方法和技术,同时要积极参加心理咨询的实践活动,不断提高自己的业务水平。

1. 掌握心理咨询的专业知识和技能　心理咨询是一门专业性很强的工作,要用心理学理论和方法帮助来访者解决心理问题。因此,心理咨询师应有扎实的心理学理论功底,对于普通心理学、人格心理学、教育心理学、医学心理学、心理测量学等学科的基本知识都应掌握,才能将咨询工作建立在科学理论指导的基础之上。

2. 发展多方面的知识结构　在心理咨询过程中会遇到多方面的问题。这需要心理咨询师有全面的知识结构,如临床医学、社会学、教育学等学科知识。这有助于更好地理解来访者,与来访者找到更多的共同语言,更好地处理来访者的问题,并给予来访者正确的启发、教育和指导。

3. 积极参加心理咨询的实践活动　在心理咨询过程中可能遇到种种意想不到的问题。心理咨询师要丰富自己的心理咨询经验,提高业务能力,除了向书本学习以外,还要向实践学习。在咨询实践中总结经验,学习和发展前人的理论,提高分析问题、解决问题的能力,这样才能自如应对各种复杂心理问题。

(二)职业道德方面的要求

心理咨询师应当热爱本职工作,坚定为社会做贡献的信念,刻苦钻研专业知识,增强技能,提高自身素质,遵守国家法律法规,与来访者建立平等友好的咨询关系。

1. 心理咨询师不得因来访者的性别、年龄、职业、民族、国籍、宗教信仰、价值观等任何方面的因素歧视来访者。

2. 心理咨询师在咨询关系建立之前,必须让来访者了解心理咨询工作的性质、特点,这一工作可能的局限及来访者自身的权利和义务。

3. 心理咨询师在对来访者进行工作时,应与来访者对工作的重点进行讨论并达成一致意见,必要时(如采用某些疗法)应与来访者达成书面协议。

4. 心理咨询师与来访者之间不得产生和建立咨询以外的任何关系。尽量避免双重关系(尽量不与熟人、亲友、同事建立咨询关系),更不得利用来访者对咨询师的信任谋取私利,尤其不得对异性有非礼的言行。

5. 当心理咨询师认为自己不适合对某个来访者进行咨询时,应向来访者做出明确的说明,并且应本着对来访者负责的态度将其介绍给另一位合适的心理咨询师或医师。

6. 心理咨询师应始终严格遵守保密原则,具体措施如下。

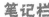

笔记栏

（1）心理咨询师有责任向来访者说明心理咨询工作的保密原则，以及应用这一原则时的限度。

（2）在心理咨询工作中，一旦发现来访者有危害自身或他人的情况，必须采取必要的措施，防止意外事件发生（必要时应通知有关部门或家属）。或与其他心理咨询师进行磋商，但应将有关保密信息的暴露限制在最低范围之内。

（3）心理咨询工作中的有关信息，包括个案记录、测验资料、信件、录音、录像和其他资料，均属专业信息，应在严格保密的情况下进行保存，不得列入其他资料之中。

（4）心理咨询师只有在来访者同意的情况下才能对咨询过程进行录音、录像。在因专业需要进行案例讨论，或采用案例进行教学、科研、写作等工作时，应隐去那些可能会据以辨认出来访者的有关信息。

（三）心理品质方面的要求

一个合格的心理咨询师应当是一个心理健康、个性品质良好的人，能妥善地处理好自己的心理冲突，排除日常干扰，从而保证帮助别人的工作顺利进行。实践表明，心理咨询师的心理健康程度越高，个性品质越良好，他们在咨询关系中所能提供的帮助就越大。

1. 积极健康的人格　心理咨询师的人格条件是做好心理咨询工作的最重要因素，也是应当具备的首要条件。心理咨询师的人格是咨询工作的支柱，是咨询关系中最关键的因素。如果一个心理咨询师不具备助人的人格条件，他的知识和技术就不会有效地发挥作用，而且可能有害；心理咨询师如果仅仅具有广博的理论知识和咨询技巧，但缺乏同情人、关心人的品格，不能坦诚待人，不能赢得信任，缺乏对人际关系的敏感性，他就无法真正地帮助来访者。

2. 善解人意，人际关系和谐　一个善解人意、乐于助人的心理咨询师才能在咨询关系中给来访者以温暖，才能创造一个安全、自由的氛围，才能接受来访者各种正性和负性的情绪，才能走进来访者的内心世界。那些只关心自己事情的人，那些性格孤僻、寡言少语、缺乏热情的人，是难以胜任心理咨询工作的。

3. 情绪稳定，无明显心理障碍　每个人在生活当中都可能遇到一些挫折和不幸，心理健康的人对挫折有较高的耐受性，能够适当地释放自己的情感，保持自己情绪的相对稳定。心理咨询师同样会遇到各种生活难题，出现心理矛盾和冲突，但他可以较好地调节自己的情绪，达到相对健康的状态。只有这样才能保持自己头脑的冷静清晰，客观地分析问题。

4. 头脑敏锐，有良好的心理素质　头脑敏锐的心理咨询师能够从来访者的言语和表情中洞察他们的内心世界，从细微的表现中发现一般人不易发现或容易忽略的东西，并在来访者企图掩饰自己的真实问题时，及时发现他们的真实意图。心理咨询工作具有艰巨性、长期性和反复性，要求心理咨询师有良好的心理素质，坚强的意志力和自制力。这样心理咨询师在遇到来访者出现阻抗、反复时，能够克制自己的烦躁、失望等不良情绪，冷静地分析原因，修改咨询方案，坚持咨询目标；而且心理咨询师坚定的态度本身就具有治疗的作用，可以使来访者增强信心、稳定情绪、坚定克服心理问题及重新面对生活的勇气。

第二节　心理咨询的主要理论

一、心理咨询的经典理论

心理咨询的理论流派和模式众多。从 20 世纪 20 年代初至今,各种理论此起彼伏,发展迅速。其中,对心理咨询过程的性质、目标、方法影响最大的有 4 个流派的理论,即精神分析理论、行为主义学习理论、人本主义理论和认知理论。这 4 个流派的理论也被称为心理咨询的经典理论。

(一)精神分析理论

精神分析理论由奥地利精神病医生、心理学家弗洛伊德于 19 世纪末 20 世纪初创立。精神分析,又称心理分析,或心理动力学(psychoanalysis),是西方现代心理学思想中的一个重要流派。传统的生物医学模式强调疾病的生物、理化的致病原因,力图找到机体上的器质性病变,主要依靠躯体治疗。而弗洛伊德提出精神创伤是引起疾病的主要原因,主张用精神分析方法来发掘患者被压抑到潜意识内的心理矛盾以治好患者。这就突破了过去那种纯粹靠医药、手术和物理方法的生物医学模式的束缚,开创了一条重视心理治疗的现代医学模式的新途径。精神分析的主要理论如下。

1. 意识层次理论　弗洛伊德以意识层次理论来阐述人的精神活动,包括欲望、思维、幻想、情感等。他把人的精神活动分为 3 个层次:意识、前意识、潜意识,好像一座冰山,露出水面的只是一小部分意识,但隐藏在水下的绝大部分前意识和潜意识却对人的行为产生重要影响。

(1)意识(consciousness)　意识是个体心理活动的有限外显部分,是人在任何时候都可以觉察的心理活动,有逻辑性、时空规定性和现实性。

(2)前意识(preconsciousness)　前意识是介于意识和潜意识之间的部分,它是可以回忆起来的主观经验,是可以返回到意识中的那部分经验和记忆。

(3)潜意识(unconsciousness)　又被称作无意识,指那些通常不能为社会风俗习惯、道德、法律所接受的东西,包括个人的原始冲动和与本能有关的欲望、通过遗传得到的人类早期经验及个人遗忘了的童年时期的经验和创伤性经验、不合伦理的各种欲望和感情等,这些只好被压抑到意识层次的下面,它是不能从记忆中招回的。在弗洛伊德看来,无论什么心理过程,只要假设其影响的存在,但是又无法觉察时,就是潜意识在发挥作用。潜意识不仅包括趋力、防卫、超我的命令,也包括被压抑的事件与态度的记忆。精神分析理论的一个核心的观点就是认为潜意识对人的行为的影响是无所不在的。

2. 人格结构理论　弗洛伊德认为人格是一个整体,由 3 个部分构成,即本我、自我和超我。在一个健康的人格之中,本我、自我、超我三者的作用是平衡的。如果这 3 种力量不能保持动态平衡,则将导致心理失常。

(1)本我(id)　本我由先天的本能、基本的欲望所组成,是人格结构中最原始、与生俱来的无意识的结构部分。构成本我的成分是人类的基本需求,包括饥、渴、性等。

本能和欲望不懂得什么是逻辑和道德,什么是好和坏,当产生需求时,会不顾时间、地点和场合的限制,需要立刻得到满足。因此本我遵循的是"快乐原则"。在精神分析理论体系中,认为"本我"是追寻快乐、避免痛苦的,是无意识、无计划的。比如,婴儿生而会哭泣、饮食,人生而喜欢享乐。从本源意义的角度考虑,这和动物没有什么本质区别。因此通常情况下,人们往往理解"本我"为"本能"。本我是不能同外部世界直接接触的,因此,它总是急切地寻找出路。弗洛伊德认为,本我所寻找的唯一出路,就是通过自我。

(2)自我(ego) 自我是意识的结构部分,是"现实化了的本我"。它是在现实的反复教训下从本我中分化出来的一部分。这部分由于受现实的陶冶,变得识时务了,不再盲目地追求满足,而是既要获得满足,又要避免痛苦。因此,自我遵循的是"现实原则"。一个婴儿刚生下来时是只有"本我"而没有"自我"的,但是当他开始探寻"我是谁"这个概念的时候,他开始有了"自我"的概念,成为了一个真正的"人"。例如,婴儿饿的时候会哭泣,要求吃奶,这是"本我";当我们饿了的时候就要去花钱买东西而不是碰到可以吃的东西就拿来吃,这就是"自我"。因为自我具有"避险性",我们意识到如果只吃东西不给钱会被揍,为了避免这个结果,"自我"要求我们给钱。弗洛伊德曾经打了一个比喻:"本我"是匹马,"自我"是骑手;动力是马,骑手能给马指出方向;"自我"驾驶"本我",但"本我"这匹马也许不听话。自我的力量好像不足以控制本我,于是,从幼儿期开始又出现了人格结构的第3个部分——超我。

(3)超我(super-ego) 超我是人格中最文明、最道德的部分,是"道德化了的自我",它处于人格结构中的管制地位的最高层,是家庭、学校、法律、道德等整个社会道德原则作用于自我的产物,是在人的童年早期就发展起来的。它遵循的是"至善原则"。当儿童在和父母及其他成人相比较的时候,感到自己软弱无能,于是就以大人为榜样,通过模仿作用,建立自己所仰望的一种理想的"自我"。同时,大人也会要求儿童必须遵守一定的规则。儿童最后接受了这些外来的要求,并将其内化成自己行为的规则,自觉遵守。这样,"自我"就分裂为两部分:一部分是执行的"自我",即"自我"本身;另一部分是监督的"自我",即"超我"。

弗洛伊德认为,如果本我、自我、超我三者保持平衡,则人格发展是正常的;如果三者失调乃至破坏,人的活动就会出现问题,产生神经症或精神病。

3. 性本能理论 弗洛伊德认为人的精神活动的能量来源于本能,本能是推动个体行为的内在动力。人类最基本的本能有两类:一类是生的本能,另一类是死亡本能或攻击本能。生的本能,是生活和生长的原则,它是爱和建设的动力,目的是保持种族的繁衍与个体的生存;死的本能,是衰退和死亡的原则,它是恨和破坏的动力。

弗洛伊德是泛性论者,在他眼里,性欲有着广义的含义,是指人们一切追求快乐的欲望,性本能冲动是人一切心理活动的内在动力,当这种能量(弗洛伊德称之为力必多)积聚到一定程度时就会造成机体的紧张,机体就要寻求途径释放能量。

弗洛伊德将人的性心理发展划分为5个阶段。

(1)口欲期(0~1岁) 刚出生的婴儿就会吸乳,乳头摩擦口唇黏膜引起快感,这个时期口腔构成了满足欲望以及进行交流的最重要身体部位。母亲通过喂奶等躯体接触和情感交流,建立起安全的母婴关系,给予婴儿信赖感、安全感。只有在经历了与母亲间固定安全的紧密相连的体验,个体化过程才能顺利发展。口欲期遗留问题的人

笔记栏

可能从事大量的口腔活动,例如沉溺于吃、喝、抽烟等,缺乏安全感,人际关系中有依赖倾向,过分寻求他人关注,害怕受批评,不敢有自己的思想和意愿。在口腔期的晚期(8个月至1岁),体验的感受部位主要是牙齿、牙床和腭部,快感来自撕咬活动,一个被"停滞"在口腔晚期阶段的人会从事那些与撕咬行为相等同的活动,如挖苦、讽刺与仇视。

(2)肛欲期(2~3岁)　当幼儿学会自己大小便后,粪块摩擦直肠肛门黏膜产生快感,这个时期肛门成为快感集中区。同时,肛门和膀胱括约肌的使用也是对权利和意愿的一种躯体表达方式。父母培养孩子定时、定点大小便的习惯,孩子则根据快感需求决定。孩子通过与父母的斗争,发展了灵活性、独立性和自主性。肛欲期留下问题的人会形成两种截然相反的性格特征:一种是过分循规蹈矩、谨小慎微、受虐、有洁癖、嗜好收集和储藏等,另一种则表现为权力欲强、慷慨、放纵、施虐、不遵守社会规则、无法无天等。

(3)性蕾期(4~6岁)　儿童到3岁以后懂得了两性的区别,开始表现出对生殖器刺激的兴趣,并开始对异性父母眷恋,对同性父母嫉恨,其间充满复杂的矛盾和冲突。男童开始对自己的母亲产生一种爱恋的心理和欲求,体会到俄狄浦斯(Oedipus)情结(或称为恋母情结),通过冲突和焦虑,男童终于会与自己的父亲产生认同作用,学习男性的行为方式。女童则开始对自己的父亲产生一种爱恋的心理和欲求,体会到厄勒克特拉(Electra)情结(或称为恋父情结),之后与母亲发生认同作用,开始习得女性的行为方式。这种感情更具性的意义,不过还只是心理上的性爱而非生理上的性爱。

(4)潜伏期(7~12岁)　儿童对性器的兴趣逐步消失,性心理活动进入一段安静的时期。这种情形的发生可能与儿童年龄增大,生活圈随之扩大有关。儿童的兴趣不再局限于自己的身体,他们对动物、运动、自然界及学校的学习、同伴的交往等活动的兴趣日益增加。

(5)生殖期(12岁以后)　青春期开始,个体躯体和性发育成熟,两性差异开始显著,进入了人格发展的最后时期。性的需求转向年龄相似的异性,开始有了两性生活的意愿,有了婚姻家庭的意识。至此,性心理的发展已臻成熟。儿童这时已从一个自私的、追求快感的孩子转变成具有异性爱权力的、社会化的成人。弗洛伊德认为,这一时期如果不能顺利发展,儿童就可能产生性犯罪、性倒错,甚至患精神病。

弗洛伊德认为,性心理的发展过程如果不能顺利进行,停滞在某一阶段,即发生了固着;或在个体受到挫折后从高级的发展阶段倒退至某一低级的发展阶段,即发生了退行。这都可能导致心理的异常,成为各种神经症、精神病产生的根源。并且,成人人格的基本组成部分在前3个发展阶段已基本形成。所以儿童的早年环境、早期经历对其成年后的人格形成起着重要的作用。许多成人的变态心理、心理冲突都可追溯到早年创伤性经历和压抑的情结。

4.释梦理论　弗洛伊德认为梦是通往潜意识领域的捷径,是潜意识冲突或愿望的隐晦表达。由于睡眠时超我监督松弛,被压抑在潜意识中的冲动和愿望经过乔装打扮乘机混入意识而成为梦。弗洛伊德说:"梦是由伪装的潜抑愿望充斥而成的,它是潜抑的冲动与自我监督力量的抵抗之间的一个妥协。"在梦中所出现的物体几乎都具有象征性。通过对梦的分析可以窥见人的内部心理,探究其潜意识中的欲望和冲突。我们回忆梦时所讲述的梦中的场景和人物称作"显梦",而隐藏在显梦中的真实含义称作"隐梦"。释梦的工作即是通过一系列的方法,把凌乱的"显梦"内容加工整合从而复原并解读"隐梦"的过程。

5.心理防御机制理论 心理防御机制,是指个体面临挫折或冲突的紧张情境时,在其内部心理活动中具有的自觉或不自觉地解脱烦恼,减轻内心不安,以恢复心理平衡与稳定的一种适应性倾向。心理防卫机制积极的意义在于能够使主体在遭受困难与挫折后减轻或免除精神压力,恢复心理平衡,甚至激发主体的主观能动性,激励主体以顽强的毅力克服困难,战胜挫折。消极的意义在于使主体可能因压力的缓解而自足,或出现退缩甚至恐惧而导致心理疾病。常见的心理防御机制包括压抑、否认、投射、退行、反向、合理化、幻想、幽默、升华等。人类在正常和病态情况下都在不自觉地运用心理防御机制,运用得当,可减轻痛苦,帮助渡过心理难关,防止精神崩溃;运用过度,则会表现出焦虑、抑郁等病态心理症状。

(二)行为主义学习理论

对学习理论的研究始于20世纪20年代初的行为主义,主张心理学应只研究外显行为,反对研究意识和内部心理过程。该理论又被称为刺激-反应(stimulus-response,S-R)理论,认为人类的思维是与外界环境相互作用的结果,即"刺激-反应",刺激和反应之间的联结叫作强化,通过环境的改变和对行为的强化,任何行为都能被创造、设计、塑造和改变。行为主义学习理论不关心刺激所引起的内部心理过程,认为学习与内部心理过程无关,只要控制刺激就能控制和预测行为,从而控制和预测学习效果。

行为主义的旗帜是由华生树立的。他最著名的、被引证得最多的一段话表明了他的观点:"给我一打健康而又没有缺陷的婴儿,把他们放在我所设计的特殊环境里培养,我可以担保,我能够把他们中间的任何一个人训练成我所选择的任何一类专家——医生、律师、艺术家、商界首领,甚至是乞丐或窃贼,而无论他的才能、爱好、倾向、能力,或他祖先的职业和种族是什么。"

1.经典条件反射 巴甫洛夫是俄国著名生理学家和心理学家,他最早提出了经典条件反射。巴甫洛夫在研究狗的消化现象时发现,起初只有将食物放入狗的口中后,狗才开始分泌唾液。但随着时间的推移,如果随同食物反复给狗一个中性刺激,即一个不会自动引起狗唾液分泌的刺激(如铃声),狗就会逐渐"学会"在只有铃声没有食物的情况下分泌唾液。一个中性刺激与一个原来就能引起某种反应的刺激相结合,从而使动物学会对那个中性刺激做出反应,这就是经典条件反射的基本内容。经典条件反射的情境涉及4个事项,第1个是无条件刺激(unconditioned stimulus,UCS),指未经学习的反应动作中,引起反应的刺激因素。在巴氏实验中,引起狗分泌唾液的食物即为UCS。第2个是无条件反应(unconditioned response,UCR),指学习者本身具有的行为,即UCS引起的反应。在巴氏实验中,食物引起狗分泌的唾液即为UCR。第3个是条件刺激(conditioned stimulus,CS),指在学习过程中引起反应的刺激。如狗学会听到铃声就分泌唾液,其中的铃声就是CS。第4个是条件反应(conditioned response,CR),指在学习过程中,由条件刺激引起的反应。在实验中,狗听到铃声后分泌的唾液即为CR。

后人将他的实验概括为5个学习律。

(1)习得律 在条件刺激和无条件刺激之间建立联结的过程称为条件反射的习

得过程。

（2）消退律　条件反射形成后，如果得不到强化，条件反应会逐渐削弱或消失。

（3）泛化律　条件反射形成后的初期，另一些相似的刺激也会引起条件反射。新刺激越接近原来的刺激，泛化现象越明显。

（4）分化律　也被称作辨别律，指提供分化学习后，有机体可有选择地对某些刺激做出反应，而不对其他刺激做出反应。分化是与泛化相反的过程。

（5）二级条件作用　把已经习得的条件反射当作无条件反射，加入另一个中性条件刺激，形成新的条件反射。

2. 操作性条件反射　斯金纳是美国著名的心理学家，新行为主义学习理论的创始人，也是新行为主义的主要代表。他通过动物实验建立了操作行为主义的学习理论。

斯金纳关于操作性条件反射作用的实验，是在他设计的一种动物实验仪器即著名的"斯金纳箱"中进行的。箱内放进一只饥饿的白鼠，并设一杠杆，箱子的构造尽可能排除一切外部刺激。一开始白鼠在箱内不安地乱跑，当它偶然按压到杠杆时，就会有一团食物掉进箱子下方的盘中，白鼠就能吃到食物。以后白鼠再次按压杠杆，又可得到食物。由于食物强化了白鼠按压杠杆的行为，因此白鼠后来按压杠杆的速率迅速上升。这一实验中，白鼠学会了按压杠杆而获取食物的反应，把强化（食物）与操作性反应联系起来。由此斯金纳发现，动物的学习行为是随着一个起强化作用的刺激而发生的，学习的实质不是刺激的替代，而是反应的改变。

在斯金纳的操作性条件反射理论中，同样涉及了 3 个比较重要的基本规律，即强化、消退和惩罚。

（1）强化　强化的作用在于改变同类反应在将来发生的概率，而强化物则是一些刺激物，它们的呈现或撤销能够增加反应发生的概率。强化有正强化和负强化之分。正强化是指有机体在发生某一行为之后，给予正向刺激（给予行为者想要的东西），则这一行为反应在今后发生的概率便会增加。负强化是指有机体在发生某一行为之后，撤销或减弱原来存在的消极刺激（去除行为者不想要的东西），则这一行为反应在今后发生的概率也会增加。由此可见，正强化和负强化都能增加以后行为反应发生的概率。

（2）消退　消退是指有机体做出以前曾被强化过的反应，如果在这一反应之后不再有强化物相伴，那么这一反应在今后发生的概率便会降低。消退是一种无强化的过程，作用在于降低某种反应在将来发生的概率，以达到消除某种行为的目的。因此，消退是减少不良行为、消除坏习惯的有效方法。

（3）惩罚　惩罚是指当有机体做出某种反应之后，呈现一个厌恶刺激或不愉快刺激，以消除或抑制此类反应的过程。但是，动物实验表明，惩罚对于消除行为来说并不一定十分有效，厌恶刺激停止作用后，原先建立的反应仍会逐渐恢复。因此，惩罚只能暂时抑制行为，不能根除行为。

3. 社会学习理论　社会学习理论是由美国心理学家班杜拉提出的，它着眼于观察学习和自我调节在引发人的行为中的作用，重视人的行为和环境的相互作用。按照班杜拉的观点，社会学习是个体为满足社会需要而掌握社会知识、经验和行为规范以及技能的过程。班杜拉将社会学习分为直接学习和观察学习两种形式。直接学习是个体对刺激做出反应并受到强化而完成的学习过程。其学习模式是刺激–反应–强化；

观察学习是指个体通过观察榜样在处理刺激时的反应及其受到的强化而完成学习的过程。正因为人类具有观察学习的能力,所以才能不依靠尝试错误一点一点地掌握复杂的行为,而很快地学到大量的复杂的行为模式。

（三）人本主义理论

人本主义心理学源于 20 世纪 50 年代的美国,其创始人为马斯洛和罗杰斯。它既反对行为主义把人等同于动物,只研究人的行为,不理解人的内在本性,又反对精神分析只研究神经症和精神患者,不考察正常人的心理,为心理学的发展开辟了新的方向,所以又被称为现代心理学的第三势力。

1. 马斯洛的自我实现论　自我实现论是人本主义心理学个性发展理论的核心。该理论认为,人的自我实现是完满人性的实现和个人潜能或特性的实现,前者是作为人类共性的潜能的自我实现,后者是作为个体差异的个人潜能的自我实现。马斯洛认为,自我实现是人的最高动机,它是以人的生理需要等基本需要为物质基础的。马斯洛的需要层次理论是自我实现论的心理动力学基础。

2. 罗杰斯的自我和人格动力理论

（1）自我理论　罗杰斯认为,人格的主要结构是自我。自我是一套有组织的、为自己所意识的、整体的和一致的知觉模式,影响我们如何表现。自我既能反映经验,又能影响经验。自我概念是人格形成、发展和改变的基础,是人格功能是否正常的重要标志。在自我的基础上,罗杰斯提出了与自我相对应的理想自我,理想自我就是一个人希望自己是一个什么样的人。理想自我和现实自我之间的差异往往是衡量个体人格是否健康的重要标准。现实自我与理想自我的和谐统一就是自我实现。只要人与人之间能无条件地、真诚地关怀,个体就能调节自己的经验,朝向自我实现,使现实自我趋向于理想自我。

（2）人格动力理论　罗杰斯的人格动力理论建立在两个重要的理论假设基础上:第一,人的行为是由每个人独一无二的自我实现倾向引导着;第二,所有人都需要积极的看待,或需要正向关怀。在罗杰斯看来,所有的有机体都有求生、发展和提高自身天赋的要求,也就是说有自我实现的趋向,正是这种自我实现的内驱力推动着有机体向前发展。有机体的自我实现遵循着从低级到高级,从简单到复杂,从依赖到独立,从固定、僵硬到变化和自由的发展规律,从而使自己变得更具有社会责任感、更具有独立性和创造性。罗杰斯相信"人性本善"的观点,因此,个体的自我实现就是个体的创造活动,而且不应受到社会的控制。所有的个体都是以是否与实现趋向相一致的方法来评价他们的经验:同实现趋向相一致的经验是令人满足的,所以它维持着人对它的追求;反之,不一致的经验是令人生厌的,个体就会回避它。

（四）认知理论

20 世纪 50~60 年代,随着后工业社会科技革命迅速的发展,有关人的认知因素的研究课题日益受到重视,特别是计算机科学等相关学科的发展,使得认知心理学得以逐步兴起、壮大。认知心理学将认知过程看成一个由信息的获得、编码、储存、提取和使用等一系列连续的认知操作阶段组成的按一定程序进行信息加工的系统,其理论模式是"刺激(stimulus,S)-认知(cognition,C)-反应(response,R)",成为心理学领域中的新势力。由此,心理学的研究由精神分析心理学注重内部意识的研究,转变到行为主义心理学的倾向外部行为的研究,再次转向重视内部意识的研究。直至 20 世纪 70 年代以后,认知心理学成为美国和整个西方心理学的主流,在心理学研究和理论中占据核心位置。认知心理学的各类理论中具有代表性的有以下两种。

1. 情绪认知理论　情绪认知理论主张情绪产生于对刺激情境或对事物的评价。认为情绪的产生受到环境事件、生理状况和认知过程 3 种因素的影响,其中认知过程是决定情绪性质的关键因素。

2. 认知行为理论　认知行为理论认为,在认知、情绪和行为三者中,认知扮演着中介与协调的作用。认知对个人的行为进行解读,这种解读直接影响个体是否最终采取行动。认知的形成受到"自动化思考"机制的影响。所谓自动化思考是经过长时间的积累形成的某种相对固定的思考和行为模式,行动发出已经不需要经过大脑的思考,而是按照既有的模式发出。正因为行动不经过大脑的思考,个人许多错误的想法、不理性的思考、荒谬的信念、零散或错置的认知等,可能存在于个人的意识或察觉之外。因此,要想改变这种状况,就必须将这些已经可以不假思索发出的行动重新带回个人的思考范围之中,帮助个人在理性层面改变那些不想要的行为。

二、心理咨询的其他理论流派

心理学是一门具有长远历史但又很年轻的科学,由于心理现象本身的复杂性,心理学在独立后的一百多年中,出现了各种心理学流派。除了上面介绍的 4 种经典的心理学理论之外,还有很多各种各样的心理学派(如心理生理学理论等),这些学派对心理学的发展或多或少产生了一定的影响。

心理生理学研究的对象主要是心理现象的生理机制,也可以说是研究大脑中产生的心理活动的物质过程,这一学科的研究主要集中在神经系统的有关结构和功能,内分泌系统的作用,感知、思维、情感、记忆、学习、睡眠、本能、动机等心理活动和行为的生理机制。

(一)坎巴两氏情绪学说

20 世纪 20～30 年代,美国生理学家坎农通过实验证明,情绪不能用生理变化的知觉来解释,他认为控制情绪的是中枢神经系统而非周围神经系统。丘脑是情绪的控制中心,来自外界刺激而产生的知觉被传送到丘脑,丘脑对其进行加工后传送到皮质产生情绪体验,同时丘脑又通过激活内脏和骨骼肌产生外围的一切生理变化。坎农的学说是 1927 年提出的,其中一部分工作由其弟子巴德完成,故称坎巴两氏情绪学说。

(二)塞里的应激理论

加拿大生理学家塞里从基本的生理学观点说明应激,他认为应激是身体对任何需求做出的非特异性反应,表现为一般适应综合征(general adaptation syndrome, GAS)。除了全身性反应外,人体也对局部应激源发生反应,称之为局部适应综合征(local adaptation syndrome, LAS)。塞里还提出,一般适应综合征和局部适应综合征都以 3 个不同的阶段发展。第一阶段为警戒期,这是应激源作用于身体的直接反应,表现为体重减轻,肾上腺皮质增大,淋巴组织增大和激素增加,如果应激源太强,也许会导致死亡。第二阶段为抵抗期,是机体内部防御力量动员起来的表现,此时,体重恢复正常,肾上腺皮质、淋巴组织恢复正常,激素水平保持稳定。如果应激源持续存在,机体又可以适应,抵抗期就会持续。若克服了应激,为成功适应,否则进入第三阶段。第三阶段为衰竭期,发生在应激源强烈或长期存在时,体内适应性资源耗尽,抵抗力下降。表现为体重减轻,肾上腺增大,然后衰竭,淋巴结增大,淋巴系统功能紊乱,激素分泌先增加后耗竭,最后全身衰竭而危及生命。

(三)沃尔夫的心理应激理论

沃尔夫(H. G. Wolff)通过对胃瘘患者的观察发现,在精神愉快时,胃黏膜血管充盈,分泌适量;在愤怒、仇恨时,胃黏膜充血,分泌增加;在忧郁自责、孤独时,胃黏膜苍白,血管收缩,分泌减少,运动抑制。沃尔夫认为这些生理和病理变化是心身疾病结构性改变的前驱,他支持塞里的应激理论。他以精心设计的科学实验去研究心理因素和情绪对健康和疾病的影响,并以数据形式表示研究中所观察到的变化。他采用流行病学的方法证实社会因素和心理因素对健康和疾病的影响,还提出了情绪对生理活动的作用受遗传素质(易感性素质)和人格特征的影响。

第三节　心理咨询的基本技术

关于心理咨询的基本技术,在不同的教科书和心理咨询专业书籍中有不同的论述,虽然在框架和结构上有所不同,但总的来讲没有原则上的差异。结合国内外的一些经典教材,本节将心理咨询的基本技术概括为积极关注与倾听技术、共情技术、表达技术、提问技术、内容反应与情感反应技术5项。这5项技术也是心理咨询中的共同因素。但在实际的咨询工作中,各项基本技术的使用并没有明显的时段划分,都会相互交叉和相互贯穿着使用。换句话说,无论是在咨询的早期还是结束的时候,咨询关系都是至关重要的;而在整个咨询过程中(包括关系建立的起始阶段),各项技术的使用都要根据当时的情景而适时地选择。

一、积极关注与倾听技术

(一)积极关注

积极关注是指心理咨询师对来访者言语和行为的闪光点、积极面以及其长处和潜力予以有选择性的关注,从而使来访者拥有更客观的自我形象、正向的价值观和积极的人生态度。这要求心理咨询师在咨询过程中以积极的态度看待来访者,无条件地尊重和接纳来访者,对来访者持承诺、理解和非评价的态度,相信人皆有改善和成长的潜力。积极关注不仅有助于建立良好的咨询关系,促进沟通,而且本身就具有咨询效果。尤其是对那些自卑感强或因面临挫折而"一叶障目不见泰山"者,心理咨询师的积极关注往往能帮助他们深化自我认识,全面、客观、准确地认识自己的内部和外部世界,看到自己的长处、光明面和对未来的希望,从而树立起信心,激发前进的内在动力,帮助其挖掘自身的潜能,促进其向咨询目标前进。

(二)倾听

倾听是心理咨询的关键技术之一,倾听的技巧在心理咨询的每一个方面都起着至关重要的作用。倾听不是单纯地听,而是在接纳的基础上,积极地听,认真地听,关注地听,并在倾听时适度参与。倾听是心理咨询的第一步,是所有咨询反应和策略的先决条件,是建立良好咨询关系的基本要求。

倾听可以分为选择性倾听和非选择性倾听两类。选择性倾听是指心理咨询师从来访者诉说的内容中选择他认为重要的方面;非选择性倾听则意味着心理咨询师对会谈内容很少发挥影响,而是让来访者掌握主动权,给来访者充分的时间诉说,心理咨询师只是以注意作为反应,其目的是鼓励和激发来访者自由地表达。

二、共情技术

(一)共情

共情是指心理咨询师能够对来访者做到设身处地,感同身受。具体来说,共情要求心理咨询师首先能够从来访者内心的参照体系出发,设身处地地体验来访者的精神世界;然后运用咨询技巧把自己对来访者内心体验的理解准确地传达给对方;还要引导来访者对其感受做进一步思考。因此,作为专业的助人活动,咨询和平时生活中朋友间的互相关心、心有同感是有区别的。共情不等于同情,也不仅仅是了解对方的情形及感受,更不等于完全认同和赞成来访者的行为和看法。高水平的共情是能够与来访者最深层的感受息息相通,并帮助来访者进行深入的自我探索与分析。

(二)共情的技术要求

设身处地,走近来访者;投入倾听,注意言语信息和非言语信息;进行梳理,对情形做出准确判断;以言语或非言语行动做出反应,传达理解;关注对方的反馈,进行修正。总之,既要能"走进去",又要能"走出来",要做到出入自如,恰到好处。在传达共情时,心理咨询师还要注意避免以下问题:以自己为参照标准;给予简单判断或贴标签,轻率地做出大而空的保证;丧失客观中立的立场;忽视来访者的差异性。

三、表达技术

(一)重复

心理咨询师直接简明地重复来访者的话,尤其是来访者回答问题中的最后一句话,或者仅以某些词语,比如"嗯""接着说""然后呢""还有呢""别的情况下如何"之类的过渡性短语来强化来访者叙述的内容,并鼓励其进一步讲下去。重复可以促进心理咨询师进一步了解来访者,帮助来访者进一步了解自己;也可促使会谈沿着重复方向继续做深入阐述;帮助心理咨询师选择来访者叙述的不同主题来予以关注,促使来访者进一步展开说明。在使用重复技术时要注意,心理咨询师重复的部分,必须是关键性的、值得探讨的部分;是来访者说的话,而不是用心理咨询师自己的语言来重复;是来访者此时此刻的感受与想法,而不是过去的经验;是来访者本人的感受与想法,而不是别人的;一般情况下,最后面的信息,常常比其他部分更重要,可选择此做重复。

(二)影响

1. 即时化反应 即时化是要帮助来访者注意"此时此地"的情况。因为在心理咨询的过程中,许多来访者会花上很长时间来描述他们过去的经历及对将来可能情况的种种设想。而当一个人总是过分注意过去和将来的情况时,别人是很难了解到他现在的想法和感觉的。在他心里,过去和将来似乎变成了衡量现在的一种尺度,对将来所抱的期望及对过去事物的不断回想成为其所有言谈的主要内容。而这却不是来访者最真实的一面,其自身思想及情况的表露也是很低层次的。在这种情况下,进行咨询往往很难有令人满意的效果。心理咨询师需要影响来访者,使其讲出他们当时的想法和感觉,不要过分地关注过去和未来。

2.提供信息　心理咨询师向来访者提供相关经验、科学、文化、法律及事实等知识。提供信息的目的是增加来访者的相关资源和知识,以帮助他们利用相关知识,准确理解其问题及相关咨询行为。

3.解释　解释是心理咨询师运用心理学的相关知识和理论描述来访者的思想、情感和行为的原因、实质等,或对某些抽象复杂的心理现象、过程等进行解释,以帮助来访者从一个新的、更全面的角度来重新面对困扰、周围环境和自己,并借助新的观念和思想加深对自身行为、思想和情感的了解,从而产生领悟,提高认识,促进变化。解释的内容包括是否有心理问题及其性质,心理问题的主要原因、演变过程,心理咨询的过程、方法和效果等。解释被认为是面谈技巧中最复杂的一种,心理咨询师水平的高低很大程度上取决于理论联系实际的程度。

4.自我暴露　心理咨询师提出自己的情感、思想、经验与来访者共享,或开放对来访者的态度、评价等,或开放与自己有关的经历、经验、情感等。与情感表达和内容表达相似,是二者的一种特殊组合。自我暴露在咨询会谈中十分重要,心理咨询师的自我暴露与来访者的自我暴露有同等价值。它能促进建立良好的咨询关系,能使来访者感到有人分担了困扰,感受到心理咨询师是一个普通的人,能借助于心理咨询师的自我暴露来实现来访者更多的自我暴露。自我暴露一般有两种形式:一是心理咨询师把自己对来访者的体验感受告诉来访者,包括正信息和负信息,在传递负信息时应注意可能产生的负性作用,不能只顾自己表达情绪而忽视了体谅来访者的心情;二是心理咨询师暴露与来访者所谈内容相关的个人经验,从而表明理解来访者并促进来访者更多地自我开放。

(三)内容表达和情感表达

1.内容表达　是指心理咨询师传递信息、提出意见、提供忠告、给予保证、进行褒贬和反馈等。内容表达时应注意措辞的缓和、尊重,不应该认为自己的忠告是唯一正确的、必须执行的。

2.情感表达　是指在咨询时告知来访者自己的情绪、情感活动状况,让来访者明白。咨询时所做的情感表达,其目的是为来访者服务的,而不是为了满足心理咨询师的表达欲望或宣泄情感。因此表达的方式、内容应有助于来访者的叙述和咨询的进行。

(四)面质

1.面质的定义　面质是心理咨询师直接指出来访者身上存在的矛盾,促进来访者的自我探索,最终实现统一。面质的使用一般只有当咨询关系比较稳定的情况下,或者咨询过程中心理咨询师认为有必要澄清某些问题,或提醒来访者咨询过程上的一些阻抗行为和无意识错误,或旨在挑战来访者的思维方式、价值系统时才使用。

2.面质的要点　面质具有一定的威胁性,使用不当可能伤害来访者的感情或影响咨询关系,甚至导致咨询失败。但过分小心,害怕使用面质,对来访者的成长也不利。

因此在实际咨询中需要根据具体情境尤其是咨询关系建立的程度,而选择适当的用词、语气、态度。在使用面质技术时要注意以下几点。

(1)以事实根据为前提　使用面质时一定要以了解到的事实为前提,有矛盾的事实存在才可以使用该技术,在事实不充分、矛盾不明显时,一般不宜采用。

(2)避免个人发泄　面质的目的是促进来访者的统一和成长,故应以来访者利益为重,不可将面质变成心理咨询师发泄情绪乃至攻击对方的工具或理由。

(3)避免无情攻击　有些心理咨询师不是在诚恳、理解、关怀的基础上应用面质,而是把面质当作表现自己智慧与能力的机会,因此没有考虑来访者的感情,一味地、无情地使用面质,致使来访者无法招架,陷入尴尬、痛苦状态,从而使来访者产生防卫、掩饰心理,阻碍表达,破坏咨询关系。

(4)要以良好咨询关系为基础　面质所涉及的问题对来访者来说有可能具有刺激性,具有一定的威胁,有可能导致危机出现。因此心理咨询师的共情、尊重、温暖、真诚等是非常重要的,因为良好的咨询关系会给来访者以心理支持,而充满理解、真诚的面质会减弱面质中的有害或危险成分。

(5)可用尝试性面质　在未建立良好的咨询关系之前,尽量避免使用面质。如不得不用,可使用尝试性面质。例如,"我不知是否误会了你的意思""不知道我这样说对不对"。

四、提问技术

心理咨询师依据咨询的目标,通过向来访者发问的形式,来激发来访者对某一问题进行澄清、具体化及积极思考的一种技术。一般分为封闭式提问和开放式提问两种方式。

1.封闭式提问　封闭式提问,通常使用"是不是""要不要""有没有""对不对"等词汇发问,而回答多用"是""否"的简单回答。这种询问常用来收集资料并加以条理化,澄清事实,获取重点,缩小谈论范围。当来访者的叙述偏离正题时,用来适当地中止其叙述,并避免会谈过分个人化。在会谈时,这种提问虽然必要,但由于它限制了来访者进行内心探索和自由表达,因而不宜多用。

2.开放式提问　开放式提问通常使用"什么""如何""为什么""能不能""愿不愿意"等词来发问,让来访者就有关问题、思想、情景、情感等给予详细的说明。一般来说,咨询开始或转换话题的时候大多采用开放式提问。开放式提问能促使来访者主动地、自由地敞开心扉,自然而然地讲出更多的有关情况、想法、情绪等,而无须搜肠刮肚地回忆、思考,或者仅仅以"是"或"不是"等几个简单的词汇就结束回答。使用开放式提问时要注意:要建立在良好的咨询关系的基础上,否则,来访者可能会产生被询问、窥视、剖析的感觉,从而产生怀疑和抵触情绪;注意提问时的语气、语调、词汇的选择,既不能过于随便,又不能有咄咄逼人或指责的成分,尤其是涉及来访者的隐私时更是如此;提出开放型问题以后,要给来访者足够的时间来回答问题;提问是咨询本身的需要,绝不是为了满足心理咨询师的好奇心或窥探隐私的欲望。

五、内容反应与情感反应技术

（一）内容反应

内容反应又称为释义、简述语意，是心理咨询师用自己的话，提纲挈领、简单扼要地将来访者所表达的内容回应给来访者。心理咨询师为了确定是否正确理解了来访者，是否抓住了来访者关切的重点，以及引导谈话至重要方向。内容反应用于咨询过程的任何阶段，心理咨询师所简述的内容，不能超过或减少来访者叙述的内容，同时，应尽量使用自己的语言，不要重复来访者的话。

（二）情感反应

情感反应是指心理咨询师把来访者所陈述的有关情绪、情感的主要内容经过概括、综合与整理，用自己的话反馈给来访者，以达到加强对来访者情绪、情感的理解，促进沟通的目的。一般来说，情感反应与内容反应是同时的。情感反应最有效的方式是针对来访者目前的而不是过去的情感。

第四节　心理咨询过程中的常见现象及其处理

一、阻抗

阻抗是指来访者在心理咨询过程中以公开或隐蔽的方式否定心理咨询师的分析，拖延、对抗心理咨询师的要求，从而影响咨询的进展，甚至使咨询难以顺利进行的一种现象。多数来访者都会有不同程度的阻抗，假如阻抗不过于影响咨询的进程，许多心理咨询师会不予理睬。因为，有些阻抗在咨询的进程中会自行消解。但是，假如来访者的阻抗比较严重，已经明显影响了心理咨询的进程，那就需要心理咨询师及时加以处理了。阻抗的本质是人对于心理咨询过程中自我暴露与自我变化的抵抗，它可表现为人们对于某种焦虑情绪的回避，或对某种痛苦经历的否认。

（一）阻抗的表现

阻抗具有不同的类型，主要表现为以下4种。

1. 讲话程度上的阻抗　　包括沉默、寡语和赘言。以沉默最为突出，可表现为来访者拒绝回答心理咨询师提出的问题，或长时间的停顿。它是个体对于心理咨询最积极的、最主动的抵抗；少言寡语通常以短语、简句及口头禅（嗯、噢、啊）等形式加以表现；赘言表现为滔滔不绝地讲话，潜在动机可能是减少心理咨询师讲话的机会，回避某些核心问题，转移其注意力等。目的在于回避那些来访者不愿接触的现实问题，以免除由此而产生的焦虑和其他痛苦体验。

2. 讲话内容上的阻抗　　常见形式有理论交谈、情绪发泄、谈论小事和假提问题等。理论交谈是来访者进行自我保护的有效手段之一，如不停地谈论心理治疗方法；情绪发泄可表现为大哭大闹、泪流不止，或不自然地大笑；谈论小事是最轻微的也是最不易发现的阻抗表现；假提问题一般涉及心理咨询的目的、方法、理论基础及心理咨询师的私人情况等。

3. 讲话方式上的阻抗　常见的有心理外归因、健忘、顺从、控制话题和最终暴露等。心理外归因指来访者将其某种心理冲突与矛盾的原因完全归结于外界作用的结果，回避从其自身角度加以认识，严重阻碍了个体的自我反省；健忘指来访者在谈论感到焦虑和痛苦的议题时所表现出的遗忘现象，它是来访者对于某种痛苦经历长期压抑的结果；顺从指来访者对心理咨询师所讲的每一句话都表示绝对赞同和服从，使后者无法深入了解其内心世界，具有隐蔽特点，常使人不易发觉对方潜在的阻抗作用；控制话题是来访者在会谈中，一味要求心理咨询师讲自己感兴趣的话题，回避自己不愿谈论的内容；最终暴露指来访者故意在会谈的最后时刻才讲出来某些重要事件，使心理咨询师感到措手不及，从而借以表达其对心理咨询的某种抵抗。

4. 咨询关系上的阻抗　突出的表现有不认真履行心理咨询的安排、诱惑心理咨询师及请客、送礼等。不认真履行心理咨询的安排包括不按时赴约或借故迟到、早退，不认真完成心理咨询师安排的作业，不付或延付咨询费等。迟到是反映阻抗较为可靠的指标。有的来访者取消预约，或在预定时间不来咨询且事先不通知心理咨询师，这通常是极为严重的阻抗。不赴约的动机常包括恐惧和怨恨。诱惑心理咨询师通常是为了控制咨询关系的发展。请客、送礼也表示来访者的某种自我防御需要及其控制咨询关系的欲望。

以上简述了阻抗的 4 种表现形式，它们可以表现为来访者对某种行为变化的抵触，也可以表现为来访者对心理咨询师的某种敌对态度。但无论哪一种形式都是对来访者的自我保护及对痛苦经历的精神防御。及时发现阻抗并积极、有效地加以认识，是建立良好咨询关系、强化来访者自我暴露和自我变化的关键。

(二) 阻抗产生的原因

1. 来访者不愿否定自我与不敢面对困难　心理咨询的过程是心理咨询师帮助来访者改变旧的错误认知和行为，建立新的认知和行为习惯的过程。成长中的变化总要付出代价，伴随着对来访者自我的否定。面对自己过去相信的东西的瓦解是痛苦的，而建立新的信念和价值观也是很艰难的过程。在咨询过程中，来访者往往期望毫不费力地发生奇迹式的变化，在这种心理支配下，由于对成长所带来的痛苦没有心理准备，往往容易产生阻抗。这时，来访者可能会希望放慢改变的步伐，或停止改变旧行为、建立新行为的行动。来访者一面感到心理冲突和痛苦而要求改变，一面又无意识地不愿意放弃和否定旧的自我，对促成改变的建议不自觉地进行抵制。这是在深入的心理咨询过程中，来访者表现阻抗的深层原因。

2. 来访者企图以失调的行为掩盖深层心理冲突　人的任何一种行为都可以满足某种心理需要，即使是失调的行为也是如此。来访者的失调行为起初是偶然发生的，因其满足了来访者的某方面需要而保留、固定下来。在心理咨询过程中，来访者一方面为失调的行为感到焦虑，另一方面又难以割舍和放弃。来访者因症状的出现缓和了内心的冲突，症状使来访者得到了好处。比如某些酗酒的人，饮酒不过是为了掩盖其解脱不了的心理矛盾，如工作上的失败，婚姻中的不幸，对以往行为的内疚、悔恨等。如果咨询仅从表面问题入手，未能触及根本的问题，咨询必然会遭到某种程度的抗拒。

3. 来访者对抗咨询或心理咨询师的各种心理动机　来访者有各种各样的来访动机，其中有些来访者会带着抗拒咨询或对抗心理咨询师的动机。其一，有的来访者只是想得到心理咨询师的某种赞同意见,或者并非为了改变自己或解决已有的问题,而是为了证明自己是对的,而别人应该受到批评或惩罚。他们把心理咨询看作声讨某些人的法庭。其二,有的来访者只是想证实自己与众不同或心理咨询师对自己也无能为力。有些来访者由于反复咨询,有的医生或心理咨询师认为他是"没治了",由此产生了并不想再做任何尝试的动机。在这种情况下,每当心理咨询师从各种角度提出建议或进行咨询时,他们就会说某些希望只是暂时的,或某些可能性对别人是有的,对自己却不行,或某些道理自己已经知道了,等等。还有这样的来访者,他们前来咨询仅仅是为了证实他们自己的"价值"。他们的目的不是改变自己及解决自己面临的某些问题,而是为了反驳心理咨询师,从中获得某种满足。这种类型的来访者在咨询中困难重重。其三,有的来访者并无发自内心的求治动机,他们并非自愿来访,可能只是与他们有重要关系的人,如上司、父母、配偶等认为其有心理问题,应去做心理咨询,是在各种压力下前来就诊的。在这种情况下他们也会"自愿"前来,但其内心深处对咨询有抵触情绪。这时,咨询往往难以进行或只在表层徘徊不前。

(三)解除阻抗的有效方法

阻抗的存在会妨碍咨询的顺利进行,必须及时加以解决。事实上,心理咨询师在实践中所遇到的阻抗,无论是形式、内容,还是产生原因,都是各不相同的,因此应对方法也各不相同。但总的来说,有以下几种基本方法可供参考。

1. 正确诊断　并非所有对心理咨询师要求的违抗都是阻抗,在确定某一行为是否为阻抗之前,心理咨询师必须有充分的理由确认自己的要求或指示是正确的。并且来访者的阻抗原因也是多种多样的,有的来自心理问题本身,有的与来访者人格特点有关,还可能源于对心理咨询师的不同感情。故心理咨询师要视不同的情况做不同的处理。心理咨询师一定要依据具体情况进行正确的阻抗诊断。

2. 诚恳助人的态度　一旦心理咨询师确认咨询中出现了阻抗,就可以把这种信息反馈给来访者。但这种信息反馈一定要从帮助对方的角度出发,并以诚恳的态度,以与对方共同探讨问题的态度向对方提出这一问题。绝对不能把来访者的阻抗当成故意制造事端来对待。

3. 调动来访者主动性面对阻抗　应对阻抗的主要目的在于解释阻抗,了解阻抗产生的原因,以便最终能超越阻抗,使咨询取得实质进展。这里的关键是要调动对方的积极性,使其能与心理咨询师一同寻找阻抗的来源,认清阻抗的实质。

4. 心理咨询师要解除戒备心理　不少心理咨询师对阻抗过于敏感,一遇到阻抗就如临大敌。甚至认为出现阻抗是来访者有意给咨询设置障碍。心理咨询师如果采取这种态度,就可能会对来访者产生不信任,从而影响咨询关系。在咨询过程中心理咨询师一方面要了解阻抗的原因和表现形式,以便在阻抗真正出现时,能及时发现并进行处理;另一方面应当对来访者做到共情、关注与理解,尽可能创造良好的咨询气氛,解除来访者的顾虑,使其能够开诚布公地谈论自己的问题,这实际上已经为咨询会谈减少了一定的阻抗。

5. 将阻抗解除与移情处理相结合　有意识的直接阻抗容易克服,而间接的阻抗常以移情的方式表现。因此阻抗的解除必须与移情的处理结合起来进行。负移情是阻抗的表现形式之一,咨询没有移情就不会有良好的咨询效果。只有在妥善地处理好移情以后,才能破除阻抗,使来访者得到领悟,保证咨询顺利进行。

二、移情

移情是指来访者把对父母或过去生活中某个重要人物的情感、态度和属性转移到了心理咨询师身上,并相应地对心理咨询师做出反应的过程。发生移情时,心理咨询师成了来访者某种情绪体验的替代对象。出现移情是心理咨询过程中的正常现象,透过移情,心理咨询师可以更好地认识来访者,并运用移情来宣泄来访者的情绪,引导其领悟。

(一)处理移情的原则

1.咨询初期不进行移情解释 移情现象一般是存在于潜意识之中的,即使来访者在行动上已经将其爆发出来,但是他们本身也不知道原因。而了解自己过去的经验和心理冲突有时候是会令人感到痛苦的,所以在进行咨询的初期,咨询关系还未转变成为高度信任和稳定成熟的关系之前,最好不要向来访者进行移情的解释。

2.处理咨询关系先于处理问题内容 这也可以视为心理咨询的基本原则,因为心理咨询的过程本身就是一个特殊的人际互动的过程,咨询关系对于来访者自身问题和个人成长都是有促进作用的,因此移情的解决也与双方咨询关系的质量有关。

(二)区别不同的移情现象

区别对待不同的移情现象主要是指要区分移情的不同形式和不同程度,并且应该根据咨询的进程来确定移情反应处理的顺序和方法。

1.区别不同形式的移情 从形式上,移情可以分为正向移情和负向移情。正向移情是指来访者将心理咨询师视为在以往生活中某个给其快乐、幸福或好感的对象,对心理咨询师投射了正面的情感,这种正面的情感往往包括好感、喜欢、爱慕、依恋甚至爱恋。负向移情则是指来访者将心理咨询师视为在过去经历中某个给其带来挫折、痛苦或压抑的对象,对心理咨询师投射了负面的情感,这种负面的情感往往包括猜疑、不满、抵抗、拒绝甚至敌意。

一般来说应该先处理负向移情,因为负向移情发生后通常会直接破坏咨询关系,甚至使来访者中断咨询关系。但是对于正向移情也必须给予密切关注,心理咨询师要防止与来访者建立不当情感的个人关系,而且心理咨询师也应该注意到正向移情也可能会发展成为负向移情,例如,当心理咨询师无法满足来访者不符合现实的期望或者要求时,来访者对心理咨询师的态度可能会由喜欢转变为讨厌,不再信任心理咨询师,从而破坏咨询关系。

2.区别不同表现和程度的移情 对于移情的处理还要考虑其不同的表现,以及表现的程度如何。从移情的表现上,可以将移情现象分为直接移情和间接移情。直接移情是指来访者对心理咨询师的移情反应是明显的、直接表现出来的。这种移情较为直观,心理咨询师容易感受和觉察,它往往是由来访者用言语或行为直接表达出来的。间接移情是指来访者对心理咨询师的移情反应是隐蔽的、间接表现出来的。这种移情较难察觉,通常通过来访者的表达和行为活动折射出来,而且不能明显观察到与心理咨询师有关。

一般认为,对于间接表达的、一般程度的或者不强烈的移情,心理咨询师只需要给予较少的关注就可以了,主要是进行监控,不让其发展为直接爆发的、强烈的移情;对于直接表达出来的、程度较为强烈的移情反应就需要认真、妥善地对待,包括使用一些咨询的技巧来进行处理。

（三）直接干预

1. 提醒来访者的背离行为　心理咨询师可以用提醒和关心的口吻询问来访者是否觉察到自己的行为已经超出了咨询关系的界限，并询问来访者是否考虑过是什么原因让他表现出这种行为，以及这些行为可能代表的含义是什么。

2. 直接指出来访者的移情反应　心理咨询师在让来访者知觉到并意识到这种移情反应的时候，可以直接向其指出，让来访者自己觉察并领悟。

3. 使用解释来促进来访者的领悟　心理咨询师可使用解释技术向来访者表明其对心理咨询师的感情、态度和防御机制，以及在咨询关系上出现的不切实际的幻想，都可能是因为来访者在心理咨询师身上投射了对过去某一重要人物的感情引起的，从而为来访者提供一个新的思考问题的方式和处理问题的新的视角来看待自己出现的移情现象。

三、反移情

（一）反移情的定义

反移情是与移情类似的一种情感或情绪反应，只不过它发生在心理咨询师身上而不是来访者身上，因此可以理解为心理咨询师对来访者的移情，又叫反向移情。反移情通常来源于心理咨询师意识之外的无意识冲突、态度和动机，它是心理咨询师对来访者产生无意识期待和某些神经质需求的外在表现形式。广义的反移情指咨询师对来访者的无意识的认知、情感、意志的反应趋向，它在很大程度上由咨询师本人的生活经历和世界观所决定；狭义的反移情是指心理咨询师对来访者移情表现的反应。

（二）反移情的表现

咨询会谈中常见的反移情表现有：对来访者表现出拒绝、讨厌、同情、漠视等不良情绪；在来访者面前出现明显不协调的、特异性的情绪或行为；拥抱来访者或与其保持身体的亲密接触甚至与其发生性关系；与来访者保持咨询室以外的非治疗性交往；用"昵称"称呼来访者或用"昵称"进行自我介绍；心理咨询师富于诱惑的着装和扮相；非应急情况下主动或应来访者要求将自己的私人电话号码告知来访者；过多地使用自我暴露或者询问和治疗无关的来访者的私人信息；接受或迎合来访者的操纵，表现出非自主行为；回避或逃避来访者的移情反应并急于结束咨询面谈或咨询关系；在非咨询时间对来访者的生活状态产生过度关注和焦虑；咨询面谈经常严重超时，迟迟不能结束咨询或治疗；忽视咨询欠费情况或允许有支付能力的来访者不付费或试图降低收费标准。

（三）反移情产生的原因与应对

1. 心理咨询师把咨询当作满足自身某些需要的手段　而这些需要却不是咨询过程所必需的，于是造成了对咨询的困扰。要避免这种情况的出现，就要求心理咨询师恪守职业道德规范，努力提高自我调控能力。若反移情已经产生且无法逆转，则应及时把来访者转介给其他心理咨询师。

2. 心理咨询师在价值观等方面与来访者有严重冲突　由于心理咨询师的某些特征与来访者不匹配，尤其是在价值观念、信仰和重要的咨询观点等方面发生了严重冲突,则会导致咨询陷入僵局。心理咨询师应对自己的世界观、价值观及个人偏好的咨询技术等对咨询工作可能产生的影响有正确的认识。心理咨询师应尊重、理解来访者的价值观,不要把自己的价值观强加在来访者身上。不要用自己的价值选择去代替来访者的价值选择。如果心理咨询师意识到自己的价值观、咨询观点或偏好的咨询技术已经给咨询带来了干扰且已无法改变或不想改变,若条件允许,可及时将来访者转介。

3. 心理咨询师的刻板印象或移情投射到来访者身上 心理咨询师也是人,也难免有自己的未完成之事,难免会对某些人或事物有一定的偏见和看法。这些偏见和看法不仅会在日常生活中形成干扰,也会在咨询过程中浮现出来。比如,因为受过去生活中的重要他人、重要事件的影响,心理咨询师可能对某个来访者产生特别的好感或厌恶,从而给咨询工作带来负面影响。为了避免出现这种负面影响,心理咨询师应该摒弃这种刻板印象,决不能把这种先入为主的印象带入咨询工作中,努力保持自身的客观、公正、中立。

4. 心理咨询师自信心不足 一方面是由于心理咨询师缺乏咨询经验、对咨询技术不能灵活运用造成的,另一方面是心理咨询师本身对自身的评价过低所致。前者可随着咨询经验的积累而逐步改善。后者则需要对自己的认知进行调整:首先要认识到咨询的局限性,心理咨询师是人不是神,要不断提高和发展自己,但也要承认自己的能力是有限度的;认识到自身的优势,如客观、专业等。

5. 咨询过程中出现失误 心理咨询师在咨询过程中,出现失误在所难免,但应尽量避免大的、方向性的失误。若失误已经产生,造成了一些不利的影响,甚至于来访者也意识到了心理咨询师的失误,心理咨询师就必须面对这一现实,以现实的态度处理失误。有效的应对措施包括:首先应真诚地向来访者道歉,承认自己的失误,让来访者意识到一个有良好适应性行为的人应该为自己的行为负责,让来访者看到向别人承认自己的失误并不会使他人对自己的印象产生根本改变;其次要尽可能地消除自己的失误带来的不良影响,并努力使之有所改善。心理咨询师若想解决反移情给咨询带来的负面影响,一个有效的办法就是认识自己并解决自己的情结,或者说将未完成之事解决。这是成为合格心理咨询师的必经之路。

6. 心理咨询师自身的其他问题 心理咨询师在现实生活中也会面临各种各样的问题,出现心理困扰。另外当心理咨询师面对来自来访者的敌意时也会产生情绪问题。这些心理困扰可能会带到咨询过程中,从而对咨询产生某种影响。心理咨询师一定要对此有足够的认识,并及时加以处理和解决。

 思考题

1. 什么是心理咨询?
2. 试述心理咨询的常用技术。
3. 试述心理咨询对专业人员的基本要求。
4. 试述心理咨询的主要理论。
5. 简述心理咨询中的倾听技术、提问技术、移情与反移情的概念。

（潘　博）

第十一章

心理治疗

学习目标

学习要点:

- 心理治疗的概念及与其他相关学科的关系。
- 心理治疗的分类。
- 精神分析疗法的主要技术方法及适应证。
- 来访者中心疗法的主要技术方法及适应证。
- 行为疗法的主要技术方法及适应证。
- 认知疗法的主要技术方法及适应证。
- 森田疗法的主要技术方法及适应证。
- 家庭疗法的主要技术方法及适应证。
- 暗示疗法的主要技术方法及适应证。
- 沙盘游戏疗法的主要技术方法。
- 叙事疗法的主要技术方法。
- 心理剧的主要技术方法。

学习要求:

- 认知目标:心理治疗的概念及与相关学科的关系;掌握不同治疗方法的主要技术方法及适应证。
- 技能目标:了解并掌握不同治疗方法的主要技术方法及适应证;能够针对来访者的具体情况运用适当的心理治疗方法进行有效心理治疗。
- 情感态度:通过各种心理治疗方法主要技术方法及适应证的学习,熟练运用相应的心理治疗方法处理临床心理疾病,从医学心理学视角对来访者进行有针对性的治疗与关爱。

笔记栏

小 W,女,汉族,13 岁,某中学初一年级学生。因情绪低落,精神紧张,并伴有头痛、心慌、胃痛、干呕、失眠、多梦等症状,由老师陪同来访。其父母都是个体经营者,家庭经济拮据,享受国家低保待遇。经调查与询问,父母家人均无人格障碍和其他神经症性障碍,无重大躯体疾病史,家庭无精神病史。

小 W 是独生女,在成长过程中,父母因忙于生计,很少陪伴她,但对她很疼爱。因为家庭经济条件不好,所以父母对小 W 寄予了很大希望,尤其是母亲,更是盼着她成为一个品学兼优的孩子,将来能不再重复父母的生活窘迫之路。小 W 从小特别懂事,勤俭节约,能充分理解父母的辛劳。小学六年,她学习刻苦,成绩优异,自尊心很强,对自己要求也很严格,一直是老师同学口中的好学生、家长眼中的好孩子,未受到任何挫折。

问题:综合以上信息,小 W 适用哪种心理治疗方法?

第一节　心理治疗概述

一、心理治疗的概念与发展状况

(一)心理治疗的概念

1. 心理治疗的定义　心理治疗是双方互动的一个正式的过程,每一方通常由一个人构成,但有可能由两个或更多的人组成。其目的是由精通人格起源、发展、维持与改变的理论的治疗师,在专业与法律认可下,使用逻辑上与该理论有关的治疗方法,来改善另一方在下列任一或所有领域的无能或功能不良带来的苦恼:认知功能(思维异常)、情感功能(痛苦或情绪不舒适)或行为功能(行为的不恰当)。

2. 心理治疗的要素

(1)来访者　来访者的人格特质、对人际影响的敏感性、改变动机等会影响心理治疗的效果。一般而言,来访者改变的动机越强,治疗的效果越好。有一定的应对能力和成功的应对经验的来访者预后较好。一般智力也是一个重要因素,尤其是其中的言语理解和言语表达能力,以及自我理解和内心能力。

(2)治疗师　第一,治疗师的专业训练和经验:精神科医生,主要在医学院接受训练;临床心理学家,主要在心理学系或临床心理学系接受训练。第二,治疗师的个人特征:一是成熟,主要指人格发展上的成熟,其中人格的协调性(整合程度)和稳定性是两个重要指标。人格的协调性和稳定性高的人在个性倾向性方面没有基本的长期存在的冲突。这样的特点有助于治疗师对来访者保持一种开放、接纳的态度,并在咨询中保持客观性,避免个人的投射作用。二是技能因素,要求治疗师不仅有处理治疗中诸如诊断、程序操作等具体事项的能力,更重要的是创造性地解决问题的能力。能否以适合特定来访者的方式进行交流是衡量治疗师技能的一个重要指标。三是敏感性,主要关系到治疗师对来访者的知觉和理解,尤其是对来访者情感和内在冲突的知觉。治疗师的敏感性是决定共感理解的基本条件之一,而后者是影响治疗改变的最重要的一个变量。

(二)心理治疗的发展状况

心理治疗起源于欧洲,从精神病学中发展出来。欧洲的心理治疗有一个久远的过去,但它的正式历史却相对较短。

可以说,自从人类发现自己的某些成员有精神障碍,就开始试图"治疗"他们。

对心理障碍的治疗很大程度上取决于对障碍原因的解释。在历史上,人类对异常心理现象的解释大致有3个方向:超自然的解释;自然的解释,从物理或身体方面解释异常行为;心理学解释。相应的,古人对心理障碍的治疗也大致有3个取向:驱魔术对应于魔鬼附体;物理方法对应于身体原因,如麦斯麦的通磁术;开导、劝慰则对应于心理的原因。

严格意义的心理治疗应该符合两个标准:一是在理论上,它将心理障碍看成与身体疾病不同的东西,其致病原因主要不是身体的或超自然的因素,而是心理因素;二是治疗的策略和方法是心理学的,而不是医学的或巫术的。照此标准,西方在18世纪以后才开始有真正的心理治疗尝试,这种尝试发端于用催眠术来治疗歇斯底里症的实践。18世纪后期,催眠术在临床上被广泛用于治疗歇斯底里症。

一般认为,现代心理治疗的真正创始人是弗洛伊德。1895年弗洛伊德和布洛伊尔合作出版了《歇斯底里研究》一书。这本书的出版通常被看作是精神分析应用于心理治疗的开端。

精神分析疗法是人类历史上第一个正式的心理治疗体系。精神分析疗法从产生到20世纪50年代前,在心理治疗领域一直处于一家独尊的地位。但在精神分析疗法发展的过程中,不断有人因与弗洛伊德意见不合而独立或发展出某种修正的体系。早期有荣格脱离正统的精神分析疗法而发展出自己的分析心理学,阿德勒与精神分析疗法分道扬镳而建立了个体心理学。20世纪30~40年代,一些原来属于精神分析疗法流派的心理治疗师,因为逃避纳粹迫害或追求自由发展空间,移民到美国并形成一支后来被称为新精神分析疗法的力量。其代表人物包括阿德勒、沙利文、霍妮和弗洛姆等。这些人并未完全丢弃经典精神分析疗法,而是对其中一些重要概念做了修正。在精神分析疗法的发展历史上,新弗洛伊德主义者起着某种承上启下的作用,他们对当代精神分析疗法的主流思想——客体关系理论,产生了重要的影响。

约从20世纪40年代起,一些新的真正不同于精神分析疗法的心理治疗体系开始出现。起先是罗杰斯在相对独立的情况下,发展出一种"非指导的心理治疗"。接着在20世纪50~60年代,心理治疗的创新进入一个短暂的爆发时期,一些新的治疗体系如行为疗法、认知疗法、理性情绪治疗(后来发展成为"理性情绪行为治疗")、存在主义治疗、现实疗法、折中主义心理治疗等纷纷被创造出来。20世纪70年代以后,新体系的创造趋缓,在此期间一个比较重要的发展是家庭治疗。在所有这些后起的体系中,人本主义的体系、认知行为体系和家庭治疗体系,是公认较为重要的体系。

二、心理治疗的性质及与相关学科的关系

(一)心理治疗的性质

1. 自主性 心理治疗的关键是帮助患者自己改变自己。心理治疗中的医患关系是合作关系,患者应主动地承担工作。通过治疗,患者变得越来越有自主性和自我导向能力,对自己的情感和行为更负责任。

2. 学习性 心理治疗的过程是一个学习的过程。心理治疗的一个基本假设就是,个体的情感、认知和行为都是个体过去生活经历的产物,它们是学习而得来的。个体通过与治疗师的密切配合,通过学习获得新的、有益的情感、认知及行为方式。

3. 实效性 心理治疗是一项有实效的工作,是有效的、有益的,而且是人道的。

(二)心理治疗与相关学科的关系

1. 心理治疗与思想政治工作的异同 思想政治工作是一门研究人们政治思想和行为活动规律的科学,着重解决人们的立场、观点和思想方法问题。心理治疗是一项社会服务工作,是咨询者运用心理学的知识、理论和方法,通过交谈和协商以帮助和指导来访者的认知、情感的态度有所变化,从而提高他们的心理自主能力和社会适应能力,恢复或增进心理健康。心理治疗工作与思想政治工作是两种相对独立的工作,它们在目的任务、内容层次、理论基础、工作方式等方面存在着明显的区别。

(1)目的任务方面 思想政治工作着眼人的政治思想面貌。其目的在于调动群众的改革开放和社会主义现代化建设的积极性,保证党和国家的路线方针政策的顺利实施。

心理治疗着眼人的心理健康状况。其目的是帮助来访者消除和缓和心理症状,调节情绪,平衡心态,矫正行为,促其人格向健康、协调的方向发展。

(2)内容层次方面 思想政治工作的主要内容是马克思主义理论、党的基本路线、爱国主义、集体主义、革命传统、理想道德、民主法制、形势政策教育。思想政治工作比较多地注意到对象意识结构的显层次,如知觉、动机、信念、态度、理想、认知方式等,即注意到了大脑皮质结构或高级神经系统的活动。

心理治疗的主要内容涉及专业与职业的选择、人际关系的调整、婚姻质量的改善、学习与工作效率的提高、心理障碍的清除、心理健康的维护、心理危机(如自杀、暴力等)的干预与心理调适等。心理治疗则较多地注意到来访者意识结构的潜层次,如直接、下意识、冲动、联想、梦幻及早期经验等,即注意到了大脑皮下结构的活动。

(3)理论基础方面 思想政治工作是以马克思列宁主义、毛泽东思想、邓小平理论、"三个代表"重要思想、科学发展观及习近平新时代中国特色社会主义思想为理论基础。

心理治疗工作则以社会心理学、发展心理学、人格心理学、变态心理学及各种心理治疗理论为理论基础。

(4)工作方式方面 政治思想工作采取个别谈话、集体讲座、大会报告等方式。心理治疗工作则采用个别、集体的咨询或治疗方式。

2. 心理治疗与心理咨询的异同 心理治疗师面对的对象是达到疾病程度的人群。心理治疗师培训只针对医疗系统内部人员。培训目前还没有国家级证书。

心理咨询师作为一项职业,已列入《中华人民共和国职业分类大典》,心理咨询师证书是国家职业资格证书,持有证书者具有从事该项职业的资格。心理咨询师面向的对象是社会大众,服务范围比较广泛。

二者区别简述如下。①从业人员要求不同:心理咨询可由心理医生和严格训练的咨询员、社会工作者承担,心理治疗常由有专业背景的医生担任。②工作具体方式、方法不同:心理咨询强调咨询师和来访者建立一种特殊的关系——情感协调的咨询关系,以解除来访者的顾虑和负担,并通过接受、强调、表达、广泛选择等方式方法给来访者以帮助。心理治疗因其服务对象和学术理论、施行要点不同,有很多治疗模式,如分析性心理治疗、认知性心理治疗、支持性心理治疗、行为性心理治疗、人际性心理治疗等。③所占用的时间(疗程)不同:心理治疗较心理咨询费力、费时。

(三)心理治疗的适应证

心理治疗适用于神经症、人格障碍、行为障碍、心身疾病、性心理异常、处在缓解期的某些精神障碍。其干预的特点是强调人格的改造、问题行为的矫正,重视症状的消除。

三、心理治疗的分类

(一)根据理解的不同分类

1.广义的心理治疗 指医疗的全过程对来访者的积极影响。

2.狭义的心理治疗 指有意识地采用心理学的某些理论和方法,有针对性地进行心理治疗。

(二)根据对象形式的不同分类

1.个别心理治疗 指对来访者进行单独治疗的过程。

2.集体心理治疗 指运用各种技术并利用集体成员的相互影响,消除来访者的症状,并改善其人格与行为的治疗。

(三)根据来访者意识范围的大小分类

1.觉醒状态的心理治疗 进行心理治疗时来访者的意识处于清醒状态,治疗师的言语或非言语的信息都能完全清醒地被意识到的治疗。

2.半觉醒状态的心理治疗 来访者处于舒适的位置,温暖、安静的环境中,注意力集中,倾听治疗师的指导或回忆过去的经历。这时的来访者意识范围相对狭窄,治疗师的建议或暗示具有较强的治疗作用。

3.催眠治疗 治疗师运用特定的技术,使来访者处于意识极度狭窄的状态下(如催眠、某些药物的作用等)的治疗。

(四)根据心理治疗的适用范围分类

1.综合性医院有关的来访者的心理治疗 急性、慢性疾病和心身疾病的来访者,往往存在不同程度的焦虑、抑郁等情绪障碍和心理行为问题,在进行临床治疗的同时,需要进行一定的心理治疗或心理干预,以帮助来访者认识疾病的性质,降低心理反应水平,增强疾病治疗的信心和治疗的效果,改变疾病发展的过程,促进康复。

2.精神科及相关的来访者的心理治疗 是心理治疗在临床应用较早,也是应用范围较广的领域。包括各类神经症(焦虑症、抑郁症、强迫症、恐惧症、癔症性神经症等)、人格障碍和精神科疾病(精神分裂症早期和恢复期)等。

3.各类行为问题的心理治疗 各类不良行为的矫正,如性行为障碍、人格障碍、烟酒成瘾、儿童行为障碍等,可根据情况选择不同的心理治疗方法进行治疗。

4.社会适应不良的心理治疗 正常人在生活中也会遇到难以应对的心理和社会压力,而产生各种情绪问题和适应困难,出现自卑、自责、自伤、攻击、退缩、失眠等心理行为问题及躯体症状,可选用适当的心理治疗方法给予帮助,以改善其状态,预防问题的进一步恶化。

(五)根据理论模式分类

1.分析性心理治疗 其特点在于探求个体的心理与行为如何受自己童年期经验的影响而形成潜意识,经过内心的分析,理解自己的内心动机,特别是潜意识中存在的症结,经领悟理解以改善自己的行为。

2.认知性心理治疗 其主要理论认为:个体对己、对人、对事的看法及观念,都直接或间接地影响其情绪和行为。其非适应性或非功能性的心理与行为,常是由于不正确的或扭曲的认知而产生的,如果更改或修正这些不正确或扭曲的认知,则可改善其心理和行为。所以,认知性心理治疗的重点在于矫正个体对人、对事错误的及扭曲的认知。

3.支持性心理治疗 治疗师无论选择哪一种心理治疗方法,都不可能脱离支持性心理治疗。所谓支持性心理治疗,是强调治疗师应理解来访者的处境,并且以此为依据用语言、行为等各种方式支持来访者。一方面发挥来访者潜在的自我调节能力;另一方面运用来访者周围的环境优势系统来改善其目前的困境,特别是当来访者心理焦虑或抑郁时,治疗师更要尽量支持来访者,同时还应调动其家属或同事的支持,以减轻来访者的心理困境与症状。

4.行为性心理治疗 其理论根据是巴甫洛夫的经典条件反射和斯金纳的操作条件反射学说,以及班杜拉的社会学习理论。这些理论认为人的任何行为,经过适当的奖励或惩罚,都可获得改进。

第二节　心理治疗的常用方法

沃尔普的系统脱敏法经典案例:

C小姐,艺术系学生,24岁。由于考试失败导致极度焦虑。

进一步访谈表明她不仅对考试焦虑,而且对被别人观察或批评及与别人争论也很害怕。经与来访者沟通,确定治疗方案分为3个主要过程:放松训练、制订焦虑等级、脱敏治疗。

1.放松训练 沃尔普用这样的方式教C小姐:用手腕抵抗我拉你的力量,以便绷紧自己的肱二头肌。我要你仔细注意自己肌肉里的感觉。然后我会减少自己拉你的力量,让你逐渐松弛下来。注意,当你的前臂下降时,你会感觉到肱二头肌放松了。你将前臂放在扶手上休息,你想着自己尽可能的舒服,完全放松,你试试看。用先绷紧再放松的方法,可以放松身体的不同部位。在治疗的过程中也要继续进行放松练习。

2.制订焦虑等级 在沃尔普的帮助下,C小姐建立了考试焦虑和争论吵架的几个不同的焦虑等级。其中看到关于别人争论吵架的焦虑等级如下。

（1）她母亲对佣人喊叫 50分。

（2）她妹妹抱怨她姐姐 40分。

（3）她姐姐和父亲争辩 30分。

（4）她母亲对她姐姐喊叫 20分。

（5）她看到两个陌生人吵架 10分。

建立了这样一个等级,沃尔普就开始准备脱敏过程。

3.脱敏治疗 沃尔普为了考察C小姐的视觉表象能力,首先让她想象一个中性的情境,然后让她想象焦虑等级中最轻的恐惧情境,即第5个情境。

治疗师:现在我要求你想象一些场景,你要想象得清晰,它们或许会干扰你的放松,如果你感到焦虑,想让我注意,可以随时告诉我。如果你已经清楚地想象出了一个情境,举起左手让我知道。首先,你想象自己在一个熟悉的街角站着,这是一个愉快的清晨,你在看着车来人往,你看到汽车、摩托车、卡车、自行车、行人和交通信号灯,并听到了相应的声音。(过了几秒,C小姐举起她的左手,治疗师停顿了5 s)

治疗师:停止想象那个场面。在你想象的时候,你的焦虑增加了多少?

C小姐:一点也没有。

治疗师:现在注意力再回到放松上。(停止20~30 s,重复放松指示)

治疗师:现在你想象你看到街道对面有两个陌生人在吵架。(15 s后C小姐举起她的左手。等待5 s)

治疗师:停止那个场面,焦虑增加了多少?

C小姐:大约15分。

治疗师:现在继续想象那个情境。

在第2次想象中焦虑分数仅增加5分,第3次想象中焦虑分数增加0分。表明C小组已经处理完焦虑等级的第5个情境,可以进入第4个情境的处理。

经过脱敏治疗后,C小组能够在看到别人争论吵架的焦虑等级的所有项目上放松地想象,在实际情境中也可以放松了。之后沃尔普用同样的方法解决了她的其他问题。

一、精神分析疗法

精神分析疗法的基本理论是心理动力学理论。其中包括无意识理论、人格构造理论、性本能理论及自我防卫机制等。精神分析疗法强调无意识中的早年心理冲突在一定条件下(精神刺激、素质因素等)可导致精神障碍或转换为心身疾病(如溃疡等)。因此,通过耐心的长期的"自由联想"等内省方法,帮助来访者将压抑在无意识中的各种心理冲突,尤其是早年的精神创伤和焦虑情绪体验挖掘出来,将其引入意识中,转变为个体可以意识的内容再进行认识,使来访者重新认识自己,并改变原有的行为模式,达到治疗的目的。

(一)主要技术方法

1.共情 对于所有心理治疗方法而言,共情是建立良好治疗关系的基础,来访者感到被治疗师理解往往是他们留在治疗室的最基本诉求。

2. 自由联想法　是精神分析疗法的基本方法。主要功能是降低来访者的心理防御机制,逐渐接近无意识。治疗师不对来访者进行定向的引导,让来访者舒服地躺着或坐着,畅所欲言,毫无保留地说出想要说出的一切。治疗师坐在来访者的侧后方,启发和帮助来访者无拘无束地谈话,以挖掘出压抑在潜意识中的情绪体验,如童年的创伤、痛苦的经历、自我的欲望等。治疗师经观察、分析、解释和引导来访者疏泄其被压抑的情绪体验,使来访者重新认识自己。

3. 梦的解析　弗洛伊德1900年出版了《梦的释义》一书。他在给患神经症的来访者治疗时发现梦的内容与被压抑的无意识幻想有着某种联系。他认为睡眠时自我的控制减弱,无意识中的欲望乘机向外表现。但因精神仍处于一定的自我防御状态,所以这些欲望必须通过化装变形才可进入意识成为梦象。因此梦是有意义的心理现象,梦是人愿望的迂回的满足。梦通过凝缩、置换、视象化和再修饰才把原本杂乱无章的东西加工整合为梦境,这就是梦者能回忆起来的显梦。显梦的背后是隐梦,隐梦的思想,梦者是不知道的,要经过精神分析学家的分析和解释才能了解。对梦的解释和分析就是要把显梦的重重化装层层揭开,由显相寻求其隐义。为了得到梦的潜隐内容,治疗师仍需采用自由联想技术,要求来访者对其梦中内容进行自由联想。通过联想,治疗师就可获得梦的真实意义。在分析过程中,由于阻抗的作用,来访者可能会歪曲梦的内容。因此,治疗师还需突破来访者清醒时的防御,才能达到理解梦的象征性的目的。弗洛伊德认为,梦是被压抑在潜意识中的无意识和愿望引起的,是通向潜意识的捷径,认为梦的内容与被压抑在潜意识的内容存在某种联系。来访者有关梦的报告,可以作为自由联想的补充和扩展,治疗师对梦的内容加以分析,进而发现来访者潜意识中的动机和愿望。来访者需要治疗师的帮助,释梦是一种因势利导的手段,即让被压抑的心理愿望暴露出来,揭示来访者症状背后的潜意识动机,使其领悟症状所掩饰的本质。

4. 移情　在治疗过程中,来访者把对过去引发自己心理冲突的某些人的感情转移或发泄到治疗师的身上,这一现象称为移情。若来访者表现出有爱、依恋、温存、亲切等感情,则为积极的移情,即把治疗师当成喜欢、热爱、思念的对象;若来访者出现愤怒、敌视、仇恨等感情,则为消极移情,或称为负移情。移情是治疗过程中必不可少的过程,但移情只是心理发泄疗法暂时的目的,当来访者不再有精神症状时,移情随之消失。面对来访者的移情,治疗师必须冷静,做出恰当的反应,采取友善、克制和认真的态度,正确对待来访者的情感转移,因势利导地帮助来访者去反省自己的行为动因,最终解决无意识冲突。

5. 面质　说出来访者不愿接受的事,或者点出来访者一味逃避或者避重就轻的表现。

6. 修通　诠释往往被阻抗所干扰,需要治疗师不断重复诠释,这种反复诠释移情及阻抗最后使得来访者洞见深植于其意识层面的自我知觉过程,称为修通(work through)。在治疗中,来访者在治疗师反复的诠释下,将自己的外在关系模式和移情模式及与家人的关系联系起来,使得无意识中发生的连接浮现到意识层面,洞察这种关系,继而能够掌控它,而不为它所困。从客体关系理论角度出发,则是来访者自体、客体、情感三者的结合体,不断浮现在移情、移情外的人际关系及过去关系的记忆中。

治疗的良好疗效,是来访者通过移情来重新体验这些核心的关系模式,并在当下的治疗关系中获得新的关系体验。

（二）适应证

精神分析疗法主要用于心因性神经症、强迫症、恐怖症等心理障碍和心身疾病的某些症状。但是由于精神分析疗法对来访者的心理领悟能力要求较高,所以对于较为严重的来访者需要结合药物治疗或住院治疗,稳定来访者情绪,提高来访者的认知功能,才能更好地解决来访者的心理问题。

精神分析疗法通常针对个别来访者工作,而患有心理疾病不仅仅是来访者单一个人因素所致,其问题的根源往往与原生家庭有关,必要时还需结合家庭治疗来调整来访者的外部环境,争取家人的支持与理解。

精神分析疗法属于长程治疗,由于其针对人格结构和深层心理问题做工作,力求达到对人格结构的修补和完善,因此耗费的时间、精力要比其他取向治疗更长、更多,而其疗效则相对更加稳固。因此,适合具有稳定的经济实力和家庭支持的来访者。对于无法坚持长程精神分析的来访者,可以考虑采用短程精神分析治疗,设定短期的治疗目标,而不是一味地追求获得洞见与自我的了解,把时间留给治疗后的自我反思和调整。

此疗法不适用于患重症精神病的来访者。因其治疗时间长、费用较高、理论无法证实、缺乏判断标准、结果难以重复等,而受到不少非议。

精神分析疗法自创建以来已成为心理治疗的主要方法之一,也是其他心理治疗的先驱,在心理治疗发展史上有着重要的贡献和不可磨灭的影响。

二、来访者中心疗法

来访者中心疗法建立在人本主义的哲学基础上。罗杰斯的基本假设是:人们是完全可以信赖的,他们有很大的潜能理解自己并解决自己的问题,而无须治疗师进行直接干预;如果他们处在一种特别的治疗关系中,则能够通过自我引导而成长。从一开始,罗杰斯就把治疗师的态度和个性以及治疗关系的质量作为治疗结果的首要决定因素,他相信来访者有自我治愈能力,坚持把治疗师的理论和技能作为次要因素。

（一）主要技术方法

1. 无条件的积极关注　治疗师要达到设身处地的理解,必须在一开始就能让来访者感觉到这种关注。治疗师对来访者的注意既需要某种态度,也需要某种技巧。有效的治疗师在不牺牲自己的认同感和独特性的前提下,在治疗过程中要抛开自己的问题,全力以赴地关注来访者的问题。

治疗师的躯体姿势和面部表情可以告诉来访者他是否关注于来访者的话题和情感。一方面,一定数量的点头、目光接触、微笑,对来访者心境的反映及深层次的关注等都可以表明治疗师的全力以赴。但从另一个方面来看,过多的目光接触、微笑、点头等却往往会产生消极的影响。过分频繁地点头和持续的目光接触,会使来访者对咨询关系感到不自在,特别是当来访者在开始感到威胁和不信任时。

很多来访者在前来治疗时都带有某种脆弱、痛苦、恐惧及不确定的情感。治疗师表现出全力以赴的态度和技巧将有助于减轻来访者的消极情感,有助于释放其防御,坦诚地与来访者建立良好的咨询关系。

2.坦诚　艾根(Egan)的帮助技巧系统来自于罗杰斯的理论。按照艾根的观点，坦诚的交流包括以下几点。

(1)不固定的角色　治疗师不固定自己的角色,就意味着他在治疗中的表现如同他在现实生活中的表现一样坦率,即他们是职业治疗师,但并不把自己隐藏在职业治疗师的角色之内,而是继续保持与目前的情感体验的和谐,并乐于交流自己的情感。

(2)自发性　一个自发的人会很自由地表达和交流,而不是总在掂量该说什么。

(3)无防御反应　坦诚的人也是没有防御反应的。一个没有防御反应的心理治疗师很了解自己的优势和不足之所在,并且很了解该如何感受这些优势和不足。因此,他们可以公开面对来访者的消极反应并且不会感到受到打击。他们能够理解这种消极反应并进一步探索自己的弱点,而不是对他们做出防御反应。

3.设身处地的共情　设身处地的共情意味着理解来访者的情感和认知信息,并且要让来访者知道他们的情感和想法是被准确地理解的。

(二)适应证

支持疗法多用于遭受严重挫折或灾害,产生心理创伤的来访者,还可使用于人格不成熟、现实适应能力不强,或者存在退化性障碍的来访者,通过支持与照顾,提高现实的应对能力,降低心理问题或心理问题恶化的可能。此种疗法还可以看成一种非特异性的心理治疗方法,在多种情况下与其他心理治疗方法结合使用。

三、行为疗法

行为疗法也称为行为矫正疗法,是行为主义学派将来自实验心理学的资料和有关的学习理论在临床上的应用,故又称为学习疗法。其理论基础包括巴甫洛夫的经典条件反射理论,斯金钠的操作条件反射理论和班杜拉的社会学习理论。

这些理论都认为人的异常行为也像正常行为一样,是后天习得的,那么,也应该能通过另一种学习使之消失。其目的是通过新的条件刺激和学习消除已有的病理性条件反射,建立新的健康的行为条件反射。

(一)常采用的行为疗法

1.系统脱敏法　是由美国心理学家沃尔普创立的,用于治疗患焦虑症的来访者。治疗师帮助来访者建立与不良行为反应相对抗的松弛条件反射,然后在接触引起这种行为的条件刺激情境中,将习得的放松状态用于抑制焦虑反应,使不良行为逐渐退消(脱敏),最终使不良行为得到矫正。系统脱敏包括放松训练、制订焦虑等级、脱敏治疗3个步骤。

2.厌恶疗法　根据操作条件反射中的惩罚原理,在某一特殊行为反应之后立即给予一种厌恶刺激,如电击、催吐剂、厌恶想象等不愉快的刺激,使行为和刺激之间建立一种反应关系,使其行为一旦出现就产生厌恶刺激的不良感受,最终会抑制或消除不良行为。这种疗法常用于治疗酒精依赖、性欲倒错(恋物癖等),以及其他冲动性或强迫性行为等。

3.冲击疗法　逃避诱发焦虑的情景可能会条件反射性地强化焦虑。冲击疗法是让来访者面对能产生强烈焦虑的情景,并保持一定时间,不允许来访者逃避,由于焦虑症状有开始、高峰、下降、消退的波动变化过程,最后可消除焦虑并最终预防条件性回避行为的发生。整个治疗过程一般为5次左右,每次1~2 h。疗效取决于是否每次练习时来访者能坚持到心情平静和感到能自我控制。采用冲击疗法事先应对来访者做必要的解释和疏导工作,介绍治疗的目的,消除来访者的顾虑和恐惧。在实施前还要做必要的身体检查,患有严重心血管疾病、心理素质过于脆弱者和怀孕的妇女禁用此疗法。

4. 生物反馈疗法　该疗法使用现代的电子仪器,将记录人体的生理活动信息,经过仪器放大,并转化成人体能够感知的信号。这些信号通过人的眼睛、耳朵等感官反馈到个体,个体根据反馈信号的变化调节控制各种内脏活动(如血压、心率、肠蠕动、腺体分泌等)、骨骼肌肌群及某些心理活动过程(如紧张、焦虑等)。通过反复的生物反馈训练,可将正常属于无意识的生理活动及某些心理活动置于意识的控制下,进而建立起新的行为方式,达到治病健身的目的。目前在临床上常用的生物反馈治疗仪有肌电生物反馈治疗仪、皮肤电反馈治疗仪、脑电生物反馈治疗仪、皮肤温度反馈治疗仪等。

(二)适应证

行为疗法的适应证:①神经症,如强迫症、恐怖症、焦虑症等;②成瘾,如药瘾、毒瘾、烟酒依赖等;③人格障碍的不良性行为;④儿童或成人的各种不良行为;⑤心身疾病;⑥各种性功能障碍和性行为异常。

行为疗法的着眼点是可以观察到的外在行为或可具体描述的心理状态。来访者的心理或行为问题能比较客观地观察和了解,就较适合采用行为疗法;如果来访者有对人生没有兴趣或迷茫等比较抽象的或性质模糊不清的问题,则不适宜用此疗法。

四、认知疗法

认知疗法是20世纪70年代发展起来的一种心理治疗技术。认知疗法的发起人美国心理学家埃利斯(Albert Ellis)用一句话总结认知疗法的基本原则:"你在很大程度上感受的是你的思想,如果你能改变思想,你就可以改变感受。"

认知疗法是根据认知过程影响情绪和行为的理论假设,通过认知和行为技术改变来访者不良认知的一种治疗方法的总称。认知疗法高度重视研究来访者的不良认知和思维方式,并且把自我挫败行为看成来访者不良认知的结果。所谓不良认知是指歪曲的、不合理的、消极的信念或思想。它们往往导致精神障碍和非适应性行为,治疗的目的就是矫正这些不合理的认知,从而使来访者的情绪障碍和行为问题得到相应的改变。

1. 认知行为　由于文化、知识水平及周围环境背景的差异,人们对问题往往有不同的理解和认知。所谓认知一般是指认识活动或认识过程,包括信念和信念体系、思维和想象。具体来说,认知是指一个人对一件事或某对象的认识和看法,对自己的看法,对人的想法,对环境的认识和对事的见解等。例如,同样的一所医院,小孩可能依据自己的认识和经验,把它看成是一个可怕的场所,不小心就会被打针;一般人会看成是救死扶伤之地,可帮其减轻痛苦;而有些老年人则可能把医院看成进入坟墓之门。所以,关键不在医院客观上是什么,而是被不同的人认知或看成什么。不同的认知就会滋生不同的情绪,从而影响人的行为反应。因此,认知疗法强调,一个人的非适应性或非功能性心理与行为,常常是由于不正确的认知而不是适应不良的行为。因此,行为矫正疗法不如认知疗法。例如,一个人一直认为自己表现得不够好,连自己的父母也不喜欢他,因此,做什么事都没有信心,很自卑,心情也很不好。认知疗法的策略,便在于帮助他重新构建认知结构,重新评价自己,重建对自己的信心,更改认为自己不好的认知。认知理论认为,人的情绪来自人对所遭遇的事情的信念、评价、解释或哲学观点,而非来自事情本身。情绪和行为受制于认知,认知是人心理活动的决定因素,认知疗法就是通过改变人的认知过程和由这一过程中所产生的观念来纠正本人的适应不良的情绪或行为。治疗的目标不仅仅是针对行为、情绪这些外在表现,而且分析来访者的思维活动和应付现实的策略,找出错误的认知加以纠正。

2.重构认知　认知疗法的主要着眼点,放在来访者非功能性的认知问题上,试图通过改变来访者对己、对人或对事的看法与态度来改变所呈现的心理问题。认知疗法的策略,在于重新构建认知结构。认知疗法常采用认知重建、心理应付、问题解决等技术进行心理辅导和治疗,其中认知重建最为关键。埃利斯认为,经历某一事件的个体对此事件的解释与评价、认知与信念,是其产生情绪和行为的根源,不合理的认知和信念引起不良的情绪和行为反应,只有通过疏导交谈来改变和重建不合理的认知与信念,才能达到治疗目的。贝克也指出,心理困难和障碍的根源来自于异常或歪曲的思维方式,通过发现、挖掘这些思维方式,加以分析、批判,再代之以合理的、现实的思维方式,就可以解除患者的痛苦,使之更好地适应环境。

心理学家梅肯鲍姆(D. Meychenbaum)认为,人的行为和情绪由自我指令性语言控制,而自我指令性语言在儿童时代就已经内化,虽在成人期意识不到,但仍在控制人类的行为和情绪。如果自我指令性语言在形成过程中有误,则会产生情绪障碍和适应不良行为。因此,治疗包括学习新的自我指令、使用想象技术来解决问题等。

(一)认知疗法的主要技术

1.识别负性自动思维　由于引发心理障碍的思维方式是自动出现的,已构成了来访者思维习惯的一部分,多数来访者不能意识到在不良情绪反应以前会存在着这些思想。因此在治疗过程中,治疗师首先要帮助来访者学会发现和识别这些自动化的思维过程。治疗师可以采用提问、自我演示或模仿等方法,找出导致不良情绪反应的思想。

2.识别认知性错误　所谓认知性错误即来访者在概念和抽象上常犯的错误。这些错误相对于自动化思想更难识别,因此治疗师应听取并记录来访者的自动性思维,然后帮助来访者归纳出它们的一般规律。

3.真实性检验　真实性检验就是将来访者的自动思维和错误观念作为一种假设,鼓励其在严格设计的行为模式或情境中对假设进行检验,使之认识到原有观念中不符合实际的地方,并自觉纠正。这是认知疗法的核心。

(二)认知疗法的一般过程

1.建立求助的动机　此过程中,要认识适应不良的认知-情感-行为类型。来访者和治疗师对其问题达成认知解释上意见的统一;对不良表现给予解释并且估计矫正所能达到的预期结果。比如,可让来访者自我监测思维、情感和行为,治疗师给予指导、说明和认知示范等。

2.适应不良认知的矫正　此过程中,要使来访者发展新的认知和行为来替代适应不良的认知和行为。比如,治疗师指导来访者广泛应用新的认知和行为。

3.用新的认知对抗原有的认知　培养观念的竞争,用新的认知对抗原有的认知。于此过程中,要让来访者练习将新的认知模式用到社会情境之中,取代原有的认知模式。比如,可使来访者先用想象方式来练习处理问题或模拟一定的情境或在一定条件下让来访者以实际经历进行训练。

4.改变有关自我的认知　此过程中,作为新认知和训练的结果,要求来访者重新评价自我效能以及自我在处理认识和情境中的作用。比如,在练习过程中,让来访者自我监察行为和认知。

(三)常见的认知疗法

1.理性情绪疗法　由心理学家埃利斯于20世纪50年代创立。其理论核心是ABC理论:A(activating)代表刺激性事件(诱发事件),B(belief)代表个体对这一事件的解释和评价,C(consequence)代表继事件后出现的情绪反应和行为结果。人们往往错误地把不良情绪的原因归咎于A,而忽略了起直接作用的B。当个体按照不合理的、非理性的观念去行动时,就会产生不良情绪,因此只要控制和矫正了非理性观念就会使不良情绪消失。

(1)常见的非理性观念和特征　埃利斯对经常造成人们痛苦的非理性观念进行了总结,将人们经常出现的非理性观念分为以下10种:①一个人要有价值就必须很有能力,并且在可能的条件下很有成就;②这个人绝对很坏,所以他必须受到严厉的责备和惩罚;③逃避生活中的困难和推卸自己的责任可能要比正视它们更容易;④任何事情的发展必须和自己的期待一样,任何事情都应得到合理解决;⑤人的不幸绝对是外界造成的,人无法控制自己的悲伤、忧愁和不安;⑥一个人过去的历史对现在的行为起决定作用,一件事过去曾影响自己,所以现在也必定会影响自己的行为;⑦自己是无能的,必须找一个比自己强的靠山才能生活,自己是不能把握感情的,必须有人来安慰自己;⑧其他人的不安和动荡也必然引起自己的不安;⑨与自己接触的人都必须喜欢自己、赞成自己;⑩生活中有大量的事对自己不利,必须终日花大量的时间去考虑对策。

这些非理性的观念具有以下3个特征。①要求绝对化。是指人们从自己的意愿出发,对某一事物抱有其必定会发生或不发生的信念。这种信念通常与"必须""应该"这类词语连在一起。如"我必须成功,不许失败""我必须做事都比别人强"等。但客观事物的发展有其自身的规律,不可能以他的意志为转移,当某件事的发生、发展与绝对化要求冲突时,他就会感到难以容忍和接受,并陷入极度的情绪困惑之中。②过分概括化。是一种以偏概全的思维方式。埃利斯认为,过分概括是不合逻辑的、非理性的思维方式,就好像以一本书的封面来判断该书的好坏一样。过分概括化常常认为自己"一无是处""一钱不值""废物""蠢货"等,以自己做的一件或几件事情的结果来评价自己的价值,结果极易导致消极、自责、自卑、自弃的心理产生及焦虑、抑郁的负性情绪;或别人稍有失误就认为其"一无是处",或认为别人"很坏""居心不良"等,这就会导致一味地责备他人及产生敌意和愤怒情绪。③糟糕至极。是指如果一件不好的事发生,将是非常可怕的,甚至是灾难性的。这种非理性的思维方式会导致个体处于极度不良的情绪体验之中,如自责、自罪、消极、抑郁、悲观、绝望、焦虑及耻辱等。一个人陷入糟糕至极的情绪体验之中,对他来说往往意味着碰到了最坏的事情,是一种灭顶之灾。

(2)理性情绪疗法的治疗步骤 ①诊断阶段:以理解、关注、尊重、同情的态度与来访者交谈,努力帮助来访者建立自信心,与来访者建立良好的工作关系,探索来访者所关心的问题,确定其非理性信念,以及不适当的情绪反应和行为方式。②领悟阶段:协助来访者认识其不适当的情绪反应及行为模式出现的原因,指出这些情绪反应及行为模式应由来访者本人负责,是来访者的非理性信念所致。③修通阶段:针对来访者的非理性信念,使其认识到非理性信念是不现实的、无根据的、不合逻辑的,由非理性信念所产生的情绪反应、行为模式也是不适当的,使其分清理性与非理性信念的界限。④再教育阶段:帮助来访者摆脱原有的不合理信念及思维方式,同时探索与症状有关的其他不合理信念,与这些信念进行辩论,使其在治疗中学到的合理的思维方式得到强化。摒弃那些非理性信念,以理性信念面对现实生活。通过治疗达到以新的情绪及行为模式面对生活的治疗效果。

在合理情绪疗法的整个治疗过程中,与非理性信念的辩论是治疗的主要方法。因辩论一词的英文字头是 D(disputing),治疗效果一词的英文字头是 E(effects),加入这两个字母,合理情绪疗法的整个治疗模式就成了 ABCDE 了。

2.贝克认知疗法 它是由美国著名的认知疗法专家贝克于20世纪70年代创立的。贝克认为,情绪障碍是由认知歪曲导致的,可以通过认知转变技术来改变患者的认知方式,从而取得疗效。

(1)常见认知歪曲的形式 ①非黑即白:看问题走极端,非此即彼。如果言行未达完美,就被视为失败。任何事情都要做到尽善尽美,不能容忍一点缺陷和弱点。很显然,这种看待事物的方式是不现实的,过高的期望和不现实的标准,只会使人不断感到沮丧和泄气,削弱自信。②选择性概括:根据个别细节而不管其他情况就对整个事件做出结论,把一次偶然的消极事件看成永远失败的象征。③任意推断:指缺乏事实根据,草率地下结论。如街上见一位同事匆匆而过,未打招呼,于是心里想:"我什么地方得罪他了,他生我的气了?"实际上这位同事心中有事没有注意到他罢了。④过度引申:指在一个小事物的基础上做出关于整个人生价值的结论。⑤夸大或缩小:指过分夸大自己的失误、缺陷的严重性,而贬抑自己的成绩或优点。

(2)贝克认知疗法的治疗步骤 在建立良好的医患关系和取得来访者信任的基础上进行治疗,其步骤如下:①明确问题。包括两个问题的明确。首先,明确告知来访者认知疗法的原理、方法及采用认知疗法的理由,帮助来访者建立自主态度,积极参与治疗过程,以保证与治疗师的全面合作。其次,治疗师在此阶段的任务是让来访者集中注意那些具有的问题和可以观察的事实,并对其体验和反省。通过来访者细致体验和反省,治疗师注意识别表层和深层的错误观念所在。所谓表层错误观念(或边缘性错误观念),就是指来访者对自己不适应行为的一种直接、具体的解释。深层错误观念是较为固定而不易改变的信念,它们并不对应具体的事件和行为,多形成于早年经验。例如,一位下属遇到了上级领导,发现领导的脸色和情绪不好,并对他毫不客气,他可能会立即想到:"领导对待下属应该平易近人,既然用这种方式和态度对待我,一点不顾及面子和我的感受,大概是对我抱有成见"(表层错误观念)。而深层错误观念可能是:"我自己注定不会得到他人的欣赏。"②检验错误观念。识别错误观念后,接着与来访者一起设计严格的检验方法。这是认知疗法的核心,非此不足以改变来访者的认知。对于表层错误观念多通过具体的情境进行检验,而深层错误观念往往表现为一些抽象的与自我概念有关的命题,比如"我毫无价值"等,它们并不对应具体的事件和行为,也难以通过具体的情境加以检验,这就需要使用一些逻辑水平更高、更抽象的盘问和想象技术进行检验。③配合行为矫正技术。认知理论认为,认知过程决定情绪、行为的产生,同时情绪、行为的改变也可以引起认知的改变,认知和情绪、行为的这种相互关系在来访者身上常常表现出一种恶性循环,即错误的认知观念导致不适应的情绪和行为,而这些情绪和行为也反过来影响认知过程,给原有的认知观念提供证据,使之更为巩固和隐蔽。因此,在认知疗法中,治疗师常常通过行为矫正技术来改变来访者不合理的认知观念,只是这种技术不是仅仅针对行为本身,而是时刻把它同来访者的认知过程联系起来,并努力在两者之间建立一种良性循环的过程。④巩固新观念。就是以布置家庭作业的方式给来访者提出某些相应的任务,使建立的新观念不断地得以强化。

到目前为止,认知疗法的发展逐步形成了两大流派,即认知分析治疗和认知行为治疗。前者是借鉴和应用精神分析治疗的方法,后者是在认知疗法过程中强调应用行为治疗中的行为矫正技术。

(四)适应证

认知疗法已经广泛用于治疗多种疾病或精神障碍,如抑郁症、惊恐障碍、恐怖症、广泛焦虑症、成瘾行为、进食障碍等。

五、森田疗法

森田疗法是日本精神科医生森田正马根据他对神经症的研究,于20世纪20年代初创立的一种心理治疗方法。

这种方法的中心理论是精神交互作用理论,即对某种感觉如果注意集中则感觉会很敏锐,这种敏锐感觉就又把注意更加固化在那些感觉之中,这种感觉和注意相结合而产生交互作用,交互作用的结果就会增大其感觉的精神过程。疑病倾向和疑病素质是构成神经症的基础。因为有疑病倾向的人,求生欲望强烈,常把注意力集中在自身健康方面,容易把正常的生理反应误认为是病态,通过精神交互作用,形成恶性循环,从而导致神经症的心身症状。对发病具有决定作用的是疑病素质,而对症状发展具有决定作用的是精神交互作用。

森田疗法的基本治疗原理如下。

1."顺应自然"的治疗原理　按事物本来的规律行事,即任其症状存在,而不去抗拒排斥,带着症状积极生活。

2."为所当为"的治疗原理　认为与人相关的事物可分为两类:可控制的事物和不可控制的事物。可控制的事物是个人通过自己的主观意志可调控和改变的事物,不可控制的事物是个人主观不能决定和改变的事物。该原理要求来访者通过治疗,学会不去控制不可控制之事,但要控制可控之事,即为所当为。

森田疗法的治疗分为住院治疗和门诊治疗两种方式。住院治疗被认为是治疗神经症的最佳方式。森田疗法的治疗环境要求单人房间,家庭化布置。住院期间来访者会发现许多与他类似症状的来访者,认识到不是只有他才有这样的问题。

森田住院疗法分为绝对卧床期、轻作业期、重作业期和生活训练期。通常治疗时间为 45～60 d,根据情况也可增加到 120 d。

(一)森田疗法的治疗原则

1."顺其自然" 森田疗法是治疗强迫症比较好的方法。"顺其自然,为所当为"是森田疗法的精髓所在,而如何正确地理解"顺其自然"这 4 个字则是治疗是否有效的前提条件。

2."为所当为" 为了能让"顺其自然"对来访者的问题产生效果,就得结合"为所当为"。也就是说,在"顺其自然"的同时,得把自己的注意力放在客观的现实中,该工作就去工作,该学习就去学习,该聊天就去聊天,做自己应该去做的事情。当然,也许刚开始的时候,那些困惑来访者的观念、杂念仍旧让来访者感到痛苦,但只要相信它们迟早是会自然地消失的,并努力地去做好现实生活中该去做的事情,那么,那些杂念、情绪就会在认真做事的过程中不知不觉地消失。

(二)治疗方法

1.门诊治疗 每周 1 次,接受生活指导和日记指导,疗程 2～6 个月。门诊治疗的基本要点如下。

(1)仔细体检以排除躯体疾病的可能,并解除来访者疑虑。

(2)要求来访者接受自身症状,顺其自然,绝不企图排斥。

(3)要求来访者带着症状去从事日常活动,以便把痛苦的注意转向意识,使痛苦体验在意识中消失或减弱。

(4)告诉来访者切勿把症状挂在心上。

(5)治疗师按时批阅来访者的日记,来访者要保证下次再写再交,同时要求家属不要对来访者谈病,也不要按患者来对待。

2.住院治疗 经典的森田疗法是住院治疗。住院治疗也是对于严重的患神经症的来访者的最佳方法。其程序大致分为 4 个时期。

第 1 期为绝对卧床期。开始第一周绝对卧床,禁止会客、交谈、看书报和看电视等一切活动,只能独自静卧。因无事可做,来访者会感到十分苦恼,使其能体验"生的欲望"。此期的主要目的是从根本上解除来访者精神上的烦恼和痛苦。使之静卧不仅可调整身心疲劳,还可通过对精神状态的观察进行鉴别诊断。让来访者任其自然地安静修养,通过情感的变化规律使烦恼和痛苦自然消失。

第 2 期为轻微工作期。该期主要是相对隔离治疗,禁止谈话、交际和游戏等活动。卧床时间每天必须保持 7～8 h,但白天要求到户外活动,接触好的空气和阳光,晚上写日记以进一步确定来访者的精神状态、对治疗的体验。有时也做一些简单劳动,目的是恢复来访者精神上的自发性活动。该治疗期为 1～2 周。

第 3 期为普通工作期。住院生活逐渐充实,并积极做恢复正常社会生活的准备。但仍需要来访者不与别人谈论症状,只要其专注于当前的生活和工作(可做些重体力劳动),组织一些文体活动,与他人交往,通过这样的实践与体会,让来访者自然而然地不再与其焦虑症状作强迫性的斗争,以便让症状自然消失。该治疗期为 1～2 周。

第 4 期为生活训练期。即来访者开始打破人格上的执着,摆脱一切束缚,对外界变化进行顺应、适应方面的训练,为恢复其实际生活做准备。该治疗期为 1～2 周。

（三）适应证

森田疗法的适应证：①普通神经质；②强迫观念症与恐怖症。

六、家庭疗法

家庭疗法是以家庭为对象实施的团体心理治疗模式，其目标是协助家庭消除异常、病态情况，以执行健康的家庭功能。家庭疗法的特点：不着重于家庭成员个人的内在心理构造与状态的分析，而将焦点放在家庭成员的互动与关系上；从家庭系统角度去解释个人的行为与问题；个人的改变有赖于家庭整体的改变。

（一）家庭疗法的基本技术

1. 循环提问（circular questioning）　这是家庭疗法中较常用的一种访谈技术，也被人称为"循环催眠"。就是同一个问题，轮流反复地请每一位参与治疗的家庭成员回答。问题可以是让他们表达对另一位家庭成员行为的观察，也可以是对另两个家庭成员关系的看法，还可以是两个家庭成员各自行为之间的关系。这种提问方式会在家庭内部制造差异，从而引发家庭成员对差异的比较和思考，具有较强的启发性和暗示性。可以运用于治疗初期对于家庭信息的收集阶段，也可以用于后期的反思领悟阶段。例如，"在孩子哭闹时，父亲通常的表现是什么""父母之间关于孩子康复训练的态度有什么差异"等。

2. 差异提问（difference-making questioning）　这也是咨询中信息搜集的一种重要提问技术，指的是向各位家庭成员询问，家庭问题出现前后在时间、场合、人员等情境方面的差异。因为通常在家庭出现问题时，人们总是会很自然地将注意力都集中在症状上，关注到问题的消极面，而忽略了积极的方面。但事实上，症状的出现是有其时间、场合、人员等方面条件的。差异提问就是要帮助来访家庭意识到问题发生所需要的条件情境，提醒他们看到问题积极的一面，也就是通常所说的"寻找例外"。然后再比较差异出现的条件，寻找问题出现的环境因素，根据比较结果为症状的消除创设或调整相应的环境。例如，"孩子有没有相对听话一点的时候""孩子对父亲的反抗情绪更重一些，还是对母亲的反抗情绪更重"等。

3. 假设提问（hypothetical questioning）　治疗师根据对家庭关系及背景的了解从不同角度对家庭的问题提出假设，而这种假设通常是指向过去。通过这种提问，治疗师能够为来访家庭打开另一扇门，提供看待问题、思考问题的多重角度。假设提问的内容大多是围绕家庭问题的明显症状，而家庭成员对此的反馈应该在咨询过程中不断得到验证或修订。运用假设提问一方面可以帮助治疗师理清症状与家庭成员关系之间的联系，另一方面也可以促进家庭成员换位思考。例如，"如果当时孩子没有去参加那个康复训练，那你们会做些什么，今天又会发展到什么地步""有没有设想过，要是从小开始父亲每天都能够有一小段时间与孩子相处或一起玩耍，那今天孩子对父亲的感情会有怎样的不同"。

4. 前馈提问（feed-forward questioning）　是一种指向未来的积极性假设提问。通过刺激家庭构想关于未来的人、事、行动计划等，引导家庭用积极健康的生活模式来替代原有的家庭结构。这种提问方式能够非常有效地帮助家庭制订改变计划，并且明确在条件具备的情况下该如何具体地一步一步执行才能使症状消除。同时这种提问也可以帮助家庭对一些诱发性情境有所预防。很多时候,家庭成员对前馈提问的回答能够成为"自我应验的语言"。例如,"如果孩子康复了,你们的生活会是怎样的""下一次如果孩子还是采取这种方式寻求满足,你们会采取一些什么方法应对"等。

5. 家庭图谱(family diagram) 这是一种用来直观表现家庭内部成员之间关系的技术。可以将来访家庭希望解决的问题与家庭成员之间的关系通过图形线条的方式进行展示。家庭图谱通常是由治疗师和家庭一起完成的,应该是得到所有家庭成员认可的家庭内部组织关系图。如果家庭成员间对某些关系或问题存在差异,也可以邀请他们各自描绘家庭图谱,而图谱与图谱间的差异往往就是问题的核心。一般而言,家庭图谱可以包括以下这些信息:家庭成员之间的联系、亲近程度、重大转折(如出生、死亡、结婚、离婚等)、家庭的重要特质(如家庭的文化传统、宗教信仰、社会经济地位、种族、受教育情况等)。

6. 积极赋义(positive connotation) 是一种用来改变家庭看待事物的认知和观念的技术。积极赋义主要针对那些当前被家庭成员看作是消极的或破坏性的症状。治疗师通过与家庭成员一起对现象进行系统的重新描述,挖掘其积极的、发展的一面,放弃挑剔、指责的态度,以家庭目前的情境作为背景为现象重新赋予积极的含义。它的基本理念是虽然家庭的情境是客观的,但是它对于每个家庭成员的意义却是主观的,从不同的角度看待就会有不同的认知,从而形成不同的处事方式,而家庭的矛盾就是由于看待问题角度不同而产生了认知和观念上的差异。有时候一些中性或者负性的现象,由于某些观念和态度,而被赋予了消极的意义成为家庭问题的重要症状,最为我们熟知的就是"塞翁失马,焉知非福"的典故。可见改变观念和态度是消除这类症状的重要方法之一。例如,缺乏言语系统的儿童的哭闹,就是他们表达自我不舒适的一个重要信号;儿子与父亲言语上的对抗,是其寻求与很少在家的父亲情感碰撞的一种方式。

7. 消极赋义(negative connotation) 这是与积极赋义相反的一种技术。其基本理论基础与积极赋义相同,只是在操作时是对当前家庭成员看作是积极的行为进行分析和重新描述,结合目前的家庭情境,找出积极行为的消极面,对其进行重新赋义。通常进行消极赋义的现象或行为是来访家庭容易忽视的,是他们自认为积极正确的,但治疗师通过分析与判断能够发现其在家庭问题中所起到的消极作用。此时就必须对来访家庭成员的认知进行调整。帮助他们意识到一些他们惯以为是好的东西,其实才是问题的症结。例如,父母对于儿童的过度保护,在父母看来是为了保护孩子,但实际上是对孩子可发展的潜能的限制;而另一个极端就是父母对于低幼年龄儿童的过度民主,在父母看来是让孩子自由地不受约束地发展,但实际上在儿童基本道德礼仪没有形成时很容易养成儿童专横跋扈的性格。

(二)适应证

家庭疗法的适应证较广,它较多地用于青少年的行为问题,如学习问题、交友问题和神经症性的问题,进食障碍和心身疾病,青年夫妻的冲突等。

七、暗示疗法

(一)暗示疗法的概念

暗示疗法是利用言语、动作或其他方式,也可以结合其他治疗方法,使来访者在不知不觉中受到积极暗示的影响,从而不加主观意志地接受治疗师的某种观点、信念、态度或指令,以解除其心理上的压力和负担,实现消除疾病症状或加强某种治疗方法效果的目的。

暗示疗法可直接进行,也可以与其他治疗结合进行,比如,各种药物、理疗等配以暗示疗法往往会有想不到的效果。暗示疗法又可以分为"他暗示"(即通过他人实施的暗示)和"自我暗示"(即来访者自己把某一种观念暗示给自己)。一些临床医学专家们发现,通过想象(自我暗示)可以提高免疫细胞数量,对各种来访者(大到恶性肿瘤患者,小到感冒患者)都有不同的疗效。

心理暗示是心理学的术语,是指人接受外界或他人的愿望、观念、情绪、判断、态度影响的心理特点。我们在生活中无时不在接收着外界的暗示。比如,电视广告对购物心理的暗示作用。在无意识中,广告信息会进入人们的潜意识。这些信息反复重播,在人的潜意识中积累下来。当人们购物时,人的意识就受到潜意识中这些广告信息的影响,左右你的购买倾向。

人们为了追求成功和逃避痛苦,会不自觉地使用各种暗示的方法,比如困难临头时,人们会相互安慰:"快过去了,快过去了。"从而减少忍耐的痛苦。人们在追求成功时,会设想目标实现时非常美好、激动人心的情景。这个美景就对人构成一种暗示,它为人们提供动力,提高挫折耐受能力,保持积极向上的精神状态。人都会受到暗示,受暗示性是人的心理特性,它是人在漫长的进化过程中,形成的一种无意识的自我保护能力,当人处于陌生、危险的境地时,人会根据以往形成的经验,捕捉环境中的蛛丝马迹,来迅速做出判断。这种捕捉的过程,也是受暗示的过程。因此,人的受暗示性的高低不能以好坏来判断,它是人的一种本能。

(二)临床治疗方法

运用暗示疗法有直接暗示和间接暗示两种方式。直接暗示疗法是指让来访者静坐在舒适安静的椅子上,治疗师以技巧性的语言或表情,给予求治者以诱导和暗示,使求治者接受暗示从而改变原有的病态感觉和不良态度,达到治疗目的。间接暗示疗法则是借助于某种刺激或仪器检查的配合,用语言强化来进行的暗示治疗。临床医学上可通过对来访者的躯体进行检查操作,或使用某一仪器或注射某些药物,以及使来访者处在某些特定的环境中,再结合治疗师的言语态度进行暗示,从而使暗示效果更显著。例如,在治疗癔症性肢体瘫痪时,治疗师可用电刺激肌肉,同时以均匀有力的语调,用预先备好的暗示语句,如"你的肢体已通电,神经电流已逐渐畅通,肌肉开始变得逐渐有力"等暗示性语言,对来访者进行积极的暗示,从而取得良好的治疗效果。

暗示疗法通常结合某些辅助手段以提高疗效。常用的方法有:给来访者服一些无不良反应的安慰剂,10 mL 10% 葡萄糖酸钙静脉注射,或蒸馏水皮内注射,电针理疗等。在临床应用上,暗示疗法主要用于治疗神经症、癔症性截瘫、癔症性黑矇、癔症性失语、癔症性哮喘、强迫症、口吃、运动障碍及某些身心疾病。

(三)适应证

临床上普遍认为暗示疗法的使用范围是很广的,其适应证除了癔症和其他神经症(如恐怖性神经症、焦虑性神经症)外,对疼痛、瘙痒、哮喘、心率过速、过度换气综合征等心身障碍和心身疾病,阳痿、性冷淡等性功能障碍,遗尿、口吃、厌食等行为习惯障碍等均有疗效。暗示疗法的治疗效果往往取决于来访者的感受性和对暗示的顺从性,来访者对治疗师的信任是暗示疗法治疗的基础。癔症是暗示疗法的传统适应证。古代人就掌握了应用暗示治疗癔症的方法,虽然当时还不能给予科学的解释,蒙上了一层迷信和神奇的色彩,但是作为治疗疾病的一种方法,已经为人们所接受。现在,关于癔症的病因学研究认为,患癔症的来访者本身的性格特点就具有高度的暗示性,很容易接受别人的语言、态度、行为和观念的影响。因此,来访者的症状表现与暗示和自我暗示有密切关系,尤其在癔症的发作、症状的改变或消失上往往起重要作用。19 世纪中叶,法国精神病医生沙可就已经发现了这个问题,他强调暗示在癔症发病机制中的作用,这个观点以后又得到巴宾斯基和伯恩海姆的支持。某些神经症,如恐怖性神经症、焦虑性神经症等,在发病中各种精神因素有直接影响。因此,其心理治疗的原则也大致相同,皆需要医生对患者给以权威性的说明和解释,让患者对疾病的原因、性质和转归有所了解,加上医生的鼓励和指导,使患者树立战胜疾病的信心,从而解除恐惧或焦虑的心理状态。这些都离不开暗示治疗。

此外,大量临床观察和实验研究证明,暗示对疼痛有明显的影响,在足够的暗示作用下,配合使用安慰剂能使术后伤口疼痛显著减轻;用噪声刺激的方法进行拔牙,其中也有暗示作用。同理,暗示疗法对哮喘等心身疾病也有疗效。对于阳痿、早泄、性冷淡等性功能障碍,以及遗尿、口吃、厌食等行为习惯障碍,由于其病因属于心因性者为多,所以也可以应用暗示疗法使症状缓解或达到痊愈。

第三节　心理治疗的其他方法

一、沙盘游戏疗法

(一)沙盘游戏疗法的定义

沙盘游戏疗法又称箱庭疗法,是让来访者从沙具(玩具)架上任意挑选玩具随意摆放在盛有细沙的箱子里,完成后由治疗师分析创作的作品进行治疗,达到治愈的目的。

沙盘游戏疗法源自瑞士的荣格分析心理学派的卡尔夫,是基于荣格心理学、世界技术、客体关系理论而发展起来的心理治疗方法。由日本著名心理治疗家河合隼雄学习并介绍到日本。在治疗实践中,河合隼雄发现沙盘游戏疗法其实很类似中国和日本古代的箱庭——盆景,于是结合东方的含义,在日本实践沙盘游戏疗法,称为箱庭疗法。箱庭疗法可以看作沙盘游戏疗法在东方实践中,整合了东方文化和风格后发展出的传承。

沙盘游戏疗法呈现为一种心理治疗的创造和象征形式,来访者在所营造的"自由和保护的空间"气氛中,把沙子、水和沙具运用在富有创意的意象中,就是沙盘游戏疗法的创造和象征模式。一个系列的各种沙盘意象,反映了来访者内心深处意识和无意识之间的沟通与对话,以及由此而激发的治愈过程、身心健康发展以及人格的发展与完善。通过创造的意象和场景来表达自己,直观显示内心世界,从而可以绕开咨询中的阻抗。基本上各种心理问题与心理障碍均可作为此方法的治疗范畴。作为国外一种成熟的心理治疗技术,沙盘游戏疗法在我国已得到广泛应用,尤其是中小学心理健康教育。

沙盘游戏疗法可以作为正常人心理活动投射的体验。通过摆放沙箱内的沙具,塑造一个与他(她)内在状态相对应的心理世界,展现出美妙的个人心灵花园。同时它也是针对青少年心理健康教育的一种有效方法,能够在培养自信与人格、发展想象力和创造力等方面发挥积极的作用。

沙盘游戏疗法特别适合儿童,因为在创造性的游戏和玩具塑造中,他们能拥有一种持续的快乐,也因为他们对所使用沙具的象征性语言仍保持着一种天生的理解力。沙盘游戏疗法与其他疗法的最大不同在于能触及儿童内心深层的问题,使他们在游戏中能平衡外在现实和内在现实,逐步达到自我治愈,从而改变行为。对儿童自闭症、多动症、攻击行为、注意力不集中、作业及考试拖拉、自控能力差、遗尿、网瘾、厌学、人际关系不良、儿童抑郁症、恐怖症等特别适合。

沙盘游戏疗法的原理和神奇的作用也同样适合成人,尤其对一些神经症如焦虑症、抑郁症、强迫症、社交恐惧症、产后抑郁症和更年期综合征很有效果;对感情困扰、择业困惑、工作压力过大、夫妻关系不和谐也有很好的疗效。

(二)沙盘游戏疗法治疗的过程

1. 向来访者介绍沙盘游戏中沙和水的使用,介绍各种模具的类别和摆放位置,让来访者感到安全、自由,让他明白有充分的条件可以选择任何模具来做任何形式的创造。面对一个新来的沙盘游戏者,沙盘游戏治疗师首先要做的工作是在较短的时间内让彼此熟悉起来,取得对自己的信任,同时初步了解沙盘游戏的基本状况。然后,治疗师将来访者的兴趣逐渐引向沙盘游戏的材料,并明确告诉他,只要他愿意,他可以自由使用它们,自由建造头脑中想象出的任何图景。在实施本疗法时,可以做如下几种指示。

(1)请用沙子和玩具,在箱子里做个什么,做什么都可以。

(2)在沙箱上做你想做的,看到哪个玩具在和你说话,你就将它摆在沙盘上。

(3)请你用这些玩具在沙盘上做一个你想要的世界。

(4)请把你的手放在沙上,感受它,让心里的感觉涌出来,在沙盘上去表达这种感觉。

(5)请到玩具架上去看看各种玩具,也许你会在某些玩具上找到一些摆沙盘的感觉。

2. 治疗师帮助来访者以一种自发游戏的心态来创造沙盘游戏世界及自由地表达内在的感受,帮助来访者唤起童心。

3. 来访者开始摆放沙盘游戏世界,此时所奉行的是"非言语的治疗"原则,治疗师尽可能保持一种守护性和陪伴性的观察和记录,并努力让来访者自己和沙盘游戏世界交流。

4. 沙盘游戏世界摆放结束后,治疗师开始陪同来访者对沙盘游戏世界进行探索,努力对沙盘游戏世界进行深入的体验和经历,在适当的地方给予共情,以及在必要的情况下给出建议性、隐喻性或提问性的诠释。

5. 对沙盘游戏世界进行拍照记录,这样做的目的是为整个沙盘游戏疗法治疗疗程留下记录,也是对心路历程的一种纪念。

(三)沙盘游戏疗法的动作要点

沙盘游戏疗法是心理分析的一种,但它本身也包含着心理分析的"安其不安——医生与心理治疗""安其所安——安心与心理教育""安之若命——明心与心性发展"3种水平的意义和作用。因而,沙盘游戏疗法的操作或运作,是在心理分析的基础上进行的。心理分析的无意识原则、象征性原则和感应性原则,都仍然是沙盘游戏疗法的关键。

相比较催眠、自由联想、积极想象以及移情和梦的分析等心理分析的基本方法而言,沙盘游戏疗法也有其自身的特点。申荷永总结沙盘游戏中的动作要点为以下几点。

1.唤醒来访者与沙盘建立潜意识中的内在连接 如何开始沙盘游戏,往往会成为首先遇到的问题。一般来说,治疗师可以向来访者介绍沙盘及沙盘室的模型,包括干的沙盘和湿的沙盘,以及推开沙子之后呈现的蓝色底面。但是,是否参与沙盘游戏则完全是由来访者自己决定的。沙盘游戏疗法的第一守则是避免任何迫使来访者做沙盘游戏的因素。

若来访者表现出对沙盘游戏的兴趣,那么已经是有所动心了。此时治疗师的指导语应该简单而且灵活,所表达的意思大致是:"这里是沙盘,这里是玩具模型,你可以随意去玩,做任何你想做的事情。"或"你可以沙盘上摆放任何你想摆放的玩具模型,构建任何你想构建的画面。"若来访者想参与沙盘游戏,一般就会去架子上挑选玩具模型,那么从潜意识的角度讲,这种挑选可以看作是玩具与来访者之间的双向互动。

从来访者双手触及沙盘中的沙子开始就已经和沙盘建立起一种心灵的感应。那沙子的背后,蕴含着沙与水的象征性意义,蕴含着与大地母亲的联系,而沙盘游戏的治愈意义,也包含其中。

2.让来访者在自由、安全和保护的心理氛围中进行记忆恢复和重新体验 沙盘游戏治疗的力量与决定性因素不在于外在影响,而在于游戏者内心深处的自我引导。作为游戏分析者的治疗师,其作用是唤醒游戏者内在的指引者,起到陪伴与守护的作用。在沙盘游戏的过程中,治疗师应创设一种宽松自由的环境,让来访者毫无顾忌地用自己的双手,在沙盘中勾画着自己无形的内在感受。在沙盘游戏的过程中,游戏者使用的所有的沙盘玩具模型,挑选沙具时的每一个动作都可能包含着个人心理层面或无意识层面的痕迹与记忆。甚至从沙盘上留下的手的印记,到由手的触动所形成的沙的流动与沙的形状,都属于沙盘游戏的心理分析的内容。就像梦的分析那样,透过那些形式的背后,就是心理的意义,或者是无意识的存在与表现。而这种感性的接触,也是在一种自由、保护与安全的心理分析气氛中记忆的恢复与重新体验。

3.来访者塑造的沙盘图画是沙盘游戏疗法的关键所在 沙盘游戏者最终会在沙盘上留下一幅图画,这正是沙盘游戏治疗师重点分析的内容。面对一幅沙盘图画,治疗师需要透过图画的形式,感受游戏者发自心底的表述及其无意识的自发显现。游戏者在完成其沙盘图画之后或者在其游戏的过程中,可能会讲述其中的故事,也可能只是留下了他的沙盘图画及他的非言语的表达。

治疗师首先需要注意的是游戏者搭建沙盘的时候所处的位置及分析者所在的位置。其次,是沙盘图画所呈现的方向,是面对自己,还是面对分析者。最后,是沙盘图画中能量的流动性,可以从游戏者留在沙上的手动痕迹及沙盘中玩具的动感等予以观察。比如,游戏者在沙盘中放置了一只青蛙,那么青蛙就包含的神话与文化意义以及青蛙自身转化的象征意义,都在沙盘图画中及游戏者的心理分析过程中具有十分重要的意义和作用。而这只青蛙在沙盘中的位置、它与其周围玩具模型的关系及在多次沙盘图画中的出现、转移、消失等,都展现着游戏者的内心变化及其治愈与发展的过程。

二、叙事疗法

叙事疗法,是治疗师运用适当的方法,帮助来访者找出遗漏片段,以唤起来访者改变内在力量的一种治疗方法。叙事疗法通过故事叙说、问题外化、由厚到薄等方法,使来访者变得更主动,更有动力。

叙事疗法认为,人类活动和经历更多的是充满了"意义"和故事,而不是逻辑论点和法律条文,它是交流意义的工具。人类学家布鲁纳指出:"故事一开始就已经包括开始和结束,因而给了我们框架,使我们得以诠释现在。"来访者在选择和述说其生命故事的时候,会维持故事主要的信息,符合故事的主题,往往会遗漏一些片段。为了找出这些遗漏的片段,治疗师会帮助来访者发展出双重故事。例如,有学生在叙事治疗中谈到"他的问题故事",而治疗师会引导他说出另一段他自己不曾察觉的部分,进而帮助他自行找出问题的解决之道,而不是治疗师直接给予建议。也就是在治疗过程中唤起来访者生命中曾经活动过的、积极的东西,以增加其改变的内在能量。在叙事疗法中,治疗师最常问的一句话是:"你是怎么办到的?"随后,会将焦点放在来访者曾努力过的,或他内在的知识和力量上,引导他走出自己的困境。

(一)叙事疗法的主要方法

1. 故事叙说——重新编排和诠释故事　叙事疗法主要是让来访者先讲出自己的生命故事,以此为主轴,再通过治疗师的重写,丰富故事内容。对一般人来说,说故事是为了向别人传达一件自身经历或听来的、阅读来的事情。不过,心理学家认为,说故事可以改变自己。因为,人们可以在重新叙述自己的故事甚至只是重新叙述一个不是自己的故事中,发现新的角度,产生新的态度,从而产生新的重建力量。简单地说,好的故事可以产生洞察力,或者使得那些本来只是模模糊糊的感觉与生命力得以彰显出来,为自我或我们所强烈地意识到。面对日常生活的困扰、平庸或是烦闷,把自己的人生、历史用不同的角度来"重新编排",成为一个积极的、自己的故事。这样或许可以改变盲目与抑郁的心境。

2. 问题外化——将问题与人分开　叙事疗法的另一个特点是"外化",也就是将问题与人分开,把贴上标签的人还原,让问题是问题、人是人。如果问题被看成是和人一体的,要想改变相当困难,改变者与被改变者都会感到相当棘手。问题外化之后,问题和人分家,人的内在本质会被重新看见与认可,转而有能力与能量反身去解决自己的问题。

3. 由薄到厚——形成积极有力的自己的观念　一般来说,人的经验有上有下。上层的经验大多是成功的经验,形成正向积极的自我认同;下层的经验大多是挫折的经验,形成负面消极的自我认同。一个学生如果累积了比较多的积极自我认同,凡事较有自信,所思所为就会上轨道,不需要教师、父母多操心。相反,如果一个学生消极的自我认同远多于积极的自我认同,就会失去支撑其向上的力量,使他沉沦下去。叙事心理治疗的辅导方法,是在消极的自我认同中,寻找隐藏在其中的积极的自我认同。

(二)叙事疗法的使用对象

叙事疗法是目前应用比较广泛的现代心理治疗技术,具有操作性强、效果显著等特点,有较高的推广价值,适用的人群范围比较广泛。叙事疗法通过以下途径帮助人们解决困难。

1.帮助来访者把自己的生活及与他人的关系从他们认为压榨生命的知识和故事中区分出来。

2.帮助来访者挑战他们觉得受压抑的生活方式。

3.鼓励来访者根据更符合个人自我的故事来重新塑造自己的生活。

叙事疗法和家庭疗法与其他同样关注来访者本身的疗法一样,承认环境、互动及社会性的重要性。叙事疗法是目前受到广泛关注的后现代心理治疗方式,它摆脱了传统意义上将人看作问题的治疗观念,通过叙事疗法,不仅可以让来访者的心理得以成长,同时还可以让治疗师对自我的角色有重新地整合与反思。

三、心理剧

心理剧(psychodrama)是由精神病理学家莫瑞努(J. L. Moreno)于1921年提出的。心理剧能帮助来访者通过音乐、绘画、游戏等活动热身,进而在演出中体验或重新体验自己的思想、情绪、梦境及人际关系,伴随剧情的发展,在安全的氛围中,探索、释放、觉察和分享内在自我,是一种可以使来访者的感情得以发泄从而达到治疗效果的治疗方法。

(一)心理剧过程

一般依据心理剧进行时的阶段及对象与目的不同可分为两种。若施行对象为一般成长团体,其阶段可分为暖身、演出、分享;若实施团体是治疗师团体或研究团体,则于分享后再加上流程分析。

1.暖身　暖身是为了激发成员的自发与主角的自发过程,同时也是在打破团体成员之间的陌生感,为团体建立信任网络,并为主角做准备与酝酿动作,协助成员渐渐将焦点集中在自己个人内心世界。导演运用会话、音乐、冥想与肢体活动等方式带领团体,为接下来的选角及演出做准备。

暖身过程是心理剧最基本的过程之一,对导演而言,找到合适方法使导演本身、整个团体及主角暖化起来是非常重要的。暖身活动是用来发展团体凝聚力的技巧,促使团体专注于自己的任务,或在团体中创造一种特别的氛围、倾向或主体。个人可经由暖身活动进入一种心理或情感探索的氛围。

另外,团体的暖身贯穿于整个心理剧,虽然心理剧可分为暖身、演出、分享3个阶段,但除暖身活动外,剧的演出与分享也都是暖身,为下一个主角或下一个剧暖身,使团体一直走下去。而且暖身除了让团体成员接触自己内心之外,也必须让团体成员从内心世界中融入团体中,让团体成员接触自己内心的感觉,同时也走入团体的感觉,可让团体投入附加现实(指的是从来没有发生过,将来也不可能发生,或根本不可能发生的剧),也可让团体走回现实世界。

2.演出　经过暖身选出主角后接下来就是演出阶段。演出是心理剧主要的部分，在这个过程中，主角将探索其关心的事件，可以是具体事件、梦境、幻想或身体的感觉等，导演使用各种技术，使主角借着肢体体验或行动等表达方式具体地呈现出来，而产生新的体验、领悟及转化。

心理剧的演出不需要剧本，而是将主角内心的事件，通过行动演出来，行动是演出的要件，打破主角惯性的思考来观察和解决问题，让主角重新进入事件发生时的场景，重新体会、重新领悟，以新的观点和态度来应对旧的事物，从而走出困境。

3.分享　分享是心理剧中将主角带回团体、整合团体的阶段。此阶段，是团体成员分享在主角剧中体验到的经验与感受，同时也是让主角休息、恢复、沉淀的阶段。主角在演出阶段犹如在手术房中进行手术，分享阶段就是主角进入恢复室的阶段，因此，导演会限制成员分享时不分析主角的剧情、不提供建议给主角、不批评主角在剧中的作为与决定、不对主角提问题，而只能分析自己内心被剧所触动的经验与感觉。分享可以使主角觉得与团体其他成员有连接而得到支持力量，导演也可借此关怀有类似感受的成员进一步探索，成为下一个剧的主角。

4.流程分析　心理剧流程分析有助于了解主角在心理剧过程中所经历的流程，是用在训练导演、督导或研究时，分析导演导剧的流程及其使用的技术，有助于导演在专业上、技术上的进步。其分析重点在导演上而非主角上。其中可探讨导演在剧中的思维与某一个情景被卡住的状态，或使用其他技术时有何不同的结果。若主角在场，也愿意分享时，可分享在剧中对主角有帮助的地方及无帮助之处，供导演参考。

（二）心理剧的主要技术

心理剧本身是一种自发与创造的心理治疗方式，因此其使用的技术也是一种引发主角及团体成员自发探索的技术。心理剧的治疗技术随着导演的自发性与创造性在实务上已发展出百种以上的技术。在实务上较常使用的技术如下。

1.角色交换　由甲来演乙角色，乙来演甲角色，使主角置身于另一角色，经由此互换角色演练，可演出主角同理的或投射的情感。

2.镜观技巧　当主角有阻抗作用，无法上台演出时，可用一名辅角扮演主角，尽量模仿主角的一切，重复他的动作，试着用话语、动作表达主角可能的感受，像一面镜子一样反映出来，而主角仍坐在团体中观看。镜子技术可以故意夸大或歪曲，激发主角上台更正或上台继续原来的演出，将他由被动旁观的立场，变为主动参与的角色。另外，为了让主角观察自己，使其领悟其行为之不当，以增加其病识感，也可用镜子技术。

3.雕塑技巧　雕塑是一种非口语的表达方式，如"雕塑家"将人的"肢体"雕塑成某种特殊的姿态，以表示某种特殊的意义。例如：一个人左手叉腰，右手平举向正前方并伸出示指，双脚张开，很快的这个人被雕塑成"责备他人的姿态"。此外，利用空间距离的大、小来表达人与人之间的距离，也是雕塑的技术之一。

4.空椅子技巧　当主角对某人产生阻抗，不敢面对时，可利用一张"空"的椅子，象征主角心目中的某人物，让主角与其（即空椅子）产生互动或沟通，以达到主角内心的期待，或发泄情绪，或满足其心理需求等。

笔记栏

思考题

1. 心理治疗的概念是什么?

2. 精神分析疗法的主要技术方法及适应证有哪些?

3. 认知疗法的主要技术方法及适应证有哪些?

4. 简述系统脱敏法应用的步骤。

5. 简述沙盘游戏疗法的治疗过程。

6. 简述森田疗法的主要技术方法及适应证。

7. 简述暗示疗法的主要技术方法及适应证。

（向静芳）

参考文献

[1]陈福国.医学心理学[M].上海:上海科学技术出版社,2012.

[2]陈军,徐传庚.心理学基础[M].西安:第四军医大学出版社,2007.

[3]贺斌,陈军.医学心理学[M].西安:第四军医大学出版社,2010.

[4]胡佩诚.临床心理学[M].北京:北京大学医学出版社,2009.

[5]姜乾金.医学心理学理论、方法与临床[M].北京:人民卫生出版社,2012.

[6]林家兴.心理疾病的认识与治疗[M].北京:首都师范大学出版社,2016.

[7]刘新民,程灶火.医学心理学[M].合肥:中国科学技术大学出版社,2012.

[8]蓝琼丽.医学心理学[M].西安:第四军医大学出版社,2013.

[9]梁兴.心理医生对你说[M].北京:科学出版社,2010.

[10]卢桂珍.医学心理学[M].西安:第四军医大学出版社,2006.

[11]刘翔平.给自己注入积极的基因[M].北京:中国经济出版社,2005.

[12]刘志超.医学心理学[M].北京:人民卫生出版社,2006.

[13]马辛,赵旭东.医学心理学[M].3版.北京:人民卫生出版社,2015.

[14]彭聃龄.普通心理学[M].4版.北京:北京师范大学出版社,2012.

[15]钱铭怡.变态心理学[M].北京:北京大学出版社,2006.

[16]斯蒂芬·麦迪根.叙事疗法[M].刘建鸿,王锦,译.重庆:重庆大学出版社,2017.

[17]孙萍,张茗.医学心理学[M].北京:人民卫生出版社,2016.

[18]孙学礼.医学心理学[M].北京:高等教育出版社,2013.

[19]涂旭东.医学心理学[M].3版.西安:第四军医大学出版社,2015.

[20]唐雪梅.医患沟通中语言与非语言技巧的应用[J].中国医学伦理学,2013,26
 (4):462-463.

[21]王凤荣.护理心理学[M].北京:北京大学医学出版社,2013.

[22]王宇中,陈佐明,李越美,等.医学心理学[M].郑州:郑州大学出版社,2011.

[23]徐传庚,孙萍.医学心理学[M].北京:中国中医药出版社,2016.

[24]姚树桥,杨彦春.医学心理学[M].6版.北京:人民卫生出版社,2013.

[25]杨凤池,崔光成.医学心理学[M].3版.北京:北京大学医学出版社,2013.

[26]易朝辉.医护心理学[M].郑州:郑州大学出版社,2011.

[27]张伯源.医学心理学[M].北京:北京大学出版社,2010.

[28]张日昇.箱庭疗法[M].北京:人民教育出版社,2006.

[29]张改叶,王朝庄.心理卫生[M].郑州:郑州大学出版社,2008.

[30]张海音.医学心理学[M].上海:上海交通大学出版社,2015.

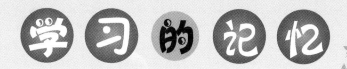

小事拾遗：—————————————————————————
—————————————————————————————————
—————————————————————————————————
—————————————————————————————————
—————————————————————————————————
—————————————————————————————————
—————————————————————————————————

学习感想：—————————————————————————
—————————————————————————————————
—————————————————————————————————
—————————————————————————————————
—————————————————————————————————
—————————————————————————————————

　　学习的过程是知识积累的过程，也是提升能力、稳步成长的阶梯，大家的注释、理解汇集成无限的缘分、友情和牵挂，请简单手记这一过程中的某些"小事"，再回首时定会有所发现、有所感悟！

学习的记忆

姓名：＿＿＿＿＿＿＿＿＿

本人于20＿＿＿年＿＿＿月至20＿＿＿年＿＿＿月参加了本课程的学习

此处粘贴照片

任课老师：＿＿＿＿＿＿＿　＿＿＿＿＿＿＿　　班主任：＿＿＿＿＿＿＿＿

班长或学生干部：＿＿＿＿＿＿＿　＿＿＿＿＿＿＿　＿＿＿＿＿＿＿

我的教室（请手写同学的名字，标记我的座位以及前后左右相邻同学的座位）